全国中医药行业高等教育"十四五"创新教材

瑶药学

（供中药学、中药资源与开发专业用）

主审　钟国跃

主编　奉建芳

全国百佳图书出版单位

中国中医药出版社

·北 京·

图书在版编目（CIP）数据

瑶药学 / 奉建芳主编 . —北京：中国中医药出版社，
2022.12

全国中医药行业高等教育"十四五"创新教材

ISBN 978 - 7 - 5132 - 8001 - 3

Ⅰ . ①瑶…　Ⅱ . ①奉…　Ⅲ . 瑶族—民族医学—药物
学—中国—中医学院—教材　Ⅳ . ① R295.1

中国版本图书馆 CIP 数据核字（2022）第 248368 号

中国中医药出版社出版

北京经济技术开发区科创十三街 31 号院二区 8 号楼

邮政编码　100176

传真　010-64405721

三河市同力彩印有限公司印刷

各地新华书店经销

开本 787×1092　1/16　印张 24.5　字数 547 千字

2022 年 12 月第 1 版　2022 年 12 月第 1 次印刷

书号　ISBN 978 - 7 - 5132 - 8001 - 3

定价　98.00 元

网址　www.cptcm.com

服 务 热 线　010-64405510

购 书 热 线　010-89535836

维 权 打 假　010-64405753

微信服务号　zgzyycbs

微商城网址　https://kdt.im/LIdUGr

官 方 微 博　http://e.weibo.com/cptcm

天猫旗舰店网址　https://zgzyycbs.tmall.com

如有印装质量问题请与本社出版部联系（010-64405510）

全国中医药行业高等教育"十四五"创新教材

《瑶药学》编委会

编写说明

瑶医药是瑶族历代先祖在长期与自然和疾病斗争过程中逐渐积累和形成的宝贵医学经验，迄今在瑶族地区人民的疾病防治、养生保健中仍发挥着重要的作用。

由于诸多方面的原因，瑶族没有本民族的文字，瑶医药都是以口传心授、师徒相授、家族传承的形式流传，缺乏以本民族文字记载传承历代瑶医经验的典籍。因而随着有经验的瑶医们的故去，不少宝贵的瑶医药经验逐渐失传。加强瑶医药经验与知识的挖掘、整理，既是瑶医药传承与创新发展的需要，对于丰富祖国传统医药宝库也具有重要的意义。

20世纪80年代后期，在党和政府的支持以及专家学者的努力下，陆续整理出版了一批瑶药学著作，为瑶药学的系统整理和瑶药的发展奠定了良好的基础。但限于相关资料收集难度较大、实地调查等基础工作不足等原因，不同著作中对于瑶药的品种、来源、临床应用等常有不同的观点，尚存在诸多问题需加以澄清、确证，也影响着瑶药的正确使用。鉴于此，由广西中医药大学牵头，组织广西国际壮医医院、金秀瑶族自治县瑶医医院、恭城瑶族自治县瑶医医院、江华瑶族自治县瑶医协会等单位从事瑶药研究、瑶医临床等方面工作的专家、医生编写了《瑶药学》一书。在编写过程中，编委会遵循尊重和客观反映瑶医临床实际用药习惯和经验的原则，在对现有文献资料整理分析的基础上，结合深入基层实地调查、实物收集、查漏补缺、座谈讨论等，对瑶药的品种、来源、性味、功效主治、临床应用等进行了确证。

本书以广大瑶医临床工作者、中医院校（包括民族医药专业）在校学生为主要读者对象，同时也可为瑶药研究开发、产品生产者提供参考。为方便读者使用本书，特对本书内容进行以下说明。

1. 本书正文总共收载瑶药（以基原物种数计）226种。药物及其来源以广西金秀瑶族自治县瑶医医院临床传统及实际常用瑶药为基础，并补充了广西恭城、湖南江华等地的瑶医用药。书中收载常用瑶医方剂近 700 首，方中共使用药物 500 余种，其中瑶药 200 余种，中药 300 余种。

2. 本书按照瑶医传统老班药、其他常用瑶药进行分类。传统老班药包括五虎、九牛、十八钻、七十二风；其他常用瑶药按照瑶药功效分类习惯分为风药、打药及风打相兼药三类，其中风药是具有补益作用的瑶药，打药是具有散瘀消肿、活血止痛、清热解毒、软坚散结、祛风除湿等作用的瑶药，风打相兼药则兼具有风药和打药的作用。需注意的是，传统老班药中的"七十二风"药是瑶药中以"风"命名的传统常用瑶药，并非完全为风药，也有打药和风打相兼药，也即"七十二风"药是以"风"为名的归类，而并非单纯的以功效划分的具有补益作用的风药。

3. 各瑶药名称均采用瑶族地区瑶医广泛使用的名称，多数与中药名称不同，也有部分与中药名称相同，但即使名称相同，其基原植物物种、药用部位、性味、功效、主治、用法用量、使用注意等方面也多有差异，故在备注项中给予比较说明，以体现瑶药的特点。

4. 各瑶药名称下均注有瑶语发音。发音以广西金秀瑶族自治县的瑶族同胞瑶语发音为依据，可能与其他地区瑶族发音不一致，供参考。

5. 所有瑶药下列出了别名及瑶医名称，为正名外不同地区或瑶族民间习用的名称，包括与中药名一致的名称，在本书中列出，供参考。

6. 瑶药的来源以调查收集的临床使用药物样品，或瑶医实地采集使用的药物实物，经原植物鉴定为依据，并参考有关瑶药专著文献对比考订，其中文名及拉丁学名以《中国植物志》为准。

7. 瑶药的性味、分类、功效、主治及临床应用均以金秀瑶族自治县瑶医医院的临床用药为基础，并融入了广西恭城、湖南江华等地瑶医的临床用药经验习惯。

8. 本书备注部分重点介绍了瑶药与中药在来源及临床应用等方面的异同。中药的内容主要参考《中华人民共和国药典》（2020 年版），以及《中华本草》《广西本草选编》《全国中草药汇编》等著作和全国中医药行业高等教育规划教材《中药学》。

9. 有关瑶药的现代研究部分，系与基原植物一致的药材的现代研究成果，并非以瑶药名索引获得的文献，以供参考。

由于编者水平有限，错漏之处在所难免，恳请诸位读者指正，以便再版时修订提高。

《瑶药学》编委会

2022 年 11 月

目 录

第一章　瑶族的历史与瑶药的起源 ▷▷▷▷

第一节　瑶族简史

一、人口分布

根据 2010 年第六次全国人口普查统计，瑶族人口数为 2796003 人，分布在我国南方广西、湖南、广东、云南、贵州和江西六省（区）的 130 多个县里，其中以广西为最，有 1471946 人，约占全国瑶族人口总数的 55.8%；湖南省有 704564 人，广东省有 202667 人，云南省有 190610 人，贵州省有 44392 人，江西省有 1198 人。

瑶族名称比较复杂，有的自称为"勉"（"人"的意思），也有的自称为"布努""金门""瑙格劳""拉珈""炳多优""唔奈""藻敏"等，过去又因其起源传说、生产方式、居住和服饰等方面的特点而有"盘瑶""过山瑶""茶山瑶""红头瑶""花瑶""花蓝瑶""蓝靛瑶""白裤瑶""平地瑶"等 30 余种不同的称呼。其自称 28 种，他称近 100 种。按照语言、习俗和信仰等方面的差异，瑶族大体上可以划分为四大支系：一为操勉语的盘瑶支系，又称瑶语支系；二为操苗瑶语族苗语支的布努瑶（包括布努瑶、白裤瑶、花蓝瑶、花瑶和部分红瑶），又称苗语支系；三为操壮侗语族侗水语支的茶山瑶和那溪瑶支系，又称侗水语支系；四为汉语方言支系。

二、语言文字

瑶族有 60% 以上的人所操的语言属汉藏语系苗瑶语族瑶语支，还有一些人只讲汉语。由于长期与汉、壮等民族大杂居和频繁接触，所以各地瑶族一般都兼通汉语，部分人还兼通相邻少数民族和瑶族其他支系的语言。学术界普遍认为，历史上瑶族没有本民族文字。瑶族在古代曾使用过"刻木记事"，叫作"木契"，或"打木格"。新中国成立前，广西南丹县大瑶寨和大瑶山（现金秀瑶族自治县）还使用过"刻竹记事"。广西西部一些地区的瑶族用小石子、黄豆粒、玉米粒"以物记事"。瑶族社会普遍采用做标志的办法来传递信息，叫作"打标记事"。瑶族使用汉字刻碑文、记录歌词和抄写经书的时间比较早，广西金秀瑶族自治县至今还保留有明代的手抄歌本和经书。学术界也有部分学者认为，瑶族有自己的文字，即瑶族师公、道公、民间歌手在学习并熟练地使用汉文后，在抄录民族典籍时，仿造一些字与汉字并用或者以汉字为基础仿造一些文字，通过对汉字进行增减或者重新组合的办法，创造了本民族的文字，并用以记录自己的语言。这种文字被称为古瑶文,其字体大致可以分为四类:一是汉语借词,即汉语音义与瑶语音义相同或相似的,多直接采用汉字的音形意;二是借用汉字字义而读瑶音,这一类字占多数;三是借用汉字读音而表瑶字字义;四是借用两个汉字或者汉字偏旁部首重新组合成新字。这些古瑶文,主要是道公、师公、民间歌手在用汉字抄录经书和歌书等民族典籍时掺杂使用,以弥补不足。道公、师公、民间歌手是古瑶文的创制者和传播者。

1982 年 7 月,北京部分瑶族学者联合有关单位,初步设计了一套以勉语为基础的拉丁字母拼音文字的《瑶文方案》(草案)。这种文字由 30 个声母、130 个韵母、8 个声调组成,先在两广部分地区试验推广。1984 年,又结合旅美的美籍瑶族华人约瑟·候博士的研究成果,实现了中美瑶文方案的统一。

三、历史沿革

瑶族的先人,传说是古代东方"九黎"中的一支,后往湖北、湖南方向迁徙。到了秦汉时期,瑶族先民以长沙、武陵或五溪为居住中心,在汉文史料中,与其他少数民族合称"武陵蛮""五溪蛮"。南北朝时期,部分瑶族被称为"莫徭",以衡阳、零陵等郡为居住中心。《梁书·张缵传》说:"零陵、衡阳等郡,有莫徭蛮者,依山险为居,历政不宾服。"这里的"莫徭",指的就是瑶族。隋唐时期,瑶族主要分布在今天的湖南大部、广西东北部和广东北部山区。所谓"南岭无山不有瑶"的俗语,大体上概括了瑶民当时山居的特点。唐末五代时期,湖南资江中下游,以及湘、黔之间的五溪地区,仍有较多的瑶族居住。宋代,瑶族虽然主要分布在湖南境内,但已有一定数量向两广北部深入。元代,迫于战争的压力,瑶族不得不大量南迁,不断地深入两广腹地。到了明代,两广成为瑶族的主要分布区。明末清初,部分瑶族又从两广向云南、贵州迁徙,这时,瑶族遍及南方六省(区),基本上形成了今天的分布局面,具有"大分散、小聚居"的特点。明中叶以后,部分瑶族由广西、云南进入越南、老挝、泰国等东南亚国家,成为他国居民。

四、宗教信仰

在宋、元、明、清时期,广西西部和云南的瑶族地区都曾受土司制度的统治。清代曾在瑶族聚居地区设置"瑶长""瑶练"等职。民国政府统治时期,设立相当于县、区一级的"化瑶局""安化局"和"设治局"。后来又改设区、乡、村,建立保甲制度。除此之外,在一些瑶族聚居区还残留着若干带有原始特点的社会组织形式,这种社会组织形式有"巴引""油锅""瑶老制"和"石牌制"等。

"巴引"组织是广西金秀茶山瑶的一种血缘组织,意为"血缘亲族"或"血缘家族"。其规模不大,一般以三、五户为多,十户以上的极少见。每个村有多个"巴引"组织。"巴引"组织大都共同占有山林、山场和河流,供大家狩猎、捕鱼和耕种。成员之间关系密切,在生产、生活方面相互关心、相互帮助。到了 20 世纪 40 年代,随着民国政府在大瑶山实行保甲制度,"巴引"组织开始走向松散。新中国成立后,"巴引"组织很快瓦解了，但"巴引"组织的一些优秀传统，如扶危帮困、互助合作等精神，在瑶族中还广泛存在。

"油锅"组织，瑶语称"委腰"，是广西南丹县白裤瑶的一种以地域血缘为纽带的同姓父系宗族组织，由同一锅吃饭的，即同一祖宗的父系大家族组成，大家互相帮助，共御外敌，以免本族人被排挤破灭，或被外族歧视。也有少数"油锅"经过全体成员商定同意之后，才吸收极个别外姓人加入。每个"油锅"都是一个单一的整体，都有自己的疆界和领域，最小的由三户组成，最大的有十五六户。姓氏大的可以分为多个"油锅"。"油锅"与"油锅"相互平等，没有特权。每个"油锅"都有一个男性长者为头人，有集体的田和地。"油锅"有不成文的传统规约，内部成员不得婚配，也不能与其他民族通婚，要齐心团结，自觉服从头人的指挥。

"瑶老制"是瑶族固有的一种带有原始民主性质的社会组织形式，起源于原始社会氏族酋长制度。"瑶老"是一种总称，在各地分别有"庙老""寨老""村老""目老""社老"等不同称呼。不同称呼的瑶老制，其具体情况也不尽相同。在称为"庙老""寨老"的地区，每个村寨都有一个瑶老，瑶老一般由神判决定，而非通过民主选举产生，负责选择农时，调解各家族、各家庭纠纷，主持全村性的宗教祭祀活动和组织领导村人共同抵御外敌入侵，平时参加劳动，无偿为公众办事，不享有特权。在这类地区，一个村寨内通常居住多个不同姓氏的血缘家族公社，每个家族公社各有其头人，村寨土地归个体家庭私有、家族公社公有，或村寨公有。在称为"村老""目老"的地区，瑶老一般由选举产生，有两个或三个。"村老""目老"组织村社生产生活、主持宗教祭祀、指挥作战，无偿为村社成员服务，不称职的随时都有可能被罢免。土地一般属于村社公有，分给个体家庭耕种。个体家庭对土地只有使用权，而无所有权。

新中国成立前，广东连南县的八排瑶还存在着一套比较系统的"瑶老制"。瑶老有"天长公""头目公""先生公""烧香公""掌庙公""放水公""户长公"。天长公是这一瑶排的最高首领，由各姓、各房的老人通过民主选举出任，一年一换，一个人一生只能担任一次，主要负责调解纠纷、处理盗窃事务和对外指挥作战。头目公两年一换，是天长公的副手，协同先生公负责选择农事活动日期，并在排（村寨）内高声通知大家。烧香公和掌庙公负责宗教活动。放水公负责掌管灌溉和食用水道的分派。户长公负责催收赋税。每排都有自己的公共墓地、公共大庙和共同的宗教活动。各排平时各自为政，遇有外敌入侵，可以召开各排"瑶老"联席会议，商议共同行动。所有这些瑶老，一般都不脱离生产，但每年需由每户凑一二斤米给他们作为报酬。这种瑶老制是一种比较完善的农村公社组织。

广西金秀大瑶山和贵州荔波等地的瑶族山区，还存在"石牌制"政治组织形式。所谓石牌制，是把一些经过大家共同议定维护生产和社会秩序的原则，订成若干具体条规，然后将条文刻于石牌上，立于公众集会的场所，要求全体寨民共同遵守的习惯法，又叫石牌律（法）。后来还出现将石牌条文写在木牌上或纸上的，分别称为木板石牌和纸石牌。金秀大瑶山的一个小石牌，由一至数个村寨组成；数个小石牌联合而成"大石牌"，最大的是1911年由"三十六瑶七十二村"组成的"总石牌"。执行"石牌律"的人叫"石牌头人",也有大小之分。石牌头人既非宗教领袖,亦非生产头人,而是在保护生产、调解纠纷、防止偷盗、制止坏人骚扰和防御土匪等方面发挥作用。石牌组织的重要活动是"会石牌",即召开石牌会议。如有违犯石牌律,石牌头人有权对违犯者实行罚款、罚酒肉、鞭打,甚至处死,故过去金秀大瑶山有"石牌大过天"的说法。对外发生械斗或有土匪入侵时,他就负有指挥"石牌丁"进行战斗的权力。后来,石牌又往往兼任民国政府的乡长、村长、甲长。石牌头人虽然有很大的权力,但他办事必须公道,合乎"石牌律",如办事不公,会失去群众的信任,甚至其本人严重犯法,引起公愤,会被罢免,甚至被逮捕或处死。到 1933 年前后,大部分石牌组织都被取消了,只有小部分石牌组织一直保留到新中国成立前夕。

瑶族人民的信仰属于多神崇拜。过去,瑶族认为万物有灵,对自然虔诚膜拜,祭礼寨神、家神、水神、风神、雨神、雷神、树神、山神等,每逢年节都要上香;生产中的每一个过程,诸如狩猎、砍山、采集、耕地、播种、插秧、收割、建谷仓、吃新米等等,都要请师公占卦选吉日,举行祭祀。盘瑶和山子瑶主要在山岭上耕作,他们认为山都由山神掌管,必须敬奉山神才有收获,故在围猎野猪、山羊、黄猿等糟蹋农作物的野兽时,先由师公或道公喃神,祈求山神保佑他们猎得野兽,以保护农作物,获得猎物后,必须先用兽头祭过山神,而后方能分配。古时候,瑶族认为人死后有三个鬼魂:一个在墓葬地里,一个在家里,一个在扬州十八洞。因为敬畏鬼魂,崇拜鬼神,所以瑶族对死的处理很讲究,产生了各种不同的葬礼葬法。瑶族的祖先崇拜是伴随着鬼魂崇拜的产生和发展而形成的。始祖和一些氏族部落首领死后成为人们共同崇拜的祖先神。跳盘王和清明扫墓是瑶族祖先崇拜的典型表现。

瑶族在社会发展过程中形成了图腾崇拜。盘瑶、山子瑶、坳瑶崇拜盘瓠图腾,禁吃狗肉;广西南丹大瑶寨瑶族"母猴妈妈"的故事流行了千百年,从中可以看出瑶族存在着图腾崇拜。盘瑶、山子瑶、坳瑶不仅相信盘瓠是他们的祖先,繁衍出十二姓瑶人,还认为在十二姓瑶人迁徙的渡海途中遭遇大风巨浪而得以幸免于难,是祖先盘瓠保佑的结果。因此他们都要世代相继地在一定时间进行"还愿"——跳盘王,歌颂始祖的功绩,激励人们不畏艰难险阻,勇往直前,并祈求始祖保佑人丁兴旺。

盘瑶、蓝靛瑶和部分茶山瑶青年成年时,必须举行一次"度戒"仪式,其意义与成人礼相同。举行仪式时,据说有翻云台(从一丈多高的台上向后倒下)、上刀山(赤脚爬上插有利刀的梯子)、过火海(赤脚走过炭火通红的火塘)等项目,历尽艰苦考验。只有经过度戒,才能结婚成家,以及具有参加社会活动或进一步接受道公、师公传授法术的权利,并相信死后可以升天做官。其他支系瑶族大多只有以下两种人需要"度戒",一是师公,二是道公,前者驱邪赶鬼,后者超度亡魂。无论哪里的"度戒",都要招待大批客人,欢宴数餐,有的仅猪肉就要耗费上千斤。现在各地的"度戒"仪式一般都比以前有所简化,所花费的人力、物力、财力和时间已大为减少。一些坏的习俗已被革除,好的习俗则被保留下来,并赋予新的内容,促进人们的生产,丰富群众的生活。"度戒"仪式中的一些内容,如上刀山、过火海等,已经成为一些瑶族地区民族风情旅游表演的保留节目。

宋、元以来，道教、佛教相继传入瑶族地区。清代，道教在瑶族地区广泛传播。鸦片战争后，大批西方传教士陆续来到中国，进入瑶区，在一些山区建立教堂，进行传教活动。因此，在广西十万大山、永福和金秀等地瑶族中也有部分群众信仰天主教。

五、风俗习惯

在不同时期，瑶族生产习俗具有不同的特点。唐代诗人杜甫游湘江时，写了一首《岁晏行》，其中有"莫徭射雁鸣桑弓"的诗句，反映了那时湖南瑶族用弓箭狩猎的情况。诗人刘禹锡在广东连州写了题名为《连州腊日观莫徭猎西山》的诗篇，描写了广东北部地区瑶族进行烧山猎兽的情景。瑶族人民善于打猎，所有的飞禽走兽都是他们猎取的对象。狩猎全年均可进行，但集体出猎一般多在阴历二月、三月，部分在七月农闲时。集体狩猎时以围猎为主，其他猎法还有诱捕、设陷阱、张网、设套、设铁夹、伏击等，方法很多，不一而足。近代，火枪是瑶族主要的狩猎武器，此外还有弓箭、鸟笼等。出猎一般先要祭山神，祈求山神保佑整个狩猎活动。全体猎手分为两组，一组负责赶兽，即注意查看兽迹，一般从山下向山上呼喊而上，发现野兽后放出猎犬追赶；另一组负责围攻。猎到大猎物，一般要先祭过神，感谢山神的恩赐，然后才能分配。

采集作为一个生产部门，其作用仅是对经济的一个补充。瑶族人民主要采集木耳、香菇、菌类、竹笋、野菜，以及能食用的植物根茎和果实等，或作为粮食的补充，或作为禽畜饲料。既可供自己食用，也可出售，换取生活必需品。新中国成立以后，特别是改革开放以来，瑶族地区的工农业持续快速发展，采集已经失去作为一个独立生产部门的经济地位，在瑶族人民群众的经济生活中无足轻重。

在不同的社会经济发展阶段的瑶族地区，他们的生产习俗也有差别。在湖南、广东、广西的一部分自然条件较好，受汉族影响较多，占瑶族人口大多数的瑶族地区，以农业为主，兼营林副业，其生产习俗与当地汉、壮族相近，耕种旱地与水田，犁耕已占有较大的比重。生产工具全为铁制，基本都是瑶族自己制造，只有少量从外购进。种类有钩刀、镰刀、弯刀、扁刀、柴刀、砍刀、挖刀、锄、犁、耙、斧、禾剪、刮子、石磨、水碓等。镰刀主要用于砍茅和收割稻谷，弯刀用于砍地，挖刀用于刨窝点种，锄用于刮土、除草和挖地，犁和耙用于耕田，石磨和水碓用于碾谷脱壳。

在广西西部某些石山区、十万大山中心区和云南边疆上的某些保留原始氏族残余的少数瑶族地区，有"刀耕火种"的生产习俗。所谓"刀耕火种"，是指在每年阴历十、十一月，同一个共耕单位的瑶族群众，上山用刀斧把选定要开垦的荒山上的草木砍倒，等到第二年春砍倒的草木已被晒干时，选择一个晴朗天气放火烧山，留下厚厚的一层草木灰作为肥料，然后男女配合，男子打洞，女子点播。这种耕种方式是一种靠天吃饭的游耕方式。当山地肥力下降，不再适合作物生长时，就必须重新寻找另外一块山地进行刀耕火种。

瑶族生活习俗的特点，在不同自称的各部分瑶族之间有着一定的差异。瑶族男女，喜蓄长发。古籍中就有瑶人男女蓄发，盘结头顶，名为"椎髻"的记载。但有相当一部分过山瑶妇女，过去则剃尽发蒂，戴上黄腊制成的角帽，用布帕遮盖。妇女的头部装饰十分讲究，异彩多姿，有的戴竹箭，有的竖顶板，有的戴尖帽，有的用精美鲜艳刺绣而成的"帕銃"遮盖。广西金秀大瑶山茶山瑶妇女戴有三条弧形大银钗，两头上翘，重量达 0.5kg 左右。坳瑶妇女喜欢戴用崭新雪白的嫩竹壳折制而成的梯形状竹壳帽，帽四周插上五支银质发簪，两侧各绕上一条银光闪闪的链条。红头瑶是云南瑶族中服饰甚为华丽的一支，男孩和女孩均戴布制的圆形平顶花帽。金平县马鞍底乡一带的红头瑶妇女剃去全部头发，用红布盘成重达两三千克的大包头，故又被称为"大红布包头瑶"。广东省连南部分瑶族男子蓄发盘髻，包以红布，并插有几支野雉毛，十分英武壮观。桂北、粤北及云南等地一部分瑶族妇女过去还戴一种支架高耸、上蒙黑布、下垂红色缨络的帽子，具有独特的风格。

瑶族以玉米、稻米为主食。岭南四季温暖，适宜蔬菜生长，园圃冬夏常青，人们终年都可以吃到的鲜嫩蔬菜有芥菜、白菜、萝卜、辣椒、茄子等，瓜豆类有南瓜、黄瓜、冬瓜、豆角、黄豆、饭豆等，肉类主要有猪肉、鸡肉、鸭肉、牛肉、羊肉等，油类有猪油、花生油、茶油、火麻油、向日葵籽油等。广西桂北地区的一部分瑶族盛行"打油茶"，即以油炒泡开的茶叶煎成浓汤，再加食盐调味，然后用以冲泡炒米花及炒黄豆等物，具有特殊的风味，有的以此代替午餐。吃"肉山"是广西金秀瑶族为小孩做"三朝"时招待客人的特有吃法。肉山一般由九层菜肴组成，底层由竹笋、香菇、青菜、猪肠、猪肉等组成；第二、四层是瘦肉、猪肝、猪肚等，每块都大如巴掌；第三、五层是肥肉片；最上层则用一块重约 1kg 的肥肉覆顶。整座"肉山"重达 10kg 之多，装在一个大簸箕里，客人围"肉山"而坐，各取所需。大部分瑶族有忌食狗肉的习惯，即使煮食，也必须在屋外进行。

瑶族的传统节日很多，小节几乎每月都有，各地过得也不尽相同。大节日有春节、清明、社节、盘王节、祝著节、耍望节等。春节期间，瑶族人民举行唱堂歌、打铜鼓、赛陀螺、射弩、围猎、抛绣球、斗画眉等富有民族特色的文体活动。盘王节又称"做盘王""还盘王愿""跳盘王"，是盘瑶纪念始祖"盘王"的盛大传统节日，20 世纪 80 年代前一般在秋后至春节前的农闲期间，定期或不定期地举行，1984 年将全国瑶族过盘王节的日期统一定在每年农历十月十六日。广西布努瑶为纪念始祖母密洛陀的生日而举行的祝著节，非常热烈隆重。人们以农历五月二十九日为正日，敲打铜鼓，欢庆三天。耍望节每三五年举行一次，一般在农历十月十六日前后举行，是青年男女对歌求爱的日子。

六、居住环境

瑶族是个山居民族，其村落大多位于海拔 1000 米左右的高山密林中，一般建在山顶、半山腰和山脚溪畔。新中国成立之前，边远山区瑶族大部分住竹舍、木屋和茅屋，相当一部分还住"人字棚"，只有很少部分住砖瓦屋。瑶族房屋建筑主要有四种形式：横宽式、杆栏式、曲线长廊式和直线长廊式。广西金秀大瑶山坳瑶的传统房屋富有特色，房屋正门有阴阳二门，平时只开阳门，供人出入，阴门紧闭。遇有丧事和家内祭祀时，阴门方打开，供出殡和亡魂进出。新中国成立后，特别是改革开放以来，瑶族人民越来越多地建造砖瓦结构的房屋，钢筋水泥结构的现代楼房也不少。2001年，金秀瑶族自治县罗香乡罗运自然村（坳瑶村）修通公路后，两年之间，几乎全村旧屋都换成了新房，很多房屋设计之精良，装修之豪华，甚至可与都市别墅相媲美。

瑶族分布地区属亚热带雨林气候区。除了都安、大化、巴马等石山地区严重缺水以外，一般都是溪流密布，山明水秀，风景优美，气候宜人。山区盛产松、杉、竹、木，是我国南方重要木材生产基地。山区物产丰富，主要有油茶、油桐、八角、玉桂、棕皮、砂仁、木耳、香菇、香草、山楂、板栗等，以及各种中草药材。湖南江华瑶族自治县全县3/4的面积为林区，有"杉木之都"的称号。瑶族山区有野猪、熊、猴、果子狸、瑶山鳄蜥、云豹等珍稀和特有的野生动物。瑶族地区动植物资源十分丰富，为林副业的经营和特种养殖经济的发展提供了良好的条件。

瑶族地区水能资源丰富，山区溪流纵横，密如蛛网。仅金秀大瑶山就有25条河流呈辐射状流向周边七县（市），哺育着200多万人民，灌溉着4000多万平方千米农田。山区滩险流急，落差大，水力资源丰富。流经巴马、都安、大化三个瑶族自治县的红水河，已建成大化和岩滩两座大型水电站，装机容量180万千瓦，为我国经济的发展提供了巨大的电能支援。

第二节　瑶药的起源

瑶族有着悠久的历史和光辉灿烂的文化，历史上曾经被迫过着频繁迁移的游耕生活，由黄河流域、洞庭湖畔进入到南岭山。瑶族人民长期居住在千里大瑶山中，居住地生长着茂密的植物与各种野生动物，这为瑶民们识别各种草、木的根、枝、花、叶、果、皮入药以治疗百病提供了有利因素。在长期的生产实践中，瑶族人民逐步熟悉和掌握了动、植物的属性及功能，并用于抗御毒虫猛兽、病魔的侵袭以及恶劣的生活条件积累了丰富的实践斗争经验，创造了具有本民族特色的传统医药文化。

瑶药以草木为主，《后汉书·南蛮传》记载瑶族先民"织绩木皮，染以草实，好五色衣服"，这是历史上最早有关瑶族可能利用草木为药的记载。宋代苏颂《图经本草》称砂仁"今唯岭南泽间有之"，说的是瑶族先民服用砂仁以除瘴消暑助消化。古籍中记载瑶人"依深山而居，以砂仁、芋、楠、漆、皮、藤为利"，"善识草药，取以疗疾，辄效"（包汝辑《南中纪行》），"急遇药箭，急以刀剑去其肉，乃不死"（周去非《岭外代答》六），说明古代瑶民就知道用草药和外科手术治病。宋元以前，居住在桂林、象州一带的瑶民就掌握了培植和加工名贵香料灵香草的技术，将灵香草"薰以烟火而阴干"（周去非《岭外代答》卷七）出售。瑶族名贵抗风湿强壮药"马尾千斤草"，在清代以前就已收购。该药为生长在古老杂木树上的蕨类植物，味苦、有毒，瑶医用于浸酒冲服治跌打损伤，含服可治牙痛，炖猪脚服可作强壮剂，外敷腹部可催产。瑶民"耕作之暇，入山采药，沿途行医"。据考证，在500年以前，就已有瑶人以售药行医为生计。迄今瑶族群众仍为国家培育生产大量有诸如厚朴、八角、肉桂、杜仲、砂仁、灵香草等名贵药材，金秀大瑶山仍有数百名瑶医走遍全国除西藏以外的各大中城市，在那里设摊售药行医，以独特的瑶族传统医疗技法、祖传良方和质优的瑶山药材，为各族群众解除病痛和进行医药文化交流发挥了重要作用，赢得了当地群众的好评。瑶医对毒虫及毒蛇咬伤、刀枪伤、跌打损伤、风湿痹痛、瘫痪、妇科杂症以及风、疹、疥诸病的医治和避孕、绝育方法别具一格，每有奇效。

瑶医用药的特点是医药结合，辨病施治，亲自采药加工调配。瑶医还根据药物的生境、形态、性味、功能及临床应用特点总结归纳成"五虎""九牛""十八钻""七十二风"等104味老班药，这对于指导临床用药有着十分重要的意义。由于历史的原因，瑶族没有本民族的文字，传承方式比较神秘封闭，瑶医用药都是以口授的形式相传，无文字记载。奇方妙药只是祖传，临证传承，遵循"传男不传女、传内不传外，父传子、子传孙"的家规族规传承方式。口耳相传使瑶医瑶药治病用药五花八门、各有千秋，延续至今。民间流传的一些用药顺口溜，也是传承的一种方式。如治疗风湿病的口诀"两脚扒不开，就用走马胎"，治疗跌打损伤口诀"不怕骨头打成水，就用一刺两嘴""不怕骨头打成棉，就用黄花倒水莲"，等等。由于瑶族用药的传承方式，加上药物品种繁多，各自对药物形态的识别及药物性能的掌握程度不相一致，导致在瑶医用药中，同名异物或同物异名的现象相当普遍，没有统一，因此，给瑶药的推广应用带来了较大的困难。

第三节　瑶药学的形成与发展概况

瑶药学是伴随着瑶医学而发展起来的一门学科。《瑶医效方选编》（广西民族出版社出版，1987年，作者罗金裕、罗扬建、覃显玉）是我国第一部采用瑶文药名的瑶药专著，收载药物433种，验方419条，标志着瑶药学作为一门学科的形成。2002年由覃迅云、罗金裕、高志刚等编写的《中国瑶药学》系统地介绍了瑶药的发展简史、资源与品种、采收与炮制、贮存、制剂及瑶药理论等内容，全书收载了包括104种老班药在内的瑶族地区习用的植物药、动物药、矿物药，共970种，为首部较系统介绍瑶药的理论与用药的著作，为瑶药学的发展奠定了基础。《实用瑶药学》为2008年由广西科学技术出版社出版、庞声航主编的瑶药学专著，该书精选常用瑶药200多种，分门别类地记载了各种药物的别名、来源、植物形态、生境分布、采集、炮制、用法用量、鉴别、药理研究、临床应用等，并附有药物的图片，具有很好的实用性。《中国现代瑶药》是由广西科学技术出版社于2009年出版、戴斌主编的一本实用性很强的瑶药学著作，全书遴选225种常用瑶药，近百万字，附图千余幅，书中每味药物按药名、别名、来源、植物形态、药材性状、显微鉴别与理化鉴别、性味功用、化学成分、药理作用及临床应用等分别叙述，对于多来源或同名异物品种，则在附注中加以说明，对瑶药的临床推广应用具有很好的指导意义。这些瑶药学著作的相继出版，标志着瑶药学形成并得到了一定的发展。

第四节　瑶医药的特色

一、瑶医药与瑶族文化

传统瑶医药深深根植于其宗教信仰等传统文化的沃土。瑶族宗教信仰不仅与瑶族的日常生活、社会活动密切相关，还渗透影响着瑶族的疾病观、养生观、治病理念与治疗方法。"医学与宗教既同源又分离，既相随又对立；既协调、互动，又有冲突、互斥"，医学与宗教"有着共同的逻辑起点——人与自然"。脱离文化视野研究传统瑶医药，是有缺失的。因此，我们可以从瑶族民间信仰、宗教仪式中探寻传统瑶医药的文化渊源。瑶族信仰多元化，其信仰体系既有原始的多神信仰，又有受到以儒、释、道（主要是道教正一派）影响的瑶族宗教。

由于瑶族人民长期居住深山密林，交通不便，生产技术落后，生活贫苦，原始"神灵""鬼魂"观念和宗教信仰思想较普遍，瑶族普遍信仰道教。历史上瑶医药与其他兄弟民族医药一样经历了从原始本能医学—医巫结合—以医药为主导地位的历史发展过程，因此，人们就简单地把瑶族民间的医疗活动看成单纯的巫术而被忽视。如民国二十六年的《恭城县志·瑶壮风俗》中有这样的记载："恭城之蛮族有二：一曰瑶，本盘瓠之后，相传种类有七……性犷悍。喜居山源，无医药，好尚巫觋，杀牛以缴福，吹牛角以送鬼神。岁首祭先，杂糅鱼肉酒饭于木槽，扣槽群呼为礼。"实际上当时的巫医也认识到医药的作用，在用巫术治病的同时也用药物来治疗，并积累了丰富的医药经验。巫医就是古代的医师，至今在瑶族民间虽然是以医药为主体，但仍有巫医存在。那些处于困境的人们往往把解释不了的自然及社会现象，以及难医治的病或无法医治的病寄托给"神灵"，希望获得心灵的安慰。调查发现，目前瑶族民间尚健在的、年龄在75～90岁的知名老瑶医已为数不多，这些老瑶医在医疗活动中大多带有不同程度的宗教色彩，来求医的大多都是亲朋近邻，不存在欺骗，没有经济的约束，医患关系融洽。因此，应把民间宗教医疗活动与江湖骗子行为加以区别。

二、瑶医药与中医药

基于不同的文化背景、居住环境、生活习惯，瑶医用药与中医用药有其不同之处，包括药的性味、功能、主治、组方机制，以及品种来源、用药部位、炮制方法等。

中药有四性五味之说，而瑶药有五性和八味，其中五性为寒、热、温、凉、平，八味为甜、苦、酸、咸、涩、辣、淡、麻。中药有归经理论，而瑶药无归经之说。瑶药具有独特的分类方法，根据药性将药物分为风药、打药和风打相兼药。"风"即柔弱、柔软，"打"即坚硬、坚强，因此风药具有和缓、平调腑脏功能的作用，如白九牛（那藤）、紫九牛（翼核果）、大钻（厚叶五味子）、小钻（南五味子）等；而打药则作用刚峻、起效迅速，具有驱逐邪气之功，如入山虎（两面针）、上山虎（海金子）、下山虎（滇白珠）、猛老虎（白花丹）等。此外，瑶药的命名颇具特色，其将一些传统常用药物根据药物的形态、性味功能及临床应用特点归纳为"五虎""九牛""十八钻""七十二风"，这些传统瑶药（共 104 味）被后人称为"老班药"（即祖上传下的药物之意）。瑶医认为"虎"类药物性能峻猛，见效快，多为消肿止痛类药，有一定的毒性；"牛"类药物性能强劲有力而持久，多为舒筋通络、强筋壮骨、补肾类药；"钻"类药物性能强劲攒透、通达经络、透利关节，多为行气止痛、散瘀消肿药；"风"类药物性能多样，多为清热解毒、祛风利湿、活血调经类药。

瑶药方剂组方理论独具一格。首先，瑶医以盈亏理论指导临床诊断及用药，组方时根据药物的特性，同时根据瑶医的组方原则，将主药、配药、引路药相互结合，使之更好地发挥治疗疾病的作用。当然，瑶药方剂的组成虽有主药、配药、引路药的不同，但在具体应用时，可根据不同病证、病情合理运用，不必样样俱全，但主药是必不可少的。其次，瑶医的处方简而精，用药灵活，理论独特。例如，瑶医常以动物之间的相克关系来指导用药，如观察到猫能捉老鼠，就用猫骨配他药治疗老鼠疮（即淋巴结核）；蜈蚣怕公鸡，就以公鸡的唾液来治疗蜈蚣咬伤等。在瑶医治病配方中类似的例子很多，他们把深奥的医学科学原理形象化，并与生活结合起来，以便记忆、传授及使用。瑶医用药基本上采用瑶山盛产的草药及动物药，药材以鲜用及饮片为主，部分经特殊炮制后使用。瑶医根据天、地、人"三元和谐"，万物消长"盈亏平衡"等理论及"祛因为要""风亏打盈"等治疗原则和临床实践经验，按照药物特点将其分为"风药""打药"或"风打相兼药"。瑶医在诊疗中按需选择适合的瑶药，具有以下几个特点：①组方简单有效。②药量机动灵活。③常用生鲜药物。④疼痛病证多用藤茎类药物。⑤药物多与动物的骨、肉同时炖服。⑥外用药多以酒、醋为引经药物。⑦用药注重人的体质和年龄。⑧养生保健方剂丰富。

三、瑶医药与苗医药

瑶医药与苗医药有着相似的文化背景，因而有着必然的联系。在中国南方用苗瑶语族苗语支或瑶语支的少数民族有苗族、瑶族、畲族。苗族和瑶族还是跨国民族。用苗瑶语族的民族，在历史上有其深厚的文化背景及渊源关系。这种文化背景和渊源关系，在古代主要表现在图腾崇拜上，即苗族（主要指湖南大湘西地区）、瑶族和畲族都有过盘瓠图腾崇拜历史，他们认为神话传说中的"盘瓠"是共同始祖。由盘瓠神话、图腾崇拜引申而来的文化现象，在苗、瑶、畲民族文化中产生过深远的影响，其文化沉积渗透到许多领域。其中，医药文化深受其影响。

（一）苗瑶语族民族与盘瓠文化

苗瑶语族分苗语支和瑶语支。苗、瑶、畲族主要用苗语支，贵州瑶族也有用瑶语支的。苗族保留了古代苗瑶语的声母较全，瑶族保留了古代苗族语的韵母较全。盘瓠文化是盘（或般木）瓠神话发展引申而来的。有关盘瓠的传说和神话历史上有史料记载，民间世代流传。盘瓠神话在瑶族、畲族民间相传久远，在苗族民间也有流传，是一个颇有争议的话题。"盘瓠"作为一种原始的图腾崇拜，最早并不是语族的古代先民，而是起于古代氐羌系统的犬戎，只是在唐宋以后，由于各种内外因素的影响，才为苗瑶语族中的部分族群所接受。实际上盘瓠是一个部落的名称，少数民族语言不同，可能是翻译的名称，或者是图腾之意。一般认为盘瓠是个民族和部落的实体。盘瓠神话流行于南方，主要流行于苗、瑶、畲等民族中。

"盘瓠蛮"是生活在南方的氏族部落名称。历史上的"盘瓠蛮"地域在"武陵""五溪"。干宝《晋纪》曰，"武陵、长沙、庐江郡夷，盘瓠之后也"。在南方蛮族（或称南蛮）中，盘瓠蛮是对武陵地区有盘瓠图腾信仰的部落的泛称。苗族、瑶族民族共同体的称呼出现在宋代，族名的出现，是由部落共同体进入民族共同体的重要标志。由若干个部落共同体转化民族共同体的盘瓠蛮应该说是苗、瑶、畲等民族共同体中的一个部落共同体。所以我们不能把历史上的盘瓠蛮说成是现在的苗族、瑶族或畲族，因为民族共同体不等于部落共同体。从历史资料和盘瓠神话流传，当今的苗、瑶、畲三族都应属于"长沙、武陵蛮"。图腾崇拜是一种原始宗教。所谓图腾，也就是一种族徽，是远古的氏族标志或符号。历史上苗族、瑶族、畲族都盛行盘瓠传说，这是苗、瑶、畲先民远古时代遗存的"童年形式"，即蒙昧时代的意识形态。苗族在历史上有"神母犬父"和"神犬依傩取谷神"的神话故事。瑶族有"黄狗仙"与"狗头仙"的神话故事。瑶族的《评皇券牒》等，相传是高辛皇帝的手谕，传记着盘瓠神话故事。盘瓠图腾在湘西苗族流传，"把'犬父鬼母'，即盘瓠辛女当作自己的祖先来崇拜"，在湘西民间盘瓠形象处处可见。

通过对使用苗瑶语的民族与盘瓠文化关系的探讨，可以帮助认识苗族、瑶族、畲族等南方少数民族悠久的历史和厚重的文化，同时通过研究盘瓠文化现象来探讨以苗瑶语为学术源头的苗族、瑶族、畲族民族医药文化源远流长的历史。

（二）苗瑶语族民族医药文化比较

1. 悠久的人文医学历史　苗族祖先和远古英雄蚩尤，与炎帝、黄帝被后世共尊为中华民族的三大人文始祖。悠久的苗瑶语族民族人文医药文化，体现在以下三个方面：一是以神为象征的原始医药文化形态，即氏族部落医药文化，如神话传说中的"神农尝百草""蚩尤传神药""祝融授按摩术"和"药王传医方"以神为主，神药两解的原始医药文化形态的初始人文医药知识；二是以沟通鬼神的巫教为象征的巫医结合的巫医文化形态，如苗、瑶、畲医中的"驱鬼术""占卜术""过阴""望鬼术""神明术""放蛊术"等延巫求祷，祈求病愈的巫医文化形态；三是以医药治病为象征的苗瑶语族民族医药文化形态。这三种医药文化形态都是人文为主线，从医药的起源、形成到发展，它伴随着苗瑶语族民族从远古走到今天，是与苗瑶语族民族生产生活紧紧相连的。

2. 医巫同源是苗瑶语族民族医药文化的共同特征　巫文化是战国时期楚人创立的。楚国南方武陵一带是苗瑶语族民族先民"武陵蛮""盘瓠蛮"的主要居住地，这带以湘沅为中心，当时巫风盛行，巫渗透到许多文化层面。以苗瑶医药为代表的苗瑶语族医药文化，它的产生最初与巫术有着密不可分的渊源关系，其中巫术疗法就是重要特征。医而从巫，故言"医源于巫"。具有盘瓠文化背景下的民族医药文化，如苗医、瑶医、畲医，一个显著特点就是医巫同源。古代，这些氏族的先民，有病事巫不事医，请巫师占卜"作法"、水师咒语、画水祛疾等而治病。这些民族医药文化从古至今，"骨子"时就流着"巫水"，就是这些"巫水"将苗、瑶、畲族医药文化浸润。巫是苗、瑶、畲族医药发生发展的源头，苗瑶语族民族医药文化的一个重要特点就是"巫医一家"。

（三）数字是苗瑶语族民族记述医药知识的基础

用数字记述药物、证候是苗瑶语族少数民族认识医药的最基本形式，如苗医的"两纲""五经""三十六症""四十九翻""四十九症""十丹毒""七十二疾"，瑶医药的"五虎""九牛""十八钻""七十二风"，畲医的六神（是指由神主宰的心、肝、肺、脾、肾、胆六脏）、三十六骨节、七十二筋脉、十二条血路、二十八脉。特别值得一提的是，在苗、瑶、畲医中数字用得最为普遍的是"七十二"这个数，如在证候上有"七十二风症""七十二气症""七十二血症""七十二疾""七十二症"等。在分类上，三十六症一般是指内科病，七十二疾一般是指外科病。

（四）形象朴素的药物与证候命名

苗瑶语族医药文化中另外一个显著的特点，就是用形象生动的动物或植物来命名药物或证候。如瑶医的"生倒竹"一病，是小儿重度营养不良引起的腹脉显露，状如倒生的竹子，故名。畲医药痧症，仿动物形态特征命名的有蛇痧、兔痧等。苗医的经症有"鹞子经"，临床表现红肿发亮，形如猫头的叫"猫头症"。湘西苗医的"飞蛾症"，其病证为发热、鼻翼煽动、咳嗽气急、胸痛等临床表现，鼻翼煽动如飞蛾，故名。瑶药的金狗头、针尖米、岩鹰爪等，苗药的山乌龟、水蜈蚣等，畲药的鸭掌星、爬岩虎等，均以形象的动物或植物来命名。

第二章　瑶药的资源、命名与分类 ▷▷▷▷

第一节　瑶药的资源

一、概况

瑶族人民多居住在祖国南部崇山峻岭之中，这些地区多处于南亚热带、中亚热带或热带季风气候区，地形复杂多样，孕育了丰富而多样性的动、植物资源。据 20 世纪 80 年代初对广西大瑶山自然资源的综合考察报告，其区系植物约有 2335 种，其中药用植物 1324 种，隶属于 198 科 716 属，有药用真菌 28 种；有动物 283 种，隶属 27 目 32 科。稀有科类很多，不少被列为国家保护的珍稀物种，如桫椤、银杉、大鲵、鳄蜥等，成为我国仅次于云南西双版纳的第二大物种基因库，是一个药用植物种质资源的天然植物园。

在广西瑶医用植物药中，有藻菌、苔藓植物 8 种（5 科 7 属），蕨类植物 63 种（26 科 43 属），裸子植物 9 种（7 科 8 属），双子叶植物 1099 种（136 科 557 属），单子叶植物 157 种（24 科 101 属），约占广西药用植物种类的 30%。将植物作为药物使用，就包括在大多数瑶医用药实践中广为流传的"五虎""九牛""十八钻""七十二风"等 104 种药物，主要的用药部位包括植物的根、茎、叶、花、果实、种子、皮、全草等。应用较多的药用植物有水龙骨科、桑科、蓼科、蔷薇科、豆科、唇形科、菊科、葫芦科、百合科、兰科等科。在植物药中，包含 10 种以上瑶药的科有五味子科等 36 科，其中藤本植物约占 20% 以上。应用较多的有桫椤（龙骨风）、小叶买麻藤（麻骨风）、异型南五味子（大红钻）、榼藤（扭骨风）、褐毛黎豆（鸭仔风）、假木通（十全大补）及山姜（来角风）等。

二、瑶药资源特点

（一）起源古老的孑遗植物种类较多

瑶医用植物药约有 1200 余种，应用较多的（10 种以上）达 36 科，有起源古老孑遗植物的种类，如蕨类马尾千斤草，以及属国家一级保护植物的"活化石"——桫椤等；被子植物中有木兰科、五味子科、大血藤科、金缕梅科等。

（二）地区特有种较多

如瑶山金耳环、山慈菇、山甜茶、瑶山香白芷、鸭脚木、秃叶黄皮树（熊胆木）、树参（阴阳风）、金缕半枫荷（半荷风）、千年健（一包针）等。

（三）藤本植物多

藤本植物包括五味子科（2属10种）、防己科（8属11种）、萝藦科（14属21科）、葡萄科（5属15种）、茜草科（20属45种）、蝶形花科（25属5种）等，约有24科200余种，占瑶药种子植物的20%以上。

（四）中医及其他民族医少用或不用的种类多

在瑶医常用的513种药物中，与《中华人民共和国药典》（1990年版）收载为同一来源的有94种（占瑶药品种的16%），其中有34种药用部位不同，功用亦不完全一致。如海金沙，中医用孢子，瑶医用全草；山鸡椒樟树、巴豆、金樱子、栀子、苍耳子、阳春砂仁、薏苡仁等，中医用果实或种仁，瑶医则用根或全草；钩藤除用带钩茎枝（鹰爪风）外，还用根（双钩钻），瑶医认为鹰爪风镇惊息风效果好，双钩钻降压作用强；月季花（月月红）、羊踯躅（毛老虎）、凌霄（白狗肠）等，中医用花，瑶医除用花外，主要用根，功效虽相似，但扩大了药用部位。

三、瑶药资源问题

1.瑶药资源有待进一步挖掘　瑶药资源丰富，应用历史源远流长，是祖国传统医药中的宝贵财富，但由于研究整理时间短，综合利用开发还远远不够，值得进一步发掘研究提高，造福人民。

2.加强瑶药品种整理　瑶族医药由于历史原因，没有文字记载，在瑶医用药中存在着同名异物或同物异名的混乱状况，这给瑶药材的生产、临床应用及开发研究带来了困难。因而加强瑶药的品种整理和质量研究，制订科学合理的瑶药质量标准，是瑶药推广应用的前提条件。

3.加强瑶药资源保护　瑶药资源由于过度毁林种植，加上应用农药、化肥、除草剂及环境污染，对生存环境造成了不同程度的破坏，致使部分瑶药如独脚疳、走马胎、桫椤等资源渐减，处于濒临灭绝状态。因此，建立瑶药资源保护区，合理开发持续利用很有必要。

第二节　瑶药的命名与分类

一、瑶药的命名

瑶医对药物的命名形象生动，通俗易懂。瑶药常以传统、药用部位、性状功效等作为命名依据。如瑶医"老班药"按其功用、生存环境、生态命名的有"五虎""九牛""十八钻""七十二风"等。

根据不同药用部位的瑶语命名：盘语称草为"咪"，木（树）为"亮"，藤为"美"，果为"表"，花为"绑"，块根为"台"等。

根据药物的形态命名：如鹰爪风、鹞鹰风、羊奶果等。

根据药材的性状命名：如枰托藤（两广猕猴桃）、红丝线（茜草根）等。

根据药物的功效命名：如一身保暖、十全大补（假木通）、抬板救（苦木）等，顾名思义，它们属于滋补类药物；而麻骨风、半枫荷，则是风湿痹痛、跌打损伤的治疗药。

根据药物的生长环境命名：如上山虎、下山虎等。如下山虎，只有在山腰以下才能找到，山顶是不会有的。这样的命名不仅给采药人员提供了极大的方便，而且还有利于瑶药的推广及传播。

二、瑶药的分类

（一）风打分类理论

"风打"是一个既对立又统一的概念。风，即柔弱、柔软；打，即坚硬、坚强。二者相对而言。首先，风打反映了药物的功效特点。瑶族古代医者认为，药有风打之分，"风者纯而缓，打者燥且急"。风药具有和缓、平调脏腑功能的作用，如白九牛、紫九牛、大钻、小钻之属；打药则作用较为峻急，取效速捷，具有峻逐邪气之效，如入山虎、上山虎、下山虎、猛老虎等气醇力专、作用刚峻。其次，风打概括了药物的形质特征。药物禀天地之气生、阴阳之气长。天地之气、禀赋之多少，对药性必然会产生直接影响。生长过程中得地之阴气多者，药材质地细腻，富含油汁、水津，药效柔弱和缓，如一身保暖、血党等；生长过程中得天之阳气多者，药材质地干劲，少津或无汁，药效多激烈，如白花丹、黑老虎等。当然，药物的风打、刚柔是相对的，亦有许多药物兼具风打之性。如血三七、血见愁、开刀见血等，禀刚之气，得柔之性，既能攻坚软坚、活血化瘀，又能滋阴而潜阳，一药而数用。

1. 风类 风药，是指有清热解毒、祛风除湿、活血散瘀、补气补血、健脾胃、益肝肾作用的药物。如传统瑶药五虎、九牛、十八钻、七十二风中的"牛"类、"风"类及部分"钻"类药物，如白背风、血藤、鸭脚木、九龙藤、麻骨风、四方藤、半边风、大发散、小发散、红糖等，常用于痧病、肝胆和消化道疾病、妇科疾病、神经系疾病及小儿疳积等。临床上用风类药较安全，不良反应少，一般不会因过量而伤其身体，甚至老人、儿童、孕产妇都可放心使用。

2. 打类 打药，有散瘀消肿止痛的作用，包括"虎"类及部分"钻"类等药物，如杉树、松树、田七、鸟不站、青蒿、尖尾风、韭菜、透骨消等。竹叶龙根（寮刁竹）常用于治疗跌打损伤、毒蛇咬伤、风湿骨痛、无名肿毒以及堕胎等，这类药物应用过量易伤身体，妇女经期及孕产妇禁用，妇女、儿童及老人应慎用。

3. 风打相兼类　既具风类药的功能，又具打类药的特性，称为"风打相兼药"。如部分"钻"类药，包括大钻、小钻、九龙钻、大红钻、小红钻、双钩钻、六方钻、四方钻、槟榔钻等。此类药物气味多辛、苦，性温，既能行气止痛、祛风除湿、舒筋活络、健脾消气，又能散瘀消肿，可用于治疗风湿痹痛、筋骨痛、腰腿痛、坐骨神经痛、跌打损伤，还可用于病后虚弱、头晕目眩、小儿疳积、急性肠炎、慢性胃炎、胃溃疡、痛经、产后腹痛、产后风瘫等病的治疗。应用此类药时，在剂量上应根据不同的疾病、病情、患者体质，严格把握用量。风打有所侧重，既要避免病轻药重而伤及患者身体，又要避免药轻病重而难以发挥作用。

（二）按其药理性质和功能效果进行归类

按药理性质和功能效果进行归类，瑶药主要分为"风药""箍药""打药""补药""赶药""扯药""凉药"等类别。

1. "风药"　"风药"与临床的"风病"相对应，其性较平和、舒缓，能调节和平衡人体功能、纠正病理失衡，主要用以治疗属于"风"性质的疾病，以其用来进行"追风""赶风""短风"（"短"即拦截、阻挡）及"疗风"等。

2. "箍药"　"箍"有捆住、套住、围困、封锁之义。瑶区很多木制器物、用具皆以竹篾或金属条套捆，使之固定成为一定的形状，称为"箍"。"箍药"的称谓来源于瑶民族的生产、生活实践，对其功效应用的表述亦甚贴切。"箍药"常用于疗疮痈疖、无名肿毒等感染性疾病及损伤瘀肿、蛇虫咬伤、毒龟岩肿（恶性或良性肿瘤、体内增生物或赘生物）等疾病，使患处病灶局限化并破溃排毒，防止内毒或外毒扩散蔓延而致病势恶化。

3. "打药"　"打药"性峻猛、迅疾而药力强刚，其效攻逐、驱散，多用于跌打损伤、龟蛇岩毒、顽疾难愈、无名肿毒等疾患及滞产催生、堕胎等。

4. 补药　"补药"有滋补强壮、填虚益损、调节功能、促进康复的功效，用于治疗功能失调、病后体虚、损伤骨折以及食乏纳差、劳累伤体所致之心疲神倦、慵懒乏力等病症。

5. "赶药"　"赶"即追赶、驱除、逐散之义。瑶族人民狩猎时，在完成"封山"之后接着就进行"赶山"，即以赶山狗（猎犬）和恐吓声音等将野兽朝着设有兽夹（套）、陷阱的方向驱赶，以此方法来捕获野兽。运用"赶药"治疗疾病也同样体现了瑶民族的生产、生活特点。该类药物能将体内毒、疠之气或污秽之物（血）驱逐于体外以使疾病康复，其作用特点是从（体）内向（体）外，多用于治疗五劳七伤、风疠伤脉、毒入骨肉、秽气郁久、污血堵脉、劳伤跌损等病症。

6. "扯药"　瑶区人民称"拔"为"扯"，如扯草、扯秧等，"扯"即拔出、拔除之义。此类药物能拔除体内毒秽污垢的气血与异物等，其作用特点是在（体）外治（体）内，多用于治疗已化脓的疗疮痈疖、肉骨腐烂、无名肿毒、毒龟岩肿、异物（如鸟铳铁砂、枪弹药硝、竹签木刺等）入肉、痧伤疠损、倒毒痼疾、蛇虫毒伤、隐疮暗毒等病症。

7. "凉药" "凉"即寒、冷，此类药物主要用于治疗性质属热的风、毒、劳、伤、痧、损等病症。在调查中发现，瑶医无"热药"的称谓，亦罕有使用"热药"的习惯。

三、老班药的分类

瑶医药将最常用的 104 种传统用药称为老班药，分为五虎、九牛、十八钻、七十二风。瑶医药认为"虎"类药物性能峻猛、见效快；"牛"类药物性能强劲有力而持久；"钻"类药物性能强劲攒透、通达经络、透利关节；"风"类药物性能多，多与清热解毒、祛风利湿、活血调经的临床药理作用相对应。

四、瑶药分类的现代研究

杨天鸣等利用近红外漫反射光谱技术，通过多元散射校正（MSC）光谱预处理方法结合主成分 – 马氏距离判别分析方法（PCA–Mahalanobis Distance discriminant analysis），建立了一种快速无损的分类模型，对 20 种瑶药"虎、牛、钻、风"的特色分类进行模式识别，其结果仅有 2 种药材的类别被划分错误，其整体分类归属的正确率达到了 90% 以上，说明该方法用于瑶药材的特色分类具有较高的准确性和可靠性。同时，从该方法对各瑶药材整体模式分类的投影距离可以发现，在以五虎与九牛建立的二维空间内，九牛类样品与五虎类样品的距离最远，表明化学成分等差异最大，其余类别对五虎的距离从大到小，依次是十八钻、七十二风。这与瑶医认为"虎"类药物性能峻猛、见效快，"牛"类药物性能强劲有力而持久，"钻"类药物性能强劲攒透、通达经络、透利关节，"风"类药物性能多，多为清热解毒、祛风利湿、活血调经的临床药理作用相对应。由此可见，瑶药"老班药"——"虎、牛、钻、风"的特殊分类有比较可靠的物质基础。

第三章 瑶药的功能理论 ▷▷▷

第一节 性味功能理论

瑶医根据药物性能结合长期的临床实践，对具体某一种药分为温、热、寒、凉、平五气。五气又称五性，性即性质。瑶药的药味可分为辣、苦、甜（甘）、酸、涩、咸、麻、淡八种，分别具有不同的性能和功效。苦味药有清火的作用，如同乐七、水灵芝；甜味药有补益的作用，如野山参、胖婆娘；麻味药有胜寒燥湿的作用，如山花椒、马蹄香；酸味药有止泻收敛的作用，如酸米草、酸菜根；锥味药有消毒治阴疽的作用，如独脚莲、螃蟹七；辣味药有解毒生肌的作用，如辣蓼草、血山七；淡味药有通下破气的作用，如铁筷子、金腰带。

第二节 "风打"功能理论

瑶医先贤在长期实践中，根据药物的性味、功能及治疗疾病的特点，总结出了别具一格的风打理论，对瑶医临床用药有着十分重要的意义。"风打"功能理论是瑶药最基本的理论之一。

一、风药功能

（一）补虚功能

风药的主要功能是补虚功能，包括中医的气虚、血虚、阴虚和阳虚。瑶族同胞长期生活在高山密林之中，耕山依林，刀耕火种，物质条件匮乏，饮食结构单调，营养普遍不良，由此产生各种虚证。瑶医善用动物药，将动物药归于风药，目的就在于补充营养。植物药风药也大多富含营养成分，如多糖、脂肪、蛋白质等。

（二）调节功能

风药可以调节人体各器官脏腑之间的功能，发挥健脾胃、益肝肾、强心肌、疏肺气、理气血等调节脏腑功能的作用。

（三）通塞功能

风药具有疏通汗腺、清热解表，疏通血管、活血化瘀，疏通肠胃、促进消化，疏通肾管、利水除湿，疏通经络、流畅气机等功能。通则不痛，风药多能止痛。

二、打药功能

打药的主要功能为打盈，盈者有实、热、亢、湿、阳诸义，故打药多有抗癌消肿、抗菌杀虫、解毒除湿、镇痛、消食等功能。不同的打药有不同的针对性，但对盈症的治疗是共同的。瑶医将肿瘤归结为盈症，其既有肿块造成的实盈，也有肿块产生速度加快不受控制的亢奋之盈，打药既能打掉实盈又能控制亢奋之盈。

第三节　颜色与形态功能理论

一、颜色与功能

瑶药究其颜色，不外红、白、黄、黑四种，瑶药先贤有"以黄治黄，以白治白，以红治红……"的古训，具体内容包括：红色，走血分，有补血、破血、生肌的作用，药如朱砂莲、破血子、人血草等；黄色，走肉皮，有清热解毒、杀虫、除风等作用，药如岩防风、地苦丹、雄黄连等；白色，走气分，有补气、行气、消气解毒等作用，药如白山七、紫金沙、萝卜七等；黑色，走骨骼，有滋肾补胃、利水散积、除寒利湿等作用，药如岩耳、麻布七、羊角七等。

二、形态与功能

瑶医学认为，动植物的形态、属性与其性味、功能有着密切的关系。如识药谚语有"叶面有毛能止血""草木中空善治风""叶里藏浆拔毒功""圆梗白花寒性药""热药梗方叶亦红""根黄清热退黄用""节大跌打驳骨雄"等，这些口诀朗朗上口且简便实用。另外，如胖婆娘、土鸡母等药，形态肥胖饱满，用以补益人体各种虚损；四大王、金八爪，根须发达，形似人指和远端筋脉，可治疗四肢诸疾；一颗珠，根块似人头，用以治疗头部疾病；算盘七、金边七，形似脊柱，用以治疗腰背疼痛；猴子七，形似猴，取其攀缘之性能，用于诸药不及；螃蟹七，形似蟹，其性横行，用于治疗腰部两侧疾病；藤本似人经络，可通经络为用。还有诸药以皮治皮，以梗治骨，枝行四肢，杆行躯体，籽以滋养，叶以清散。质脆者其性躁烈，质柔者其性缓和；质轻者上浮为阳，质重者下达属阴。

第四节　生长环境功能理论

瑶药的功效与性能，还与其产地有着密切的联系。高山气温低，其性多偏于寒凉；

低谷气温高，其性多偏于温热。麻布七、红骨生，喜长于湿地，有利水除湿之功；耳环金、一卦边，长于陡壁干燥之处，故有除风燥之力；还阳草、人字金，喜长于悬崖绝顶，必系回阳之药；黄精、党参，生长于土肥林中，可列补益之方；慈菇生于水中，故以利水泻火为用；血藤、木通，性形攀援，为通经行络之品。诸药类此。

瑶药的色、味、形等与其功效，是瑶药防治疾病用药的主要依据。

第四章　瑶药的产地、采收、加工与炮制 ▷▷▷▷

第一节　瑶药的产地

瑶族医药源远流长，具有显著的民族性、传统性与区域性，其形成与发展与本民族的生产、生活实践、生态环境及族系密切相关。瑶族主要分布在我国南方6省区140多个县境内，其中广西瑶族人口占全国瑶族总人口的62%以上，设有金秀、恭城等6个瑶族自治县，其余分布在湘、粤、云、贵、赣等省山区，多处于南亚热带及中亚热带季风湿润气候区。这些地区山地庞大，植被繁茂，孕育着丰富而多样性的动、植物资源，因此在清代就出现一批"入山采药、沿寨行医"（《黔记》）、"负药入城、医治颇效"（《曲油县志》）的瑶医队伍。

瑶族是驰名中外的山地民族，千百年来，由于过去统治阶级实行民族压迫和民族歧视政策，迫使瑶族先民迁徙进山唯恐不高、入林唯恐不密，因此有"南岭无山不有瑶"之说。瑶族居住地一般被称为大瑶山，如广东的大瑶山主要在广东省西北部、韶关市西部的乳源瑶族自治县，其西北角与湖南省宜章县接壤。那里拥有广东保存最完好、面积最大的原始森林，谷幽水清，飞瀑连缀，莽莽林海一望无际，尤以古朴苍劲、千姿百态的广东松闻名。广西金秀大瑶山，历史上还被称为大藤瑶山、大藤山，位于中国广西壮族自治区中部偏东的金秀瑶族自治县，延伸到象州、蒙山、平南等县境内，呈东北—西南走向，西与大明山合成广西弧形山脉，是桂江、柳江的分水岭。其主峰圣堂山，位于金秀的南部，海拔1979米，是广西中部的最高峰，山体高大雄伟，脉络明显，具有山高、谷深、坡陡的特点。大瑶山已经建立了自然保护区，区内有许多是孑遗植物和特有物种，如闻名中外的灵香草。广西大瑶山植被的复杂性及类型之多，居广西各大林区之首，不但有亚热带类型，还有热带类型。广西大瑶山分布于金秀、鹿寨、荔浦、平南、桂平、武宣、象州和蒙山等地，大致北起修仁一头排断裂谷地，南到黔江谷地北缘，呈东北—西南走向，长约110千米，宽45千米。一般海拔1200米上下、海拔1300米以上的山峰有60多座。因此，各地瑶族同胞居住所在的大瑶山是瑶药的主要产地。

第二节　瑶药的采收

药物采收的季节、时间和方法，与药材的品质好坏有着密切的关系。植物的根、茎、叶、花、果实、种子或全草等都有一定的成熟时期，而且有效成分贮存量的高低也因季节而不同，因此要尽量选择在药用植物的有效成分含量最多时进行采集，才能得到品质较好的药材。通常全草的药材是在地上部分最茂盛时采收，根茎类则是在地上部分枯萎时采收。在恭城不少瑶医认为最好的时间是农历五月初五及九月初九，恭城端午药市一直是当地瑶族人民心中的药王节，其传承久远，瑶族人民在药市上认药、识药，交流用药经验，传承瑶医药文化。恭城的瑶族人民在进山采药时，药袋内会装一些大米，采药后要向大山撒一些米，以表示对山神宝贵药材馈赠的回报。瑶医们采药必须严格遵守师训，即采大留小、采密留疏、留种留子的原则。动物药材也同样有一定的捕捉与加工时期。

第三节　瑶药的加工与炮制

瑶医历来是自己诊病，亲自采药加工配方发药。瑶医用药多为鲜草入药，认为鲜草药性好，疗效显著，可捣汁冲服或煎水服或捣烂外敷。瑶药多为新鲜药材加工，陈旧隔年的药材（除沉衫、棺杜仲外）一般不用，认为隔年陈放的药材易生霉虫蛀，药性有损失。因此，瑶药的加工炮制的目的主要有四个方面：一是提高药物净度，确保用药质量，如种子类药物需去掉沙土、杂质，根类药物要去掉芦头，皮类药物要去掉粗皮，动物类药物要去掉头、足、翅等；二是药材趁鲜进行切段、切片，以便于调剂和制剂；三是对有毒药材可减低毒性，如野芋用于感冒高热不退，则需用盐炒黄去毒后才能煎服；四是增强药物疗效，如治疗伤寒方中的副禾本科植物糁子，用时将其炒热，趁热倒在地面上，反复操作 3 遍，让其吸地气后，与生姜、甜酒共炒至热，供煎服。

第五章 瑶药的使用特点 ▷▷▷▷

第一节 瑶药的配伍

一、瑶药的组方原则

瑶医药方多为相对固定的成方。其组成大致与中医方剂近似，由主药、配药、引路药组成，各组成在方中的作用较明确。

1. 主药 针对主病或主要症状。在治疗过程中起主要作用的药物，称为主药。主药往往剂量最大，药力最猛，在处方中不可或缺，相当于中医学的君药。

2. 配药 针对次要疾病或次要症状，或在治疗过程中辅助主药以加强治疗主病或主要症状作用的药物，称为配药。配药在处方中剂量一般小于主药，相当于中医学的臣药、佐药。

3. 引路药 引导主药、配药到达病变部位，使其集中在患部以发挥最大功效的药物，称为引路药，用量一般较轻。引路药相当于中医学的使药。

二、风打配伍

瑶医尚有颇具民族特色的风打配伍原则。瑶医早有明训，"非风不足以调滋，非打不足以去暴"，提示打药可用于急速祛邪逐瘀，但通常有耗伤正气之偏，故须提防其伤正之弊。风药和缓调养，但须防其滋润碍胃、敛邪收滞之嫌。另外，药物风打为临床"制偏补偿"治疗法则提供了用药依据。通过药物功用的风打对立特点，纠正病势之偏颇，恢复机体刚柔相济的动态平衡。风打相伍，是和合趋利的组方原则的具体体现，既可使药物速达病所，又可延长药物的作用时间，其效用互补，扬长避短，可提高疗效。配伍既可避免打药力猛，使其不致伤正；又可避免风药力缓，使其不致凝敛太过；刚悍与阴柔之品祛邪又不伤正；阴柔之品配以刚悍之品，可缓其力补而使之作用持久。总之，具有柔缓和刚烈之性药物的配伍，在祛邪扶正的同时，还可以减少药物偏性对机体的不良刺激，降低不良反应。

三、独特的配伍理论

（一）动物相克用药

瑶医常以动物之间的相克关系来指导用药，如观察到猫能捉老鼠，就用猫骨配他药治疗老鼠疮（即淋巴结核）；蜈蚣怕公鸡，就以公鸡的唾液来治疗蜈蚣咬伤等。在瑶医治病配方中类似的例子很多，他们把深奥的医学原理形象化，并与生活结合起来，以便记忆、传授及使用。

（二）动植物药配伍使用

瑶医用的植物药，常与动物的肉、骨头或内脏配伍。究其原因：一是植物药大多是用新鲜的原生药，未经过特殊的加工炮制，水煎服药力一般较猛，易过量而产生毒副作用，特别是打类药，其与动物性药物配伍后，药力就和缓些；二是配入骨头等共炖，煎煮的时间较长，一些毒性植物药久煎后毒性可降低；三是由于瑶族历来生活条件艰苦，动物蛋白来源少，加入动物的骨、肉、内脏共炖，吃肉喝汤，可以增加机体动物蛋白的摄取量，从而增加机体的抵抗力。有些动植物药配用还能起到协同、增加药效的作用。

第二节　用药禁忌

一、配伍禁忌

瑶医先贤在长期的医疗实践中逐步认识到药物的配伍禁忌，如流传于西南等地的草药"三十六反"歌谣云："草药相反须得讲，红黑二丸血贯肠。麦子七治晕咳痰，相反就是铁扁担。冷水七治色劳伤，相反就是鸦子七。铁撬黑虎二香丸，大反肿痛半边莲。铁撬牛尾身骨痛，大反蜂子痛又冲。海螺七与八角莲，八瓜相反喉闭咽。血见愁与三柱香，大降龙草治蛇伤。黑虎七同扁担七，大反色劳羊角七。红绿二南星相用，相反乃是无娘藤。祛痹乌头生二乌，相反四叶和珍珠。白龙过江金不换，相反岩蜂九龙盘。马齿苋与顶天柱，相反梅候和皇珠。此赋言明三十六反，切忌使药仔细详。"该歌谣是对民间应用草药经验的总结，对指导用药有很重要的意义。

二、妊娠用药禁忌

某些药物有堕胎的副作用，故妊娠当禁忌。其可分为禁用与慎用两类：禁用的药物大都毒性较强或药性猛烈，如过路先锋、三叶木通；慎用的药物包括祛瘀通经、行气破滞及辛热滑利之品，如过江龙、土牛七。

三、服药时的饮食禁忌

瑶族祖先对服药时的食物禁忌十分重视，如"绿豆不能配狗肉，火烧鱼不能配韭菜"。一般来说，在服药期间应忌食生冷、油腻、辛辣、不易消化及有特殊刺激性的食物。如寒性病不宜食生冷食物，热性病忌食辛辣及油腻食物，疮疡及皮肤病忌食鱼、虾、鳖等腥臭食物及刺激性食物。

第三节　瑶药的用法与用量

一、瑶药的用法

瑶药的用法包括鲜生服药法、磨药疗法与食疗法。

1. 鲜生服药法　适合南方植物的生长特点。对很多疾病，瑶医都喜用新鲜生药捣汁服用，以保证药力药效。

2. 磨药疗法　是把原生药材在酒、醋、水中磨成药汁服用。此法汇集了汤剂和散剂的长处，具有简、廉、便、验的优点。

3. 食疗法　是药食同用的一种治疗方法，集治疗、养生于一体。瑶医食疗方很多，如菖蒲酒、田螺菜、油茶、药粑等。

瑶药的使用往往与治疗相结合，现列举如下。

1. 梳乳疗法　是用草药水外洗乳房后，以木梳理乳房，治疗乳腺各种疾病以及缺乳等。

2. 发疱药罐疗法　先以刺激性药物贴患处，发疱后用针刺出液，然后用药液煎煮过的药罐扣于患处拔出渗出液，10min 左右取下罐，用药熏洗患处。

3. 庞桶药浴法　用不同的药物煮水放入大桶，掺入冷水，保持在 38℃左右进行洗浴治病。其洗浴方很多，适应证也不同。

4. 熏蒸疗法　是用药烧烟、蒸汽、药液淋洗以治病的方法，具体分为烧烟熏法、蒸汽熏法、熏洗法等。

5. 鼻药疗法　是以药物用于鼻腔治疗疾病的方法，古称"鼻饮"，具有"凉脑快肺"之功，具体分为塞鼻法、鼻吸法、鼻嗅法，可用于治疗不同的病症。

6. 脐药疗法　是以各种药物用于脐部治疗疾病的方法，具体分为敷脐、填脐、灸脐、摩脐、拔罐等方法，可治疗多种疾病。

7. 握药疗法　是取某些芳香辛辣、刺激性强的药物制成丸握于掌中，作用于劳宫穴以治疗病症的方法。

8. 佩药疗法　是让患者挂药物香囊、香袋以治病的方法，具体有香囊、口罩、项圈等。

9. 其他　还有药枕法、药衣法等，都是以药物连系于经常用的衣物、用具上以治病的方法，其原理与佩药相似。

二、瑶药的用量

瑶药的内服常用剂量为 5～15g，外用适量。但药物的用量亦会因病情、患者体质、配伍、剂型、药物性质及地区、季节的不同而相应变化。

（一）病情不同而剂量不同

疾病发展的不同阶段，药物的剂量应与病情相适应。凡病势沉重而药力弱、药量轻，则效果不佳；病势轻浅而药力猛、药量过大，则易损耗正气。所以说，药物剂量适宜是提高临床疗效的重要方面。

（二）患者体质不同而剂量不同

体质有强弱，年龄有老幼，包括体重的大小等都会导致对药物的耐受程度产生差异。使用打药时，患者平素体质强的用量宜稍重，体质弱的用量宜轻。老人和儿童用量应少于壮年人。久病者用药剂量应低于新病者的剂量。老人及身体极度虚弱者在应用补益之品时，开始时剂量宜轻，然后逐渐加重，最终确定剂量，以防止药力过大而患者反不受补。

（三）不同配伍、不同剂型而剂量不同

单味药应用，剂量宜重；多味药相互配伍使用，剂量宜轻。汤剂中的用量应比丸剂为重。在同一处方中，因为主药治疗主症，起主要治疗作用，配药配合主药发挥疗效或治疗兼症，故主药用量当重，配药用量宜轻。

（四）药物性质不同而剂量不同

药性平和的药物，用量稍大一般无不良反应。毒性药及烈性药，用量过多，易产生副作用，甚至中毒，应严格控制用量。金石贝壳类质重，用量宜大；花叶类质轻的药物，用量宜轻；味厚滋腻的药物，如岗梅、白狗肠，用量宜稍重；芳香走窜的药物，如沉杉木、满山香等，用量宜轻。

（五）地区、季节不同而剂量不同

我国南方地区温暖潮湿，温热滋腻之品用量不宜过大；北方地区寒冷干燥，寒凉香燥之品用量宜轻。春夏气候炎热，易于出汗，故发汗之品用量不宜重；秋冬气候寒冷，不易出汗，发汗之品的剂量可以适当增加。

第一章至第五章主要参考文献

[1] 戴斌，李钊东，丘翠嫦.浅谈瑶族医药学的发展 [J].中国民族民间医药，1995（17）：3-5.

[2] 董明姣，周霞，钟振国.试论瑶族宗教仪式中的瑶医药文化——以广西恭城势江源瑶"还盘王愿"仪式为例 [J].中国民族医药杂志，2009，15（8）：1-3.

[3] 董明姣，钟振国，李学坚.论瑶医药文化的保护与传承 [J].广西中医学院学报，2007，10（4）：71-72.

[4] 白燕远，李彤，张曼，等.瑶医药与中医药的区别 [J].亚太传统医药，2016，12（20）：32-33.

[5] 田华咏，田莴.苗瑶语民族医药文化探源 [J].中国民族医药杂志，2006（5）：1-3.

[6] 戴斌，丘翠嫦.瑶药资源及其开发利用研究进展 [J].中国民族民间医药，2003（65）：314-318.

[7] 戴斌，丘翠嫦，李剑东，等.瑶医用药品种调查报告 [J].中草药，1997，28（12）：746-749.

[8] 李彤，陈浪.瑶药传统理论初探 [J].中国民族民间医药，2010，19（19）：9-10.

[9] 李彤，陈浪，闫国跃.瑶医风打理论与组方用药浅析 [J].中国中医药信息杂志，2011，18（4）：3-4.

[10] 李如海.神秘奇特的瑶医药 [J].中国民族医药杂志，2008（5）：6-9.

[11] 杨天鸣，苏蕊，付海燕.瑶药"老班药"特殊分类的化学模式识别方法研究 [J].时珍国医国药，2015，26（9）：2169-7212.

[12] 洪宗国，杨天鸣.瑶医用药原则的化学基础 [J].中南民族大学学报（自然科学版），2010，29（4）：37-40.

[13] 庞声航，杨东爱，王小平，等.实用瑶药学 [M].南宁：广西科学技术出版社，2008：10.

[14] 覃迅云，李玉兰，常存库.瑶医药基础理论与经验整理的意义 [J].中国医药学报，2004，19（增刊）：142-145.

第六章 老班药（传统瑶药）▷▷▷▷

第一节 五 虎

一、入山虎

Dongh gengv gimv

别名：入地金牛、两面针、双面针、山椒。瑶医：懂杰紧。

本品为芸香科植物毛叶两面针 *Zanthoxylum nitidum*（Roxb.）DC. var. *tomentosum Huang* 及两面针 *Zanthoxylum nitidum*（Roxb.）DC. 的根及茎。全年可采，洗净、切片晒干。

本品分布于广东、广西、福建、台湾、云南、四川等省区。广西分布于南宁、金秀、龙州、防城港、博白、桂平、平南等地。生于低丘陵山野坡地灌丛中。

【性味】性温，味辣、苦；有小毒。

【分类】属打药。

【功效】祛风通络，活血散瘀，消肿止痛。

【主治】风湿痹痛，坐骨神经痛，胃痛，牙痛，跌打损伤。

【瑶医治疗经验】

1. 胃脘痛 ①入山虎 5g，厚朴 15g，九层皮 13g，香附 15g，黑老虎 15g。水煎服。②入山虎 10g，大钻 15g，野荞麦 10g，水田七 10g，慢惊风 10g。水煎服。

2. 痛经 入山虎 6g，血党 10g，香附子 15g，茜草根 10g，益母草 10g。水煎服。

3. 风湿痹证 入山虎 10g，大钻 15g，鸡血藤 15g，血风藤 15g，九节风 15g，槟榔钻 15g，走马胎 15g。水煎服。

【用法用量】内服：煎汤，6～15g。外用：适量，浸酒搽，或鲜根捣敷。

【现代研究】

1. 化学成分 入山虎含有生物碱类、香豆素类、木脂素类、甾体类、黄酮类、苷类、醌类、萜类、有机酸类等成分。

（1）生物碱类：两面针碱、白屈菜红碱、血根碱、崖椒定碱、α- 别隐品碱、茵芋碱、单叶芸香品碱、氧化刺椒碱、鹅掌楸碱、木兰花碱、白鲜碱、小檗红碱、两面针酮 A、两面针酮 B、黄连碱、德卡花椒碱、博洛回醇碱、α- 山椒素、全缘叶花椒酰胺、阿尔诺花椒酰胺、异阿尔诺花椒酰胺、2,4- 二羟基嘧啶、3,6- 二异丙基 -2,5- 二哌嗪、加锡弥罗果碱、氧簕木党花板碱、rhoilbline A。

（2）香豆素类：茵陈素、5- 甲氧基异紫花前胡内酯、5,6,7- 三甲氧基香豆素、5,7,8- 三甲氧基香豆素、5,7- 二甲氧基 -8-（3- 甲基 -2- 丁烯氧基）- 香豆素、5- 香叶氧基 -7- 甲氧基香豆素、异茴芹素、珊瑚菜内酯。

（3）木脂素类：木脂素化合物结晶 -8、L- 芝麻脂素、L- 丁香树脂酚、D- 表芝麻脂素、L- 细辛脂素、horsfieldin。

（4）甾体及其苷类：β- 谷甾醇、豆甾、胡萝卜苷。

（5）黄酮及其苷类：牡荆素、香叶木苷、橙皮苷。

（6）其他：2,6- 二甲氧基对苯醌；β- 香树素、斯杷土烯醇、异斯杷土烯醇、α- 香附酮、γ- 榄香烯、大根香叶烯；顺 -3-（2,3,4- 三甲氧基苯基）丙烯酸、苯甲酸衍生物、紫丁香酸。

2. 药理作用

（1）抗炎、镇痛作用：本品具有明显的抗炎作用，其挥发油对二甲苯致小鼠耳郭肿胀、棉球致小鼠肉芽肿胀实验、角叉菜胶致小鼠足趾肿胀实验均有显著的抑制作用。根提取物对二甲苯所致小鼠耳郭肿胀有明显的抑制作用，可改善冰醋酸所致的腹腔毛细血管通透性。

木脂素化合物结晶 -8 可明显减少小鼠的扭体反应次数，可提高家兔和大鼠的痛阈，并能延长小鼠舔足后的潜伏期，其镇痛作用具有中枢性，与降低脑内单胺类介质多巴胺（DA）和外周组织 5- 羟色胺（5-HT）浓度有关，与吗啡受体无直接关系；对福尔马林致痛模型动物的 I 相和 II 相疼痛反应均有抑制作用，并能延长小鼠甩尾潜伏期。挥发油能明显减少小鼠的扭体次数，显著提高小鼠的痛阈值。

（2）抗肿瘤作用：其对白血病、路易斯（Lewis）肺癌、鼻咽癌等均有较好的疗效，对抑制拓扑异构酶活性亦有重要作用。其所含的生物碱——氯化两面针碱体外对 Lewis 肺癌、人鼻咽癌、肝癌和慢性粒细胞白血病细胞等有杀伤活性。氯化两面针碱能延长小鼠艾氏腹水癌的生命，对慢性粒细胞白血病有近期疗效，可抑制肝癌 HepG2 的生长，其机制与促进肿瘤细胞凋亡有关，电镜下可见氯化两面针碱给药组肿瘤细胞核染色质浓缩并边缘化、核碎裂及胞浆空泡化，染色凋亡细胞明显增多。氯化两面针碱对人口腔鳞癌多药耐药细胞 KBv200 细胞的生长具有抑制作用，可导致细胞周期阻滞，并诱导细胞凋亡。

（3）对胃肠系统的作用：相关实验表明，两面针组能使溃疡指数降低，对胃液量、游离酸、总酸度无明显影响，可降低胃液胃蛋白酶活性；使胃黏膜丙二醛（MDA）含量降低，超氧化物歧化酶（SOD）活性和一氧化氮（NO）含量升高。结晶 -8 有较强的解痉作用，其对乙酸胆碱、匹鲁卡品、乙酰胆碱、新斯的明、氯化钡及组胺所致的离体豚鼠回肠收缩均有明显的松弛作用。

（4）保护肝脏作用：两面针提取物能明显降低 CCl_4 建立的小鼠肝损伤模型血清谷丙转氨酶（ALT）、谷草转氨酶（AST）和肝脏 MDA 含量，提高肝脏 SOD 活性。

（5）抗急性脑缺血作用：两面针总碱使脑缺血大鼠神经症状明显减轻，血清中 SOD 含量上升，MDA 含量降低，脑梗死指数和脑指数降低，各组神经元和组织间隙水肿程度明显减轻。

（6）抗心肌缺血损伤：氯化两面针碱能降低心肌缺血再灌注大鼠心律失常的发生率，推迟心律失常的发生时间并缩短其持续时间，减少心肌缺血再灌注大鼠心肌酶的释放，减轻氧自由基的损伤程度，具有保护大鼠缺血再灌注心肌细胞损伤的作用，并呈一定的剂量依赖性。

（7）其他作用：两面针还有抗氧化、止血、抗菌、解痉等作用。两面针水提取物、醇提取物、醇加酸提取物具有抗氧化作用，均对全血化学发光、由 Fe^{2+} – 半胱氨酸诱发的肝脂质过氧化有抑制作用，对由碱性连苯三酚体系产生的 O_2 有不同程度的清除作用。

【备注】

本品中药名为两面针，与中药两面针的区别有以下几方面。

1. 药用部位　两面针用根。

2. 性味　两面针性平，味苦、辛；有小毒。

3. 归经　两面针归肝、胃经。

4. 功效　两面针也有活血化瘀的功效，同时还能行气止痛、祛风通络、解毒消肿。

5. 主治　两面针内服主治与瑶药入山虎基本相同；此外，还可以外用治烧烫伤。

6. 使用注意　两面针内服不能过量；忌与酸味食物同服。

二、毛老虎

Bai ndomh maauh

别名：三钱三。瑶医：杯懂卯。

本品为杜鹃花科植物羊踯躅 *Rhododendron molle*（BL.）G. Don 的根、茎。全年可采，洗净，切片，晒干。

本品分布于江苏、浙江、福建、湖南、湖北、广西、广东、贵州、云南等省区。广西分布于恭城、临桂、全州、罗城、钟山、荔浦等地。生于山坡、灌丛或林中。

【性味】性温，味辣、苦；有大毒。

【分类】属打药。

【功效】祛风除湿，通关透窍，活血散瘀，消肿止痛，止咳平喘，止痒。

【主治】风寒湿痹，腰椎间盘突出，跌打损伤，皮疹顽癣，哮喘。

【瑶医治疗经验】

1. 无名肿毒　毛老虎根 30g，九节风 50g，金银花藤 50g，蒲公英 50g，白花蛇舌草 50g，假死风 50g。水煎适量泡洗。

2. 跌打损伤及风湿骨痛　毛老虎 20g，一针两嘴 20g，上山虎 20g，入山虎 20g，猛老虎 20g。浸酒外擦患处。

3. 腰椎间盘突出　毛老虎 60g，鸭仔风 50g，入山虎 50g，大钻 50g，槟榔钻 50g，四方钻 50g，猛老虎 50g，上山虎 50g，麻骨钻 50g，过山风 50g。38 度以上的白酒 2000mL 浸泡约 7 天后，取药酒外擦患处，日擦 2 次。

【用法用量】内服：煎汤，根 3 ～ 6g，花果 1.5 ～ 3.5g。外用：适量，浸酒外擦或外洗患处。

【现代研究】

1. 化学成分 毛老虎中含有 rhodojaponin–Ⅲ、rhodojaponin–Ⅵ、kalmanlo、graya-notosin–Ⅲ、木藜芦烷型二萜、闹羊花毒素Ⅲ和Ⅵ、四环二萜类化合物、三萜酸、羊踯躅毒素Ⅰ～Ⅲ及Ⅸ～Ⅷ。其中，黄酮类包含槲皮素、槲皮苷、槲皮素 –3–O–α–L– 阿拉伯糖苷、槲皮素 –3–O–β–D– 半乳糖苷、quercetin-3-rhamnoside-2′-gallate、山奈酚、山奈酚 –7–O–α–L– 鼠李糖苷、山核桃素、异鼠李素、木毒素Ⅰ等。

2. 药理作用

（1）抗炎、免疫抑制作用：羊踯躅根对大鼠因引起的组胺关节肿及皮下炎症有明显的抑制作用，对兔棉球肉芽肿有显著的抑制作用。羊踯躅水提取液对胶原诱导的关节炎（CIA）大鼠具有较好的治疗作用。95% 乙醇提取液在体外实验中对白细胞介素 –1β（IL-1β）具有一定的抑制作用，在体内实验中可显著降低小鼠的耳郭肿胀度。其化学成分闹羊花毒素Ⅲ、Ⅵ可显著降低脂多糖（LPS）诱导的 RAW264.7 细胞炎症反应的肿瘤坏死因子 –α（TNF-α）和 IL-1β 的水平；闹羊花毒素Ⅲ对二甲苯诱导的小鼠耳郭肿胀可显著降低肿胀度，而闹羊花毒素Ⅵ无明显作用。羊踯躅根所含的黄酮类化合物和木毒素Ⅰ具有明显的抗炎作用、免疫抑制作用。

羊踯躅根有一定的免疫抑制作用。羊踯躅根水煎剂在 72h 内均能抑制二硝基氯苯激活 T 细胞的作用及抑制小鼠皮肤的超敏反应水平，能显著延长肿瘤小鼠的生存时间，能显著致胸腺萎缩而对脾影响不大，能显著减弱小鼠单核 – 巨噬细胞系统的吞噬功能。

（2）镇静、镇痛作用：本品乙酸乙酯提取物具有镇痛作用，对浅表性物理刺激（热板刺激）抑制较强，而对腹腔注射醋酸引起的大面积且较持久的疼痛抑制不佳。

（3）解热作用：羊踯躅根具有轻度的解热作用，肌内注射可降低酵母菌、蛋白胨所致的家兔体温升高。羊踯躅根主要含黄酮类化合物和木毒素Ⅰ，具有轻度的解热作用。

（4）对慢性肾小球肾炎的作用：羊踯躅根制剂能有效减轻慢性肾小球肾炎的蛋白尿，改善肾功能及延缓病变的进展。相关研究表明，羊踯躅根能减轻和消除家兔慢性肾小球肾炎蛋白尿、水肿及高血压，其可能通过抑制免疫反应而影响循环免疫复合物，对肾炎的病理过程有一定的控制作用。

（5）毒性：羊踯躅花及果实所含的毒素种类较多，具有较大的毒性，其中根的毒性较小。羊踯躅根乙酸乙酯提取物有一定的毒性，中毒症状表现为安静、行走困难、下肢瘫痪、呼吸急促，死亡时间均 <7h，存活者 24h 后均得以恢复，灌胃给药的半数致死量（LD_{50}）为 1258.5mg/kg。其所含的黄杜鹃毒素 FC-22 对哺乳动物猫神经纤维上的冲动传导有明显的影响，可使猫神经纤维上的动作电位迅速下降，最终可完全阻断神经纤维上的冲动传导，浓度越高，完全阻断传导的时间就越短，其可能的作用机制是影响 K^+、Na^+ 在神经膜上的通透性。

【备注】

本品中医分部位作为不同药材使用，药名分别为闹羊花（花）、六轴子（果实）、羊踯躅根（根），与它们的区别主要有以下几方面。

1. 性味　闹羊花与羊踯躅根性温，味辛；有毒。六轴子性温，味苦；有毒。

2. 归经　闹羊花归肝经。六轴子归肺、脾经。羊踯躅归脾经。

3. 功效　闹羊花、六轴子、羊踯躅根都有祛风除湿的功效，其中闹羊花还能定痛、杀虫，六轴子还能散瘀止痛、定喘、止泻，羊踯躅根还能散瘀止痛、化痰止咳。

4. 主治　闹羊花、六轴子、羊踯躅根都用于风湿痹痛、跌打肿痛，其中闹羊花还用于偏正头痛、龋齿疼痛、皮肤顽癣、疥疮，六轴子还用于咳喘、泻痢、痈疽肿毒，羊踯躅根还用于咳嗽、痛风、痔瘘、疥癣。

5. 用量　闹羊花 0.3～0.6g，六轴子 0.3～0.9g，羊踯躅根 1.5～3g。

6. 使用注意　闹羊花、六轴子、羊踯躅根均有毒，不宜多服、久服，孕妇及体虚弱者禁服。

三、下山虎

Jiomh cail

别名：金钗亮、透骨香。瑶医：紧差。

本品为杜鹃花科植物滇白珠 *Gaultheria leucocarpa* Bl. var. *crenulata*（Kurz）T. Z. Hsu 的全株。全年均可采收，除去杂质，切碎，晒干。

本品分布于江西、福建、台湾、湖南、湖北、广东、广西、四川、贵州、云南、西藏等省区。广西分布于百色、桂林、柳州、梧州等地。生于向阳山坡、疏林及荒山草地上。

【性味】性温，味淡、辣；有小毒。

【分类】属风打相兼药。

【功效】祛风除湿，舒筋活络，活血祛瘀，健胃消食，行气止痛，止咳。

【主治】消化不良，食欲不振，胃寒疼痛，痧气，风湿性关节炎或类风湿关节炎，产后风，跌打损伤。

【瑶医治疗经验】

1. 产后风　下山虎 50g，黑老虎 50g，一针两嘴 50g，白九牛 50g，山苍子根 50g，小毛蒌 30g，箭杆风 30g，九节风 50g，九层风 50g。水煎适量泡洗。

2. 产后风及产后药浴保健　下山虎 50g，鸭仔风 100g，麻骨风 100g，钩藤 100g，大散骨风 100g，来角风 50g，牛耳风 100g。水煎外洗全身。

3. 小儿消化不良　下山虎 6g，饿蚂蟥 10g，黄花倒水莲 10g，土砂仁 6g，九层皮 6g。水煎服。

4. 风湿性关节炎　下山虎 100g，过山风 80g，麻骨钻 80g，九节风 80g，山虎 80g，三叉苦 80g。水煎外洗患处。

【用法用量】内服：6 ～ 9g，水煎或配猪瘦肉、猪骨头炖服，或浸酒服。外用：适量，水煎洗。

【使用注意】孕妇忌服。

【现代研究】

1. 化学成分 下山虎中含有挥发油类化合物、水杨酸甲酯糖苷、黄酮及其苷类、萜类、木脂素及其苷类、有机酸等，其中黄酮及其苷类化合物主要为（＋）- 儿茶素、芦丁、槲皮素、槲皮苷、槲皮素 -3-O-β-D 葡萄糖醛酸苷、山奈酚 -3-O-β-D- 葡萄糖醛酸苷、龙胆酸甲酯、水杨酸甲酯、白珠树苷、滇白珠素 A、滇白珠素 B。此外，下山虎还具有抗炎镇痛的活性成分，包括 methyl benzoate-2-O-β-D-xylopyranosyl（1-2）[O-β-D-xylopyranosyl（1-6）]-O-β-D-glucopyranoside（MSTG-A）、methyl benzoate-2-O-β-D-glucopyranosyl（1-2）[O-β-D-xylopyranosyl（1-6）]-O-β-D-glucopyranoside（MSTG-B）、gaultherin 及绿原酸。

2. 药理作用

（1）解热、镇痛作用：滇白珠非挥发油部分的水提醇沉浸膏有显著的镇痛作用。其乙酸乙酯提取物、正丁醇提取物及其大孔树脂层析的 30% 乙醇洗脱部分对热致痛均具有明显的镇痛作用。下山虎挥发油的主要成分是水杨酸甲酯，具有解热镇痛作用。

（2）抗炎作用：滇白珠浸膏有显著的抗炎作用，其乙酸乙酯和正丁醇部分能显著抑制小鼠腹腔毛细血管的通透性而具有抗炎作用。滇白珠的化学提取物具有抗关节炎活性，其正丁醇提取部分抗佐剂性关节炎活性最强，进一步分离发现 30% 乙醇洗脱部分仍有明显的抑制足肿作用。滇白珠水提物能减轻慢性阻塞性肺疾病、大鼠肺部的炎症反应及氧化应激损伤，其中上调核因子 E2 相关因子 2（Nrf2）水平，促进血红素氧合酶 1（HO-1）等抗氧化酶的表达是可能的机制之一。滇白珠中水杨酸甲酯糖苷具有降低红斑狼疮小鼠体内自身抗体和炎症因子表达水平的作用，可作为狼疮性关节炎、狼疮性肾炎等并发症的活性单体。

（3）抗病原微生物作用：滇白珠根挥发油对金黄色葡萄球菌、绿脓杆菌、大肠杆菌和变形杆菌均有抑制作用。滇白珠非挥发油提取物也有一定的抗细菌活性。根的水提取物、乙酸乙酯和正丁醇提取物均有一定的抗细菌活性，但无明显的抗真菌作用。

（4）祛痰作用：用小鼠、家兔祛痰酚红排泄法，将滇白珠与生理盐水进行比较，结果表明滇白珠与生理盐水有显著差异，滇白珠具有明显的祛痰作用。

（5）毒性：滇白珠浸膏无明显急毒反应。小鼠口服滇白珠 LD_{50} 为（756.27 ± 27.54）g（生药）/kg、大鼠口服 40 天，未见明显毒性反应。

【备注】

本品中药名为白珠树，与中药白珠树的区别有以下几方面。

1. 药用部位 白珠树用根或茎叶。

2. 功效 白珠树的功效是祛风除湿、通络止痛。

3. 主治 白珠树用于风湿痹痛、跌打损伤。

四、猛老虎

Mongh ndomh maauh

别名：白花丹、田茉莉。瑶医：梦懂卯。

本品为白花丹科植物白花丹 *Plumbago zeylanica* L. 的全草。全年可采，鲜用或阴干。

本品分布于云南、四川、贵州、广西、广东、福建、台湾等省区。广西各地有分布。生于庭园旁及灌丛中，亦有人工栽培。

【**性味**】性温，味辣、苦；有小毒。

【**功效**】祛风除湿，穿经走脉，散瘀消肿，通络止痛，杀虫。

【**分类**】属打药。

【**主治**】风湿骨痛，跌打扭伤，慢性肝炎，肝硬化，痈疮肿毒，牛皮癣，小儿疳积。

【**瑶医治疗经验**】

1. 肝硬化　①猛老虎 20g，白花蛇舌草 20g，鸡仔莲 20g，五爪风 15g，田基黄 15g，重楼 10g，夏枯草 20g，鳖甲 25g，白芍 30g，茵陈 20g。水煎服。②猛老虎 6g，黄泥草 15g，绣花针 10g，虎杖 15g，车前草 15g，金钱草 15g，五指牛奶 20g，黄花倒水莲 20g，六月雪 15g，白纸扇 15g。水煎服。

2. 撞红　猛老虎 30g。鲜品捣烂，温酒冲服。

3. 小儿疳积　鲜叶 3 ～ 5 片。配瘦肉煮汤。

【**用法用量**】内服：煎汤，9 ～ 15g。外用：适量，用根浸酒外擦患处，或用叶及少许盐捣烂外敷，至皮肤发热时除去。

【**现代研究**】

1. 化学成分　猛老虎含有 β- 谷甾醇、白花丹酸、白花丹醌、香草酸、5- 羟基 -2- 甲基 -1,3- 氯矾松素、3,3- 双矾松素、4- 萘醌氢化蓝雪苷、椭圆珀瑰树酮、茅膏菜酮、锡兰雪花酮、异锡兰雪花酮、白雪花酮，以及微量元素 As、Ba、Cd、Cr、Cu、Hg、Ni、Sn、Se、Ti、Tl、V、Zn。

2. 药理作用

（1）抗肿瘤作用：白花丹醌在体内外均具有抗肿瘤（肝癌）活性，通过升高机体细胞因子如白细胞介素 -2（IL-2）、肿瘤坏死因子 -α（TNF-α）的水平发挥抗肿瘤作用；可通过上调 Bax/Bcl-2 比值和下调 Cyclin D1 转录水平来抑制肝癌细胞 HepG2、SMMC-7721 的增殖；通过上调 p21 及下调基质金属蛋白酶（MMP）MMP-2/MMP-9 的表达水平抑制人肝癌 SK-Hep-1 细胞增殖和侵袭。白花丹醌能够抑制急性早幼粒细胞白血病（APL）细胞系 NB4 的增殖、诱导细胞凋亡及阻滞细胞周期进程，其诱导的 NB4 细胞凋亡是一个含半胱氨酸的天冬氨酸蛋白水解酶（Caspase）依赖的过程，Caspase-8 是白花丹醌抗白血病作用的重要环节，死亡受体途径可能在白花丹醌诱导白血病细胞凋亡过程中具有重要作用。

（2）降血脂作用：白花丹醌具有降低低密度脂蛋白胆固醇和升高高密度脂蛋白胆固醇的双向调节作用，可通过舒张动脉、扩张末梢血管引起血压下降。将白花丹醌给予高脂血症家兔，能分别使血清胆固醇下降、低密度脂蛋白降低，使胆固醇/磷脂的比率降低，并显著升高高密度脂蛋白的含量，并能防止胆固醇和甘油三酯在肝脏和大动脉内堆积，使胸、腹主动脉的粥样斑块消退。

（3）抗凝血作用：白花丹醌具有抗血小板活性的作用，早期的白花丹急性实验发现死亡大鼠内脏有广泛出血，进一步实验发现白花丹醌具有抗凝血活性，对大鼠出血时间、凝血时间、凝血酶原时间有影响。白花丹醌的体外和离体实验显示，其能明显抑制二磷酸腺苷（ADP）、花生四烯酸（AA）、血小板活化因子（PAF）导致的血小板聚集，呈剂量-效应关系；其能抑制PAF、凝血酶激活的血小板与中性粒细胞的结合。此外，白花丹醌能提高完整的中性粒细胞对AA诱导的血小板聚集的抑制作用。

（4）保护消化道作用：白花丹具有抗幽门螺杆菌（Hp）的作用，治疗Hp感染这一消化道出血的独立危险因素，可降低溃疡和出血的复发。白花丹醌可缓解急性、慢性溃疡性结肠炎小鼠的症状，改善溃疡性结肠炎小鼠的组织学变化，降低慢性溃疡性结肠炎小鼠促炎症因子水平，降低急性溃疡性结肠炎小鼠外周血中炎性单核细胞（$CD14^+$/$CD16^+$）的百分比，恢复结肠的大小。

（5）抗肝纤维化作用：白花丹乙酸乙酯部位能减少大鼠血清Ⅲ型前胶原（PCⅢ）、层粘连蛋白（LN）、透明质酸酶（HA）和肿瘤坏死因子-α（TNF-α）含量，提高γ干扰素（IFN-γ）水平；能减少大鼠肝组织Ⅰ、Ⅲ型胶原及转化生长因子-β1（TGF-β1）相对表达和羟脯氨酸（Hyp）、组织金属蛋白酶抑制物-1（TIMP-1）含量，促进基质金属蛋白酶-1（MMP-1）生成，效果与秋水仙碱相当。

【备注】

本品中药名为白花丹，与中药白花丹的区别有以下几方面。

1.药用部位　白花丹用全草或根。

2.性味　白花丹性温，味辛、苦、涩；有毒。

3.功效　白花丹也有祛风除湿、活血散瘀消肿的功效，同时还有行气、解毒的功效。

4.主治　白花丹也用于风湿痹痛、肝脾肿大、毒蛇咬伤、跌打肿痛，同时还用于心胃气痛、痈肿瘰疬、疥癣瘙痒。

5.使用注意　白花丹孕妇禁服。外用时间不宜过长，以免起疱。

五、上山虎

Faaux gemh ndomh maauh

别名：来了壳。瑶医：来了亮。

本品为海桐花科植物少花海桐 *Pittosporum pauciflorum* Hook. et Ar. 或海金子 *P.*

illicioides Makino 的根、茎皮和枝叶。全年可采，除去杂质，洗净泥土，润透，切段或片，晒干。

少花海桐：分布于广西、广东、江西。广西分布于金秀、平南等地。海金子：分布于广西、福建、台湾、浙江、江苏、安徽、江西、湖北、湖南、贵州等地。广西分布于金秀、藤县、贺州、钟山、昭平、蒙山等地。生于山坡疏林或灌丛中。

【**性味**】性温，味甜、辣、苦；有小毒。

【**分类**】属风打相兼药。

【**功效**】祛风通络，活血散瘀，散寒止痛。

【**主治**】风湿性、类风湿关节炎，产后风，坐骨神经痛，牙痛，脾肾虚寒，跌打损伤，骨折。

【**瑶医治疗经验**】

1. 腰椎间盘增生或腰椎间盘突出症　上山虎 50g，麻骨风 30g，寮刁竹 30g，山霸王 30g，拐子豆 50g，红九牛 30g，骨碎补 50g，香鸡兰（佩兰）30g，猛老虎 30g，入山虎 20g，大黄 10g。以上各药混合研粉，调米醋拌酒加热，外敷患处。

2. 内伤咯血胸痛　上山虎 10g，红天葵 5g，猛老虎 10g。水酒各半，煎服。

3. 风湿性、类风湿关节炎　上山虎 100g，入山虎 100g，猛老虎 80g，鸭仔风 80g，麻骨钻 80g，过山风 80g，九节风 80g。浸药酒外擦患处。

【**用法用量**】内服：煎汤，10 ～ 30g。

【**现代研究**】

1. 化学成分　上山虎主要成分为酯类、醛类、醇类、烷烃类以及烯烃类化合物，如月桂醇酯、月桂醛、肉豆蔻醛、豆蔻醇、乙酸十四酯、十一烷等。

2. 药理作用

（1）镇痛作用：少花海桐能够显著提高小鼠热板痛阈值和显著减少醋酸所致小鼠扭体反应次数，其水提醇沉提取物对慢性及急性疼痛具有明显的镇痛作用。

（2）止泻作用：少花海桐可能通过直接抑制肠道过强蠕动及对抗乙酰胆碱（ACh）等途径而发挥止泻作用，其水提醇沉提取物能够显著抑制正常小鼠胃排空、小肠推进运动以及新斯的明所致的小鼠胃排空、小肠推进运动亢进。少花海桐对一般肠炎性腹泻也有治疗作用，能够显著减少蓖麻油引起的小鼠腹泻次数。

【**备注**】

本品中药名为山栀茶，与中药山栀茶的区别有以下几方面。

1. 性味　山栀茶性温，味辛、苦。

2. 功效　山栀茶的功效是活血止痛、宁心益肾、解毒。

3. 主治　山栀茶主治风湿痹痛、骨折、胃痛、失眠、遗精、毒蛇咬伤。

4. 使用注意　山栀茶孕妇禁服。

第二节 九 牛

一、白九牛

Baeqc juov ngungh

别名：那藤、七姐妹藤。瑶医：翁别美。

本品为木通科植物五指那藤 *Stauntonia obovatifoliola* Hayata subsp. *internedia*（Y. C. Wu）T. Chen 的藤茎。夏、秋二季采，切片，晒干。

本品分布于广东、广西、湖南等省区。广西分布于恭城、全州、龙胜、贺州、梧州、金秀等地。生于山谷林缘或山脚灌丛中。

【性味】性平、凉，味微苦、涩。

【分类】属打药。

【功效】舒筋活络，祛风止痛，消肿散毒，清热利尿，降压。

【主治】风湿骨痛，三叉神经痛，坐骨神经痛，胃痛，手术后疼痛，跌打损伤，肾性水肿，尿路结石，高血压病。

【瑶医治疗经验】

1. 风湿痹痛 白九牛 15g，黑老虎 20g，五爪风 15g，白背风 15g，黑九牛 15g，入山虎 15g，青风藤 20g，一针两嘴 20g，九节风 15g，大肠风 13g，金银花藤 20g。水煎服。

2. 高血压病 白九牛 30g，毛冬青 30g，钩藤 20g。水煎服。

3. 急性肾炎 白九牛 15g，车前草 15g，金钱草 15g，益母草 15g，牛膝 20g，石韦 15g，过塘藕 15g，白纸扇 15g。水煎服。

4. 尿血 白九牛 20g，车前草 30g，络石藤 15g，石韦 20g，白纸扇 20g。水煎服。

【用法用量】内服：煎汤，15 ～ 50g。外用：适量。

【现代研究】

白九牛含有有机酸类、蜕皮激素、三萜类（齐墩果烷型）、苷类、黄酮类、糖类、氨基酸类、皂苷类、挥发油类、酚类、酯类、甾体类等成分。

【备注】

本品中药名为牛藤，与中药牛藤的区别主要有以下几方面。

1. 药用部位 牛藤是茎和根。

2. 性味 牛藤性凉，味苦。

3. 归经 牛藤归肝、膀胱经。

4. 功效 牛藤也有祛风、止痛、利尿、消肿的功效，同时还有散瘀的功效。

5. 主治 牛藤也用于风湿痹痛、跌打损伤、水肿，同时还用于各种神经性疼痛、小便不利。

6. 用量 牛藤 15 ～ 30g。

7. 使用注意 孕妇慎服。

二、红九牛

Siqv juov ngungh

别名：红杜仲。瑶医：皮加蒌。

本品为夹竹桃科植物毛杜仲藤 *Parabarium huaitingii* Chun et Tsiang 的根皮、茎皮。全年可采，剥皮，干燥。

本品分布于广西、广东、湖南、海南、云南、贵州等省区。广西各地有分布。生于山坡林下或灌丛中。

【**性味**】性平，味苦、涩、微辣；有小毒。

【**分类**】属风打相兼药。

【**功效**】祛风活络，壮腰膝，强筋骨，活血消肿。

【**主治**】小儿麻痹，风湿骨痛，跌打损伤，腰腿痛，产后风，子宫脱垂，脱肛。

【**瑶医治疗经验**】

1. 跌打损伤 红九牛 50g，寮刁竹 30g，上山虎 30g，入山虎 20g，竹叶风 30g，金耳环 20g，拐子豆 20g。泡酒外擦外敷。

2. 子宫脱垂、脱肛 红九牛 10g，白背桐 10g，金樱根 15g，地桃花 10g，三叶崖爬藤 10g。水煎服。

3. 腰腿痛 红九牛 15g，龙骨风 15g，牛尾菜 15g，刺五加 10g，牛大力 15g，千斤拔 10g，牛膝 15g。与猪龙骨炖内服，加少许食盐调味。

【**用法用量**】内服：煎汤，9 ～ 15g。外用：适量，茎皮研粉外敷。

【**现代研究**】

1. 化学成分 红九牛含有黄酮类、酚类、生物碱类以及 N-（2′-羟基二十一碳酰基）-1,3,4- 三羟基 -2- 氨基 – $\triangle^{8,9}$（E）– 十八碳烯、N-（2′- 羟基二十二碳酰基）-1,3,4- 三羟基 -2- 氨基 – $\triangle^{8,9}$（E）– 十八碳烯、N-（2′- 羟基二十三碳酰基）-1,3,4- 三羟基 -2- 氨基 – $\triangle^{8,9}$（E）– 十八碳烯、N-（2′- 羟基二十四碳酰基）-1,3,4- 三羟基 -2- 氨基 – $\triangle^{8,9}$（E）– 十八碳烯，还含有大黄素甲醚、延胡索酸、龙胆酸甲酯、丁香酸甲酯、丁香酸、2,5- 二甲氧基对苯醌、香草酸、3,4,5- 三甲氧基苯甲酸、6- 甲氧基 -7- 羟基香豆素。

2. 药理作用

（1）抗肿瘤作用：红九牛水提醇沉液对小鼠 S180、U14 实体瘤的生长有明显的抑制作用。

（2）抗炎镇痛作用：给大鼠灌胃或皮下注射红九牛注射液后，能减轻蛋清所致的足肿胀；具有镇痛作用，可减少小鼠扭体次数。

【**备注**】

本品中药名为杜仲藤，与中药杜仲藤的区别有以下几方面。

1. 性味 杜仲藤性微温，味苦、微辛；有小毒。

2. 归经 杜仲藤归肝、肾经。

3. 功效 杜仲藤的功效是祛风湿、强筋骨。

4. 主治 杜仲藤主治风湿痹痛、腰膝酸软、跌打损伤。

5. 使用注意 内服过量可引起恶心、呕吐等不良反应。

6. 附注 中医将其叶也入药，药名为杜仲藤叶。性味：性平，味苦、涩。功效：接骨，止血。主治：跌打骨折、外伤出血。用法用量：外用适量，捣敷或研末撒。

三、青九牛

Cing juov ngungh

别名：软筋藤、打不死。瑶医：亲脚翁。

本品为防己科植物中华青牛胆 *Tinospora sinensis*（Lour.）Merr. 的藤茎。全年可采，切段或切片，晒干。

本品分布于广东、广西、海南、云南等省区。广西各地有分布。生于山坡、沟边林下或灌丛中。

【性味】性平，味微苦；有小毒。

【分类】属打药。

【功效】舒筋活络，祛风除湿，消肿止痛。

【主治】风湿痹痛，腰肌劳损，坐骨神经痛，跌打损伤，后肌腱挛缩，半身麻痹，无名肿毒。

【瑶医治疗经验】

1. 损伤后遗筋萎缩 青九牛 30g。配猪蹄筋炖服。

2. 外伤、骨折后期功能障碍 青九牛 100g，猪大肠 200g。水煎外洗。

3. 半身麻痹 青九牛 100g，半荷风 100g，九节风 50g，土砂仁 50g，鸭仔风 100g，松筋藤 50g。水煎外洗全身。

【用法用量】内服：煎汤，10～30g。外用：适量，捣敷或煎水洗。

【现代研究】

1. 化学成分 青九牛含有生物碱类、醌类、苷类、黄酮类、糖类、甾体类、萜类、有机酸类以及其他类化合物。

（1）有机酸类：对羟基苯甲酸、丁香酸、齐墩果酸、熊果酸、没食子酸、二十四烷酸、十八烷酸。

（2）正丁醇部位：tinosinenside A、4-imidazolidinone-2-（isopropyl）-5-（phenylmethyl）、1-[2-（furan-2-yl）-2-oxoethyl]pyrrolidin-2-one、紫丁香苷、紫堇苷 C、虫草素 B、3,4- 二甲氧基苯基 -β-D- 吡喃葡萄糖苷、肉桂醇 -O-β-D- 吡喃葡萄糖苷、3,4,5- 三甲氧基苯酚 -β-D- 吡喃葡萄糖苷、benzyl-β-D-glucopyranoside、syringic acid、3,5- 二甲氧基苯甲酸 -4-O-β-D- 葡萄糖苷、1,3-benzenediethanol,4,6-dimethoxy、lyciumide

A、酪氨酸、环（亮氨酸–异亮氨酸）[cyclo-（-Leu-lle）]、(-)-episyringaresinol、(+)-syringaresinol-4′-O-β-D-glucopyranoside、(+)-syringaresinol、(+)-lyoniresin-4-YL-β-D-glucopyranoside、(-)-8′-epily oniresin-4-YL-β-glucopyranoside。

（3）脂溶性部位：正十二烷醇、正二十六烷醇、棕榈酸、邻苯二甲酸二丁酯、香草酸、香草醛、夹竹桃素、tinocordifolioside、杜仲树脂酚、异落叶松脂素、橙黄胡椒酰胺、橙黄胡椒乙酰胺、小檗碱、胡萝卜苷、β- 谷甾醇。

（4）乙醇部位：宽筋藤苷 A、宽筋藤苷 B、反式丁香苷、tinoscorside D、turpinionoside A、3,4-dimethoxyphenyl-O-β-D-apiofuranosyl-（1→6）-β-D-glucopyranoside、3,4,5-trimethoxyphenyl-O-β-D-apiofuranosyl-（1→6）-β-D-glucopyranoside、lcariside F2、顺式丁香苷、corchoionoside C、松脂素。

（5）乙酸乙酯部位：芦丁、槲皮素、山奈酚、木犀草素、杨梅素、丹皮酚、N- 反式阿魏酰酪胺、杨梅素 -3-O-β-D- 葡萄糖黄酮、槲皮素 -3-O-α-L- 鼠李糖黄酮。

（6）其他类化合物：羟基苯甲醛、5- 羟甲基糠醛、香草乙酮、异莨菪亭、异鼠李素、p- 香豆酰 - 多巴胺、二十八烷醇、十九烷醇、伪巴马汀、trans-N-coumaroyltyramine、trans-N-feruloyltyraminetrans-N-fer、uloyl-3′-O-methyldopamine、3-hydroxy-1-（4-hydroxy-3,5-dimethoxyphenyl）propan-1-one,l-（2-formyl-l-pyrrolyl）butanoic acid、5-Ethoxymethyl-1-[3′-（N-methyl-hydrazino）-propyl]-1H-pyrrole-2-carbaldehyde。

2. 药理作用

（1）抗炎、镇痛作用：宽筋藤具有抗炎镇痛的作用，能有效降低炎性疼痛大鼠对于温度和机械刺激的高敏感性，其机制与其降低外周炎性因子的产生，并降低 N- 甲基 -D- 天冬氨酸（NMDA）受体表达含量而降低中枢神经元的敏感性有关。宽筋藤的有效部位对 D- 半乳糖联合 Aβ_{25-35} 所致的阿尔茨海默病（AD）大鼠海马蛋白组学具有影响，其可通过上调网格蛋白等与囊泡生成转运及神经递质释放相关蛋白，促进神经递质的合成与释放，改善脑内胆碱能功能来达到干预 AD 病理进程的作用。

（2）其他作用：宽筋藤还具有抗氧化、抗利什曼原虫、抗辐射、抗炎、保肝、调节免疫及阻止环磷酰胺诱发贫血等作用。其中宽筋藤的乙醇和正丁醇提取部位具有显著的抗利什曼原虫作用，且该作用与机体发挥免疫调节功能密切相关。

【备注】

本品中药名为宽筋藤，与中药宽筋藤的区别有以下几方面。

1. 性味　宽筋藤性凉，微苦。

2. 归经　宽筋藤归肝经。

3. 功效　宽筋藤的功效是祛风止痛、舒筋活络。

4. 主治　宽筋藤主治风湿痹痛、腰肌劳损、跌打损伤。

5. 使用注意　宽筋藤孕产妇忌服。

四、黄九牛

Wiangh juov ngungh

别名：五味藤、象皮藤。瑶医：汪坐翁。

本品为远志科植物蝉翼藤 *Securidaca inappendiculata* Hassk. 的根和茎。全年可采，除去泥沙，洗净，切片晒干。

本品分布于广东、广西、海南、云南等省区。广西分布于南宁、百色、柳州、玉林等地。生于山地疏林、密林中。

【**性味**】性微寒，味酸、涩、苦；有小毒。

【**分类**】属打药。

【**功效**】祛风除湿，舒筋活络，活血散瘀，消肿止痛，清热利湿。

【**主治**】风湿骨痛，跌打损伤，急性胃肠炎，产后恶露不尽。

【**瑶医治疗经验**】

1. 跌打损伤 黄九牛 50g，透骨消 50g，香鸡兰（佩兰）30g，白九牛 50g，九节风 50g，上山虎 30g，白背风 30g，铁罗伞 50g。水煎外洗外泡患处。

2. 风湿骨痛 ①黄九牛 10g，大钻 10g，麻骨风 10g，金耳环 15g，竹叶椒 15g，小发散 15g，半荷风 10g。水煎服。②黄九牛 100g，过山风 80g，入山虎 80g，土砂仁 50g，九节风 50g，鸭仔风 50g，牛耳枫 80g。水煎外洗全身。

【**用法用量**】内服：煎汤，15～30g。外用：适量，浸酒擦或研粉酒调敷患处。

【**现代研究**】

1. 化学成分 黄九牛中含有甲基阿魏酸、苯丙酸衍生物。

2. 药理作用

（1）抗炎镇痛作用：五味藤浸膏可显著抑制醋酸诱发的血管通透性增加、角叉菜胶所致的小鼠足肿胀作用、棉球肉芽组织增生，其抗炎机制与抑制前列腺素 E_2（PGE_2）、一氧化氮（NO）生成及抑制总蛋白渗出有关。其水提液对巴豆油诱发的小鼠耳郭肿胀、角叉菜胶所致的小鼠足趾肿胀和大鼠棉球肉芽肿等炎症有明显的对抗作用。五味藤浸膏对醋酸诱发的小鼠扭体反应有显著的抑制作用。

（2）止血作用：五味藤具有良好的止血作用，可以明显缩短小鼠出血和凝血时间。

【**备注**】

本品中药名为五味藤，与中药五味藤的区别有以下几方面。

1. 药用部位 五味藤用根。

2. 性味 五味藤性凉，味辛、苦。

3. 功效 五味藤的功效是祛风除湿、散瘀止痛。

4. 主治 五味藤也用于跌打损伤、风湿痹痛、急性肠胃炎，同时还用于过敏性皮炎。

5. 用量 五味藤 3～6g。

6. 使用注意 五味藤孕妇慎服。

五、紫九牛

Maeng juov ngungh

别名：血风藤。瑶医：的洪。

本品为鼠李科植物翼核果 *Ventilago leiocarpa* Benth. 的根或藤茎。全年可采，除去须根及枝叶，洗净，切段，晒干。

本品分布于台湾、福建、广东、广西、湖南、云南等省区。广西分布于金秀、梧州、苍梧、上思、宁明、龙州、扶绥、南宁、武鸣等地。生于疏林下或灌丛中。

【性味】性温，味甜、涩。

【分类】属风打相兼药。

【功效】补血活血，补肾，强壮筋骨，祛风除湿，温经通络。

【主治】贫血头晕，月经不调，闭经，慢性肝炎，风湿筋骨疼痛，风湿性关节炎，腰肌劳损，四肢麻木，神经痛，跌打损伤。

【瑶医治疗经验】

1. 腰肌劳损　①紫九牛 30g，地钻 30g，骨碎补 20g，刺五加 20g，当归藤 15g，红九牛 30g。煲猪尾，食肉喝汤。②紫九牛 15g，杜仲 15g，龙骨风 15g，千斤拔 15g，狗脊 15g，牛尾菜 15g，牛大力 15g，络石藤 15g。水煎服。

2. 闭经　紫九牛 15g，一点血 10g，马鞭草 10g，益母草 10g，蓝九牛 20g，五爪风 15g，九层风 10g。水煎服。

3. 月经不调　当归藤 15g，血党 10g，香附子 10g，小钻 10g，九层风 10g。水煎服。

【用法用量】内服，煎汤，15 ～ 30g。

【现代研究】

1. 化学成分　紫九牛含有蒽醌类化合物（大黄素、大黄素 -6,8- 二甲醚、 1 - 羟基 -3,6,8- 三甲氧基 -3- 甲基蒽醌、翼核果醌和羽扇豆醇、大黄素甲醚）。

2. 药理作用

（1）抗肝损伤作用：紫九牛能降低乙醇所致的小鼠血清谷丙转氨酶升高，提高肝脏过氧化氢酶和总抗氧化能力，且可明显减轻肝组织的病理改变。

（2）毒性：紫九牛醇提物毒性低，最大耐受量为 240g（生药）/kg，对乙醇性肝损伤有防治作用，其机制与增强肝脏的抗氧化功能有关。

【备注】

本品中药名为血风藤，与中药血风藤的区别有以下几方面。

1. 性味　血风藤性温，味甘。

2. 功效　血风藤能也强筋骨，同时还有补气血、舒经络的功效。

3. 主治　血风藤主治气血虚弱、月经不调、血虚经闭、风湿痹痛、跌打损伤、腰肌劳损。

六、黑九牛

Gieqv juov ngungh

别名：老虎须。瑶医：得毛参。

本品为毛茛科植物威灵仙 *Clematis chinensis* Osbeck 的根及根茎。秋季采挖，除去泥沙，晒干。

本品分布于长江流域中下游及长江以南各省区。广西各地有分布。生于山谷、山坡林边或灌丛中。

【性味】性温，味辣、咸。

【功效】祛风除湿，通络止痛，利尿排石。

【分类】属风打相兼药。

【主治】风湿痹痛，肢体麻木，筋脉拘挛，屈伸不利，骨鲠咽喉，腰肌劳损，尿路结石。

【瑶医治疗经验】

1. 风湿性腰痛 黑九牛 10g，红九牛 20g，地钻 20g，寮刁竹 10g，紫九牛 20g，当归藤 10g，黑老虎 20g。水煎服。

2. 鲠喉 黑九牛 30g，急性子 20g。米醋煎服。

3. 风湿痹痛 黑九牛 15g，紫九牛 15g，过山风 10g，鸡血藤 15g，当归藤 15g。水煎服。

【用法用量】内服：煎汤，6～30g；或浸酒服。

【现代研究】

1. 化学成分 威灵仙含有挥发性成分、三萜及皂苷类、生物碱类、黄酮类、有机酸类等成分。

（1）挥发性成分：正十六烷酸（即棕榈酸）、(*Z,Z*)-9,12- 十八碳二烯酸（即亚油酸）、有机酸、有机酸酯、苯丙素、倍半萜、酚类、三萜、甾醇、2- 甲氧基苯酚、辛酸、4-（1- 甲基乙基）- 苯甲醇、2- 甲氧基 -4- 乙烯基苯酚、1-（2- 羟基 -5- 甲苯基）乙烯酮、2-（1- 苯乙基）- 苯酚、邻苯二甲酸二丁酯、2- 丁基 -5- 己基 -8 氢 -1*H*- 茚。

（2）三萜及皂苷类：齐墩果酸、常春藤皂苷元、3-*O*- 乙酰基齐墩果酸 -12- 烯、齐墩果烷 -D-CH$_2$-β-D- 葡萄糖、角鲨烯、木栓酮和熊果酸甾醇类化合物等。

（3）有机酸类：异阿魏酸、棕榈酸、亚油酸、5- 羟基乙酰丙酸、正二十六烷酸、香草酸、丁香酸、肉豆蔻酸。

（4）其他：clematichinenol、丁香脂素 [（+）-syringaresinol]、刺槐素 -7-a-L- 吡喃鼠李糖基 -（1-6）-β-D- 吡喃葡萄糖苷、丁香树脂醇 -4′-*O*-β-D- 葡萄糖、反式 - 二氢 -4- 羟基 -5- 羟甲基 -2（3*H*）- 呋喃酮、5- 羟甲基呋喃甲醛、白头翁素、5- 羟甲基 -2- 呋喃酮、5*R*-5- 羟甲基 -2（3*H*）- 呋喃酮、5- 羟甲基糠醛、5*R*-5- 羟甲基 -2（5*H*）- 呋喃酮、丹参素甲酯、洋地黄内酯、正壬烷、胡萝卜苷、β- 胡萝卜苷、花生四烯酸甲酯、凤仙萜四醇皂苷 A、凤仙萜四醇皂苷 K、恩比宁、邻苯二甲酸二庚基、槲皮素、山奈酚、balsaminone B、二十碳五烯酸甲酯、油酸乙酯、glycerol-1-（9-octadecenoate）。

2. 药理作用

（1）抗肿瘤作用：威灵仙皂苷具有抗肿瘤作用，对小鼠移植性肉瘤 S180、HepA 型肝癌腹水、P388 型白血病腹水肿瘤均表现出明显的抑制作用。对体外培养的艾氏腹水瘤（EAC）、肉瘤 S180 和 HepA 型肝癌腹水细胞有杀伤作用，给药浓度越大，作用越强。威灵仙总皂苷可有效抑制 NB4 细胞增殖，在体外具有诱导白血病 NB4 细胞凋亡的作用，无明显的诱导分化作用。

（2）抗炎、镇痛作用：威灵仙中的皂苷具有明显的抗炎作用。威灵仙能够对关节软骨损伤起到一定的修复作用，其机制可能是威灵仙能够维持和促进软骨细胞合成蛋白多糖与 I 型胶原，并促进软骨细胞增殖及转化生长因子 $\beta1$ mRNA 的表达。威灵仙能够促进可注射性壳聚糖 /β- 甘油磷酸二钠凝胶软骨缺损的修复，在组织工程技术中具有"类生长因子"的作用。威灵仙不同的炮制品均具镇痛、抗炎作用，其中以酒炙后的威灵仙作用较强。威灵仙可以通过抑制环氧合酶 -1（COX-1）和环氧合酶 -2（COX-2）发挥抗炎和止痛作用。威灵仙水提醇沉、醇提后水提、水提、40% 醇提、60% 醇提的提取物在一定程度上对二甲苯所致的小鼠耳肿胀及大鼠鸡蛋清诱导的足趾肿胀均有明显的缓解作用，均能减少冰乙酸所致的小鼠扭体频率。

（3）抗菌作用：威灵仙具有广谱抗菌作用，与常用抗生素联合应用可表现出明显的协同作用。威灵仙对实验用的 30 种革兰氏阳性菌和革兰氏阴性菌均有一定的抑菌作用，尤其对伤寒杆菌和绿脓杆菌作用最显著，对大肠杆菌、变形杆菌、肠炎杆菌、猪霍乱杆菌、产碱杆菌、弗氏痢疾杆菌及甲型副伤寒杆菌次之。

（4）抑制黑色素作用：威灵仙提取物可以通过抑制对 melan-a 小鼠黑色素细胞酪氨酸酶（Tyr）及酪氨酸酶相关蛋白（TRP-1、TRP-2）的基因表达、蛋白合成和 Tyr 的多巴氧化活性这三方面实现其抑制黑色素产生的作用。

（5）利胆作用：威灵仙单次或多次给药均可促进大鼠肝胆汁分泌，具有一定的利胆作用，这为临床应用威灵仙治疗胆囊炎提供了药效依据。威灵仙可通过降低血清胆固醇的浓度而预防胆结石形成。

（6）免疫抑制作用：威灵仙总皂苷具有显著的免疫抑制作用，抑制机体特异性免疫功能及体液免疫，其能减轻 2,4- 二硝基氟苯（DNFB）致敏小鼠的耳片肿胀程度，能使致敏小鼠的脾脏重量和胸腺重量显著下降，还能显著降低鸡红细胞所致的小鼠溶血素的生成。

（7）其他作用：威灵仙水提醇沉、醇提后水提、水提、40% 醇提、60% 醇提的提取物能有效抑制组胺引起的回肠收缩现象。威灵仙多糖在体内外均具有显著的抗氧化作用，其抗氧化作用与清除氧自由基有关。威灵仙对肾小管间质有保护作用，可以明显改善尿酸性肾病大鼠的肾脏损伤，其作用可能与其降低血清尿酸、减少肾小管间质尿酸盐结晶沉积和减轻炎性细胞浸润有关。

【备注】

本品中药名为威灵仙，与中药威灵仙的区别有以下几方面。

1. 归经　威灵仙归膀胱经。

2. 功效　威灵仙的功效是祛风湿、通经络。

3. 主治　威灵仙主治风湿痹痛、肢体麻木、经脉拘挛、屈伸不利。

4. 用量　威灵仙 6 ～ 10g。

七、蓝九牛

Mbuov juov ngungh

别名：三叶木通、八月扎。瑶医：翁美兵。

本品为木通科植物白木通 *Akebia trifoliata*（Thunb.）Koidz. subsp. *Australis*（Diels）T. Shimizu 的根、茎。全年可采，切段，晒干。

本品分布于江苏、浙江、江西、湖南、湖北、广东、广西、云南、贵州、山西、陕西等省区。广西分布于全州、恭城、资源、灵川、鹿寨、金秀、罗城、南丹、隆林、德保、那坡等地。生于荒野山坡、溪边、山谷疏林灌丛中。

【性味】性凉、微寒，味苦、涩。

【分类】属风打相兼药。

【功效】祛风，利尿，行气止痛，活血。

【功效】疏肝理气，行气活血，通经活络，泻热利尿，通乳。

【主治】风湿骨痛，小便不利，跌打损伤，通经活络，水肿，乳汁不通，胃脘胁肋胀痛，疝气痛，睾丸胀痛。

【瑶医治疗经验】

1. 肾炎水肿　蓝九牛 20g，过墙风 20g，钻地风 20g，白茅根 20g，透骨消 25g，薏苡仁 20g，老头姜 15g，山菠萝 15g。水煎服。

2. 心胃气痛　蓝九牛果实 10g，山苍子根 15g。水煎服。

3. 小便不利　蓝九牛 20g，车前草 15g，过塘藕 15g，络石藤 15g，白纸扇 15g。水煎服。

【用法用量】内服：根、藤茎 10 ～ 30g，水煎或浸酒服。

【现代研究】

1. 化学成分

（1）皂苷类：齐墩果酸 -3-O-α-L- 吡喃鼠李糖 -（1→2）-α-L- 吡喃阿拉伯糖苷、齐墩果酸 -3-O-α-L- 吡喃鼠李糖 -（1→4）-β-D- 吡喃葡萄糖 -（1→2）-α-L- 吡喃阿拉伯糖苷、常春藤皂苷元 -3-O-α-L- 吡喃鼠李糖 -（1→4）-β-D- 吡喃葡萄糖 -（1→2）-α-L- 吡喃阿拉伯糖苷、3-O-α-L- 吡喃鼠李糖 -（1→2）-α-L- 吡喃阿拉伯糖 - 齐墩果酸 -28-O-α-L- 吡喃鼠李糖 -（1→4）-β-D- 吡喃葡萄糖 -（1→6）-β-D- 吡喃葡萄糖酯苷、3-O-β-D- 吡喃葡萄糖 -（1→2）-α-L- 吡喃鼠李糖 -（1→4）-

α–L– 吡喃阿拉伯糖 – 常春藤皂苷元 –28–O–α–L– 吡喃鼠李糖 –（1→4）–β–D– 吡喃葡萄糖 –（1→6）–β–D– 吡喃葡萄糖酯苷、3–O–α–L– 吡喃鼠李糖 –（1→2）–α–L– 吡喃阿拉伯糖 – 常春藤皂苷元 –28–O–α–L– 吡喃鼠李糖 –（1→4）–β–D– 吡喃葡萄糖酯苷、3–O–β–D– 吡喃葡萄糖 –（1→2）–α–L– 吡喃阿拉伯糖 – 齐墩果酸 –28–O–α–L– 吡喃鼠李糖 –（1→4）–β–D– 吡喃葡萄糖 –（1→6）–β–D– 吡喃葡萄糖酯苷、3–O–α–L– 吡喃鼠李糖 –（1→4）–α–L– 吡喃阿拉伯糖 – 齐墩果酸 –28–O–α–L– 吡喃鼠李糖 –（1→4）–β–D– 吡喃葡萄糖 –（1→6）–β–D– 吡喃葡萄糖酯苷、3–O–α–L– 吡喃鼠李糖 –（1→6）–β–D– 吡喃葡萄糖 –（1→2）–α–L– 吡喃阿拉伯糖 – 常春藤皂苷元 –28–O–α–L– 吡喃鼠李糖 –（1→4）–β–D– 吡喃葡萄糖 –（1→6）–β–D– 吡喃葡萄糖酯苷。

（2）有机酸类：乳酸、香豆酸、琥珀酸、杜鹃花酸、苹果酸、延胡索酸、草酸、咖啡酸、棕榈酸、柠檬酸。

（3）氨基酸类：谷氨酸、天门冬氨酸、赖氨酸、亮氨酸。

（4）脂肪酸类化合物：棕榈酸、16– 甲基 – 十七烷酸、肉豆蔻酸、15– 甲基 – 棕榈酸、癸酸、亚油酸、11– 油酸、8– 油酸、13– 二十二碳烯酸、11– 二十碳烯酸、十六（碳）酸、十八（碳）酸、十八碳 –13– 烯酸。

（5）醇类及其苷类：赤式 –1– 苯 –（4– 羟基 –3– 甲氧基）–2– 苯（4– 羟基 –3– 甲氧基）–1,3– 丙二醇、4– 羟基 –3,5– 二甲氧基苯甲醇、（7S,8S）–1–（4– 羟基 –3,5– 二甲氧基苯 ）–1,2,3– 丙三醇、苏式 –1– 苯（4– 羟基 –3– 甲氧基）–2– 苯 –（4– 羟基 –3– 甲氧基 ）–1,3 丙二醇、2–（4– 羟基 –3– 甲氧基苯 ）– 乙 –1–O–β–D– 葡萄糖苷、（7S,8S）–1–（4– 羟基 –3,5– 二甲氧基苯 ）–1,2,3– 丙三醇 –2–O–β–D– 葡萄糖苷。

2. 药理作用

（1）抗炎作用：三叶木通水提物能显著抑制二甲苯所致的炎症反应，也能显著抑制醋酸所致的炎症反应。三叶木通中两种常见的成分齐墩果酸皂苷元和常春藤皂苷元均具有抗炎作用，其中常春藤皂苷元作用较明显。

（2）抑菌作用：一定比例下木通醇提剂对体外的革兰氏阴性杆菌（如伤寒杆菌、痢疾杆菌）以及革兰氏阳性杆菌均有抑制作用；其水浸剂可抑制堇色毛癣菌；而其含有的皂苷 sapindoside A–E 对真菌也有较强的抑制作用。

（3）抗肿瘤作用：三叶木通中的齐墩果酸可通过延缓肿瘤细胞的转移和侵袭而发挥抗癌作用；三叶木通中所含的三萜皂苷 guaianin N、SK–OV–3、patriniaglycoside B–Ⅱ等对 A549、SK–MEL–2 等实验细胞均表现显著的细胞毒性，特别是对 SK–OV–3 和 HCT–15 作用显著。

（4）抗氧化作用：抗氧化活性从高到低依次为维生素 C、乙酸乙酯部位、石油醚部位、正丁醇部位、水溶性部位，其中乙酸乙酯部位的抗氧化活性最接近维生素 C 的抗氧化活性。

（5）利尿作用：三叶木通藤茎 95% 乙醇提取物的正丁醇萃取物能显著增加大鼠尿量，同时增加尿液中钠、钾、氯离子的排出，改善大鼠的水钠潴留。

【备注】

本品中药名为木通，与中药木通的区别有以下几方面。

1. 药用部位 木通用藤茎。

2. 性味 木通性寒，味苦。

3. 归经 木通归心、小肠、膀胱经。

4. 功效 木通的功效是利尿通淋、清心除烦、通经下乳。

5. 主治 木通主治淋证、水肿、心烦尿赤、口舌生疮、经闭乳少、湿热痹痛。

6. 用量 木通 3 ～ 6g。

八、绿九牛

Luoqc juov ngungh

别名：大花老鸭嘴。瑶医：落坐翁。

本品为爵床科植物山牵牛 *Thunbergia grandiflora*（Rottl. ex Willd.）Roxb. 的根及藤茎。秋、冬季采，根切片，茎、叶切段，晒干。

本品分布于广东、广西、海南、福建等省区。广西分布于宁明、龙州、隆安、金秀、阳朔、平乐、岑溪、陆川、来宾等地。生于山坡疏林中或林缘。

【性味】性平、微寒，味苦、涩。

【分类】属打药。

【功效】舒筋活络，穿经走脉，散瘀止痛，利水消肿，止血。

【主治】肾炎水肿，跌打损伤，风湿，腰肌劳损，痛经，疮疡肿毒，骨折。

【瑶医治疗经验】

1. 肾炎水肿 绿九牛 15g，白面风 15g，车前草 20g，萆薢 30g，茯苓 20g，泽泻 15g，黄芪 20g。水煎服。

2. 小儿麻痹后遗症 绿九牛 5g，小肠风 5g，盐肤木 10g，九龙钻 5g，双钩钻 5g，槟榔钻 5g，四方钻 5g，四季风 3g。水煎服。

3. 痛经 绿九牛 15g，入山虎 6g，当归藤 15g，鸡血藤 15g，紫九牛 15g，益母草 15g。水煎服。

【用法用量】内服：煎汤，15 ～ 30g；或浸酒服。外用：鲜药适量，捣敷。

【现代研究】

1. 化学成分 绿九牛含有环烯醚萜类、黄酮类、酚类等化学成分，具体有四氢化萘衍生物山牵牛素 A、环氧萘化合物及其苷，分别为 3,4- 二氢 -4,5,8- 三羟基 -2-（3- 甲基 -2- 丁烯基）萘 [2,3-b] 环氧乙烯 -1（2*H*）- 酮和 8-（*β*- 葡萄糖吡喃型 -*O*-）-3,4- 二氢 -2-（3- 甲基 -2- 丁烯基）萘 [2,3-b] 环氧乙烯 -1（2*H*）- 酮，以及黄酮类化合物高良姜素、槲皮素、木犀草素、5,6,3′,4′- 四羟基 -3,7- 二甲氧基黄酮，三萜类化合物羽扇豆醇。

2. 药理作用 该植物有降血糖、保肝、抗黄曲霉素等活性。老鸭嘴乙醇提取物对醛糖还原酶活性具有明显的抑制作用，其乙酸乙酯部分也显示出良好的醛糖还原酶抑制作用。

【备注】

本品中医分部位作为不同药材使用，药名分别为透骨消根（根）、透骨消茎叶（茎叶），与它们的区别主要有以下几方面。

1. 性味 透骨消根性平，味辛。透骨消茎叶性平，味辛、微苦。

2. 功效 透骨消根、茎叶均有散瘀止痛的功效。同时，透骨消根还能祛风湿、舒筋活络；透骨消茎叶还能解毒消肿。

3. 主治 透骨消根、茎叶均可用于跌打肿痛、骨折。同时，透骨消根还可用于风湿痹痛、痛经、小儿麻痹后遗症；透骨消茎叶还用于疮疖、毒蛇咬伤等病证。

4. 用量 透骨消根的用量与瑶药绿九牛相同。透骨消茎叶 9 ～ 15g。

九、橙九牛

Zah juov ngungh

别名：茶坐翁。瑶医：茶坐翁。

本品为夹竹桃科植物尖山橙 *Melodinus fusiformis* Champ. ex Benth. 的全株。全年可采，切段，晒干。

本品分布于广东、广西和贵州等省区。广西分布于龙州、容县、北流、平南、陆川、上林、那坡、罗城及大瑶山、十万大山等地。生于山地疏林中或山坡路旁、山谷水沟旁。

【性味】性平，味苦、辣；有毒。

【分类】属打药。

【功效】祛风除湿，活血散瘀。

【主治】风湿痹痛，跌打损伤。

【瑶医治疗经验】

风湿痹痛 下山虎 50g，麻骨风 50g，银花藤 50g，九节风 60g，尖山橙 30g。水煎外洗。

【用法用量】内服：煎汤，5 ～ 9g。外用：适量。

【现代研究】

1. 化学成分 橙九牛含有双吲哚生物碱、其他生物碱 15 种，分别为 11,19（*R*）-dihydroxytabersonine、11-hydroxy-14,15a-epoxytabersonine、scandine、moloscandonine、10-hydloxyscandine、kopsinine、15a-hydroxykopsinine、venalstonine、tabersonine、11-methoxytabersonine、11-hydroxytabersonine、tubotaiwine、vindolinine、deacetylpicraline；其他成分有 oleanderolide、麦珠子酸、3*β*-acetoxylup-20（29）-ene、11,12- 去氢乌索酸内酯、齐墩果内酯、24*R*- 乙基 -5*α*- 胆甾烷 -3*β*,6*α*- 二醇、(＋)- 松脂酚、8*α*- 羟基松脂酚、番木鳖苷 A、紫云英苷、*α*-tocopherol、butylisobutylphthalate、

11- 羟基柳叶水甘草碱、（+）-voaphylline、丁香树脂酚、（+）-1- 羟基丁香树脂酚、（+）-fraxiresinol、1-（4-hydroxy-3,5-dimethoxyphenyl）-hexahydro-1*H*-cyclopentafuran-4-ol、（±）-acyloxyenone、2- 羟基苯甲酸、邻苯二甲酸二丁酯 -*N,N*- 二乙基 -2- 羟基苯甲酰胺、6- 羟基吲哚、1,3- 二油酸甘油酯、邻苯二甲酸二丁酯、双（2- 乙基丁基）对苯二甲酸酯、（6*Z*,8*E*,17*E*）-icosa-6,8,17-trien-lo-ol、*β*- 谷甾醇、乌索酸等。

2. 药理作用　本品有抗肿瘤作用，其所含的化合物双吲哚生物碱具有抑制 5 种人体肿瘤细胞株（SW480，SMMC-7721，HL-60，MCF-7，A-549）活性的作用。

【备注】

本品中药名为尖山橙，与中药尖山橙的区别主要有以下几方面。

1. 药用部位　尖山橙使用的是枝叶。

2. 性味　尖山橙性平，味苦、辛。

3. 使用注意　尖山橙果实有毒，误食可导致呕吐。

第三节　十八钻

一、九龙钻

Juov luerngh nzunx

别名：羊蹄叉、九龙藤、燕子尾。瑶医：坐龙准。

本品为豆科植物龙须藤 *Bauhinia championii*（Benth.）Benth. 的藤茎。全年可采，切片，晒干。

本品分布于广东、广西、贵州、浙江、台湾、江西、湖南、湖北等省区。广西各地均有分布。生于沟谷、河边、疏林中或灌丛中。

【性味】性平，味苦、涩。

【分类】属风打相兼药。

【功效】祛风除湿，通经活络，活血散瘀，消肿止痛，健胃补血。

【主治】风湿痹痛，筋骨痛，腰腿痛，心气胃痛，胃溃疡，病后虚弱。

【瑶医治疗经验】

1. 胃溃疡　①九龙钻 30g，大钻 15g，小肠风 15g，田七粉 10g，白及 15g，九层皮 15g，仙鹤草 25g，入山虎 5g。水煎服。②九龙钻 15g，九层皮 15g，水田七 6g，地胆头 15g，入山虎 6g，土砂仁 10g，猪肚木 15g。水煎服。

2. 腰腿痛　九龙钻 15g，紫九牛 15g，红九牛 15g，牛膝 15g，入山虎 6g，牛尾菜 15g。水煎服。

【用法用量】内服：煎汤，15 ～ 30g。

【现代研究】

1. 化学成分　九龙钻含有黄酮类化合物，包括 5,6,7,5′- 四甲氧基 -3′,4′- 亚甲二氧基黄酮、5,6,7,3′,4′,5′－六甲氧基黄酮、5,7,3′,4′,5′－五甲氧基黄酮、5,6,7,3′,4′－五甲氧基黄酮（甜橙素）、5,7,4′－三甲氧基黄酮、5,7,3′,4′－四甲氧基黄、（－）－表阿夫儿茶素；此外，还含有挥发油、多糖等。

2. 药理作用　九龙藤总黄酮（BCBF）对大鼠心肌缺血再灌注损伤具有保护作用，能剂量依赖性地降低心率（HR）、左心室舒张末压（LVEDP）及 MDA、肌酸激酶同工酶（CK-MB）的含量，减少心肌梗死的面积；升高左室内压变化速率、SOD，增加 Na^+-K^+-ATPase、Ca^{2+}-Mg^{2+}-ATPase 活性，有效增强抗氧化酶活性，提高自由基清除能力，改善组织病理学改变，抑制细胞凋亡，其机制可能与抗脂质过氧化损伤、保护 ATP 酶活性、减少 Ca^{2+} 超载、降低 CK-MB 及心肌梗死面积、改善心功能等有关。九龙藤总黄酮对垂体后叶素（Pit）所致的急性心肌缺血具有明显的保护作用，其机制可能与抗氧化、抑制钙超载、减轻心肌损伤有关。九龙藤总黄酮也可能通过缺血期诱导自噬发生，而再灌注期抑制自噬过表达，从而发挥抗心肌缺血／再灌注损伤作用。九龙藤总黄酮对缺氧／复氧心肌损伤具有保护作用，其机制可能与调节诱导型一氧化氮合酶、核转录因子（NF-κB）信号通路，上调 Bcl-2、下调 Bax 和 NF-κB 蛋白表达，抑制心肌细胞凋亡有关。

【备注】

本品中药名为九龙藤，与中药九龙藤的区别有以下几方面。

1. 药用部位　九龙藤用根或茎。

2. 性味　九龙藤性温，味甘、微苦。

3. 功效　九龙藤也有祛风除湿、活血祛瘀、行气的功效。

4. 主治　九龙藤也用于风湿痹痛、跌打损伤、偏瘫、胃脘痛、小儿疳积等病证。

5. 用量　九龙藤 9 ～ 15g。

二、大红钻

Domh hongh nzunx

别名：过山风。瑶医：懂洪准。

本品为木兰科植物异形南五味子 *Kadsura heteroclita*（Roxb.）Craib 的根和藤茎。全年可采，切片，晒干。

本品分布于广西、广东、海南、云南、贵州、湖北等省区。广西分布于宁明、金秀、苍梧及全州等地。生于海拔 300 ～ 1750 米的大山谷沟密林或杂木林中，常攀缘于树上。

【性味】性温，味涩、辣、微苦。

【分类】属打药。

【功效】祛风除湿，舒筋活络，活血散瘀，理气止痛，消肿。

【主治】风湿骨痛，腰腿痛，坐骨神经痛，急性胃肠炎，慢性胃炎，消化性溃疡，月经痛，产后腹痛，产后风，跌打损伤。

【瑶医治疗经验】

1. 风湿骨痛及四肢麻木 ①大红钻 15g，当归藤 20g，槟榔钻 20g，三角风 15g，麻骨风 15g，小散骨风 20g，紫九牛 20g，黑九牛 15g，九节风 20g，半枫荷 20g。水煎服。②大红钻 100g，九节风 100g，入山虎 80g，土砂仁 80g，松筋藤 100g。水煎外洗全身。

2. 产后腹痛 大红钻 10g，山苍子根 10g，走血风 10g，香附子 10g，小散骨风 10g。水煎服。

3. 慢性胃炎 大红钻 15g，土砂仁 10g，猪肚木 10g，厚朴 10g，地胆头 10g。水煎服。

【用法用量】 内服：煎汤，15～30g。外用：适量，捣敷或煎水洗。

【现代研究】

1. 化学成分 大红钻含有木脂素类［联苯环辛类、芳基四氢萘类，包括二苄基丁烷类、四氢呋喃类和（＋）–dihydrodehyd–rpdiconiferylalcohol–9–O–β–D–glucopyanoside、isolariciresinol–9–O–β–D–xylopyranoside 等；南五味子素、异型南五味子丁素、异型南五味子庚素］、三萜（环阿屯烷型、羊毛脂烷型）、倍半萜、挥发油（δ–杜松烯、δ–杜松醇、α–桉叶醇、4–萜烯醇、白菖烯）等类化合物，其中木脂素类与三萜类成分较多。大红钻还含有（–）–表儿茶素、二氢槲皮素、槲皮素、β–谷甾醇及胡萝卜苷等。

2. 药理作用

（1）抗氧化作用：大红钻乙醇提取物和其含有的主要成分南五味子素具有抗氧化特性，可恢复 CCl_4 所致的肝脏中 SOD 的活性，异型南五味子丁素对非细胞系统产生的超氧阴离子（O_2^{-}）与羟自由基（·OH）都有清除作用，其中对 O_2^{-} 的清除作用较强。

（2）抗病原微生物作用：大红钻中分离出的 coumarinlignan 具有很好的抗乙型肝炎病毒（HBV）活性，并发现其有神经保护作用。南五味子酸 A 和 nigranoic acid 对人类免疫缺陷病毒 1 型蛋白酶（HIV–1PR）具有很强的抑制作用。大红钻中化合物 meso–dihydroguaiaretic acid 显示对新生隐球菌和金黄色葡萄球菌有一定的抑制作用。

（3）抗肿瘤作用：大红钻中分离出的 longipedlactone A、longipedlactone F 对人肝癌 HepG2 细胞、Bel–7402 细胞的增殖具有抑制作用。三萜类化合物大多数对 Bel–7402 细胞、人胃腺癌 BGC–823 细胞、人乳腺癌 MCF–7 细胞和人原髓细胞白血病 HL–60 细胞显示出中等的细胞毒性。其中，heteroclitalactone D 对 HL–60 细胞的毒性最强，半数抑制浓度（IC_{50}）为 6.7μmol/L；kadheterin A 对 HL–60 细胞具有中等的细胞毒性，IC_{50} 为 14.59μmol/L。二氢愈创木酯酸对人卵巢腺癌 OVCAR 细胞、人结肠癌 HT–29 细胞和人非小细胞肺癌 A549 细胞具有中等的抑制活性，IC_{50} 为 16.2～36.4μmol/L。倍半萜类化合物 balsamiferine B、asterothamnone A、asterothamnone B 对人肝癌 SMMC–7721 细胞具有抑制活性，IC_{50} 分别为 10.6μmol/L、9.5μmol/L、15.5μmol/L。异型南五味子丁素能够抑制人胃癌 SGC–7901 细胞的生长，通过改变 p53、Caspase–3、Bcl–2、Bax 的表达从而诱导细胞凋亡。木脂素 taiwankadsurin C 对 KB 人口腔上皮癌细胞和人宫颈癌 HeLa 细胞具有一定的细胞毒性。

（4）保肝作用：大红钻醇提物对 CCl_4 所致的大鼠急性肝损伤有明显的保护作用，

可降低急性肝损伤大鼠肝脏指数及 ALT、AST 水平，升高肝组织谷胱甘肽（GSH）水平，减轻 CCl_4 引起的肝组织损伤程度。异型南五味子对 D- 半乳糖胺 / 脂多糖诱导的小鼠肝损伤具有保护作用，能明显降低肝匀浆中丙二醛（MDA）、血浆髓过氧化物酶（MPO）含量，显著升高超氧化物歧化酶（SOD）、谷胱甘肽过氧化物酶 2（GSH-Px2）水平，并能降低肝脏及血清中 TNF-α、IL-6 含量，升高 IL-10 的表达水平。

（5）抗炎、镇痛作用：大红钻可显著降低大鼠血清中 TNF-α、IL-1β、IL-6、IL-17A、IL-17F 含量，显著抑制关节炎足趾组织中 MMP-1、MMP-3 蛋白表达水平，且升高金属蛋白酶组织抑制因子 1（TIMP-1）的蛋白表达水平，从而抑制关节滑膜增生，减少关节翳形成，抑制关节软骨破坏和骨侵蚀，保护关节。其总三萜高剂量具有明显的抗炎、镇痛效果。大红钻总三萜对类风湿关节炎急性炎症期大鼠组织肿胀疼痛有显著的缓解作用，且对炎性模型血清炎性细胞免疫因子和组织滑膜致炎蛋白酶有抑制效果。

（6）影响神经系统：大红钻可以促进神经细胞的生长发育，改善 AD 小鼠症状，其提取物能促进海马神经细胞的生长发育，改善 AD 小鼠的学习记忆能力，降低突变型早老蛋白 1（PS1）、APP 切割酶（BACE）mRNA 的含量，减少脑内 β 淀粉样蛋白（Aβ）沉积所形成的老年斑。

（7）对心血管的作用：从大红钻中提取出来的联苯环辛烯类木脂素 tigloylgonisin P、an-geloylognisin P、R（+）-gomi-sin M 对 PAF 受体有拮抗活性。大红钻中的异型南五味子丁素和戈米辛 J 对豚鼠心室肌细胞 L 型钙离子通道有阻断作用。异型南五味子丁素尚能抑制 KCl、$CaCl_2$ 和去甲肾上腺素（NA）产生的血管收缩，而且对 $CaCl_2$ 的收缩作用强于对 NA 的收缩作用。

（8）其他作用：大红钻挥发油具有杀虫作用，可能为天然杀虫剂 / 杀线虫剂，研究发现其精油对斯氏按蚊、埃及伊蚊、致倦库蚊效果较好。

【备注】
本品中药名为地血香，与中药地血香的区别有以下几方面。
1. 性味　地血香性温，味辛、苦。
2. 归经　地血香归脾、胃、肝经。
3. 功效　地血香的功效是祛风除湿、行气止痛、舒筋活络。
4. 主治　地血香主治风湿痹痛、胃痛、腹痛、痛经、产后腹痛、跌打损伤、慢性腰腿痛。
5. 用量　地血香 9 ～ 15g。

三、小　钻

Fiuv nzunx

别名：小钻骨风、长梗南五味子。瑶医：佛准。
本品为木兰科植物南五味子 *Kadsura longipedunculata* Finet et Gagnep. 的根和茎。全年可采，去粗皮，洗净，切片，晒干。

本品分布于云南、四川、湖北、湖南、浙江、江苏、安徽、福建、广东、广西等省区。广西分布于上林、环江、金秀、贺州、全州、恭城等地。生于山坡疏林或溪畔、路旁灌丛中。

【性味】性温，味辣、苦。

【分类】属打药。

【功效】祛风通络，活血散瘀，行气止痛。

【主治】风湿痹痛，筋骨痛，腰痛，跌打损伤，慢性胃炎，消化性溃疡，腹痛，月经痛，产后腹痛，月经不调，疝气痛。

【瑶医治疗经验】

1. 产后风　黑老虎 20g，小钻 15g，保暖风 20g，紫九牛 15g，地钻 20g，牛大力 20g，鸡仔莲 20g，五爪风 20g。水煎服。

2. 月经不调　小钻 10g，月月红 6g，当归藤 15g，益母草 10g，过墙风 10g，九层风 10g，紫九牛 10g。水煎服。

3. 痛经　小钻 15g，茜草根 15g，益母草 15g。水煎服。

【用法用量】内服：煎汤，9～15g。外用：适量，捣敷或煎水洗。

【现代研究】

1. 化学成分　小钻具有木脂素类 [包括 $R(+)$– 五味子素 C、kadsuranin、$R(+)$– 戈米辛 M1、$R(+)$– 当归酰基戈米辛 M1、当归乙酰基 R]、三萜类化合物及（2R,3R）-4,4- 双（3,4- 二甲氧基苯基）-2,3- 二甲基 -1- 丁醇、（2R,3R）-4,4- 二 -（4- 羟基 -3- 甲氧基苯基）-2,3- 二甲基 -1- 丁醇、kadangustin、benzoyloxokadsuranol、propoxyloxokadsuranol、kadsutherin C、heteroclitin E、schiarisanrinc、kadsuphilin J、heteroclitin J、deangeloylschisantherin F、propindilatone J、kadcoccilactones C、kadsuphilactone B、wuweizidilactone D、wuweizidilactone H 以及 β– 谷甾醇、胡萝卜苷等。

2. 药理作用

（1）抗急性肝损伤作用：体外实验表明，长梗南五味子含药血清可降低 HepG2.2.15 细胞分泌 HBsAg 和 HBeAg 水平；实验表明，长梗南五味子体内可降低血清 ALT、AST 含量，改善小鼠肝脏的坏死和炎症病变。

（2）抗肿瘤作用：其分离得到的三萜类化合物 kadlongilac-tone A、B 具有显著抑制 K562 活性的作用；其分离出的挥发油对 6 种人类癌细胞（HepG2、MIA-PaCa-2、HeLa、HL-60、MDA-MB-231 和 SW-480）具有一定的细胞毒性。

【备注】

本品中药名为红木香，与中药红木香的区别有以下几方面。

1. 药用部位　红木香用根和根皮。

2. 性味　红木香性温，味辛、苦。

3. 归经　红木香归脾、胃、肝经。

四、小红钻

Fiuv hongh nzunx

别名：入地麝香。瑶医：佛洪准。

本品为木兰科植物冷饭藤 *Kadsura oblongifolia* Merr. 的根、茎。全年可采，鲜用或晒干。

本品分布于广东、广西、海南、福建、台湾等省区。广西分布于玉林、梧州、桂林等地。生于山坡疏林中、沟边湿润处。

【性味】性温，味甜、辣、微苦。

【分类】属风打相兼药。

【功效】祛风除湿，壮骨强筋，行气散寒止痛。

【主治】风湿骨痛，感冒，痛经，腹痛，跌打损伤，骨折。

【瑶医治疗经验】

1. 风湿痹痛　麻骨风 20g，小红钻 15g，白钻 20g，黑九牛 15g，甘草 10g，九层皮 15g，大钻 15g。水煎服。

2. 跌打损伤、风湿骨痛　小红钻 30g，木满天星 20g，入山虎 30g，上山虎 30g，一刺两嘴 50g，毛老虎 10g。浸酒外擦，忌内服。

3. 腹痛　小红钻 15g，金耳环 10g，土砂仁 10g，十大功劳 15g。水煎服。

【用法用量】内服：煎汤，15～20g。外用：适量。

【现代研究】

1. 化学成分　小红钻含有木脂素类、三萜类、黄酮类、挥发油类成分。其中，挥发油类成分包括 1,7,7-三甲基三环［2,21,0（2,6）］庚烷、3-崖柏烯、α-蒎烯、莰烯、β-蒎烯、左旋 -β-蒎烯、α-水芹烯、3-蒈烯、α-萜品烯、邻异丙基甲苯、(-)-柠檬烯、3-亚甲基 -6-（1-甲基乙基）环己烯、桉叶油醇、［4,1,0］hept-2-ene（1*S*,3*R*）-顺式 -4-蒈烯（1*R*,4*R*）-4,7,7-trimethylbicyclo、异松油烯、1-甲基 -4-（1-甲基乙烯基）苯、水合樟烯、异龙脑、4-萜烯醇、α-松油醇、1,3,3-三甲基 -二环［2,2,1］庚 -2-醇乙酸酯、(1,7,7-三甲基降冰片烷 -2-YL) 乙酸、α-荜澄茄油烯、古巴烯等。

冷饭藤藤茎的 70% 丙酮冷浸提取物含有 heteroclitalignan A、kadsulignan F、kadoblongifolin C、schizanrin F、heteroclitalignan C、kadsurarin、kadsulignan O、eburicol、meso-dihydroguaiaretic acid、kadsufolin A、tiegusanin M、heteroclitin B、(7'*S*)-parabenzlactone、angeloylbinankadsurin B、propinquain H、quercetin、kadsulignan P、schizanrin G、micrandilactone C、(-)-shikimic acid。

冷饭藤中的其他类成分还含有 kadsuracoccinic acid B、schizanrin B、caryophyllene oxide、coccinic aci、isovaleroylbinankadsurin A、acetylepigomisin R、seco-coccinic acid A、meso-dihydroguaiaretic acid。

2. 药理作用　小红钻具有抗肿瘤活性，其中三萜类 kadsuracoccinic acid B 和 coccinic acid、木脂素 schizanrin B 以及倍半萜 caryophyllene oxide 对结直肠癌 HCT-15、口腔上皮癌 KB-3-1 瘤株有明显的抑制活性。

【备注】

本品中药名为吹风散，与中药吹风散的区别有以下几方面。

1. 药用部位 吹风散用藤或根。

2. 性味 吹风散性温，味甘。

3. 功效 吹风散仅有祛风除湿、行气止痛的功效。

4. 主治 吹风散主治感冒、风湿痹痛、心胃气痛、痛经、跌打损伤。

五、天 钻

Tinh nzunx

别名：大叶马兜铃。瑶医：厅准。

本品为马兜铃科植物广西马兜铃 *Aristolochia kwangsiensis* Chun et How ex C. F. Liang 的块根。夏秋季采挖，洗净，切片晒干或鲜用。

本品分布于广西、云南、四川、贵州、湖南、浙江、广东、福建等省区。广西分布于龙州、陆川等地。生于山谷林中。

【性味】性寒，味苦；有小毒。

【分类】属打药。

【功效】清热解毒，利水消肿，行气止痛。

【主治】感冒发热，咽喉肿痛，肿瘤，肾炎水肿，肝硬化腹水，尿路结石，胃肠炎疼痛等。

【瑶医治疗经验】

风热感冒 天钻 10g，百解 20g，山芝麻 15g，鸭脚木 15g，肿节风 15g。水煎服。

【用法用量】内服：煎汤，5 ～ 10g。

【现代研究】

1. 化学成分 天钻含有尿囊素、马兜铃酸、β- 谷甾醇、6- 甲氧基去硝基马兜铃酸甲酯、6- 甲氧基马兜铃酸 A 甲酯、木兰花碱、3,4- 次甲二氧基 -6,8- 二甲氧基 -1- 甲酯菲、3,4- 次甲二氧基 -6,8- 二甲氧基 -10- 硝基 -1- 甲酯菲。马兜铃块根含有多糖、淀粉、有机酸、氨基酸、蛋白质、生物碱、微量挥发性物质等成分。

2. 药理作用 天钻总生物碱具有解痉、镇痛作用，马兜铃酸主要有抗肿瘤、致突变、肾脏毒性作用。天钻提取物对临床各种疾患所致的平滑肌痉挛性腹痛的止痛效果较好。

【备注】

本品中药名为大百解薯，与中药大百解薯的区别主要有以下几方面。

1. 性味 大百解薯性寒，味苦；有毒。

2. 功效 大百解薯也有清热解毒的功效，同时还有活血通络、消肿止痛的功效。

3. 主治　大百解薯也用于胃痛、腹痛、咽喉肿痛，同时还用于泄泻、痢疾、痈肿、跌打损伤、外伤出血、毒蛇咬伤等病证。

4. 使用注意　大百解薯儿童及老人慎用，孕妇、婴幼儿及肾功能不全者禁用。

六、六方钻

Luoqc bung nzunx

别名：六方藤。瑶医：落帮准。

本品为葡萄科植物翅茎白粉藤 *Cissus hexangularis* Thorel ex Planch. 的藤茎。全年可采，切片晒干。

本品分布于广东、广西、海南等省区。广西分布于桂林、防城港、博白、南宁等地。生于丘陵及山谷林缘。

【性味】性平、微凉，味微淡、苦、略涩。

【分类】属打药。

【功效】祛风除湿，舒筋活络，活血散瘀。

【主治】风湿关节痛，腰肌劳损，跌打损伤。外用治疮疡肿毒。

【瑶医治疗经验】

1. 风湿性关节炎　六方钻 20g，青风藤 20g，刺五加皮 20g，龙骨风 15g，金银花藤 20g，九节风 20g，防己 13g，土茯苓 20g，金刚根 20g，薏苡仁 20g，黑老虎 20g。水煎服。

2. 腰肌劳损　①六方钻 10g，红九牛 10g，牛尾菜 10g，大钻 15g，小钻 10g，入山虎 10g，小散骨风 15g，慢惊风 10g，酸吉风 10g。水煎服。②六方钻 30g，黄花倒水莲 20g，红九牛 15g，紫九牛 15g，龙骨风 15g。水煎服。

【用法用量】内服：煎汤，20 ~ 30g。外用：适量，捣敷。

【现代研究】

1. 化学成分　六方藤含有氨基酸类、有机酸类、萜类、糖类、苷类、皂苷、鞣质、黄酮类、酚类、香豆素、强心苷、蒽醌类、甾萜类、生物碱类及挥发油类等化学成分。

2. 药理作用

（1）抗炎作用：六方藤可明显抑制 CIA 大鼠低氧诱导因子 -1α（HIF-1α）的表达，不仅能明显缓解大鼠足爪肿胀度及减轻滑膜增殖或炎症反应，同时也能改善再生障碍性贫血（AA）大鼠关节肿胀度，对血清中 IL-1β、TNF-α 水平有抑制作用。

（2）其他作用：抑菌作用；对血栓形成有显著的抑制作用；抗氧化、抗过敏、抗肿瘤、拮抗内皮素 -4（ET-4）和蛇毒（S6b）作用；六方藤乙酸乙酯萃取物、正丁醇萃取物对鼻咽癌细胞 CNE 和宫颈癌细胞 HeLa 具有一定的抑制作用。

【备注】

本品中药名为六方藤，与中药六方藤的区别有以下几方面。

1. 性味　六方藤性凉，味辛、微苦。

2. 主治 六方藤内服与外用均可用于风湿痹痛、腰肌劳损、跌打损伤。

七、双钩钻

Sungh diux nzunx

别名：钩藤根。瑶医：松吊准。

本品为茜草科植物钩藤 *Uncaria rhynchophylla*（Miq.）Miq. ex Havil. 的根。春、秋采收，除去杂质，洗净，切片，晒干。

本品分布于陕西、甘肃、四川、贵州、浙江、江西、福建、湖南、广东、广西、云南等省区。广西分布于上思、防城港、武鸣、凤山、金秀、灵川、兴安、恭城等地。生于山谷疏林下、溪边或灌丛中。

【性味】性微寒，味甜、微苦。

【分类】属打药。

【功效】平肝泻热降压，祛风舒筋通络。

【主治】风热烦躁不安，小儿惊风，产后风，高血压，风湿骨痛，坐骨神经痛。

【瑶医治疗经验】

1. 高血压病 ①双钩钻 20g，毛冬青 20g，野山蕉 20g，白纸扇 20g，五层风 20g，野菊花 15g，夏枯草 25g。水煎服。②双钩钻 30g，毛冬青 30g，刺鸭脚 15g，野葛根 30g，白纸扇 15g。水煎服。

2. 小儿惊风 双钩钻 100g，九节风 50g，急惊风 50g，黑节风 50g，小散骨风 50g，金线风 50g。水煎外洗全身。

【用法用量】内服：煎汤，15 ～ 30g；或浸酒服，兼洗患处。

【现代研究】

1. 化学成分 双钩钻含生物碱类、黄酮类、三萜类、甾醇类、多酚类、挥发油类以及糖苷类等化学成分。其中，生物碱类主要为吲哚类和氧化吲哚类，其主要为钩藤碱、异钩藤碱。

2. 药理作用 钩藤碱、异钩藤碱均有降压作用。钩藤还具有抗肿瘤活性，其中，异去氢钩藤碱对人白血病细胞 HEL 有较强的抑制作用，其 IC_{50} 为 17.96μg/mL，然而对人白血病细胞 K562 没有抑制作用；vallesiachotamine 对人白血病细胞 K562 的抑制作用较强，IC_{50} 为 16.45μg/mL，对人白血病细胞 HEL 显示有较弱的抑制作用。

【备注】

本品中医分部位作为不同药材使用，药名分别为钩藤根（根）、钩藤（带钩的茎枝），其区别主要有以下几方面。

1. 性味 钩藤根性寒，味苦。钩藤性凉，味甘。

2. 归经 钩藤根无归经记载。钩藤归肝、心包经。

3. 功效 钩藤根的功效是舒筋活络、清热消肿。钩藤的功效是息风定惊、清热平肝。

4. 主治 钩藤根主治关节痛风、半身不遂、癫证、水肿、跌打损伤。钩藤主治肝风内动、惊痫抽搐、高热惊厥、感冒夹惊、小儿惊啼、妊娠子痫、头痛眩晕。

5. 用法用量 钩藤根 15～24g。钩藤 3～12g；入汤剂宜后下。

八、白 钻

Baeqc nzunx

别名：麻咪通、风沙藤。瑶医：别准。

本品为木兰科植物绿叶五味子 *Schisandra viridis* A. C. Smith 的藤茎。全年可采，切段，晒干。

本品分布于浙江、广西、广东、云南等省区及安徽南部。广西分布于桂东北及大瑶山、大明山。生于山谷、溪边密林、疏林或路旁灌丛中。

【性味】性微寒，味涩、辣、苦。

【分类】属风打相兼药。

【功效】祛风除湿，散瘀消肿，行气止痛，舒筋活络，强筋骨。

【主治】风湿骨痛，跌打扭伤，产后风，肾虚腰痛。

【瑶医治疗经验】

1. 风湿骨痛 ①白钻 20g，黑老虎 20g，麻骨风 15g，白九牛 20g，刺手风 15g，一刺两嘴 20g，铜皮铁骨 15g，土茯苓 20g，金刚根 20g，地钻 15g。水煎服。②白钻 20g，过山风 15g，九节风 15g，十八症 15g，入山虎 6g。水煎服。

2. 肾虚腰痛 白钻 10g，九龙钻 10g，红九牛 10g，扶芳藤 10g，小肠风 10g，黄花倒水莲 15g，龙骨风 10g，黑九牛 10g，九季风 10g。水煎服。

【用法用量】内服：煎汤，15～20g。外用：适量。

【现代研究】

1. 化学成分 白钻含有戈米辛 B、C、F、N、J，当归酰异戈米辛 O、H，苯甲酰戈米辛 H，五味子酯 L～N，五味子酯 P、Q、O。

2. 药理作用 五味子乙醇提取物五味子素 A 对 6 种肺癌细胞均有细胞毒性作用，IC_{50} 均小于 10μmol/L。

【备注】

本品中药名为绿叶五味子，与中药绿叶五味子的区别有以下几方面。

1. 药用部位 绿叶五味子用藤茎和根。

2. 性味 绿叶五味子性温，味辛。

3. 功效 绿叶五味子也能祛风活血，同时还有行气止痛的功效。

4. 主治 绿叶五味子也用于风湿骨痛，同时还用于胃痛、疝气痛、月经不调、荨麻疹、带状疱疹等病证。

5. 用量 绿叶五味子 15～30g。

九、铁　钻

Hlieqc nzunx

别名：中钻、蓝铁钻。瑶医：列准。

本品为番荔枝科植物瓜馥木 *Fissistigma oldhamii*（Hemsl.）Merr. 的根和藤茎。全年可采，鲜用或切片晒干。

本品分布于浙江、江西、福建、台湾、湖南、广东、广西、云南等省区。广西分布于龙胜、融水、隆林、金秀等地。生于低海拔山谷水旁或灌木丛中。

【性味】性平、微温，味涩、辣。

【分类】属风打相兼药。

【功效】祛风除湿，散瘀消肿，强壮筋骨。

【主治】跌打肿痛，风湿骨痛。

【瑶医治疗经验】

1. 风湿性关节炎　铁钻 20g，九节风 20g，一刺两嘴 20g，刺鸭脚 20g，青风藤 20g，刺手风 13g，白银花藤 20g，白九牛 15g，白钻 20g，大钻 20g，大肠风 15g。水煎服。

2. 风湿骨痛　①铁钻 20g，当归藤 15g，血风藤 15g，鸡血藤 20g，过山风 15g，三叉苦 15g。水煎服。②铁钻 50g，下山虎 50g，小散骨风 50g，血风藤 50g，鸭仔风 100g，铜钻 50g，扭骨风 50g，浸骨风 50g。水煎外洗。

【用法用量】内服：煎汤，15～20g。外用：适量，捣烂调水敷患处。

【现代研究】

1. 化学成分　铁钻含有黄酮类（5,6,7,8-四甲氧基黄酮）、挥发油类、有机酸类、倍半萜类、生物碱类以及木脂素类和其他类成分。

（1）倍半萜类：dysodensiol J、dysodensiol K、dysodensiol L 等。

（2）生物碱类：aurantiamide acetate、*N*-benzoyl-L-phenylalaninyl-*N*-benzoyl-Lphenylalaninate、piperumbellactams A、aristolactam A Ⅲ a、aristololactam B Ⅲ、goniopedaline、anistolactam A Ⅱ a 等。

（3）木脂素类：renchangiainsA～D、β-谷甾醇、桂皮酸、（+）-儿茶素、3,4-二羟基苯甲酸、甘五酸、南五味子酸。

（4）其他：perakensol、（10*E*）-12,13-二羟基-9-十八烷酮-10-烯酸甲酯、selaginellol、secroisolariciresinol 等。

2. 药理作用

抗肿瘤作用：瓜馥木叶挥发油和马兜铃内酰胺 A Ⅱ 在肿瘤细胞体外实验中显示出一定的抗肿瘤活性。5,6,7,8-四甲氧基黄酮（从瓜馥木中分离得到）、石油醚、氯仿、乙酸乙酯和水提取物有抑制肺腺癌细胞 SPCA-1、胃癌细胞 SGC-7901、肝癌细胞 BEL-7402 和白血病细胞 K562 的增殖作用。

【备注】

本品中药名为广香藤，与中药广香藤的区别有以下几方面。

1. 药用部位 广香藤用根。

2. 性味 广香藤性平，味微辛。

3. 归经 广香藤归肝、胃经。

4. 功效 广香藤也能祛风除湿，同时还有活血止痛的功效。

5. 主治 广香藤也用于风湿骨痛、跌打损伤，同时还用于腰痛，胃痛。

6. 用量 广香藤 15 ～ 30g，大剂量可用至 60g。

十、黄 钻

Wiangh nzunx

别名：铜罐风、翼梗五味子。瑶医：汪准。

本品为木兰科植物翼梗五味子 *Schisandra henryi* Clarke. 的藤茎。全年可采，鲜用或切段晒干。

本品分布于云南、贵州、四川、湖北、湖南、广西、广东等省区。广西分布于那坡、隆林、田林、百色、乐业、金秀、融水、兴安、临桂、阳朔、资源、龙胜等地。生于林下、沟旁或林缘。

【性味】性平、微温，味酸、辣。

【分类】属打药。

【功效】祛风除湿，活血消肿，通络止痛，平肝息风。

【主治】风湿骨痛，脉管炎，跌打肿痛，骨折，坐骨神经痛，胃痛，痛经，产后腹痛。

【瑶医治疗经验】

1. 腰腿痛及坐骨神经痛 黄钻 20g，伸筋藤 20g，红杜仲 15g，小鸟不站 15g，血风 15g，白九牛 15g，红九牛 10g，黑九牛 15g。水煎服。

2. 坐骨神经痛 黄钻 10g，白九牛 10g，牛耳风 10g，麻骨风 10g，浸骨风 10g，当归藤 15g，九龙钻 20g，大钻 10g。水煎服。

3. 脉管炎 黄钻 30g，毛冬青 30g，银花藤 30g。水煎服。

4. 跌打肿痛 黄钻 100g，入山虎 80g，虎杖 80g，过山风 80g，鸭仔风 80g。水煎服，外洗患处。

【用法用量】内服：15 ～ 30g，水煎或浸酒服。外用：适量，捣烂，调酒炒热，敷患处。

【现代研究】

1. 化学成分 黄钻含有五味子酯甲、去氧五味子素、五味子乙素、五味子甲素、南五内酯、三萜类化合物（schiprolactone A、schisanlaetone B、nigranoic acid、schisandronie acid）、木脂素类化合物（二苄基丁内酯类、四氢呋喃型木脂素、骈双四氢呋喃类木脂素、联苯环辛烯类木脂素、五味子酯甲、戈米辛 G、异安五脂素、benzoylgomisin Q）、倍半萜类化合物、黄酮类、苯丙素类、生物碱类。

2. 药理作用

（1）保肝作用：联苯环辛烯类木脂素经研究确认是五味子木脂素保肝作用的主要物质基础，其保肝作用经研究可能与诱导肝酶加快一些有毒物质的代谢有关。

（2）抗氧化作用：联苯环辛烯类木脂素类成分的化学结构含有的亚甲二氧基是主要活性靶点，其对抗脂质过氧化和清除氧自由基起到了关键作用。

（3）抗肿瘤作用：五味子乙素对多种癌细胞具有明显的抑制作用，其可抑制腹水型肝肿瘤细胞的核蛋白和 ATP 代谢的动态过程。黄钻中的三萜类化合物 schiprolactone A、schisanlaetone B、nigranoic acid 和 schisandronie acid，在体外对 Leukemia 肿瘤细胞株显示有细胞毒性，schisanlaetone B 和 schisandronic acid 对 Leukemia 细胞株显示了中等强度的细胞毒性。

【备注】

本品中药名为紫金血藤，与中药紫金血藤的区别有以下几方面。

1. 药用部位 紫金血藤用藤茎和根。

2. 性味 紫金血藤性温，味微辛、涩。

3. 归经 紫金血藤归肝、脾经。

4. 功效 紫金血藤也能祛风除湿、活血通经，同时还有行气止痛、止血的功效。

5. 主治 紫金血藤也用于风湿痹痛、心胃气痛，同时还用于痨伤吐血、闭经、月经不调、跌打损伤、金疮肿毒等病证。

6. 使用注意 紫金血藤孕妇、气血虚弱者禁服。

十一、地 钻
Deic nzunx

别名：绚马桩。瑶医：刀准。

本品为豆科植物千斤拔 *Flemingia philippinensis* Merr. et Rolfe 的根。秋季采收，洗净晒干。

本品分布于云南、四川、贵州、湖北、湖南、广西、广东、海南、江西、福建和台湾等省区。广西各地均有分布。生于平地旷野或山坡路旁草地上。

【性味】性温，味甘、微涩。

【分类】属风药。

【功效】温肾固脱，强壮筋骨。

【主治】肾虚腰痛，风湿骨痛，肾炎，内脏下垂，腰肌劳损等。

【瑶医治疗经验】

肾虚腰痛 地钻 30g，红九牛 15g，五加皮 15g，九层楼 15g，猪脊骨 100g。水煎服。

【用法用量】内服：煎汤，15～30g。

【现代研究】

1. 化学成分 千斤拔含有黄酮、多糖和 β- 谷甾醇、大豆素、染料木素、3′-O-methylorobol、2′- 羟基染料木素、aureol、lupinalbin A、山奈酚、questin、羽扇豆醇、5,7,3′,4′- 四羟基异黄酮、8-（1,1- 二甲基烯丙基）染料木黄酮、鹰嘴豆芽素 A、蔓性千斤拔素 D、胡萝卜苷，此外还含有七个单体化合物。千斤拔的干燥根中含有黄酮类化合物，如 eriosematin、flemichapparin C、咖啡酸三十烷酯、flemiphilippinin A、大黄素甲醚、染料木黄酮、osajin、3,5- 二羟基肉桂酸二十八酯、lupinalbin A。千斤拔二氯甲烷提取物中主要含有烯类和酚类，其主要组分为长叶烯、香芹酚、杉木烯和橘烯；千斤拔乙醇提取物的正丁醇萃取物中含有 3,5,7,4′- 四羟基 -3′- 甲氧基黄酮 -6-C-β-D- 吡喃葡萄糖苷、山奈酚 -6-C-β-D- 吡喃葡萄糖苷、染料木苷、芒柄花苷、印度黄檀苷和 3′-O- 甲基 - 香豌豆酚 -7-O-β-D- 吡喃葡萄糖苷。

2. 药理作用 千斤拔具有抗菌、抗炎、镇痛、降血糖、增强免疫力、抗氧化、抗肿瘤、保护周围神经损伤等作用。其主要药用成分有黄酮、多糖和 β- 谷甾醇，不仅能预防和治疗呼吸系统功能障碍、心脑血管系统的遗传性球形红细胞增多症与贫血，而且还具有消炎杀菌、降低人体高血糖、增强人体免疫系统功能以及抗氧化、抗肿瘤作用。并且，体外结果显示千斤拔的化合物表儿茶素、2,4- 二羟基苯甲酸、epifisetinidol（4a → 8）epicatechin、对甲氧基苯丙烯酸对金黄色葡萄球菌均有一定的抑菌活性，尤其化合物 epifisetinidol（4a → 8）epicatechin 对金黄色葡萄球菌及其耐药菌有较强的抑菌活性，最低抑制浓度（MIC）为 64 ～ 500μg/mL。体外抗肿瘤活性研究结果表明，黄酮类化合物 eriosematin、flemiphilippinin A、染料木黄酮、osajin、lupinalbin A 对 MCF–7、HeLa、HepG2、B16 细胞均具有较强的增殖抑制活性，其可能是千斤拔的主要抗肿瘤活性成分。

【备注】

本品中药名为千斤拔，与中药千斤拔的区别主要有以下几方面。

1. 性味 千斤拔性平，味甘、淡。

2. 功效 千斤拔也有补肾强骨的功效，同时还有祛风湿、补脾的功效。

3. 主治 千斤拔也用于肾虚腰痛、腰肌劳损、风湿骨痛，同时还用于四肢痿软、偏瘫、阳痿、月经不调、带下、腹胀、食少、气虚、足肿等病证。

十二、麻骨钻

Mah mbunv nzunx

别名：大叶买麻藤。瑶医：囊梅美。

本品为买麻藤科植物买麻藤 *Gnetum montanum* Markgr. 的藤茎。全年可采，切段或片，晒干。

本品分布于云南南部、广东南部及广西等省区。广西分布于隆安、平南、宁明、德保、百色、罗城、象州、金秀等地。多生于林下、山坡、山谷、河边。

【性味】性平、微温，味苦、麻、涩。

【分类】属打药。

【功效】祛风除湿，活血散瘀，消肿止痛。

【主治】跌打损伤，腰肌劳损，风湿骨痛，类风湿关节炎，偏瘫。

【瑶医治疗经验】

1. 骨折　麻骨钻根皮 50g，七叶莲根皮 50g，红九牛根皮 50g，九节风叶 60g，入山虎根皮 20g，大驳骨叶 60g，透骨消 60g，螃蟹 5 只（酒炒），香鸡兰叶 50g，骨碎补 50g。诸药捣碎，拌米酒炒热外敷（以上各药均为生品）。

2. 骨折、跌打损伤　麻骨钻皮、上山虎皮、大钻皮、大接骨风叶、九节风皮各适量。捣烂调酒外敷，或浸酒外擦。

3. 跌打损伤　麻骨钻 30g，入山虎 30g，猛老虎 15g，毛老虎 15g，鸭仔风 30g，过山风 30g。浸酒外擦。

【用法用量】内服：煎汤，15 ～ 30g。外用：适量，水煎洗；或研粉，或鲜药捣烂，调酒炒热，敷患处。

【现代研究】

1. 化学成分　麻骨钻含有芪类、黄酮类、生物碱类及挥发油类等化学成分，含有 2- 羟基 -3- 甲氧基 -4- 甲氧羰基吡咯、2- 羟基 -3- 甲氧甲基 -4- 甲氧羰基吡咯、3,4- 二羟基 -4- 甲氧基二苄醚、2,3- 二苯基吡咯、胺甲基甲醇、异丹叶大黄素、白藜芦醇、胡萝卜苷、β- 谷甾醇、硬脂酸、买麻藤戊素、买麻藤醇、异丹叶大黄素 -3-O-β-D- 葡萄糖苷、买麻藤丙素。

2. 药理作用　麻骨钻具有抗炎、抗菌、抗氧化、抗肿瘤等生物活性。买麻藤水提物和总芪提取物对黄嘌呤氧化酶均有明显的抑制作用。

买麻藤具有抗肿瘤活性，其乙醇提取物对衰老小鼠各组织中的 SOD、CAT、ATP 活性都有明显的升高，买麻藤 50% 和 95% 乙醇提取物具有较好的小鼠体内抗氧化作用和体外抑制 HL-60 和 BEL-7402 肿瘤细胞生长的作用。

【备注】

本品中药名为买麻藤，与中药买麻藤的区别有以下几方面。

1. 药用部位　买麻藤的药用部位是茎叶。

2. 性味　买麻藤性微温，味苦。

3. 功效　买麻藤也能祛风除湿，同时还有散瘀止血、化痰止咳的功效。

4. 主治　买麻藤也用于风湿痹痛、腰痛、鹤膝风、跌打损伤，同时还用于溃疡病出血、慢性咳嗽。

5. 用量　买麻藤 6 ～ 9g。

十三、葫芦钻

Hah louh nzunx

别名：上树葫芦。瑶医：哈楼茶。

本品为天南星科植物石柑子 *Pothos chinensis*（Raf.）Merr. 的全草。全年可采，洗净鲜用或切碎晒干。

本品分布于四川及华南各省区。广西分布于兴安、贺州、武鸣、隆安、宁明、天等、金秀、靖西、东兰、三江等地。多生于阴湿林下或灌丛中，以气生根攀于石上或树上。

【性味】性凉，味苦、涩。

【分类】属风打相兼药。

【功效】清热解毒，祛风除湿，活血散瘀，凉血止血，利尿消肿。

【主治】癫狂，风湿骨痛，跌打损伤，骨折，肝硬化腹水，毒蛇咬伤，咳嗽，小儿疳积，产后浮肿，尿血。

【瑶医治疗经验】

1. 腰腿痛 葫芦钻 20g，千斤拔 20g，牛尾菜 30g，红九牛 15g，五加皮 15g，龙骨风 15g，骨碎补 20g，五爪风 15g，白钻 20g。以上药加猪尾共煲，食肉喝汤。

2. 咳嗽 葫芦钻 10g，石仙桃 15g，少年红 10g，不出林 10g，千年竹 10g，鱼腥草 10g，一箭球 10g。水煎冲冰糖服。

3. 皮肤瘙痒 葫芦钻 50g，杠板归 50g，火炭母 50g，盐肤木 100g，熊胆木 100g。水煎外洗。

【用法用量】内服：15 ～ 30g，水煎服；或浸酒服。外用：适量，外擦；或鲜药捣烂，调酒炒热，敷患处。

【使用注意】孕妇忌服。

【现代研究】

1. 化学成分 葫芦钻含有苷类、生物碱类、黄酮类、蒽醌类、香豆素类、萜类内酯、甾体类、三萜类、糖类、有机酸类（琥珀酸、香草酸）、氨基酸、蛋白质、挥发油和油脂等化合物。

2. 药理作用

（1）抗炎、镇痛作用：葫芦钻水提液对弗氏完全佐剂所致之大鼠足趾肿胀、IL-1β 均具有显著降低作用；葫芦钻水提液能显著降低 IL-1β 含量，对小鼠扭体反应有显著抑制作用。

（2）抗肿瘤作用：葫芦钻各部位均具有抗肿瘤作用，其乙酸乙酯部位和正丁醇部位对 SGC-7901 肿瘤细胞株有一定的抑制作用，并与浓度呈正相关。其水、醇提取物对体外培养的人肝癌细胞 BEL-7404 增殖都表现较强的抑制作用，抑制率与提取物浓度呈正相关，且葫芦钻醇提物的作用效果强于水提物。

（3）抗氧化活性：葫芦钻石油醚提取物（PE）、氯仿提取物（CE）、乙酸乙酯提取物（AE）、乙醇提取物（EE）及葫芦钻总蒽醌都具有较强的抗氧化活性，且 IC_{50} 皆大于维生素 C。

（4）毒性：葫芦钻水提液的 LD_{50} 为 207.91g/kg，最大耐受量为 134.64g/kg。

【备注】

本品中药名为石柑子，与中药石柑子的区别有以下几方面。

1. 性味 石柑子性平，味辛、苦；有小毒。

2. 归经 石柑子归肝、胃经。

3. 功效 石柑子的功效是行气止痛、消积、祛风湿、散瘀解毒。

4. 主治 石柑子也用于跌打损伤、骨折，同时还用于胃痛、脚气、中耳炎、耳疮、鼻窦炎等病证。

5. 用量 石柑子 3 ~ 15g。

十四、黑 钻

Gieqw nzunx

别名：毛萼清风藤。瑶医：解准。

本品为清风藤科植物柠檬清风藤 *Sabia limoniacea* Wall. ex Hook. f. et Thoms. 的茎、叶。全年可采，切片晒干。

本品分布于福建、广西、广东、海南等省区。广西分布于平乐、蒙山、岑溪、金秀、桂平、防城港、罗城等地。攀缘于树上或岩石上。

【性味】性平，味苦、涩。

【分类】属打药。

【功效】祛风除湿，舒筋活络，活血散瘀，消肿止痛。

【主治】产后瘀血，肾炎水肿，风湿痹痛，跌打，骨折。

【瑶医治疗经验】

1. 产后腹痛 黑钻 20g，黑老虎 15g，红络风 15g，香附 15g，五爪风 15g，香鸡兰 10g，白钻 15g，当归藤 20g，益母草 15g，保暖风 15g，马莲鞍 13g，红顶风 15g，甘草 10g。水煎服。

2. 风湿痹痛 黑钻 20g，阴阳风 30g，半边风 30g，血风 20g，麻骨钻 20g，刺手风 10g，小钻 20g，竹叶风 20g，走血风 10g，九季风 10g，入山虎 10g。水煎服。

3. 肾炎水肿 黑钻 20g，过塘藕 20g，益母草 15g，络石藤 15g，六月雪 15g，车前草 15g，石韦 15g，白纸扇 15g。水煎服。

【用法用量】内服：煎汤，15 ~ 30g。外用：适量。

【现代研究】

1. 化学成分 黑钻含有十六烷、2,6,10,14- 四甲基十五烷、十七烷、十八烷、2,6,10,14- 四甲基十六烷、十九烷、（*E*）-5- 二十碳烯、二十烷、Z-11- 六烯酸、

3,7,11,16- 四甲基 - 环己烷 -2,6,10,14- 四烯 -1- 醇、十四烷酸、13- 甲基十四烷酸、十六烯酸、棕榈酸、十七烷酸、9,12- 十八碳二烯酸、9- 十八碳烯酸、反式 -11- 十八烯酸、十八烷酸、十九碳酸、二十烷酸、二十二烷酸、二十三烷酸、二十四烷酸，其中 9,12- 十八碳二烯酸、棕榈酸、9- 十八碳烯酸、十八烷酸为主要成分；还含有 5- 甲氧基 -1,2- 亚甲二氧基氧化阿朴菲碱、5- 氧阿朴菲碱、N-β- 阿魏酰酪胺、N- 反式香豆酰酪胺、槲皮素、芦丁、mutabiloside、原儿茶酸、总三萜酸。

2. 药理作用　柠檬清风藤对大白鼠、家兔的离体与在体子宫无论未孕、已孕或产后均有明显的兴奋作用，其兴奋作用发生快慢、作用强度和维持时间随着剂量的增加而加强。其作用特点主要表现为子宫收缩力增加，大剂量可产生半痉挛性或强直性收缩。从柠檬清风藤的各种制剂对子宫的作用强度可知，其有效部位似为粗提总皂苷。

十五、槟榔钻

Borngh lorngh nzunx

别名：梅花钻、红藤。瑶医：绑龙准。

本品为木通科植物大血藤 *Sargentodoxa cuneate*（Oliv.）Rehd. et Wils. 的根或藤茎。8～9月采收，切段或切片，晒干。

本品分布于河南、江苏、安徽、浙江、江西、湖南、湖北、四川、广西及云南东南部。广西分布于金秀、恭城等地。多生于林下、溪边、沟谷。

【**性味**】性平，味涩、苦。

【**分类**】属打药。

【**功效**】清热解毒，活血祛瘀，消肿止痛，通经活络，杀虫。

【**主治**】风湿性关节炎，四肢麻木，跌打损伤，阑尾炎，风疹，蛔虫病，红痢，血淋，经闭腹痛，月经不调，小儿疳积，消化不良。

【**瑶医治疗经验**】

1. 肠痈　槟榔钻 20g，紫花地丁 15g，马齿苋 20g，败酱草 20g，马莲鞍 13g，延胡索 15g，九层皮 13g，金银花 15g，厚朴 10g。水煎服。

2. 月经不调　槟榔钻 10g，白钻 10g，小钻 10g，走马风 10g，当归藤 15g，血党 10g，红丝线 10g，月季花 6g。水煎服。

3. 闭经腹痛　槟榔钻 20g，紫九牛 20g，鸡血藤 30g，入山虎 6g，红丝线 15g，当归藤 20g，牛膝 20g，桃仁 10g，甘草 6g。水煎服。

【**用法用量**】内服：煎汤，10～20g。外用：适量。

【**现代研究**】

1. 化学成分　槟榔钻含有三萜类、蒽醌类、甾体类、木脂素类、酚类、挥发油类等成分，其他类成分有蛋白质、脂肪、可溶性糖和大环内酯苷 cuneataside F。

（1）三萜类：野蔷薇苷、刺梨苷 F1、崩大碗酸、大黄素、大黄素甲醚、大黄酚。

（2）甾体类：β- 谷甾醇、胡萝卜苷。

（3）木脂素类：无梗五加苷和鹅掌楸苷、（+）–二氢愈创木脂酸、五加苷 E1。

（4）酚类：香荚兰酸、原儿茶酸、对 – 香豆酸 – 对 – 羟基苯乙醇酯、毛柳苷、1–O–（香草酸）–6–（3′,5′– 二 –O– 甲基 – 没食子酰基）–β–D– 葡糖苷、（–）– 表儿茶素、阿魏酸 – 对羟基苯乙醇酯、3–O– 咖啡酰奎宁酸、3–O– 咖啡酰奎宁酸甲酯、罗布麻宁、香草酸、3,4– 二羟基 – 苯乙醇、4– 羟基 – 苯乙醇、绿原酸、3,5–O– 二甲基 – 没食子酸、N–（对 – 羟基苯乙基）阿魏酸酰胺。

（5）挥发油类：α– 蒎烯、莰烯、2– 甲基 –1– 庚 –6– 酮、β– 蒎烯、β– 月桂烯、柠檬烯、1,8– 桉叶素、γ– 萜品烯、L– 芳樟醇、L– 龙脑、萜品烯 –4– 醇、α– 萜品醇、乙酸龙脑酯、α– 荜澄茄油烯、α– 枯杷烯、β– 榄香烯、刺柏烯、soledene、β– 石竹烯、罗汉柏烯、雪松烯、香橙烯、α– 律草烯、菖蒲二烯、表圆线藻烯、β– 广藿香烯、吉马烯 –D、芳姜黄烯、β– 蛇床烯、表二环倍半水芹烯、α– 蛇床烯、α– 姜烯、α– 紫穗槐烯、花侧柏烯、红没药烯、δ– 荜澄茄烯、荜澄茄 –1,4– 二烯、α– 白菖、榄香醇、吉马烯 –B、斯杷土烯、石竹烯氧化物、长叶龙脑、δ– 杜松醇、α– 杜松醇、T– 紫穗槐醇。

2. 药理作用

（1）对心血管系统作用：槟榔钻对离体心脏具有轻度心缩力减弱、心率减慢、心输出量减少等作用；在体内、外都能抑制血小板凝集，并促其解聚，抑制血栓形成，能提高兔血环磷酸腺苷（cAMP）水平，但能不提高血小板内 cAMP 水平。

（2）抗菌作用：槟榔钻 25% 煎剂对金黄色葡萄球菌、乙型链球菌、大肠杆菌、绿脓杆菌、甲型链球菌、卡他球菌、白色葡萄球菌均有明显抑制作用。槟榔钻藤茎中分离得到的化合物 cuneatasides A、B 体外对金黄色葡萄球菌和表皮微球菌也有显著抑制作用。

（3）抗肿瘤作用：槟榔钻粗提液具有很强的抗肿瘤活性。槟榔钻茎中分离得到的绿原酸对人慢性髓性白血病 K562 细胞的 IC_{50} 为 97.2μg/mL，N–（对 – 羟基苯乙基）阿魏酸酰胺在 100μg/mL 浓度下对 K562 细胞的增殖抑制率为 46.6%，缩合鞣质 B2 对小鼠乳腺癌 tsFT210 细胞和 K562 细胞均显示 G2/M 期抑制作用。

（4）抗炎作用：用弗氏完全佐剂（FCA）复制的佐剂性关节炎大鼠，经槟榔钻煎剂灌胃治疗后血清的 TNF–α、IL–6 水平降低。槟榔钻可降低佐剂性关节炎大鼠滑膜细胞基质金属蛋白酶 –2（MMP–2）、基质金属蛋白酶 –9（MMP–9）的表达。

（5）对免疫系统的作用：槟榔钻对小鼠免疫功能及同种异基因皮肤移植排斥反应有抑制作用。

【备注】

本品中药名为大血藤，与中药大血藤的区别有以下几方面。

1. 药用部位 大血藤用藤茎。

2. 性味 大血藤性平，味苦。

3. 归经 大血藤归大肠、肝经。

4. 功效 大血藤也能活血祛瘀，同时还有清热解毒、祛风止痛的功效。

5. 主治 大血藤也用于肠痈腹痛、风湿痹痛、跌打损伤，同时还用于热毒疮疡、经闭、痛经等病证。

十六、大　钻

Domh hongh nzunx

别名：黑老虎、大钻骨风。瑶医：懂准。

本品为木兰科植物黑老虎 *Kadsura coccinea*（Lem.）A. C. Smith 的根及藤茎。全年可采，切片，晒干。

本品分布于云南、贵州、四川、湖南、江西、广西、广东、海南等省区。广西分布于金秀、三江、兴安、恭城、马山、龙州、上思等地。生于山坡、山谷、水旁疏林或灌丛中，常缠绕于树上。

【**性味**】性温，味辣、微苦。

【**分类**】属打药。

【**功效**】祛风除湿，舒筋活络，散瘀消肿，行气止痛。

【**主治**】风湿性关节炎，风湿骨痛，腰腿痛，慢性胃炎，消化性溃疡，痛经，产后腹痛，疝气痛，跌打损伤。

【**瑶医治疗经验**】

1. 慢性胃炎　①大钻 20g，香附 15g，厚朴 13g，九节风 20g，九龙藤 20g，九层皮 15g，入山虎 5g，仙鹤草 20g，三七粉 9g（分 3 次冲服）。水煎服。②大钻 20g，野荞麦 20g，九层皮 15g，地胆头 15g，石菖蒲 15g，猪肚木 10g，野六谷 15g，金耳环 6g。水煎服。③大钻 15g，杉树寄生 10g，田皂角 10g，四季风 10g，慢惊风 10g，水田七 10g。水煎服。

2. 风湿性关节炎　大钻 20g，九节风 15g，三叉苦 15g，络石藤 15g，双沟藤 15g，牛耳枫 15g，十大功劳 15g。水煎服。

【**用法用量**】内服：煎汤，15～30g。外用：适量，用根皮捣烂，调酒炒热，外敷患处。

【**现代研究**】

1. 化学成分　大钻含有木脂素类、三萜类、倍半萜类、氨基酸类化合物、挥发油、甾体类化合物以及 β- 谷甾醇、胡萝卜苷、豆甾 - 5 - 烯 -7 - 羰基 - 3 β- 醇、豆甾 -5- 烯 -3β,7α- 二醇、clovane- 2 β,9α-diol、美国茶叶花素、正丁基 -β- D - 吡喃果糖苷、香草酸、香草醛、原儿茶酸、莽草酸等。

（1）木脂素类：异戈米辛 O、戈米辛 M_2、戈米辛 D、戈米辛 E、戈米辛 J、戈米辛 R、苯甲酰戈米辛 O、五味子酯 L～Q、2,3- 二甲基 -4- 芳基四氢萘、kadsuralignan C、kadsuralignans H、kadsuralignan G、2,3- 二甲基 -1,4- 二芳基丁烷。

（2）三萜类：het-eroclitalactones G～L、2,25- 二甲基 – 甲酸甲酯 – 南五味子酸 A、2- 甲酸甲酯 -25- 羰基 – 南五味子酸 A、绯红南五味子酸 A、seco-coccinic acid A、seco-coccinic acid B、seco-coccinic acid C、seco-coccinic acid D、seco-coccinic acid

E、seco-coccinic acid F、绯红南五味子酸 B、绯红南五味子酸 C、coccinilac-tone A、coccinilactone B、coccinone A、24（*E*）-3- 酮 -9*β*- 羊毛甾 -7,24- 二稀 -26- 乌苏酸等。

（3）倍半萜类：（-）- 依兰油醇、isodonsesquitin A、匙叶桉油烯醇、（+）- 顺 - 菖蒲烯、kadsuraenol。

2. 药理作用

（1）抗肿瘤作用：大钻分离所得的化合物 seco-coccinic acid A、B、C、E 均能显著抑制人白血病 HL-60 细胞增殖；kadlongilactone A、B 对白血病 K562 细胞、人肝癌 BEL-7402 细胞以及人肺腺癌 A549 细胞具有显著的细胞毒性。

（2）保肝作用：大钻对于四氯化碳导致的大鼠肝损伤有较好的降酶、保护肝细胞和抗肝纤维化作用；其分离得到的化合物 acetylepigomisin R、isovaleroyl binankadsurin A 和 binankadsurin A 具有保护大鼠肝损伤的作用。

（3）抗凝血作用：大钻水提物能显著延长正常小鼠断尾出血时间，显著减轻卡拉胶诱发的小鼠黑尾程度，显著延长黑尾模型小鼠的凝血时间。

（4）其他：木脂素类和三萜类是大钻中两类主要的化学成分，具有抗病毒、抗肿瘤、抗菌、抗炎、抗肝纤维化等药理作用。大钻提取物花青素和多酚类成分具有抗氧化作用。大钻根中分得的 3- 甲氧基 -4- 羟基 -3′,4′- 亚甲二氧基木脂素具有一定的镇静、消炎作用。

【备注】
本品中药名为黑老虎，与中药黑老虎的区别有以下几方面。
1. 性味　黑老虎性温，味辛、微苦。
2. 功效　黑老虎仅有行气止痛、散瘀通络的功效。
3. 用量　黑老虎 9 ～ 15g。
4. 使用注意　黑老虎孕妇慎服。

十七、四方钻

Feix bung nzunx

别名：四方藤。瑶医：肥帮准。

本品为葡萄科植物翼茎白粉藤 *Cissus pteroclada* Hayata 的藤茎。全年可采，切片晒干。

本品分布于广西、广东、福建、云南、海南、台湾等省区。广西分布于贺州、博白、岑溪、隆安、金秀等地。生于山谷阔叶林下。

【性味】性平，味微酸、涩。
【分类】属打药。
【功效】祛风除湿，舒筋活络，祛瘀生新，止痉。
【主治】风湿痹痛，风湿性关节炎，四肢麻木，腰肌劳损，跌打损伤，关节功能障碍。

【瑶医治疗经验】

1.股骨头坏死　四方钻 20g，白钻 20g，浸骨风 18g，黑九牛 15g，丹参 20g，九层风 15g，白九牛 15g，血风 20g，扁骨风 15g，当归藤 20g，五爪风 20g，红九牛 15g。水煎服。

2.四肢麻木　四方钻 10g，入山虎 10g，麻骨风 15g，蓝九牛 10g，追骨风 10g，下山虎 10g，鸭仔风 20g，大散骨风 10g，当归藤 10g，紫九牛 10g，血风 10g。水煎服。

3.腰肌劳损　四方钻 20g，红九牛 15g，龙骨风 15g，牛尾菜 15g，刺五加 10g，仙茅 6g。与猪龙骨炖服。

【用法用量】内服：煎汤，10～30g。外用：适量。

【现代研究】

1.化学成分　四方钻含有甾体类、三萜类、有机酸类以及其他类化学成分。其中甾体类主要有豆甾醇、豆甾醇乙酸酯、豆甾醇 -3-O-β-D- 葡萄糖苷、β- 谷甾醇、菜油甾醇、胡萝卜苷；三萜类主要有蒲公英赛酮、齐墩果酸、熊果酸、β- 香树脂醇、木栓酮；香豆素类主要有岩白菜素、11-O- 没食子酰岩白菜素、11-O- 对羟基苯甲酰岩白菜素；有机酸类主要有没食子酸、白桦脂酸；其他类有 3,3,4- 三甲氧基鞣花酸、3,3,4- 三甲氧基鞣花酸 -4-β- 葡萄糖苷、白藜芦醇、蒲公英赛酮、岩白菜素。

2.药理作用

（1）抗炎作用：四方藤 60% 乙醇提取物能有效保护和修复类风湿关节炎模型大鼠的关节组织，其作用机制可能与四方藤降低血清中 IL-1β、TNF-α 的表达有关。四方藤多个成分可作用于类风湿关节炎的多个靶点，多靶点、多成分参与炎症免疫应答过程。四方藤提取物能显著改善类风湿关节炎大鼠的关节滑膜病变；四方藤提取物可对类风湿关节炎大鼠具有显著的治疗作用，其机制可能与下调滑膜组织中 TNF-α、NF-κB，以及细胞间黏附分子（ICAM）如 ICAM-1 的表达有关。

（2）抗肿瘤作用：四方藤乙酸乙酯萃取物、正丁醇萃取物对鼻咽癌 CNE 细胞和宫颈癌 HeLa 细胞具有一定的抑制作用，并且随着药物浓度的升高，抑制细胞增殖的作用逐步增强。

【备注】

本品中药名为四方藤，与中药四方藤的区别主要有以下几方面。

1.性味　四方藤性平，味辛、微苦。

2.功效　四方藤的功效是祛风除湿、活血通络。

3.主治　四方藤的主治与瑶药四方钻基本相同。

4.用量　四方藤 10～30g。

十八、铜　钻

Dongh nzunx

别名：甜果藤。瑶医：铜准。

本品为茶茱萸科植物定心藤 *Mappianthus iodoides* Hand. –Mazz. 的根及藤茎。全年可采，切片，晒干。

本品分布于云南、贵州、广西、广东、海南和湖南等省区。广西分布于钟山、贺州、藤县、防城港、武鸣、上林、那坡、金秀、恭城等地。生于山地沟边和密林中，常攀缘于树上。

【性味】性平，味微苦、涩。

【分类】属打药。

【功效】祛风除湿，通经活络，活血调经，止痛。

【主治】黄疸型肝炎，风湿性或类风湿关节炎，月经不调，痛经，闭经，产后风痛，痈疮，毒蛇咬伤。

【瑶医治疗经验】

1. 产后风引起的四肢麻木、手脚冰冷 铜钻 15g，五爪风 15g，白钻 20g，一针两嘴 18g，黑九牛 15g，下山虎 18g，走血风 12g，保暖风 20g，当归藤 20g，血风 18g，毛蒌 10g，箭杆风 15g，九层风 20g。水煎服。

2. 产后风痛 铜钻 50g，黑钻 50g，小散骨风 50g，鸭仔风 100g，下山虎 50g，麻骨风 50g，鹰爪风 50g，牛耳风 100g。水煎外洗全身。

3. 黄疸型肝炎 铜钻 20g，黄泥草 15g，虎杖 10g，十大功劳 15g，小叶田基黄 10g，白花蛇舌草 10g，白纸扇 20g。水煎服。

【用法用量】内服：煎汤，15 ～ 30g。

【现代研究】

1. 化学成分 铜钻含有木脂素类、黄酮类、萜类、甾体类、有机酸类、生物碱类化合物，另外还含有鼠李糖、阿拉伯糖、木糖、甘露糖、半乳糖、葡萄糖等化合物。

（1）木脂素类：落叶松树脂醇、异落叶松树脂素、5′- 甲氧基落叶松树脂醇、橄榄树脂、去氢双松柏醇、chushizisin Ⅰ、3,3-didemethoxyverrucosin、4-epi-larreatricin。

（2）黄酮类：芦丁、槲皮素、白杨素。

（3）萜类：9–hydroxy–4,6–megastigmadien–3–one、9–hydroxy–4,7–megastigmadien–3–one、9,10–dihydroxy–4,7–megastigmadien–3–one、5,12–epoxy–9–hydroxy–7–megastigmen–3–one、blumenol A、黑麦草内酯、5,12–epoxy–6,9–hydroxy–7–megastigmen–3–one、（–）–雪松醇、蒲公英赛酮、蒲公英赛醇。

（4）甾体类：β– 谷甾醇、β– 胡萝卜苷、豆甾醇 –3β– 葡萄糖苷、豆甾醇 –3–O–β–D–葡萄糖苷。

（5）有机酸类：棕榈酸甲酯、亚油酸甲酯、油酸甲酯、角鲨烯、2- 癸酮、壬酸甲酯、8- 炔 – 壬酸甲酯、正十四烷、正十五烷、正十六烷、正十七烷、2- 甲基 – 十三烷酸甲酯、正十八烷、9- 棕榈油酸甲酯、亚油酸、正十七烷酸甲酯、正十九烷、（R）–（–）–14- 甲基 –8- 十六炔 –1- 醇、硬脂酸甲酯、正二十烷、10- 甲基十七烷酸甲酯、正十九酸甲酯、油酸、花生酸甲酯、正二十四烷、正二十二烷酸甲酯、正二十三烷酸甲酯、1- 碘代十八烷、正二十四烷酸甲酯、正二十六烷酸甲酯、二十三烷酸、异丙苯、二丁基羟基甲苯、没食子酸、香草醛、香草酸。

2. 药理作用

（1）保护心血管作用：铜钻总黄酮可能通过调节炎症因子、抗氧化、调节心肌细胞凋亡等途径对大鼠心肌缺血再灌注损伤起到一定的保护作用。

（2）抗肿瘤作用：从铜钻中提取的挥发油对人胃癌 SGC-7901 细胞和人白血病 K562 细胞均具有一定的抑制作用，并且其对人白血病 K562 细胞的抑制作用更加显著。

（3）抗氧化作用：铜钻中黄酮类化合物具有很强的抗氧化和清除自由基的活性，此外还具有抗菌、抗衰老等作用，副作用小。此外，其醇提取物的 5 种不同极性部位（乙酸乙酯部位、氯仿部位、正丁醇部位、水相、石油醚部位）均具有抗氧化活性。

（4）抗炎、镇痛作用：铜钻提取物有显著抗炎、镇痛作用，可显著抑制二甲苯所致的小鼠耳郭肿胀和扭体反应。从铜钻中分离出来的木脂素类化合物能显著抑制 NO 的释放，具有较好的抗炎活性，且对细胞无毒性。

（5）毒性：铜钻贴膏对小鼠的完整和破损皮肤无急性毒性反应，对家兔皮肤无刺激性，对豚鼠皮肤无过敏反应，其贴膏为安全性的外用药。

【备注】

本品中药名为甜果藤，与中药甜果藤的区别有以下几方面。

1. 性味 甜果藤性凉，味苦。

2. 功效 甜果藤的功效是祛风除湿、活血调经。

3. 主治 甜果藤在妇科方面的主治与瑶药铜钻相同，同时还用于风湿痹痛、腰膝酸痛、跌打损伤、外伤出血等。

4. 用量 甜果藤 9 ～ 15g。

第四节 七十二风

一、鸡爪风

Jaih ngiuv buerng

别名：鸡爪木。瑶医：阶久崩。

本品为番荔枝科植物假鹰爪 *Desmos chinensis* Lour. 的全株。全年可采，除去杂质，切段晒干。

本品分布于广东、广西、云南和贵州等省区。广西各地均有分布。生于丘陵山坡、林缘灌木丛中或低海拔旷地、荒野及山谷等地。

【性味】性平，味苦、涩、酸。

【分类】属打药。

【功效】祛风除湿，舒筋通络，强壮筋骨，收敛止血，活血调经，杀虫。

【主治】风湿痹痛，跌打损伤，疥癣，月经不调，血崩，痢疾，呕吐，腹泻，小儿疳积。

【瑶医治疗经验】

1.跌打内伤 鸡爪风叶（生）100g。捣碎下锅炒至焦黄，拌适量米酒煮沸，取酒饮之。

2.疥癣 鸡爪风根皮（生）。适量捣烂，浸泡米醋外涂。

3.荨麻疹 鸡爪风250g，山黄麻200g，枫树叶250g。水煎外洗。

4.消化不良 鸡爪风30g，鸡内金30g，饿蚂蝗30g。研粉，每次取药粉5g，与猪瘦肉蒸服，每日1次。

【用法用量】内服：15～30g，水煎或浸酒服。

【现代研究】

1.化学成分 鸡爪风含有黄酮类、生物碱类、挥发油类、三萜类、甾体类、糖类、苷类、有机酸类等化合物。其中茎、叶含有挥发油，挥发油主要含烯、萘、醇及苯类等化合物；果实挥发油的主要化学成分为蒎烯、石竹烯、吉马烯、甘香烯等萜烯和倍半萜类化合物。

（1）黄酮类：4,7-二羟基-5-甲氧基-6-甲基-8-甲酰基黄烷、5-羟基-7-甲氧基-6,8-二甲基黄酮、5,7-二羟基-8-甲酰基-6-甲基黄酮、5,7-二羟基-6,8-二甲基双氢黄酮、unonal、isounonal等。

（2）生物碱类：①四氢原小檗碱型：（-）-discretamine、（-）-stepholidine、（±）-demethylcorydalmine、S-（-）-spinosine、discretine。②原小檗碱型：dehydrodiscretine、pseudocolumbamine。③阿朴菲型：（-）-laurotetanine、（+）-N-methyllaurotetanine。④氧化阿朴菲型：dicentrinone、liriodenine、lanuginosine、atherospermidine、oxoanolobin、3,9,1-trimethoxy-1,2-methylenedioxyloxoaporphine、lysicamine。⑤苄基四氢异喹啉型：（+）-reticuline、（+）-N-methylcoclaurine、R-（+）-isococlaurine。⑥原阿朴菲型生物碱：（-）-glaziovine。⑦吗啡二烯酮型生物碱：（-）-pallidine等。

（3）挥发油类：a-pinene、β-elemene、β-caryophyllene、germacrene D、bicyclogermacrene、a-humulene等倍半萜烯、单萜类挥发油。

（4）其他类：胡萝卜苷、β-谷甾醇、豆甾醇、豆甾-4-烯-3,6-二酮、豆甾烷-3,6-二酮以及尿囊酸、琥珀酸、硬脂酸、苯甲酸、$2\alpha,3\beta,19\alpha$-三羟基乌苏-12-烯-23-羧酸-28-O-β-D-吡喃葡萄糖酯、$2\alpha,3\beta,19\alpha$-三羟基乌苏-12-烯-28-酸、$2\alpha,3\beta,19\alpha$-三羟基乌苏-12-烯-23,28-二酸、pseudosanguidiogenin A、suavissimoside R1、nigaichigoside F1、乌索酸、齐墩果酸、β-胡萝卜苷。

2.药理作用

（1）抗肿瘤作用：假鹰爪属植物中的部分黄酮类化学成分具有显著的抗肿瘤活性。从假鹰爪中分离的desmosflavan A、desmosflavan B、pinocembrin、chrysin对芳香酶有抑制作用，其IC_{50}分别为1.8μmol/L、3.3μmol/L、0.9μmol/L、0.8μmol/L。另外，desmosflavan A还具有抑制脂肪氧化酶的活性，IC_{50}为4.4μmol/L；desmosflavan A和desmosflavan B对癌细胞HuCCA-1、HepG2、A549、MOLT-3等有细胞毒作用，其

中 desmosflavan A 对上述癌细胞的抑制效果显著，IC_{50} 分别为 2.25μg/mL、3.75μg/mL、2.45μg/mL、0.29μg/mL；desmosflavan B 抑制表达的 NIH 3T3 细胞内酪氨酸的磷酸化，可以抑制表皮生长因子（EGF）诱导的 ER12 细胞骨架变化和 EGF 诱导的肌糖磷酸盐的形成。

（2）抗病原微生物作用：黄酮类化合物 lawinal 对艾滋病毒的半数有效量（ED_{50}）为 2.30μg/mL，治疗指数为 45.2。Qais N 等的研究发现假鹰爪 95% 乙醇提取物的氯仿部位具有明显的抗菌活性，但不能抑制链球菌。假鹰爪属植物的苯甲酸类成分也显示有抑菌活性，而民间常用该植物治疗疥癣烂脚。文献报道，假鹰爪二氯甲烷提取物具较强的抗真菌活性，从假鹰爪分离的（S）-chinendihydrochalcone 对真菌亦有抑制作用。从喙果假鹰爪植物中分离到的生物碱化合物 discretine-N-oxide、discretine 和 dehydrodiscretine 对恶性疟原虫具有较强的活性，其 IC_{50} 分别为 4.2μmol/L、1.6μmol/L、0.9μmol/L。

（3）免疫抑制作用：从假鹰爪甲醇提取物中分离得到了具有抑制活化 T 细胞核因子（NFAT）转录的化合物成分，其中 7- 甲氧基黄芩素（negletein）和 2',3'-dihydroxy-4',6'-dimethoxydihydrochalcone 具有显著抑制 NFAT 转录的作用。

（4）强心作用：negletein 对蟾蜍离体心脏具有明显的强心作用。

【备注】

本品中医分部位作为不同药材使用，药名分别为酒饼叶（叶）、假鹰爪根（根）、鸡爪枝皮（枝皮），与它们的区别主要有以下几方面。

1. 性味 酒饼叶、假鹰爪根、鸡爪枝皮的性味与鸡爪风相同，但酒饼叶、假鹰爪根还有小毒。

2. 归经 酒饼叶、假鹰爪根归肝、脾经。鸡爪枝皮无归经记载。

3. 功效 酒饼叶的功效是祛风利湿、化瘀止痛、健脾和胃、截疟杀虫。假鹰爪根的功效是祛风止痛、行气化瘀、杀虫止痒。鸡爪枝皮的功效是止痛、杀虫。

4. 主治 酒饼叶、假鹰爪根、鸡爪枝皮均可用于风湿痹痛、疥癣；酒饼叶、假鹰爪根也可于消化不良、脘腹胀痛、跌打损伤。同时，酒饼叶还可用于水肿、疟疾、风疹、烂脚等，假鹰爪根还可用于产后瘀滞、腹痛等病证。

5. 用量 酒饼叶、假鹰爪根 3 ～ 15g。鸡爪枝皮 9 ～ 15g。

二、大接骨风

Domh zipv mbungv buerhg

别名：大驳骨。瑶医：懂驳迸崩。

本品为爵床科植物黑叶小驳骨 *Gendarussa ventricosa*（Wall. ex Sims.）Nees 的地上部分。全年可采，切段，晒干。

本品分布于广西、广东、海南、香港特区及云南等省区。广西分布于南宁、金秀、来宾、桂平、陆川、南丹、大新、恭城、玉林等地。多栽于庭园，或生于村旁疏林下或灌丛中。

【**性味**】性平、微凉，味苦、辣、微涩。

【**分类**】属打药。

【**功效**】活血散瘀，续筋接骨，消肿定痛，祛风除湿。

【**主治**】骨折，跌打损伤，血瘀肿痛，月经不调，风湿痹痛。

【**瑶医治疗经验**】

1. 伤筋骨折　大接骨风 150g，红九牛根皮 100g，鸡香兰叶 100g，九节风叶 100g，大黄 30g，青九牛 100g，螃蟹 5 只。以上均为生品，共捣碎外敷于骨折处（复位后用杉树皮固定）。

2. 骨折、跌打损伤　大接骨风 50g，接骨木 50g，麻骨风 30g，九节风 30g，大红钻 50g，钻地风 30g，大黄 30g，山枝子 30g。共打粉，调酒外敷或浸酒外擦。

3. 跌打肿痛　大接骨风 20g，毛老虎 15g，猛老虎 20g，虎杖 20g。浸酒外擦。

【**用法用量**】内服：10 ～ 20g，鲜品 30 ～ 50g；水煎或浸酒服。外用：适量，捣烂敷患处。

【**现代研究**】

1. 化学成分　大接骨风含有对羟基苯甲酸、1,2,4- 三甲氧基苯、β- 胡萝卜苷、丁香树脂醇、β- 谷甾醇、西米杜鹃醇和黄酮类化合物、compoun、compound、乙酰柏木烯、油酸、6,10,14- 三甲基 -2- 十五烷酮、硬脂酸、十六酸甲酯、十六酸丁酯、棕榈酸、新植三烯、棕榈酸乙酯、十九酸、十七酸甲酯、二十酸、十七酸、硬脂酸丁酯、亚油酸甲酯、二十二酸、10- 十八碳烯酸甲酯、角鲨烯、11- 十八碳烯酸甲酯、维生素 E、硬脂酸甲酯、羟基苯甲酸、1,2,4- 三甲氧基苯。

2. 药理作用　大驳骨可抑制蛋清致大鼠足趾肿胀而具抗炎作用，与落地生根按 2∶1 配伍对醋酸所致之小鼠扭体反应的镇痛作用有较好的作用。

【**备注**】

本品中药名为大驳骨，与中药大驳骨的区别有以下几方面。

1. 药用部位　大驳骨用茎叶或全株。

2. 性味　大驳骨性平，味微酸、辛。

3. 归经　大驳骨归肝、肾、脾经。

4. 功效　大驳骨也能续筋接骨，同时还有祛风除湿的功效。

5. 主治　大驳骨也用于骨折、跌打损伤、风湿骨痛，同时还用于肋间神经痛。

三、鸭脚风

Apc zaux buerng

别名：鸭脚木、鸭灶亮。瑶医：毫照崩。

本品为五加科植物鹅掌柴 *Scheflera octophylla*（Lour.）Harms 的全株。全年可采，洗净鲜用或切碎晒干。

本品分布于西藏、云南、广西、浙江、台湾等省区。广西分布于防城港、邕宁、容县、桂平、岑溪、金秀、恭城、南宁等地。生于山野溪边、山谷、山坡乔木林中。

【性味】性凉，味苦、微甜。

【分类】属打药。

【功效】清热解毒，活血消肿，祛风除湿，凉血止痒。

【主治】感冒发热，咽喉肿痛，风湿性关节炎，风湿痹痛，筋骨痛，下肢肿痛，跌打损伤，湿疹，风疹，皮肤过敏。

【瑶医治疗经验】

1. 感冒发热 ①鸭脚风 250g，三叉虎 200g，山芝麻 100g。以上均生品，水煎适量外洗全身。②鸭脚风 100g，三叉苦 100g，银花藤 100g，钻地风 50g，五指风 100g。水煎外洗。

2. 皮肤过敏 鸭脚风 50g，盐肤木 50g，九里明 50g，苦李根 50g，毛算盘 50g，三叉苦 50g。水煎外洗。

【用法用量】内服：煎汤，15 ～ 30g。

【现代研究】

1. 化学成分 鸭脚风含有 $2\alpha,3\beta,23\alpha$- 三羟基乌索 -12- 烯 -28- 酸 -28-O-β-D- 吡喃葡萄糖酯、3α- 羟基乌索 -12- 烯 -23,28- 二酸 -28-O-α-L- 鼠李糖（$1 \to 4$）-β-D- 吡喃葡萄糖（$1 \to 6$）-β-D- 吡喃葡萄糖酯、积雪草苷、葵醇、十八烷醇、二十四烷酸、二十八烷酸、十六烷酸、异香草醛、香草醛、2- 羟基 -4- 正辛氧基二苯甲酮。

2. 药理作用

（1）抗炎、镇痛作用：鸭脚木乙醇提取物的氯仿和水不溶解部分为其活性部位，同时，氯仿部位还显示具有抗类风湿关节炎作用。鹅掌藤浸膏对化学刺激法和热刺激法疼痛大鼠和小鼠均有明显的镇痛作用；鹅掌藤浸膏对非特异性炎症的大鼠角叉菜胶足爪肿胀模型、小鼠巴豆油耳郭肿胀模型、小鼠醋酸腹膜炎模型以及免疫性炎症大鼠佐剂性关节炎模型有明显的抗炎作用。

（2）抗病毒作用：从鸭脚木中分离出的 2 种咖啡酰奎宁酸的衍生物（3,4- 二 -O- 咖啡酰奎宁酸和 3,5- 二 -O- 咖啡酰奎宁酸）具有抗呼吸道合包病毒（RSV）的活性。

（3）抗肿瘤作用：鹅掌柴浸膏具有阻断细胞周期进程，诱导细胞凋亡的抗肿瘤活性。

（4）变态反应：鹅掌藤可导致过敏性、接触性皮炎，从该植物中分得的 falcarinol、heptadeca-1, 9（2）dien-4,6-dign-3ol、（E）-farnesene、 植物甾醇（phy-tol）、24-ethylcholesta-5,22（E）-diene-3-ol（poriferasterol）为主要过敏源。

【备注】

本品中医分部位作为不同药材使用，药名分别为鸭脚木皮（根皮与茎皮）、鸭脚木叶（叶）、鸭脚木根（根），与它们的区别有以下几方面。

1. 性味 鸭脚木皮、鸭脚木叶均性凉，味辛、苦。鸭脚木根性平，味淡、微苦。

2. 功效 鸭脚木皮、鸭脚木叶、鸭脚木根都有祛风除湿的功效。鸭脚木皮、鸭脚木根还能清热解表、舒筋活络；鸭脚木叶还有解毒、活血的功效。

3. 主治 鸭脚木皮、鸭脚木叶、鸭脚木根均用于感冒发热、咽喉肿痛、风湿痹痛、跌打损伤。同时，鸭脚木皮、鸭脚木叶也用于烧烫伤、骨折；鸭脚木皮还用于无名肿毒；鸭脚木根还用于妇女热病夹经。

4. 用量 鸭脚木皮、鸭脚木叶、鸭脚木根的用量分别是 9～15g，6～15g，3～9g。

5. 使用注意 鸭脚木皮、鸭脚木叶虚寒者及孕妇忌服。

四、三角风

Faamh gorgv buerng

别名：饭角星。瑶医：布角崩。

本品为五加科植物常春藤 *Hedera nepalensis* K. Koch var. *sinensis*（Tobl.）Rehd. 的全株。全年可采，洗净，鲜用或晒干。

本品分布于华中、华南各省区。广西分布于宾阳、金秀、阳朔、全州、资源、龙胜等地。攀缘于疏林树木、路边墙壁和略为荫蔽的岩石上，庭院可栽培。

【**性味**】性平、凉，味苦、辣、涩。

【**分类**】属打药。

【**功效**】祛风除湿，活血消肿，行气止痛，清热解毒，强壮腰膝。

【**主治**】风湿痹痛，腰腿痛，四肢麻木，面神经麻痹，神经痛，感冒咳嗽，声音嘶哑，胃腹痛，跌打损伤，偏瘫。

【**瑶医治疗经验**】

1. 风湿骨痛 三角风 15g，黑老虎 20g，白九牛 20g，大散骨风 20g，青风藤 20g。水煎服。

2. 失音 三角风 30g，虫退 30g。水煎服。

3. 胃脘痛 三角风 15g，小毛蒌 15g，土砂仁 10g，厚朴 10g，延胡索 15g。水煎服。

【**用法用量**】内服：煎汤，15～30g。外用：适量，鲜药捣敷，或煎水洗患处。

【**现代研究**】

1. 化学成分 三角风含有糖类、有机酸类、生物碱类、皂苷类、鞣质、酚类等多种有效成分。

2. 药理作用

（1）抑制病原微生物作用：三角风提取物的乙醇浸膏水溶液和生物碱水溶液对沙门菌、巴氏杆菌、链球菌、金黄色葡萄球菌、大肠杆菌都有较强的抑菌作用。三角风生物碱水溶液对链球菌的最低抑菌浓度为 0.5mg/mL，对巴氏杆菌为 1mg/mL，对金色葡萄球菌和沙门菌为 2mg/mL，对大肠杆菌为 4mg/mL，其中葡萄球菌、链球菌对三角风生物碱最为敏感。以三角风藤尖的自然白汁涂于由人乳头状瘤病毒引起的寻常疣顶部，疗效满意，提示三角风含有抗病毒的药用成分。

（2）抗肿瘤作用：α- 常春藤皂苷可通过多种分子机制对人结肠癌、胃癌、肝细胞癌、乳腺癌、黑色素瘤等多种肿瘤细胞的发生发展产生不同程度的药理作用。α- 常春藤皂苷可能具有较强的溶血活性，对各种癌症细胞系和体内肿瘤都具有细胞毒性，α- 常春藤皂苷与脂质单层强烈相互作用可以显示出对肿瘤细胞的膜分解活性。Bun 等的研究提示，α- 常春藤皂苷和 5- 氟尿嘧啶（5-FU）联合使用可以优化结肠癌 HT-29 细胞敏感性。常春藤皂苷元可抑制乳腺癌 MCF-7 细胞的增殖，诱导凋亡和减少侵袭。

（3）其他作用：500mol/L 常春藤皂苷元具有较好的甘油三酯（TG）清除率，具有一定的降脂效果。常春藤皂苷元具有一定的抗抑郁作用，改善慢性不可预知温和应激所致的外源性抑郁模型大鼠及氯丙咪嗪所致的内源性新生大鼠抑郁模型的行为学表现，其抗抑郁作用起效较慢。

【备注】

本品中药名为常春藤，与中药常春藤的区别有以下几方面。

1. 药用部位　常春藤用茎叶。

2. 性味　常春藤性平，味辛、苦。

3. 归经　常春藤归肝、脾、肺经。

4. 功效　常春藤的功效是祛风、利湿、活血、解毒。

5. 主治　常春藤也用于风湿痹痛、跌打损伤，同时还用于瘫痪、口眼歪斜、衄血、月经不调、咽喉肿痛、疮疡、肝炎、蛇虫咬伤。

6. 用量　常春藤 6 ～ 15g。

7. 使用注意　常春藤脾虚便溏泄泻者慎服。

五、九节风

Nduoh nyaatv buerng

别名：九节草、肿节风。瑶医：的寨茶。

本品为金粟兰科植物草珊瑚 *Sarcandra glabra*（Thunb.）Nakai 的全株。夏、秋采收，除去杂质，洗净，切段，晒干。

本品分布于安徽、浙江、江西、福建、台湾、湖南、广东、广西、云南、贵州、四川等省区。广西各地有分布。生于山谷、溪边、林下阴湿处。

【性味】性平，味微辣、苦。

【分类】属打药。

【功效】清热解毒，活血散瘀，祛风除湿，消肿止痛。

【主治】跌打损伤，风湿痹痛，腰腿痛，偏头痛，痨伤咳嗽，流感，小儿肺炎，麻疹，阑尾炎，胃痛，毒蛇咬伤，蜂蜇伤，外伤出血，疥疮，无名肿毒。

【瑶医治疗经验】

1. 肺炎　九节风 30g，龙骨风 15g，野荞麦 20g，白花蛇舌草 20g，南板蓝 20g，不出林 20g，瓜蒌 20g，鱼腥草 20g，十大功劳 15g。水煎服。

2. 阑尾炎　九节风 30g，鬼针草 30g，木芙蓉 20g。水煎服。

3. 偏头痛　九节风 20g，川芎 10g，白芷 6g，石菖蒲 15g，当归藤 15g，甘草 6g。水煎服。

【用法用量】内服：煎汤，15～30g。外用：适量，捣敷。

【现代研究】

1. 化学成分　九节风含有黄酮类（黄酮苷）、香豆素类（异嗪皮啶、香豆精衍生物、3,5-dihydroxy-7-O-alpha-L-rhamnopyranosyl-2H-chromen-2-one）、有机酸类（反丁烯二酸、新绿原酸、绿原酸、隐绿原酸、咖啡酸、迷迭香酸、琥珀酸）、内酯类、倍半萜类、挥发油类（β- 榄香烯）、草珊瑚多糖、胡萝卜苷、β- 谷甾醇、白桦脂酸。此外，九节风中还含有天门冬氨酸、谷氨酸、亮氨酸和钾、镍、铜等多种微量元素。

2. 药理作用

（1）抗癌作用：九节风中的异秦皮啶、富马酸、琥珀酸和黄酮总苷等具有抗肿瘤活性。九节风的提取成分对多种恶性肿瘤如胰腺癌、胃癌、直肠癌、肝癌和食管癌等疗效显著。九节风提取物具有抗氧化损伤的作用，鼻咽癌患者化疗联合用九节风煎剂，可明显减轻放、化疗的毒副反应，减轻放射性口干，对放射性损伤也具有一定的保护作用。其挥发油通过诱导人胃癌细胞株（SGC-7901）发生凋亡，对人胃癌细胞有抑制和灭杀作用。其提取物可诱导人肝癌细胞株（HepG2）发生细胞凋亡，改变细胞周期分布，从而抑制细胞增殖及端粒酶活性。九节风溶液作用于人前列腺癌细胞株（DU-145）细胞48h 后，用四甲基偶氮唑盐（MTT）法检测用药后细胞的增殖情况，用流式细胞技术检测细胞的周期和凋亡状况，DU-145 细胞出现数量减少、细胞增殖受到抑制、细胞周期阻滞和细胞凋亡加速的情况。九节风复方对肝癌细胞可通过抑制高表达的端粒酶活性，从而抑制肿瘤细胞无限制的增殖，促进细胞凋亡，同时可改变癌细胞周期分布，具有抗癌细胞增殖的作用。

（2）抗菌作用：九节风具有广谱抗菌作用，对绿脓杆菌和志贺氏痢疾杆菌Ⅰ型极为敏感，对溶血性链球菌、伤寒杆菌、大肠杆菌也有一定的抗菌作用，可使金黄色葡萄球菌菌血症的死亡率有所降低。

（3）抗炎作用：九节风通过稳定内皮细胞的代谢活性，抑制 IL-1 的过度释放，阻断炎症的级联反应，达到治疗效果。

（4）对免疫系统的作用：九节风总黄酮通过清除自由基，缓解溴酸钾诱发的肾组织氧化应激状态，并含有较高的锌元素，可改善胸腺的发育和促进胸腺素的分泌，从而达到调整机体细胞免疫的作用。

【备注】

本品中药名为肿节风，与中药肿节风的区别有以下几方面。

1. 性味　肿节风性平，味苦、辛。

2. 归经　肿节风归心、肝经。

3. 功效　肿节风的功效是清热凉血、活血消斑、祛风通络。

4. 主治　肿节风也用于风湿痹痛、跌打损伤，同时还用于血热发斑发疹、咽喉疼痛。

5. 用量 肿节风 9 ～ 30g。

六、金骨风

Jiemh mbung buerng

别名：算盘木。瑶医：紧迸崩。

本品为大戟科植物算盘子 *Glochidion puberum*（L.）Hutch. 的根、茎。全年可采收，洗净，鲜用或晒干。

本品分布于福建、广东、广西、贵州、四川、陕西、湖北、湖南、江西、安徽、浙江、江苏等省区。广西各地均有分布。生于山坡灌丛中。

【性味】性凉，味微苦、涩。

【分类】属打药。

【功效】泻火解毒，祛风除湿，固涩收敛，消肿止痛，消食化滞。

【主治】感冒发热，咽喉肿痛，口渴，白浊，带下，闭经，淋巴结炎，乳腺炎，过敏性皮炎，湿疹，皮肤瘙痒，毒蛇和蜈蚣咬伤，痛风病，消化不良，肠炎腹泻，痢疾。

【瑶医治疗经验】

1. 带下病 金骨风 30g，白背桐 20g，翻白草 30g，马莲鞍 13g，海螵蛸 20g，黄柏 10g。水煎服。

2. 蜈蚣咬伤 金骨风嫩叶捣烂，敷咬伤处。

3. 白带过多 金骨风 20g，白凡木 20g，过塘藕 15g，鱼腥草 10g，杜仲 15g，五指牛奶 20g。水煎服。

【用法用量】内服：煎汤，15 ～ 30g。外用：适量，煎水洗或鲜叶适量捣敷。

【现代研究】

1. 化学成分 算盘子的化学成分主要包含黄酮类、萜类及其苷类、挥发油类、甾体类、酚类、木脂素类、糖类及微量元素等，其中黄酮类、三萜类成分为主要的药效物质基础。

（1）黄酮类：牡荆素、5,7,3′5′–tetrahydroxyflavanone、steppogenin、槲皮素、紫杉叶素、二氢桑色素、儿茶素。

（2）萜类及其苷类：算盘子素 A、glochicoccin A、glochicoccin D、phyllaemblic acid、木栓酮、friedelan–3β–ol、羽扇豆醇、羽扇烯酮、算盘子酮、lup–20（29）–ene–1,3–dione、lup–20（29）–en–1β–ol–3α–yl acetate、lup–20（29）–en–3α–ol–1β–yl acetate、3β,19α,23α–三羟基 –12– 烯 –28– 齐墩果酸、2β,3β,23α– 三羟基 –12– 烯 –28 齐墩果酸等。

（3）挥发油类：软脂酸、桉油精、丁香酚、十五烷酸、α– 雪松醇、（6Z）–6– 十八碳烯酸、*n*– 十六酸和 4–[（1*E*）–3– 羟基 –1– 丙烯基]–2– 对甲氧酚、硬脂酸、苯甲酸。

（4）甾体类：3β–hydroxystigmast–s–en–7–one、22–dien–7–one、（20*R*）–6*p*–hydroxy–24–ethylcholest–4–en–3–one、（20*R*）22*E*–6–hydroxy–24–ethylcholesta–22–dien–3–one、

β– 谷甾醇、7– 氧基 –β– 胡萝卜苷、β– 胡萝卜苷。

（5）酚酸：丁香脂素、4–O– 乙基没食子酸、没食子酸、没食子酸乙酯、3–methoxy–4–hydroxy benzoic acid、3,4– 二羟基苯甲酸。

（6）糖类：（Z）–3– 己烯 –D– 吡喃葡萄糖、β–D– 吡喃半乳糖 –（3→3）–O–β–D 吡喃半乳糖。

（7）木脂素类：异落叶松脂素、落叶松树脂醇、松脂酚、开环异落叶松脂素、secoisolariciresinol–9,9′–acetonide、glochinin A。

2. 药理作用

（1）抗菌作用：算盘子叶煎煮液对革兰氏阴性菌，如宋氏志贺菌、志贺氏痢疾杆菌、福氏痢疾杆菌等细菌有较强的抑制作用。算盘子乙醇提取物对金黄色葡萄球菌和耐甲氧西林金黄色葡萄球菌均具显著抑菌效果，其最低抑菌浓度（MIC）为 256μg/mL 和最低杀菌浓度（MBC）为 512μg/mL。算盘子丙酮粗提物对植物病原菌水稻纹枯病菌、茄链格孢菌、腐皮镰刀菌、香蕉炭疽菌有较好的抑制作用。算盘子乙酸乙酯提取物对大肠杆菌性腹膜炎具有一定的治疗效果，其作用机制可能是通过抑菌、抗炎、抗氧化应激作用实现的。

（2）抗炎、镇痛作用：用 5% 醋酸灌注到大鼠结肠内，获得大鼠溃疡性结肠炎模型，算盘子地上部分的水提取物可明显降低溃疡性结肠炎大鼠的巨噬细胞中 TNF-α 和 IL-6 的浓度，而且结肠组织检查发现，模型组黏膜下纤维组织增生，有假壁息肉样病变或黏膜溃疡，而给药组基本上恢复到正常状态，无上述病变，这为算盘子治疗溃疡性结肠炎提供了依据。算盘子提取物具有明显的抗炎、镇痛作用，其作用可能与降低炎症部位组胺含量有关。

（3）抗氧化作用：采用二苯基苦基苯肼自由基酶标仪法，对算盘子鲜叶的甲醇提取物自由基清除活性进行分析比较，结果表明 IC$_{50}$ 为（0.369 ± 0.001）mg/mL。

（4）抗癌作用：羽扇豆醇、羽扇豆烷 –20（29）– 烯 –3α,23– 二醇、算盘子二醇、算盘子酮对人肝癌 BEL-7402 细胞有一定的细胞毒性作用，其中羽扇豆醇毒性最强。3β,19α,23α– 三羟基 –12– 烯 –28– 齐墩果酸、2β,3β,23α– 三羟基 –12– 烯 –28– 齐墩果酸对非小细胞肺癌 A–549 细胞有一定程度的细胞毒性作用。算盘子醇酮对乳腺恶性肿瘤（MCF–7）、肺恶性肿瘤（NCI–H–460）、神经癌细胞（SF–268）有较强的细胞毒性，lup–20（29）–ene–3α,23–diol 对乳腺恶性肿瘤（MCF–7）、肺恶性肿瘤（NCI–H–460）、神经癌细胞（SF–268）有较强的细胞毒性，算盘子二醇对乳腺恶性肿瘤（MCF–7）、肺恶性肿瘤（NCI–H–460）、神经癌细胞（SF–268）有较强的细胞毒性，glochidonol、glochidiol 可以通过诱导细胞凋亡防止恶性肿瘤细胞的增殖作用。

（5）其他作用：算盘子酮醇、羽扇烯酮、羽扇豆醇对蛋白酪氨酸磷酸酶 1B（PTP-1B）有较强的抑制作用，其中羽扇豆醇表现出最强的抑制 PTP-1B 活性。

【备注】

本品中医分部位作为不同药材使用，药名分别为算盘子根（根）、算盘子（果实）、算盘子叶（叶），与它们的区别有以下几方面。

1. 性味　算盘子叶的性味与金骨风相同。算盘子根、算盘子的性味均为性凉，味苦。另外，算盘子根、算盘子、算盘子叶均有小毒。

2. 归经　算盘子根、算盘子叶归大肠、肝、肺经。算盘子无归经记载。

3. 功效　算盘子根、算盘子、算盘子叶都有清热除湿、解毒的功效。其中算盘子功偏解毒利咽，算盘子根、算盘子叶功偏解毒消肿，同时算盘子根、算盘子都兼有行气、活血的功效。

4. 主治　算盘子根、算盘子、算盘子叶都可用于湿热泻痢、黄疸、淋浊带下、咽喉肿痛等病证。同时，算盘子还用于牙痛、疝气痛、产后腹痛；算盘子根、算盘子叶还用于疮疡、蛇虫咬伤等病证。

5. 用量　算盘子根 15~30g。算盘子 9～15g。算盘子叶 6～9g。

6. 使用注意　算盘子根、算盘子、算盘子叶孕妇均禁服。

七、入骨风

Bieqc mbungv buerng

别名：土常山、挖不绝。瑶医：别进崩。

本品为虎耳草科植物常山 Dichroa febrifuga Lour. 的根。秋季采挖，除去须根，洗净，晒干。

本品分布于浙江、江西、福建、湖北、湖南、广东、广西、四川、云南、贵州、西藏及甘肃、陕西南部。广西各地均有分布。多栽培，或野生于较湿润的山谷或山脚疏林下。

【性味】性寒，味苦；有小毒。

【分类】属打药。

【功效】抗疟，祛痰散结，清热解毒，祛风止痛，散瘀消肿。

【主治】疟疾，支气管炎，小儿惊风，淋巴结炎，咽炎，痈疮肿毒，跌打损伤，风湿骨痛，产后风，类风湿关节炎。

【瑶医治疗经验】

1. 疟疾　①入骨风 10g，甘草 10g。水煎服。②入骨风 10g。经酒炒后水煎服。

2. 淋巴结炎　入骨风 10g，夏枯草 20g，白花蛇舌草 20g，蒲公英 15g，地丁草 15g。水煎服。

【用法用量】内服：煎汤，5～10g。外用：适量。

【现代研究】

1. 化学成分　入骨风含有常山酮、喹唑酮类生物碱、香豆素、多酚等化学成分。其主要有新常山碱、常山碱草酸盐、异常山碱草酸盐、常山碱、异常山碱、2-（δ- 羟基丁基）-4- 喹唑酮、喹唑酮、7- 羟基香豆素、4',5- 二羟基黄酮、异香草醛、异香草酸、小檗碱、胡萝卜苷、4- 喹唑酮、β- 谷甾醇和豆甾醇的混合物等。

2. 药理作用

（1）抗疟疾作用：常山碱、异常山碱及其衍生物抗恶性疟原虫活性较好，常山碱体外抗恶性疟原虫和体内抗伯氏疟原虫的效果较好。

（2）其他：从入骨风中分离得到常山碱和异常山碱，对老鼠腹水癌细胞作用 3h 后，癌细胞的死亡率达 80%～90%。入骨风的水提物对老鼠肝细胞的炎症有很好的治疗作用。入骨风中的常山酮能明显缩小伤口的面积，并缩短伤口愈合的时间。入骨风甲醇粗提物、常山碱、异常山碱活化巨噬细胞产生的 NO 具有抗肿瘤、抗病毒、抑菌作用。

【备注】

本品中药名常山，与中药常山的区别主要有以下几方面。

1. 性味　常山性寒，味苦、辛；有毒。

2. 归经　常山归肺、肝、心经。

3. 功效　常山的功效是涌吐痰涎、截疟。

4. 主治　常山也主治疟疾，同时还用于痰饮停聚、胸膈痞塞。

5. 使用注意　常山用量不宜过大；孕妇慎用。

八、半荷风

Bienh hoc buerng

别名：半枫荷。瑶医：扁荷崩。

本品为金缕梅科植物半枫荷 *Semiliquidambar cathayensis* Chang 的根、茎。全年可采，洗净，切片，晒干。

本品分布于江西、贵州、广西、广东、海南等省区。广西分布于防城港、金秀以及桂北地区。生于山坡灌丛中。

【性味】性微温，味淡、涩。

【分类】属风打相兼药。

【功效】祛风除湿，舒筋活络，活血止痛，强壮筋骨。

【主治】风湿痹痛，腰肌劳损，跌打肿痛，产后风瘫，中风后遗症。

【瑶医治疗经验】

1. 半身不遂　半荷风 100g，钩藤 100g，血风 50g，下山虎 50g，四方钻 50g，过山风 50g，浸骨风 50g。水煎外洗全身。

2. 腰肌劳损　半荷风 20g，地钻 20g，鸡肠风 20g，牛大力 20g，牛耳风 20g，红九牛 20g，骨碎补 20g。水煎服。

3. 腰腿痛　半荷风 15g，当归藤 15g，杜仲 15g，牛膝 20g，紫九牛 20g，入山虎 6g。水煎服。

【用法用量】内服：10～30g，水煎或浸酒服。

【现代研究】

1. 化学成分　半荷风含有 3- 乙酰氧基 - 齐墩果酸甲酯、β- 谷甾醇、3- 乙酰氧基 -

齐墩果酸、2α,3β- 二羟基 -20（29）- 烯 - 羽扇豆 -28- 酸、（24R）-5α- 豆甾 -3,6- 二酮、桦木酮酸、硬脂酸、棕榈酸、3- 酮基 - 齐墩果酸、阿江榄仁酸、胡萝卜苷、硬脂酸、β- 谷甾醇、鞣酸、齐墩果酸、3- 羰基齐墩果酸、2α,3β- 二羟基齐墩果酸、2α,3β,23- 三羟基齐墩果酸、鞣酸 -3,3′- 二甲醚、靴酸 -3,3′,4- 三甲醚、鞣花酸 -3,3- 二甲醚 -4-O-β-D- 木糖苷。

2. 药理作用

（1）抗病原微生物作用：半荷风中的齐墩果酸是抗肝炎病毒活性成分，对病毒抗原有抑制作用。

（2）活血化瘀作用：不同极性的半荷风提取物均有活血化瘀作用，活性部位为半荷风的水部位，且半荷风的水部位作用呈现一定的量效关系。

（3）促进骨骼愈合作用：半荷风对膝关节的功能恢复和粉碎性骨折的固定牢固均有促进的作用。

（4）镇痛抗炎作用：半荷风根的醇提物具有轻度的镇痛作用，并具有很好的抗炎作用。

（5）毒性：用半荷风制成的中药包热敷结合谷胱甘肽，能明显降低外周神经毒性的发生率，缩短外周神经毒性的持续时间，且枫荷除痹酊对实验动物的皮肤无刺激性及致敏性，无急性及长期毒性反应，临床使用安全。

【备注】

本品中医分部位作为不同药材使用，药名分别为金缕半枫荷（根）、金缕半枫荷叶（叶），与它们的区别主要有以下几方面。

1. 性味 金缕半枫荷性温，味涩、微苦。金缕半枫荷叶无性味记载。

2. 归经 金缕半枫荷归肝经。金缕半枫荷叶无归经记载。

3. 功效 金缕半枫荷、金缕半枫荷叶都有祛风除湿、通络止痛的功效。金缕半枫荷叶还有止血的功效。

4. 主治 金缕半枫荷的主治与瑶药半荷风基本相同。金缕半枫荷叶主治风湿痹痛、外伤出血。

5. 使用注意 金缕半枫荷孕妇禁服。

九、倒丁风

Dah gongn buerng

别名：对节刺。瑶医：打拱崩。

本品为鼠李科植物雀梅藤 *Sageretia thea*（Osbeck）Johnst. 的全株。全年可采，洗净，晒干。

本品分布于江苏、浙江、安徽、江西、福建、台湾、湖北、广东、广西、四川、云南等省区。广西分布于大新、龙州等地。多生于山坡路旁。

【性味】性平，味淡、涩、微苦。

【分类】属打药。

【功效】清热解毒，宣肺化痰，祛风除湿，拔毒生肌。

【主治】风湿痹痛，鹤膝风，肺热咳嗽，气喘，水肿，疥疮，疮疡肿毒。

【瑶医治疗经验】

1. 咳嗽、哮喘 倒丁风 20g，走马风 20g，鸡屎藤 15g，地胆草 15g，过墙风 15g。水煎服。

2. 疔疮肿毒 倒丁风 30g，银花藤 30g，一点红 30g，白饭树 30g，五色花 30g，九里明 30g。水煎外洗。

3. 肺热咳嗽 倒丁风 15g，紫苏叶 10g，鱼腥草 15g，枸杞根 20g，十大功劳 15g，甘草 6g。水煎服。

【用法用量】内服：煎汤，15～30g。

【现代研究】

1. 化学成分 倒丁风含有酚类、有机酸类、黄酮类等化学成分，包含邻苯二甲酸二丁酯、豆甾醇、β- 谷甾醇、木栓酮、木栓醇、胡萝卜苷、蒲公英萜醇、十六烷酸、二十烷酸、十五烷酸、十九烷酸、二十一烷酸、大黄素 -6-O-α-L- 鼠李糖苷、大麦碱、表木栓醇、大黄素、大黄素 -6- 甲醚、紫丁香酸。

2. 药理作用 倒丁风醇提取物和正丁醇部位对急性肝损伤小鼠肝脏均有一定的保护作用。倒丁风内含酚类、有机酸类、黄酮类等化学成分，具有良好的抑菌及护肝作用，还可用于治疗乳腺瘤等。倒丁风醇提物、水提物两种毒性较低，较为安全。

【备注】

本品中医分部位作为不同药材使用，药名分别为雀梅藤（根）、雀梅藤叶（叶），与它们的区别主要有以下几方面。

1. 性味 雀梅藤性平，味甘、淡。雀梅藤叶性凉，味酸。

2. 功效 雀梅藤也有祛风利湿的功效，同时还能降气化痰。雀梅藤叶的功效是清热解毒。

3. 主治 雀梅藤也用于咳喘、水肿，同时还用于胃痛、鹤膝风。雀梅藤叶主治疮疡肿毒、烧烫伤、疥疮、漆疮等病证。

4. 用量 雀梅藤 9～15g。雀梅藤叶 15~30g。

十、独脚风

Nduqc zaux buerng

别名：横经席。瑶医：独照崩。

本品为藤黄科植物薄叶红厚壳 *Calophyllum membranaceum* Gardn. et Champ 的全株。全年可采，洗净，晒干。

本品分布于广东、广西、海南等省区。广西分布于上思、邕宁、柳州、南宁、防城港、陆川、玉林、桂平、金秀等地。生于中海拔的山地疏林或密林中。

【性味】 性微温，味微苦、涩。

【分类】 属风打相兼药。

【功效】 祛风除湿，强筋壮腰，活血止痛。

【主治】 风湿性关节炎，肾虚腰痛，痛经，月经不调，血虚，小儿惊风，脑血栓，跌打损伤，骨折。

【瑶医治疗经验】

1. 风湿性关节炎 独脚风 15g，麻骨钻 13g，青风藤 20g，大肠风 13g，白九牛 20g，金线风 13g，铜钻 15g，黑老虎 15g，鸡矢藤 15g。水煎服。

2. 肾虚腰痛 独角风 20g，红九牛 10g，地钻 10g，牛大力 20g，补骨脂 10g，黄花倒水莲 20g。配猪尾巴煎服。

3. 产后风 独脚风 15g，当归藤 15g，鸡血藤 15g，紫九牛 15g，过山风 15g，保暖风 15g。水煎服。

【用法用量】 内服：煎汤，15～30g。

【现代研究】

1. 化学成分 独脚风含有呫吨酮类、香豆素类、黄酮类、萜类等多种类型的化合物，包括木栓酮、木栓醇、β- 谷甾醇、α- 香树脂醇和 3- 表白桦脂酸等。

2. 药理作用

（1）镇痛作用：横经席能抑制醋酸刺激腹腔黏膜引起的疼痛反应，减少小鼠的扭体次数，提高小鼠热刺激体表的痛阈，延长热板痛反应时间。

（2）抗炎作用：横经席对二甲苯所致之小鼠耳郭肿胀、角叉菜胶所致之小鼠足肿胀以及小鼠腹腔毛细血管通透性均有显著的抑制作用，而且其抑制效果随剂量呈现一定的量效关系，说明横经席能够有效缓解炎症发生过程中的早期症状。

【备注】

本品中医分部位作为不同药材使用，药名分别为横经席（根）、横经席叶（叶），与它们的区别主要有以下几方面。

1. 性味 横经席性平，味微苦。横经席叶性平，味涩。

2. 归经 横经席归肝、肾经。横经席叶无归经记载。

3. 功效 横经席的功效与瑶药独脚风基本相同。横经席叶的功效是止血。

4. 主治 横经席的主治与瑶药独脚风基本相同。横经席叶主要外用于外伤出血。

十一、金线风

Jiemh finx buerng

别名：金锁匙、百解藤。瑶医：紧佛最。

本品为防己科植物粉叶轮环藤 *Cyclea hypoglauca*（Schauer）Diels 的全株。全年可采，洗净，晒干或鲜用。

本品分布于湖南、江西、福建、海南、广西、广东等省区。广西分布于全州、恭城、桂平、靖西、都安、鹿寨、金秀等地。多生于林中、灌木丛中、路旁、田边。

【性味】性微寒，味苦、辣。

【分类】属打药。

【功效】清热解毒，祛风除湿，利尿，散瘀，排石通淋。

【主治】感冒发热，咽喉肿痛，风火牙痛，胃腹疼痛，肠炎，痢疾，尿路感染，风湿性关节炎，疮疡肿毒，毒蛇咬伤。

【瑶医治疗经验】

咽喉肿痛　①金线风 20g，九节风 20g，百解 20g，桔梗 10g，金银花 20g。水煎含服。②金线风 10g，十大功劳 10g，朱砂根 10g。水煎含服。③金线风 15g，毛冬青 15g，白英 10g，射干 10g，六月雪 15g，白纸扇 15g。水煎服。

【用法用量】内服：煎汤，10 ~ 30g。

【现代研究】

1. 化学成分　金线风含有 cycleaninc、d–Tetrandrine、berbamine、d–lsochondodendrine、l–curine、cycleanoline、mag–nofloring、异喹啉生物碱、左旋箭毒碱、轮环藤宁、I–箭毒碱、轮环藤酚碱、木兰花碱、轮环藤碱、非洲防己碱、药根碱、巴马亭红碱、掌叶防己碱、β–蜕皮甾酮，此外还含有有机酸类、甾醇类物质，包括油酸、亚油酸、14–甲基十五烷酸、γ–谷甾醇、β–谷甾醇、d–栎醇、菜油甾醇、豆甾醇。

2. 药理作用　金线风的非水溶性总生物碱经动物实验证明有镇痛、镇静、类箭毒（松弛骨骼肌）作用。金线风提取物经灌胃给药可明显抑制小鼠实体型肝癌 H22 的生长，延长 S180 腹水型小鼠的生存时间。

【备注】

本品中药名为百解藤，与中药百解藤的区别主要有以下几方面。

1. 药用部位　百解藤用根或藤茎。

2. 归经　百解藤归肺、大肠、肝经。

3. 功效　百解藤也有清热解毒、祛风止痛的功效，同时还有利水通淋的功效。

4. 主治　百解藤也用于感冒发热、咽喉肿痛、风火牙痛、胃腹疼痛、肠炎、痢疾、毒蛇咬伤，同时还用于湿热淋证、砂淋石淋、风湿骨痛等病证。

十二、黄骨风

Wiangh mbungv buerng

别名：黄鳝藤。瑶医：往进崩。

本品为鼠李科植物多花勾儿茶 *Berchemia floribunda*（Wall.）Brongn. 的根和茎。全年可采，洗净，晒干。

本品分布于山西、陕西、甘肃、河南、安徽、江苏、浙江、江西、福建、广东、广西、湖南、湖北、四川、贵州、云南、西藏等省区。广西分布于西北部、东北部、中部和西南部。生于山坡、沟谷、林缘、林下或灌丛中。

【性味】性平，味微涩、苦。

【分类】属打药。

【功效】清热利湿，舒筋活络，活血调经，清肝明目。

【主治】湿热黄疸，肝硬化腹水，月经不调，经前腹痛，胃痛，风湿痹痛，腰腿痛，乳痈，跌打损伤，毒蛇咬伤。

【瑶医治疗经验】

1. 黄疸型肝炎　黄骨风 20g，山栀子 15g，虎杖 13g，田基黄 20g，白纸扇 20g，水石榴 20g，鸡仔莲 30g。水煎服。

2. 肝硬化　黄骨风 20g，山稔 20g，水石榴 20g，大田基黄 20g，隔山香 10g，急惊风 10g，金线风 20g，山栀根 30g。水煎服。

3. 经前腹痛　黄骨风 15g，当归藤 15g，紫九牛 15g，鸡血藤 15g，香附子 15g，入山虎 10g，红丝线 10g。水煎服。

【用法用量】内服：煎汤，15～60g。

【现代研究】

1. 化学成分　黄骨风含有黄酮类、苷类、蒽醌类、三萜类、甾醇类成分。其中，黄酮类化合物有（2*R*,3*R*）–3,3′,5,5′,7–pentahydroxyflavanone；蒽醌类化合物有多花二醌 A、多花二醌 B、多花二醌 C、多花二醌 D、多花二醌 E、2– 乙酰大黄素甲醚、10–（chrysophanol–7′–yl）–10–hydroxy–chrysophanol–9–anthrane、大黄素甲醚、大黄酚、长孺孢素、芦荟大黄素、xanthorin；三萜类化合物有羽扇豆醇；甾醇类化合物有 β– 谷甾醇、胡萝卜苷。此外，黄骨风还含有长链脂肪醇、儿茶素、香橙素 –4′–*O*–β–D– 吡喃葡萄糖苷、红镰霉素 6– 龙胆二糖苷、对羟基苯甲酸和 3,4– 二羟基苯甲酸等。

2. 药理作用　多花勾儿茶具有保肝、抑菌、抗氧化、抗组胺、抑酶等作用。多花勾儿茶 95% 乙醇提取物的乙酸乙酯层和正丁醇层对半乳糖胺引起的肝细胞损伤具有明显的保护活性，从乙酸乙酯中分离的多花二醌 C、多花二醌 D 具有较强的保肝活性。

【备注】

本品中药名为黄鳝藤，与中药黄鳝藤的区别主要有以下几方面。

1. 药用部位　黄鳝藤用茎、叶或根。

2. 性味　黄鳝藤性微温，味甘、涩。

3. 功效　黄鳝藤的功效是祛风除湿、活血止痛。

4. 主治　黄鳝藤也用于肝炎、肝硬化、痛经、胃痛、风湿痹痛、跌打损伤，同时还用于骨关节结核、骨髓炎、小儿疳积等病证。

十三、五爪风

Ba ngiub buerng

别名：五指牛奶、底通。瑶医：翁弱亮。

本品为桑科植物粗叶榕 *Ficus hirta* Vahl 的根。秋、冬二季采挖，洗净，切段，晒干。

　　本品分布于我国南部及西南部。广西分布于恭城、贺州、昭平、苍梧、平南、南宁、来宾、金秀、三江、东兰、龙州、桂平等地。生于山坡、沟谷、路旁的灌丛中。

　　【性味】性平、微温，味甜。

　　【分类】属风药。

　　【功效】益气健脾，行气活血，益肺止咳，通乳。

　　【主治】肺结核，慢性支气管炎，哮喘，慢性肝炎，肝硬化腹水，病后或产后虚弱，产后乳汁不足，寒性胃腹痛，风湿性关节炎，风湿骨痛，产后风，四肢麻木，风湿性心脏病，贫血。

　　【瑶医治疗经验】

　　1. 肺结核　五爪风 20g，走马风 20g，红毛毡 13g，百部 20g，天冬 15g，麦冬 20g，白英 20g，龙葵 15g，白及 15g，重楼 10g，牛大力 20g，甘草 10g，千年竹 15g。水煎服。

　　2. 产后乳汁不足　①五爪风 20g，刺瓜 20g，王不留行 10g，土党参 15g，黄豆 100g。猪蹄适量煎服。②五爪风 20g，王不留行 15g，当归藤 20g，十全大补 15g。水煎服。

　　【用法用量】内服：煎汤，15～60g。

　　【现代研究】

　　1. 化学成分　五爪风含有苯丙素类、黄酮类、萜类、甾醇类及挥发油类等，并含有 Ca、Mg、Cu、Mn、Fe 等矿物质元素，还含有氨基酸、糖类等成分。

　　（1）苯丙素类：异补骨脂内酯、佛手柑内酯、补骨脂素、伞形花内酯、丁香脂素、β- 羟基丙酮香豆素、紫花前胡苷元、花椒醇、水合橙皮内酯、7-（2′,3′- 二羟基 -3′- 甲基丁氧基）- 香豆素、5- 甲氧基 -4,2- 环氧 -3-（4,5- 二羟基苯基）- 角型吡喃香豆素、1′-O-β-D- 吡喃葡萄糖基 -（2R,3S）-3- 羟基紫花前胡苷元、（Z）3-[5-（6- 甲氧基）苯并呋喃]丙烯酸、（Z）- 异补骨脂酸、（4→6）-O-β-D- 吡喃葡萄糖苷、（Z）3-[5-（6-O-β-D- 吡喃葡萄糖基）苯并呋喃]丙酸甲酯、（E）-3-[5-（6- 甲氧基）苯并呋喃]丙烯酸、（E）- 异补骨脂酸→6-O-β-D- 吡喃葡萄糖苷、（E）-3-[5-（6- 羟基）苯并呋喃]丙烯酸、甲基肉桂苷 A、反式对羟基肉桂酸、阿魏醛、2-[4（3- 羟丙基）2- 甲氧苯氧基]- 丙烷 -1,3- 二醇、3-[6-（5-O-β-D- 吡喃葡萄糖基）4- 苯并呋喃基]丙酸甲酯、2,3- 二羟基 -1-（4- 羟基 -3- 甲氧基苯基）- 丙烷 -1- 酮、7-O- 乙基愈创木基甘油、3- 甲氧基 -4-（1- 丙酰氧基 -5- 甲氧基羧基 - 戊氧基）-（E）- 甲烯基乙烯基、榕醛、榕树皂苷 A、松脂醇、（1R,2R,5R,6S）-6-（4- 羟基 -3- 甲氧基苯基）3,7- 二氧杂双环 [3,3,0] 辛烷 -2- 醇、（2-S）-3-[2,3- 二氢 -6 羟基 2-（1- 羟基 4- 甲基乙基）-5- 苯并呋喃]丙酸甲酯。

　　（2）黄酮类：5,3′,4′- 三羟基 -3,7- 二甲氧基黄酮、5,7,2′,4′- 四羟基黄酮、5- 羟基 -3,7,4′- 三甲氧基黄酮、紫云英苷、山奈酚、金合欢 -7-O-β-D- 吡喃葡萄糖苷、木犀草 -7-O-β-D- 吡喃葡萄糖苷、柚皮素、胡萝卜苷、5,3′,4′- 三羟基 -3,7- 二甲氧基黄酮、5- 羟基 3,7,4′- 三甲氧基黄酮、3- 羟基 -2- 丁酮、3- 乙酰基 -3,5,4′- 三羟基 -7-甲氧基黄酮、环桑根皮素、3,5,4- 三羟基 -6,7,3′- 三甲氧基黄酮、槲皮素、小麦黄素、金合欢素、芹菜素、橙皮苷、5- 羟基 -4′,6,7,8- 四甲氧基黄酮、4′,5,6,7,8- 五甲氧基黄酮、木犀草素、牡荆苷、乔松素 -7-O-β-D- 葡萄糖苷、柚皮素 -7-O-β-D- 葡萄糖苷、圣草酚 -7-O-β-D- 葡萄糖苷。

（3）甾醇类：(24S) -24- 乙基胆甾 -3β,5α,6β- 三醇、β- 谷甾醇、β- 胡萝卜苷、24- 亚甲基环戊醇、豆甾醇 -5,22- 二烯 -3β,7α- 二醇、7- 酮基谷甾醇、7α- 羟基甾醇、β-谷甾醇 -3β- 吡喃葡萄糖苷 -6′-O- 棕榈酸、7- 酮基谷甾醇 -3-O-β-D- 吡喃葡萄糖苷、β- 羟基 -4,22- 豆甾二烯醇 -3- 酮。

（4）挥发油：十六酸、油酸、亚油酸、亚油酸酰胺、棕榈酸、软脂酸酰胺、硬脂酸酰胺、邻苯二甲酸丁酯、邻苯二甲酸乙酯、乙酸乙酯、2,3- 丁二醇、1,3- 二丁醇、十四酸、二十一烷、十九烷、雪松醇、橙花叔醇。

（5）酚类：香草醛、香草酸、对羟基苯甲酸、丁香酸、榕树葡萄糖苷、楝叶吴萸素B、(8R) -4,5′- 二羟基 -8- 羟甲基 -3′- 甲氧脱氧安息酸。

2. 药理作用

（1）对呼吸系统作用：五爪风水提物能改善呼吸系统功能，具有良好的止咳、祛痰、平喘等功效。

（2）对胃肠道作用：五爪风水提液对胃黏膜具有保护作用，可减轻幽门结扎引起的大鼠胃黏膜损伤，且水煎剂能够起到很好的胃保健作用。

（3）保肝作用：五爪风水煎剂及其主要活性成分补骨脂素对可卡因所致之急性肝细胞损伤具明显的保护作用，其机制主要与抑制脂质过氧化和降低 ALT、AST 和乳酸脱氢酶（LDH）的活性有关。

（4）抑菌抗炎作用：从五爪风中分离得到的羽扇豆醇棕榈酸酯、壬二酸均对 5- 脂氧合酶（5-LOX）表现出强的抑制活性。

（5）提高免疫功能：五爪风水提物可显著增加环磷酰胺所致之免疫抑制模型小鼠的脾脏指数，增强巨噬细胞的吞噬功能，增加 T 细胞亚群数量及 IL-1、IFN-γ 的含量，从而提高免疫抑制小鼠的免疫功能。

（6）抗氧化作用：五爪风水提物对阿尔茨海默病（AD）模型小鼠可降低脑组织中的 MDA 含量，提高 SOD 活性，从而起到防治 AD 的作用。

（7）其他作用：五爪风具有防护及修复 DNA 作用，对 60Co-γ 射线辐射造成的小鼠肺细胞 DNA 损伤有一定的防护作用。此外，五爪风水提液浓度升高则微核率降低，各种剂量对环磷酰胺诱发的损伤有不同的抑制效果，具一定的抗突变作用。

【备注】

本品中药名为五爪龙，与中药五爪龙的区别主要有以下几方面。

1. 药用部位　五爪龙用根或枝条。

2. 性味　五爪龙性平，味甘、微苦。

3. 功效　五爪龙的功效是祛风除湿、祛瘀消肿。

4. 主治　五爪龙主治风湿痿痹、腰腿痛、痢疾、水肿、带下、瘰疬、跌打损伤、经闭、乳少。

5. 用量　五爪龙 30 ～ 60g。

十四、七爪风

Siec ngiuv buerng

别名：七指风。瑶医：舍虾崩。

本品为蔷薇科植物深裂锈毛莓 *Rubus reflexus Ker var. lanceolobus* Metc. 的根。全年可采，洗净，切片，晒干。

本品分布于湖南、福建、广东、广西等省区。广西分布于大苗山、金秀、兴安、阳朔、临桂、容县、博白、陆川、扶绥、龙州等地。生于低海拔的山谷或水沟边疏林中。

【**性味**】性平，味苦、酸、涩。

【**分类**】属打药。

【**功效**】祛风除湿，强壮筋骨，舒筋活络，收敛止血。

【**主治**】风湿关节疼痛，四肢麻木，瘫痪，月经不调，崩漏，痔疮出血，痢疾，肺结核咳嗽，痢疾，泄泻。

【**瑶医治疗经验**】

1. 崩漏　①七爪风 20g，大蓟 15g，鸡冠花 20g，不出林 30g，百草霜 10g（冲服）。水煎服。②七爪风 30g，鸡血藤 20g，杜仲 15g，鸡冠花 30g，红毛毡 15g。水煎服。

2. 痔疮出血　七爪风 20g，酸藤根 20g，金樱根 20g，地榆 15g，白背桐 15g，铁苋菜 10g。水煎服。

【**用法用量**】内服：15 ～ 30g，水煎或浸酒服。

【**现代研究**】

七爪风含有三萜类、甾体类、糖类、苷类和有机酸类等，包含 suavissimoside R1、nigaichigoside F1、$2\alpha,3\alpha,19\alpha$- 三羟基乌苏 -12- 烯 -28- 酸、$2\alpha,3\beta,19\alpha$- 三羟基 -12- 烯 -23,28- 二酸、乌索酸、齐墩果酸、β- 胡萝卜苷、$2\alpha,3\beta,19\alpha$- 三羟基乌苏 -12- 烯 -23- 羧酸 -28-O-β-D- 吡喃葡萄糖酯、$2\alpha,3\beta,19\alpha$- 三羟基乌苏 -12- 烯 -28- 酸、$2\alpha,3\beta,19\alpha$- 三羟基乌苏 -12- 烯 -23,28- 二酸、pseudosanguidiogenin A、β- 谷甾醇。

【**备注**】

本品中药名为红泡刺，与中药红泡刺的区别主要有以下几方面。

1. 功效　红泡刺的功效是祛风湿、强筋骨。

2. 主治　红泡刺主治风湿痹痛、四肢麻木瘫痪。

十五、九层风

Nduoh nzangh buerng

别名：鸡血藤。瑶医：阶焦美。

本品为豆科植物密花豆 *Spatholobus suberectus* Dunn 的藤茎。全年可采，洗净，润透，切片晒干。

本品分布于福建、广西、云南、贵州等省区。广西分布于南宁、金秀、凌云、邕宁、北流、上思、田林等地。多生于灌丛或山谷林中。

【性味】性微温，味微甜、涩、苦。

【分类】属风药。

【功效】活血补血，通经活络。祛风除湿。

【主治】肢体麻木、风湿痹痛、瘫痪、腰膝酸痛、月经不调、闭经、贫血头晕、病后虚弱。

【瑶医治疗经验】

1. 产后肢体麻木 九层风 30g，十全大补 20g，牛大力 20g，五爪风 15g，鸡仔莲 30g。与猪脚炖，吃肉喝汤。

2. 妇女月经不调 九层风 10g，独脚风 10g，当归藤 15g，血党 10g，月季花 10g，韭菜根 10g。水煎取汁煮鸡蛋服。

3. 闭经 九层风 30g，当归藤 20g，紫九牛 20g，牛膝 20g，血党 15g，红丝线 15g。水煎服。

【用法用量】内服：10 ~ 60g，水煎服，或配猪脚炖服，或浸酒服。

【现代研究】

1. 化学成分 九层风主要含黄酮类［异黄酮类、二氢黄酮类、黄烷（醇）类、二氢黄酮醇类、原花青素类、查尔酮类、紫檀烷类、异黄酮醇类、异黄烷类以及橙酮类］、酚酸类、甾醇类、三萜类、木脂素类、蒽醌类及微量元素等化学成分，包括 7,2,4'- 羟基 -8,3'- 二甲氧基异黄酮、7,2,4'- 二羟基 -8,3'二甲氧基异黄酮、7,4'- 二羟基 8,2',3'- 三甲氧基异黄酮、毛蕊异黄酮、奥刀拉亭、7,4- 二羟基子 -8- 甲氧基异黄酮、大豆黄素、染料木素、染料木苷、樱黄素、7,4'二羟基 -8- 甲氧基异黄酮、大豆苷、芒柄花素、芒柄花苷、阿夫罗摩辛、芒柄花素钠、7,4'- 甲氧基异黄酮、8,4'- 二甲基异黄酮 -7β- 葡萄糖苷、野靛黄素、黄甘草苷、圣草酚、紫铆素、6- 甲氧基圣草酚、黄苏木素、密花豆素、甘草素、柚皮素、7- 羟基二氢黄酮、7- 羟基 6- 甲氧基二氢黄酮、（表）没食子儿茶素、（表）儿茶素、阿福豆素、没食子儿茶素、儿茶素、二氢槲皮素、3,7- 二羟基6'- 甲氧基二氢黄酮醇、3,5,7,3',5'- 五羟基黄酮、二氢山柰酚、新异甘草素、紫铆因、异甘草素、1,2,3,4- 四羟基查尔酮、甘草查尔酮 A、美迪紫檀素、高丽槐素、3- 羟基 -9- 甲氧基紫檀烷、7- 三羟基黄酮、4,7,2'- 三羟基 4'- 甲氧基异黄酮醇、courmaran6-ol-3-one、β- 谷甾醇、阿魏酸甲酯、丁香脂素、（＋）- 杜仲树脂酚、（＋）- 表松脂醇、对羟基苯乙酮、树脂藤素Ⅳ、楝叶吴萸素 B、水杨酸、反式对羟基肉桂酸、脱落酸、间苯二酚、对苯二酚、8,9- 二羟基巨豆 -4,6- 二烯 -3- 酮、对羟基苯甲酸、6,9- 二羟基巨豆 -4,7- 二烯 -3- 酮、原儿茶酸、原儿茶酸甲酯、5,7- 二羟基香豆素、异落叶松脂素、烟酸、胡萝卜苷、（+）- 松脂醇、豆甾醇、尿囊素、3,5- 二甲氧基 -4- 羟基苯基 -1-O-β-D- 吡喃葡萄糖苷等。

2. 药理作用

（1）对血液系统作用：九层风中的总黄酮成分是其抗贫血的主要活性成分，其通过抑制铁调素过表达进而改善铁代谢，从而起到抗缺铁性贫血的作用。九层风总黄酮抗花生四烯酸诱导的血小板聚集作用显著。九层风提取物在体外也能抑制血小板聚集，并且能够对离体大鼠的胸主动脉起到舒张作用。九层风可加速被骨髓抑制小鼠造血祖细胞的增殖与分化，改善造血祖细胞的内源性增殖缺陷，其中，儿茶素为九层风补血活血的主要药效物质基础。

（2）改善心肌缺血作用：九层风总黄酮能明显降低血清中谷草转氨酶、肌酸激酶、乳酸脱氢酶等心肌酶的活性和心肌组织中丙二醛含量，增强心肌组织中超氧化物歧化酶活性，并可明显减缓心电图 ST 段的抬高幅度及改善心肌组织的病理改变。

（3）抗氧化作用：九层风总黄酮能明显改善大脑中动脉栓塞缺血模型大鼠的行为障碍，减少脑梗死面积，同时能减轻急性脑缺血再灌注模型大鼠的脑水肿，抑制缺血所致的脑组织中的超氧化物歧化酶、谷胱甘肽过氧化物酶活性的降低和丙二醛含量的升高，九层风总黄酮通过提高机体抗氧化能力保护脑缺血。九层风提取物不仅能够较好地清除羟自由基、超氧阴离子自由基，还可通过清除 H_2O_2 来发挥抗氧化作用。

（4）抗肿瘤作用：鸡血藤体内、体外均具有抗肿瘤活性，其总黄酮及缩合鞣质是其抗肿瘤的主要活性成分。九层风体内抗肿瘤主要表现在抑制肿瘤生长、提高免疫及增效减毒三个方面；九层风体外抗肿瘤机制主要集中在促进肿瘤细胞凋亡、自噬，干扰肿瘤细胞周期，抑制肿瘤转移三个方面。

（5）抗病毒作用：九层风水提物可明显抑制肠道病毒柯萨奇病毒 B3、B5，脊髓灰质炎病毒，埃可病毒 9、29，流感病毒 A1。其醇提物还能够抑制甲型流感病毒、乙型肝炎病毒和单纯疱疹病毒Ⅰ型的活性。

（6）抑制酪氨酸酶作用：九层风能有效抑制酪氨酸酶活性，且对人表皮黑色素细胞具有低毒性，具有多酚类结构，消除自由基作用较强。九层风醇提取物分离出 3',4',7- 三羟基黄酮、圣草酚、plathymenin、二氢槲皮素、butin、neoisoliquiritigenin、dihydrokaempferol、甘草素等 11 种抑制酪氨酸酶活性的成分，主要是通过抑制酪氨酸酶相关蛋白的 mRNA 的表达及转录来发挥抑制作用。

（7）保肝作用：九层风总黄酮可抑制 CCl_4 所致的血清中 ALT、AST 活性的升高和肝组织中 SOD、GSH-Px 活性的降低，以及 MDA 含量的升高，且能明显改善肝组织的病理变化。九层风水提物可下调肝脏 MDA 水平，上调 GSH 水平，通过抗氧化和抗凋亡作用保护乙酰氨基酚诱导的肝损伤。

（8）镇静催眠作用：九层风水提物具有镇静、催眠作用。

【备注】

本品中药名为鸡血藤，与中药鸡血藤的区别主要有以下几方面。

1. 性味　鸡血藤性温，味苦、甘。

2. 归经　鸡血藤归肝、肾经。

3. 功效　鸡血藤也有活血补血、通络、祛风除湿的功效，同时还有调经止痛的功效。

4. 主治　鸡血藤也用于瑶药九层风的主治病证，同时还用于痛经、血虚面色萎黄等病证。

5. 用量　鸡血藤 9 ~ 15g。

十六、过墙风

Guiex zingh buerng

别名：臭牡丹。瑶医：来姑。

本品为马鞭草科植物臭茉莉 *Clerodendrum philippinum* Schauer var. *simplex* Moldenke 的根。全年可采，洗净，切碎，晒干。

本品分布于华北、西北、西南、华南各省区。广西分布于南宁、桂林、金秀、乐业、隆林、那坡、靖西、凭祥、宁明、马山、都安、恭城、平乐等地。多生于村边、路旁，可栽培。

【性味】性凉，味苦。

【分类】属风打相兼药。

【功效】祛风除湿，活血散瘀，消肿止痛，清热解毒，强壮筋骨。

【主治】风湿痹痛，腰腿痛，跌打损伤，骨折，脚气，水肿，黄疸型肝炎，支气管炎，肺脓疡，高血压，子宫脱垂，月经不调，产后风，甲状腺肿大，痔疮，烧烫伤。

【瑶医治疗经验】

1. 支气管炎　过墙风 15g，鸡屎藤 20g，不出林 30g，麦冬 20g，少年红 15g。水煎服。

2. 月经过多　过墙风 10g，地桃花 10g，酸吉风 15g，地榆 10g，红天葵 5g。水煎服。

3. 肺脓肿　过墙风 20g，石仙桃 20g，白花蛇舌草 15g，鱼腥草 15g，桔梗 12g，红背丝绸 6g。水煎服。

【用法用量】内服：煎汤，15 ~ 30g。外用：适量，捣敷。

【现代研究】

1. 化学成分　过墙风含有：①有机酸类化合物：琥珀酸、茴香酸、乳酸镁、桦木酸、十八烷酸等。②醇类化合物：麦芽醇、羊毛甾二烯醇、蒲公英帖醇、叶绿醇等。③过氧化物：bungein A。④甾醇类化合物：赪桐甾醇、赪桐甾醇 3-β-O-β-D- 吡喃葡萄糖苷、臭牡丹甾醇、蒲公英甾醇等。⑤萜类化合物：木栓酮、α- 香树脂醇、算盘子二醇、算盘子酮、5-*O*-ethylcleroindicin D、bungone A，ajugaside A、uncinatone、19-hydroxyteuvincenone F 等。⑥挥发油类成分：苯乙醇、芳樟醇、二乙基卡必醇、硬脂酸、油酸、丙酮、2-呋喃甲醛、正二十二烷烃、α-紫罗兰酮、己醛、棕榈酸、亚油酸、十五醛、二十七烷等。⑦苯乙醇苷类化合物：clerodendronoside、acteoside、isoacteodside、cistanoside C、leu-cosceptoside A、jionoside C、campneoside Ⅰ、campneoside F、2-phenylethyl3-*O*-（6-deoxy-α-L-mannopyranosyl）-β-D-glucopyranoside 等。⑧黄酮类化合物：江户樱花苷、柚皮素-7-芸香糖苷、香蜂草苷、洋芹素等。

2. 药理作用

（1）抗肿瘤作用：过墙风根提取物能通过延缓动物移植性肿瘤 S180、H22 的生长，干扰 S180 肿瘤细胞 DNA 代谢，抑制小鼠腹腔巨噬细胞吞噬鸡红细胞及绵羊红细胞所致的溶血素抗体的产生，从而起到抗肿瘤的作用。过墙风根丙酮水溶性提取物中分离出的二萜类化合物对小鼠黑色素瘤细胞株 B16、人胃癌细胞株 HCG-27 和人肾脏上皮细胞株 HEK-293 具细胞毒性作用，可抑制肿瘤细胞增殖，并诱导细胞周期阻滞在 G（2）/M 期。

（2）抗炎、镇痛作用：过墙风根有抗炎作用，可以显著抑制大鼠佐剂性关节炎的急性和继发性足爪肿胀，且臭牡丹提取物能显著抑制小鼠腹腔毛细血管炎性渗出及二甲苯所致的小鼠耳郭肿胀。过墙风根提取液有镇痛作用。

（3）其他作用：过墙风有镇静催眠、局麻、增强子宫圆韧带收缩、抑菌作用，且臭牡丹根丙酮提取部位可通过抑制溶血活性而抑制补体经典途径，达到抗补体活性的作用。过墙风氯仿萃取部分能减轻臭氧所造成气道与肺泡病理改变、炎症反应以及气道高反应。

【备注】

本品中医分部位作为不同药材使用，药名分别为臭茉莉（根或根皮）、臭茉莉叶（叶），与它们的区别主要有以下几方面。

1. 性味 臭茉莉性微温，味苦、辛。臭茉莉叶性平，味苦。

2. 功效 臭茉莉也能祛风湿，同时还有强筋骨、活血消肿的功效。臭茉莉叶的功效是解毒、降压。

3. 主治 臭茉莉也用于风湿痹痛、跌打损伤、脚气、水肿、痔疮等病证，同时还用于慢性骨髓炎。臭茉莉叶主治痈肿疮毒、疥癞、湿疹瘙痒、高血压病。

十七、追骨风

Cui mbungv buerng

别名：凉粉果、广西王不留行、秤砣果。瑶医：转进崩。

本品为桑科植物薜荔 *Ficus pumila* Linn. 的藤茎。全年可采，洗净，切段，晒干。

本品分布于江苏、浙江、安徽、江西、湖北、湖南、广东、广西、四川、贵州、云南等省区。广西各地均有分布。生于旷野或林边残墙破壁上。

【性味】性平，味甜、酸、淡、微苦。

【分类】风打相兼药。

【功效】清热解毒，固精壮阳，活血消肿，通经行血，祛风除湿。

【主治】风湿性关节炎，手足麻痹，产后风，头痛头晕，风湿筋骨疼痛，腰痛，淋浊，跌打损伤。

【瑶医治疗经验】

1. 产后缺乳 追骨风 30g，野山参 30g，五爪风 20g。与猪脚炖，吃肉喝汤。

2. 不育症 追骨风 20g，刺瓜 10g，楮实子 10g，补骨脂 10g，胡芦巴 10g，菟丝子 10g，韭菜子 10g。水煎服或打粉做蜜丸服。

3. 风湿筋骨疼痛 追骨风 50g，威灵仙 15g，入山虎 10g，过山风 15g，槟榔钻 15g，牛耳风 15g。水煎服。

【用法用量】内服：煎汤，30 ～ 60g。

【现代研究】

1. 化学成分 追骨风含有三萜类、黄酮类、倍半萜类、香豆素类及其他类化合物，包括芦丁、山奈酚 –3–O–α–L– 鼠李糖（1→6）–β–D– 葡萄糖苷、异槲皮苷、槲皮苷、二氢山奈酚 –5–O–β–D– 葡萄糖苷、二氢山奈酚 –7–O–β–D– 葡萄糖苷、maesopsin6–O–β–D–glucopyranoside、开环异落叶松脂素 –9–O–β–D– 葡萄糖苷、绿原酸、原儿茶酸、咖啡酸、5–O– 咖啡酰基 – 奎宁酸甲酯、对羟基苯甲酸、香草酸、5–O– 咖啡酰基 – 奎宁酸丁酯、β– 香树脂醇乙酸酯、β– 胡萝卜苷、红花菜豆酸、吐叶醇、（1'S,6'R）–8'–hydroxyabscisicacid β–D–glucoside 和 1–methyl,1,2,3,4–tetrahydro–β–carboline–3–carboxylicacid。

2. 药理作用

（1）利尿作用：追骨风醇提物可通过抑制大鼠慢性膀胱颈梗阻模型膀胱逼尿肌平滑肌细胞凋亡和平滑肌细胞的退化状态，从而改善逼尿肌功能。

（2）抗肿瘤作用：薜荔对宫颈癌、乳腺癌、大肠癌、食管癌、恶性淋巴癌等有较好的治疗作用。

【备注】

本品中医分部位作为不同药材使用，药名分别为薜荔（叶）、薜荔根（根）、薜荔汁（乳汁）、木馒头（果实），与它们的区别主要有以下几方面。

1. 性味 薜荔性凉，味酸。薜荔根性寒，味苦。木馒头性平，味甘。薜荔汁无性味记载。

2. 归经 薜荔、薜荔根、薜荔汁无归经记载。木馒头归肾、胃、大肠经。

3. 功效 薜荔、薜荔根都有祛风除湿、活血通络的功效，同时薜荔还能解毒消肿。薜荔汁、木馒头都有补肾壮阳固精的功效，同时薜荔汁还能祛风杀虫止痒，木馒头还能清热利湿、活血通经、催乳、解毒消肿。

4. 主治 薜荔、薜荔根都可用于风湿痹痛、坐骨神经痛、水肿、疟疾、闭经、产后瘀血腹痛、跌打损伤等病证，同时薜荔还用于咽喉肿痛、睾丸炎、漆疮、疮疡等病证。薜荔汁、木馒头都可用于肾虚阳痿遗精，同时薜荔汁还用于白癜风、疥癣、赘疣等，木馒头还用于淋证、痢疾、肠风下血、痔血、久泻脱肛、闭经、疝气、产后乳汁不下等病证。

5. 用法用量　薜荔、薜荔根 9 ~ 15g。薜荔汁适量，外用涂搽。木馒头 6 ~ 15g。

十八、四季风

Feix gueix buerng

别名：四块瓦。瑶医：费桂崩。

本品为金粟兰科植物丝穗金粟兰 *Chloranthus fortunei*（A. Gray）Solms-Laub 的全草。全年可采，洗净，鲜用或晒干。

本品分布于浙江、江苏、山东、安徽、江西、四川、贵州、云南、广西、台湾等省区。广西分布于防城港、武鸣、上林、柳江、融安、桂林、恭城等地。生于深山密林下阴湿处。

【**性味**】性微温，味苦、辣、麻；有小毒。

【**分类**】属打药。

【**功效**】祛风除湿，散寒止痛，活血散瘀，温肺止咳，解虫毒。

【**主治**】风湿痹痛，筋骨疼痛，四肢麻木，月经不调，闭经，小儿惊风，跌打损伤，毒蛇咬伤。

【**瑶医治疗经验**】

1. 跌打损伤　四季风 50g，寮刁竹 50g，上山虎茎皮 50g，拐子豆 50g，大黄 30g。混合研粉，浸泡于 75% 乙醇中，适量外擦。

2. 胃痛　四季风 10g，水田七 10g，救必应 10g，入山虎 10g，大钻 10g，山菠萝果 10g。水煎服。

3. 四肢麻木　四季风 10g，桑寄生 20g，威灵仙 15g，紫九牛 15g，桂枝 10g，走马胎 15g。水煎服。

【**用法用量**】内服：煎汤，3 ~ 9g。

【**现代研究**】

1. 化学成分　四季风含有迷迭香酸、2'- 羟基 -4,3',4',6'- 四甲氧基查耳酮、卡瓦胡椒素 A、cycloshizukaol A、白术内酯Ⅲ、4β-hydroxy-8,12-epoxyeudesma-7,11-diene-1,6-dione、（8α）-6,8-dihydroxycadina-7,10-dien-12-oic acid γ-lactone、curcolonol、11-hydroxyldrim-8,12-en-14-oic acid、木栓酮、异香草酸、6β-hydroxystigmast-4-en-3-one、3,4-二羟基苯甲酸、莽草酸、东莨菪苷、N-acetyltyramine 1-O-β-D-glucoside。丝穗金粟兰根中含有 5 个倍半萜化合物：chloranthatone、atractylenolactam、chloranthalactone C、atractylenolid Ⅲ、shizuka-acoradienol。丝穗金粟兰全草中的化学成分包括长尾粗木叶内酯 A、党参内酯、类没药素 A、异秦皮啶和 β- 谷甾醇。除此之外，四季风还含有

其他类成分，如胡萝卜苷、金粟兰内酯 C、秦皮素定 –8–*O*–*β*–D– 葡萄糖苷、蔗糖、喇叭醇、二氢葛缕醇乙酸酯、1– 蔡醇、*α*– 檀香脑、异胡薄荷醇、愈创醇、*β*– 荜烯、罗勒烯以及重金属 Mg、Fe、Mn、Cu、Ni、Cr、Pb。

2. 药理作用　穗金粟兰中部分倍半萜类显示出弱的抗肿瘤活性。

【备注】

本品中药名为剪草，与中药剪草的区别主要有以下几方面。

1. 药用部位　剪草用全草和根。

2. 性味　剪草性平，味辛、苦；有毒。

3. 归经　剪草归肺、肝经。

4. 功效　剪草也能活血散瘀、祛风除湿，同时还有解毒消肿的功效。

5. 主治　剪草也用于风湿痹痛、跌打损伤、毒蛇咬伤，同时还用于疮疡、疥癣。

6. 用法用量　剪草用量：根 3 ～ 6g；全草外用，适量。

十九、五层风

Ba nzangh buerng

别名：葛根、野葛根。瑶医：卡当美。

本品为豆科植物野葛 *Pueraria lobate*（Willd.）Ohwi 或甘葛藤（粉葛）*P. thomsonii* Benth. 的根。秋、冬二季采挖，除去须根及藤茎，洗净，切成厚片或小块，干燥。

本品除新疆、西藏外分布几乎遍布全国。广西分布于南丹、隆林、龙州、防城港、钦州、富川、全州、恭城等地。生于草坡、路边或疏林中。

【性味】性凉，味甜、涩、辣。

【分类】属风药。

【功效】清热解毒，生津止渴，透疹，止咳，止泻，解痉。

【主治】感冒发热，无汗口渴，外感风寒，头痛，麻疹不透，泄泻，痢疾，心绞痛，高血压，脱肛，颈椎病。

【瑶医治疗经验】

1. 高血压　①五层风 30g，野山蕉 20g，毛冬青 30g，野菊花 20g，山楂 15g。水煎服。②五层风 30g，毛冬青 30g，钩藤 15g，丹参 20g。水煎服。

2. 蛇伤　五层风 30g，过山风 50g，南蛇风 50g，半枝莲 20g，杠板归 20g。水煎外洗。

【用法用量】内服：煎汤，10 ～ 30g。

【现代研究】

1. 化学成分　葛根的主要成分是异黄酮类、三萜类、皂苷类和多糖类等，其主要药理活性成分为葛根异黄酮类［葛根素、大豆苷元、芒柄花素、大豆苷、4,7– 二葡萄糖大豆苷、3′– 甲氧基葛根素、7– 木糖 – 葛根素、4′,6′– 二乙酰基 – 葛根素、4′,7– 二葡萄糖、8– 碳 – 芹菜糖（1→6）葡萄糖大豆苷、4′– 葡萄糖葛根素、6′– 木糖葛根素、3′– 甲氧基葛根素等］。另外，葛根富含淀粉及多种功能性成分，如人体必需氨基酸、矿物质和微量元素，是营养丰富的保健类成分。

2. 药理作用

（1）对心血管作用：具有降低血管阻力，改善心、脑血液循环，减慢心率，降低心肌耗氧量等药理作用。葛根黄酮具有改善心脑血液循环、扩张冠状动脉、降血压、降血糖等作用。其大豆苷元有明显的抗心律失常作用。

（2）抗糖尿病作用：葛根素具有减少尿微量白蛋白、降低空腹血糖的作用，对治疗早期 2 型糖尿病肾病安全有效。研究表明，葛根素能够显著降低糖尿病小鼠空腹血糖，改善口服糖耐量，抑制糖化血红蛋白，对体内外晚期糖基化终末产物形成具有明显的抑制作用。

（3）预防和治疗骨质疏松作用：葛根总黄酮可能通过调节下丘脑－垂体－性腺轴来调节促卵泡生成素（FSH）的表达水平，发挥对骨质疏松的保护和治疗作用。葛根素通过雌激素（ER）介导对体外培养的大鼠及小鼠成骨细胞具有促进细胞增殖和骨形成的作用。

（4）神经保护作用：葛根的活性成分具有抑制神经元凋亡和抗氧化应激的作用。通过中断大鼠两侧颈动脉主干制备慢性缺血引起的血管性痴呆动物模型，发现葛根素能提高模型大鼠的学习能力，并对大鼠的学习和记忆能力有保护作用，其作用与其对活性氧物种（ROS）的清除能力密切相关。

（5）解酒和保肝作用：葛根总异黄酮与葛根素均能显著延长小鼠的醉酒时间，缩短醒酒时间，加速乙醇在肝脏中的代谢速度，减少毒害代谢中间产物的生成及发生乙醇性肝损伤的风险，能够有效起到防醉解酒、保肝护肝的作用。

（6）其他：葛根通过多成分、多靶点、多通路的形式发挥抗肿瘤作用。葛根素可减轻急性痛风性关节炎大鼠的关节肿胀程度，降低关节腔冲洗液中 IL-1β、TNF-α 含量，下调关节滑膜组织中 Toll 样受体（TLR）4、NF-κB 表达量，其作用机制可能是葛根素抑制 TLR4/NF-κB 信号通路及下游炎性因子 IL-1β、TNF-α 的产生，从而起到治疗 AGA 大鼠的作用。

【备注】

本品中药名为葛根，与中药葛根的区别主要有以下几方面。

1. 性味 葛根性凉，味甘、辛。

2. 归经 葛根归脾、胃、肺经。

3. 功效 葛根也有解表退热、生津止渴、透疹的功效，同时还有升阳止泻、通经活络、解酒毒的功效。

4. 主治 葛根也用于感冒、口渴、麻疹不透、泻痢，同时还用于项背强痛、眩晕头痛、消渴、胸痹心痛、中风偏瘫、酒毒伤中等病证。

二十、九季风

Juov gueix buerng

别名：三叶五加、三加皮。瑶医：布加皮。

本品为五加科植物白簕 *Acanthopanax trifoliatus*（L.）Merr. 的根及茎枝。全年可采，洗净，鲜用或切片晒干。

本品分布于浙江、江西、福建、湖北、湖南、广东、广西、四川、贵州、云南、西藏、台湾等省区。广西各地均有分布。生于林缘、灌丛或山坡上。

【性味】性微温，味苦、甜。

【分类】属风打相兼药。

【功效】祛风除湿，强壮筋骨，舒筋活络，消肿止痛，平喘止咳，收敛止泻。

【主治】肺肾两虚引起的咳嗽，百日咳，肾虚腰痛，风湿性关节炎，白带过多，尿路结石，月经不调，跌打损伤，骨折。

【瑶医治疗经验】

1. 肾虚腰痛　九季风 20g，红九牛 10g，白钻 20g，血党 15g，狗脊 20g，白背风 15g，红牛七 15g，五爪风 15g，杉树寄生 20g。水煎服。

2. 风湿性关节炎　九季风 15g，防己 10g，刺手风 10g，牛膝风 10g，大散骨风 20g，白钻 10g，土茯苓 10g。水煎服。

3. 百日咳　九季风 30g，红背丝绸 30g。研粉，每日 3g，温开水冲服，每日 3 次。

【用法用量】内服：15 ～ 30g，水煎或浸酒服。外用：适量，水煎外洗，或鲜药捣敷患处。

【现代研究】

1. 化学成分　九季风含有挥发油类、黄酮类、酚类、萜类、三萜类、甾体皂苷类、氨基酸类、多肽类、蛋白质及维生素、矿物质、有机酸类、多糖类等。其中挥发油类包括侧柏烯、蒎烯、水芹烯、罗勒烯、甘香烯、榄香烯、石竹烯、acantrifoside A、acantrifoside B 和 acantrifoside C；酚类包括绿原酸、安息香酸、芦丁、龙胆酸、阿魏酸、槲皮素；黄酮类包括芦丁、槲皮苷和金丝桃苷；其他类成分包括 acantrifoside E 和 acantrifoside F。

2. 药理作用

（1）抗肿瘤作用：从簕菜中分离得到的化合物 impressic acid（E12–1）、acankoreanogenin（E13–1）、绿原酸（CA）和乌苏酸（UA）对前列腺癌 VCaP 细胞和胰腺癌 PANC–1 细胞均有抗肿瘤活性。

（2）抗菌作用：瑶药九季风石油醚提取部位和乙酸乙酯提取部位对耐甲氧西林金黄色葡萄球菌、耐万古霉素肠球菌、多重耐药鲍曼不动杆菌和多重耐药铜绿假单胞菌有一定的体外抑菌活性，正丁醇部位对以上革兰氏阴性菌有一定的抑菌活性；白簕总黄酮提取液醇洗脱部分对枯草杆菌、伤寒杆菌的最低抑菌浓度为 0.131 3mg/mL，对痢疾杆菌、大肠杆菌、金葡萄球菌的最低抑菌浓度为 0.262 5mg/mL；白簕总黄酮水洗脱部分对伤寒杆菌、金葡萄球菌、痢疾杆菌、大肠杆菌、枯草杆菌的最低抑菌浓度均为 0.296 0mg/mL。

（3）降血糖作用：白簕茎粗多糖（ATMP）对链脲佐菌素（STZ）所致的糖尿病小鼠具有降血糖效果，且与调节免疫有关；簕菜提取物可抑制 α- 葡萄糖苷酶的活性。

（4）其他作用：白簕茎粗多糖可提高小鼠痛阈值，减少大鼠足肿胀度。白簕总多酚具有抗氧化活性；明显延长小鼠力竭游泳时间，增加小鼠肌糖原、肝糖原含量，降低血清中酪蛋白激酶（CK）、血尿素氮（BUN）和乳酸脱氢酶（LDH）含量。簕菜醇提物、水提物均具有较好的防醉酒和解酒护肝作用，醇提物效果优于水提物。

【备注】

本品中医分部位作为不同药材使用，药名分别为三加皮（根或根皮）、白簕枝叶（嫩枝叶）、三加花（花），其区别主要有以下几方面。

1. 性味　三加皮、白簕枝叶的性味均为性凉（微寒），味苦、辛。三加花无性味记载。

2. 功效　瑶药九季风的功效是舒筋活络、祛风利湿、平喘止咳。中药三加皮也能祛风利湿、舒筋活络，同时还有清热解毒、活血的功效。白簕枝叶的功效是清热解毒、活血消肿、除湿敛疮。三加花的功效是解毒敛疮。

3. 主治　三加皮、白簕枝叶均可用于感冒发热、咳嗽胸痛、风湿痹痛、泻痢、疮疡、跌打损伤、毒虫咬伤，同时三加皮还用于胃痛、黄疸、石淋、带下、腰痛、筋骨拘挛麻木等，白簕枝叶还用于湿疹、疥疮等。三加花用于漆疮。

4. 用量　三加皮用量与瑶药九季风相同；白簕枝叶 9 ～ 30g。三加花适量，外用。

5. 使用注意　三加皮、白簕枝叶孕妇慎服。

二十一、大肠风

Domh zingh buerng

别名：十八症。瑶医：紧变静。

本品为胡椒科植物光轴苎叶蒟 *Piper boehmeriaefolium*（Miq.）C. DC. var. *tonkinense* C. DC 的全草。全年可采，洗净，晒干。

本品分布于广东、海南、贵州、广西、云南等省区。广西融水、荔浦、象州、平南、宾阳、扶绥、上思、龙州、那坡、凤山等地均有分布。生于疏林、密林下或溪旁。

【性味】性温，味辣。

【分类】属打药。

【功效】祛风散寒，活血止痛，散瘀消肿，解虫毒。

【主治】胃寒痛，腹痛，吐泻，月经不调，风湿痛，跌打损伤，毒蛇咬伤，蜈蚣咬伤。

【瑶医治疗经验】

1. 胃寒痛　①大肠风 13g，黑老虎 20g，来角风 15g，九龙藤 20g，厚朴 10g，香附

15g。水煎服。②大肠风 9g，过山风 10g，土砂仁 10g，金耳环 6g，入山虎 6g，地胆头 10g。水煎服。

2.肺结核　大肠风 10g，不出林 10g，十大功劳 10g，铁包金 20g，五爪风 10g。水煎服。

【用法用量】内服：煎汤，6～15g。

【现代研究】

1.化学成分　大肠风含有萜类、生物碱类、挥发油类、黄酮类、甾体类、酚类和鞣质等成分，包括三环烯、α-崖柏烯、α-蒎烯、莰烯、桧烯、β-蒎烯、β-月桂烯、α-水芹烯、α-萜品烯、对聚伞素、β-水芹烯、1,8-桉叶素、（E）-β-罗勒烯、γ萜品烯、萜品油烯、L-芳樟醇、（E）-1-甲基-4-（1-甲乙基）-2环己烯-1醇、（Z）-甲基-4-（1-甲乙基）-2-环己烯-1-醇、樟脑、外甲基莰尼醇、L-龙脑、萜品烯-4醇、α-萜品醇、萜品烯-3醇、（E）-薄荷脑、乙酸龙脑酯、δ-榄香烯、α-荜澄茄、油烯、α-枯杷烯、β-荜澄茄烯、β-榄香烯、β-石竹烯、α-石竹烯、（E）-β-金合欢烯、异香橙烯、δ-荜澄茄烯、α-紫穗槐烯、芳姜黄烯、表二环倍半水芹烯、β-雪松烯、1,2,2-三甲基-1-（对甲苯基）环戊烷、β-红没药烯、δ-杜松烯、α-怡米烯、荜澄茄-1,4-二烯、α-白莒、斯杷土烯醇、卡拉烯、10表-γ-桉叶醇、T-紫穗槐醇、香框醇、α-杜松醇。

2.药理作用　本品具有镇静、镇痛、抗抑郁及抗炎活性。十八症的醋酸乙酯提取物可使小鼠穿格行走数、扭体数、累计不动时间及耳郭肿胀率均明显减少，而乙醇提取物仅引起小鼠穿格行走数和累计不动时间显著减少。因此，十八症的醋酸乙酯提取物有较显著的镇静、镇痛、抗抑郁及抗炎作用，而乙醇提取物仅在镇静、抗抑郁作用方面具一定活性。

【备注】

本品中药名为十八症，与中药十八症的区别主要有以下几方面。

1.归经　十八症归肝、胃、肺经。

2.功效　十八症也有瑶药大肠风的功效，同时还能活血调经。

3.主治　十八症也用于瑶药大肠风的主治病证，同时还用于牙痛、痛经等病证。

4.用量　十八症 3～15g。

5.使用注意　十八症孕妇慎服。

二十二、大白背风

Domh baeqc buix buerng

别名：铁脚板。瑶医：懂别崩。

本品为萝藦科植物球兰 *Hoya camosa*（L. f.）R. Br. 的全株。全年可采，晒干。

本品分布于广西、广东、云南、福建、台湾等省区。广西分布于乐业、百色、德保、那坡、龙州等地。生于石山岩隙，可栽培。

【性味】性平，味微苦、辣。

【分类】属打药。

【功效】清热解毒，祛风利湿，消肿止痛，通乳。

【主治】产后头风痛、血崩，肺炎，支气管炎，睾丸炎，风湿性关节炎，风湿骨痛，小便不利，产后乳汁不下。

【瑶医治疗经验】

1.肺热咳嗽　大白背风 20g，石斛 15g，麦冬 20g，石仙桃 20g，三叉苦 15g，金银花 20g，不出林 30g。水煎服。

2.急性睾丸炎　大白背风 10g，金耳环 5g，灯笼泡 10g，牛膝风 10g。水煎服。

3.产后乳汁不下　大白背风 20g，王不留行 10g，鹞鹰风 10g，路路通 20g，当归藤 15g，五爪风 20g。水煎服。

【用法用量】内服：煎汤，10～20g，鲜品 30～60g。

【现代研究】

1.化学成分　球兰茎 80% 乙醇提取液中主要含有有机酸、皂苷类、糖类（多糖或其苷类）、黄酮类、香豆素类（内酯或其苷类）、甾体类（三萜类）等化学物质；球兰茎水提液中主要含有有机酸类、皂苷类、氨基酸类（蛋白质或多肽类）、糖类（多糖或其苷类）、香豆素类（内酯或其苷类）、甾体类（三萜类）等化学物质；球兰叶 80% 乙醇提取液中主要含有有机酸类、糖类（多糖或其苷类）、黄酮类、香豆素类（内酯或其苷类）、甾体类（三萜类）等化学物质；球兰叶水提取液中主要含有有机酸类、皂苷类、氨基酸类（蛋白质或多肽类）、甾体类（三萜类）等化学物质；球兰叶汁中主要含有有机酸类、皂苷类、氨基酸类（蛋白质或多肽类）、糖类（多糖或其苷类）、黄酮类、强心苷类、香豆素类（内酯或其苷类）、甾体类（三萜类）等化学物质。总之，球兰提取液主要以皂苷类、有机酸类为主。

2.药理作用　球兰粗皂苷具有一定的体外抗氧化能力和体外溶血效应；具有较强的止咳祛痰作用；能有效改善机体的抗氧化能力。

【备注】

本品中药名为球兰，与中药球兰的区别主要有以下几方面。

1.药用部位　球兰用藤茎或叶。

2.性味　球兰性寒，味苦；有小毒。

3.功效　球兰的功效是清热化痰、解毒消肿、通经下乳。

4.主治　球兰也用于肺热咳嗽，睾丸炎，风湿痹痛，产后乳少、乳汁不下；还用于流脑、中耳炎、乳痈、疮痈、瘰疬等病证。

5.用量　球兰 6～15g。

二十三、大散骨风

Domh nzaanx mbungv buerng

别名：大发散。瑶医：懂暂进崩。

本品为清风藤科植物灰背清风藤 *Sabia discolor* Dunn 的藤茎。全年可采，切片，晒干。

本品分布于浙江中部以南以及福建、江西、湖南、广东、广西、云南等省区。广西分布于金秀、昭平、桂平等地。攀缘生于山地灌丛中。

【性味】性平、微温，味苦、涩。

【分类】属打药。

【功效】续筋接骨，消肿止痛，祛风除湿。

【主治】风湿痹痛，骨痛，风湿性关节炎，跌打损伤，筋断骨折。

【瑶医治疗经验】

1. 风湿骨痛、四肢麻木　大散骨风 20g，青风藤 20g，金刚藤 20g，络石藤 20g，小肠风 13g，路路通 20g，九层风 15g，白九牛 20g，黑九牛 15g。水煎服。

2. 甲状腺肿、淋巴结炎　大散骨风 20g，破血珠 10g，夏枯草 10g，香附子 10g，黄药子 10g，柴胡 12g，白芍 15g，浙贝母 5g，肿瘤藤 20g。水煎服。

3. 骨质增生　大散骨风 20g，麻骨风 15g，威灵仙 10g，入山虎 10g，牛尾菜 15g，杜仲 15g，紫九牛 15g。水煎服。

【用法用量】内服：煎汤，15 ～ 30g。外用：适量，煎水洗。

【现代研究】

大散骨风含有黄酮类成分，包括苜蓿素、槲皮素、山柰酚、木犀草素、木犀草素 –7–*O*–*β*–D– 葡萄糖苷、4– 甲氧基苜蓿素、槲皮素 –3–*O*–*β*–D– 葡萄糖苷、山柰酚 –3–*O*–8–D– 葡萄糖苷、山柰酚 –3–*O*– 芸香糖苷和芦丁。此外，大散骨风还有 cyclo-（D）–Pro-（D）–Phe、（*E*）–3–benzylidenehex–ahydro–2–methylpyrrolo［1,2–a］–pyrazine–1,4–dione、（*E*）–3–benzylidenehex–ahydro–2–methyl–9–hydroxylpyrrolo［1,2–a］–pyrazine–1,4–dione、（*E*）–3–benzylidenehex–ahydro–2–methyl–9–methoxylpyrrolo［1,2–a］–pyrazine–1,4–dione、neoechinulin A、白桦脂醇、齐墩果酸、imberic acid、5 – 氧阿朴菲碱、*β*– 谷甾醇、*β*– 胡萝卜苷等。

【备注】

本品中药名为广藤根，与中药广藤根的区别主要有以下几方面。

1. 药用部位　广藤根用根及茎。

2. 性味　广藤根性平，味甘、苦。

3. 功效　广藤根的功效是祛风除湿、活血止痛。

4. 主治　广藤根也用于风湿骨痛、跌打损伤，同时还用于肝炎。

5. 用量　广藤根 6 ～ 9g。

二十四、小肠风

Fiuv zingh buerng

别名：二十四症。瑶医：阶劳。

本品为胡椒科植物山蒟 *Piper hancei* Maxim. 的全草。全年可采，洗净，切段晒干。

本品分布于广东、福建、浙江、江西、广西、湖南、云南和贵州等省区。广西分布于岑溪、容县、北流、玉林、博白、防城港、龙州、武鸣、马山等地。生于密林或疏林中，常攀缘于树上或石上。

【性味】性微温，味辣。

【分类】属风打相兼药。

【功效】祛风除湿，强壮腰膝，舒筋活络，散寒止痛，止痉。

【主治】风寒感冒，咳嗽，气喘，胃寒痛，黄疸型肝炎，风湿性关节炎，跌打损伤。

【瑶医治疗经验】

1. 产后风 小肠风 15g，当归藤 20g，九层风 20g，黑九牛 15g，桂枝 10g，双钩藤 20g，四方钻 15g，血风 15g，牛大力 30g，五爪风 20g，鸡仔莲 30g。水煎服。

2. 胃寒痛 小肠风 10g，大钻 15g，山苍根 10g，入山虎 10g，来角风 10g。水煎服。

3. 风湿关节炎 小肠风 10g，九节风 15g，络石藤 15g，麻骨风 15g，威灵仙 10g，三叉苦 15g，入山虎 6g。水煎服。

【用法用量】内服：6～15g，水煎或浸酒服。外用：适量，水煎洗或捣敷。

【现代研究】

1. 化学成分 小肠风含有生物碱类、挥发油类、黄酮类、山蒟醇、风藤酰胺、胡椒碱、甾体类、酚类和鞣质类等。挥发油类成分包含石竹烯、α-石竹烯、斯巴醇、反式-橙花叔醇、α-荜澄茄油烯、（1S-cis）-1,2,3,5,6,8a-六氢-4,7-二甲基-1-（1-甲基乙基）-萘、（-）-斯巴醇、愈创醇。从山蒟藤茎95%乙醇提取物的石油醚萃取部位中分离鉴定得到了7个化合物：4-烯丙基儿茶酚、荜茇明宁碱、d-芝麻素、β-谷甾醇、墙草碱、胡椒内酰胺A和胡椒内酰胺D。从山蒟甲醇提取物的石油醚和氯仿萃取相中分离得到了6个脂肪链酰胺类化合物：chingchengenamide A、N-异丁基-反-2-反-4-癸二烯酰胺、假荜茇酰胺A、荜茇宁、N-p-香豆酰酪胺、N-反式-阿魏酰酪胺。从山蒟醋酸乙酯萃取物中分离得到了7个化合物：N-p-香豆酰酪胺、N-反式-阿魏酰酪胺、马兜铃内酰胺AⅢa、马兜铃内酰胺AⅡ、香草酸、藜芦酸、胡萝卜苷。此外，从山蒟氯仿萃取物中分离得到了9个酰胺类生物碱化合物：风藤酰胺、毛穗胡椒碱、假荜茇酰胺A、胡椒次碱、几内亚胡椒碱、胡椒碱、胡椒亭、卵形椒碱、（2E,4E）-N-异丁基-7-（3,4-次甲二氧基苯基）-2,4-二烯庚酰胺。

2. 药理作用 相关研究表明，山蒟提取物能够明显降低兔动脉粥样硬化病理病变程度，具有良好的抗氧化能力，并且对血脂具有一定的调节作用。山蒟醇提取物可抑制由血小板活化因子和花生四烯酸所致的血小板聚集。静脉注射山蒟醇提取物具有明显的抗血小板聚集作用。

山蒟提取物对斜纹夜蛾卵、3龄幼虫、成虫及香蕉花蓟马若虫、成虫的毒杀具有显著作用。山蒟的石油醚萃取物表现出较强的杀虫活性。石油醚提取物对致倦库蚊和白纹伊蚊有杀灭作用。

【备注】

本品中药名为山蒟，与中药山蒟的区别主要有以下几方面。

1. 药用部位　山蒟用茎叶或根。

2. 归经　山蒟归肝、肺经。

3. 功效　山蒟也能祛风止痛，同时还有活血消肿、行气除湿、化痰止咳的功效。

4. 主治　山蒟也用于瑶药小肠风的主治病证，同时还用于疝气痛、痛经等病证。

5. 使用注意　山蒟孕妇及阴虚火旺者禁服。

二十五、小散骨风

Fiuvnzaanx mbungv buerng

别名：小发散。瑶医：佛暂进崩。

本品为清风藤科植物簇花清风藤 *Sabia fasciculata* Lecomte ex L. Chen 的藤茎。全年可采，洗净，晒干。

本品分布于福建、广西、广东、云南等省区。广西分布于金秀、那坡、凌云、罗城、融水、平南等地。生于林缘灌丛中。

【性味】性微温，味甜、淡微涩。

【分类】属打药。

【功效】祛风除湿，散瘀消肿。

【主治】风湿骨痛，骨折，跌打损伤，甲状腺肿。

【瑶医治疗经验】

1. 风湿骨痛　小散骨风 100g，麻骨风 50g，白九牛 60g，九节风 50g，小红钻 50g，来角风 50g，小肠风 50g，金银花藤 100g。水煎外洗。

2. 产后保健浴　小散骨风 100g，鸭仔风 100g，紫九牛 100g，下山虎 50g，走血风 100g，来角风 50g，牛耳风 100g。水煎泡浴。

【用法用量】内服：煎汤，15 ～ 30g。外用：适量。

【现代研究】

1. 化学成分　小散骨风含有（Z）-9- 十八烷烯酸、10,12- 十八碳二烯酸、棕榈酸、硬脂酸、（Z）-13- 二十二碳烯酸、十氢化 -8α- 乙基 -1,1,4α,6- 四甲基萘、十四酸、15- 甲基十六烷酸、14- 甲基十五烷酸、叶绿醇、3- 氧代 -12- 烯 -28- 齐墩果酸甲酯、白桦脂醇、3- 氧 -$\Delta^{11,13(18)}$- 齐墩果二烯、齐墩果酸、imberic acid、拟人参皂苷 RP1、竹节参皂苷 IVa、槲皮素、芦丁、mutabiloside、5- 氧阿朴啡碱、*N-p*- 阿魏酰酪胺、*N*- 反式香豆酰酪胺、β- 谷甾醇、β- 胡萝卜苷。

2. 药理作用　簇花清风藤水提物具有显著的抗炎和镇痛作用。

【备注】

本品中药名为小发散，与中药小发散的区别主要有以下几方面。

1. 药用部位 小发散用全株。

2. 性味 小发散性温，味甘、微涩。

3. 主治 小发散主治风湿痹痛、跌打瘀肿。

二十六、五指风

Ba ceiv buerng

别名：黄荆柴。瑶医：往紧亮。

本品为马鞭草科植物黄荆 *Vitex negundo* L. 的全株。全年可采，洗净，切碎，晒干。本品分布几乎遍布全国。广西各地均有分布。生于山坡、路旁、林边。

【**性味**】性凉，味微苦、辣。

【**分类**】属打药。

【**功效**】祛风解表，清热解毒，活血消肿，止咳，止血。

【**主治**】感冒发热，支气管炎，咳嗽气喘，风湿骨痛，关节炎，流感，胃肠炎，痢疾，尿路感染，湿疹，皮炎，脚癣，下肢溃疡，毒蛇咬伤，毒虫，咳嗽。

【**瑶医治疗经验**】

1. 尿路感染 五指风 20g，车前草 30g，白茅根 20g，雷公根 20g，海金沙藤 20g。水煎服。

2. 小儿感冒发烧 五指风适量。水煎外洗。

3. 哮喘 五指风根 10g，颠茄根 10g，马兜铃 10g，猪瘦肉 100g。炖服。

【**用法用量**】内服：根 6 ～ 12g，鲜叶 15 ～ 60g，果实 3 ～ 9g，水煎服；或研粉用开水冲服。外用：适量，捣敷。

【**现代研究**】

1. 化学成分

（1）酶抑制剂木脂素类：ne-gundins A、negundins B、（+）diasyringaresinol、（+）-lyoniresinol、vitrofolal E、vitrofolal F、6-hydroxy-4-（4-hydroxy-3-methoxy）-3-hydrox-ymethyl-7methoxy3、4-dihydro-2-naphthaledehyde、（+）-lyoniresinol-3α-O-β-D-glucoside、（+）-（-）-pinoresinol。

（2）挥发性成分：正癸醇、2,5,5,8a-四甲基-八氢-2H-苯并吡喃、β-石竹烯、环己烯、蛇床子素、4-羟基-4-甲基-2-戊酮、9-（3-丁烯基）蒽、17,21-二羟基-3、20-孕甾二醇、β-甲基紫罗兰酮、氧化石竹烯、桉叶油素、三十六烷、亚麻酸甘油酯。

（3）木脂素类：6-羟基-4-（4-羟基-3-甲氧基苯基）3-羟甲基-7-甲氧基-3,4-二氢（3R,4S）-2-醛基萘、6-羟基-4-（4-羟基-3-甲氧基苯基）3-葡萄糖基氧甲基-7-甲氧基-3,4-二氢（3R,4S）-2-醛基萘、6-羟基-4-（4羟基-3-甲氧基苯基）3-羟甲基-5-甲氧基-3,4-二氢（3R,4S）-2-醛基萘、6-羟基-4-（3,4-二甲氧基苯基）3-羟甲基-5-甲氧基-3,4-二氢（3R,4S）-2-醛基萘、1,8-桉叶素、β-丁香烯、香桧烯、α-蒎烯、柠檬烯、β-丁香烯氧化物、对聚伞花素、5,3′二羟基-7,8,4′-三甲氧基黄烷酮、

5,3′- 二羟基 –6,7,4′- 三甲氧基黄烷酮。

（4）黄酮类：荭草素Ⅰ、异荭草素Ⅱ、牡荆苷Ⅲ。

（5）其他：3β- 乙酰氧基齐墩果 –12– 烯 –27 羧酸、2α,3α- 二羟基齐墩果 –5,12– 二烯 –28 羧酸、2α,3β- 二乙酰 –18– 羟基齐墩果 –5,12– 二烯 –28 羧酸、6– 羟基 –4– （4′- 羟基 –3′- 甲氧苯基）–3– 羟甲基 –7– 甲氧基 –3,4– 二氢 –2 萘酚、豆甾醇葡萄苷、abietatrien-3β-ol、vitexifolin C、phyto、obtusalin、L- 芝麻脂素、邻苯二甲酸二丁酯、β- 谷甾醇等。

2. 药理作用

（1）祛痰、止咳、平喘作用：五指风根的水煎剂对小白鼠有镇咳作用，醚提取物对小白鼠有一定的祛痰作用。根所含的黄酮和果实所含的强心苷以及叶所含的挥发油都有一定的平喘作用。果实煎剂、70% 乙醇提取物、挥发油的主要成分 β- 丁香烯均有明显的祛痰作用和一定的止咳作用，并能扩张气管和舒张支气管平滑肌。

（2）免疫增强作用：从五指风的种子中分离的木脂素类糖苷，采用氧爆发吞噬作用试验评价其对中性多形核粒细胞（PMNs）的作用，发现木脂素表现出免疫增强活性的最低质量浓度为 0.5μg/mL，甾类糖苷为 25μg/mL。

（3）抗炎、解热、镇痛作用：黄荆根提取物能显著提高小鼠热刺激体表的痛阈，延长热板痛反应时间；抑制醋酸刺激腹腔黏膜引起的痛反应，减少各鼠的扭体次数，提示其对急、慢性疼痛均有一定的抑制作用。黄荆根提取物能显著地减少二甲苯诱导的耳郭肿胀程度和由角叉菜胶引起的足肿胀，大剂量给药时效果更明显，提示其对急性、早期炎症具有抗炎作用。利用传统的热板法和扭体法检验镇痛作用发现，黄荆子水提液使小鼠痛阈值提高率达 118%，对扭体反应的抑制率达 46%，具有非常显著的镇痛作用。

（4）抑菌作用：黄荆子、黄荆根煎剂对金黄色葡萄球菌和卡他球菌均有抑制作用。有人利用黄荆不同器官的乙醚、氯仿和乙醇三种提取物对大肠杆菌、枯草杆菌、金黄色葡萄球菌和苏云金杆菌 4 种细菌进行抑菌试验，发现黄荆的各器官提取物对其中大部分细菌都有非常明显的抑菌效果。研究发现，黄荆叶乙醚提取物对革兰氏阳性菌、革兰氏阴性菌以及酵母菌、青霉菌都有很好的抑制效果，其乙醇提取物和乙酸乙酯提取物对细菌、酵母菌、青霉菌也有一定的抑制作用。

（5）其他作用：五指风能抑制人乳癌细胞、胃癌 SGC–7901 细胞、宫颈癌细胞等的生长；黄荆子经石油醚脱脂、甲醇提取，通过考察对猪油的抗氧化作用实验，表明黄荆子提取物具有明显的抗氧化作用，其抗氧化有效成分可能与黄酮类化合物密切相关。黄荆子具有激素样作用，其浸膏能对抗醋酸铜引起的雌兔排卵。

【备注】

本品中医分部位作为不同药材使用，药名分别为黄荆子（果实）、黄荆叶（叶）、黄荆枝（枝条）、黄荆根（根），与它们的区别主要有以下几方面。

1. 性味　黄荆子与黄荆根均性温，味辛、苦。黄荆叶性凉，味辛、苦。黄荆枝性平，味辛、微苦。

2. 归经　黄荆子归肺、胃、肝经。

3. 功效　黄荆子、黄荆叶、黄荆枝、黄荆根均有祛风解表的功效，同时，黄荆子还有止咳平喘、理气消食止痛的功效，黄荆叶还有散热、化湿和中、杀虫止痒的功效，黄荆枝还有消肿止痛的功效，黄荆根还有止咳、祛风除湿、理气止痛的功效。

4. 主治　黄荆子、黄荆枝、黄荆根均用于风寒感冒、咳嗽，同时，黄荆子还用于胃痛吞酸、消化不良、食积泻痢、胆囊炎、胆结石、疝气，黄荆枝还用于喉痹肿痛、风湿骨痛、牙痛、水火烫伤，黄荆根还用于风湿痹痛、胃痛、痧气、腹痛，黄荆叶还用于伤暑吐泻、肠炎、痢疾、疟疾、湿疹、疥癣、蛇虫咬伤。

5. 使用注意　黄荆子凡湿热燥渴无气滞者忌用。

【附注】 黄荆的茎用火烤灼流出的液汁亦入药，中药名为黄荆沥。其功效清热，化痰，定惊；主治肺热咳嗽，痰黏难咯，小儿惊风，惊厥抽搐。

二十七、牛耳风

Ngungh muh normh buerng

别名：多花瓜馥木。瑶医：翁母挪崩。

本品为番荔枝科植物黑风藤 *Fissistigma polyanthum*（Hook. f. et Thoms.）Merr. 的藤茎。全年可采，洗净，切片，晒干。

本品分布于云南、贵州、广西、广东等省区。广西各地均有分布。生于山谷或路旁的林下。

【性味】 性微温，味苦、辣。

【分类】 属风打相兼药。

【功效】 祛风除湿，强筋壮骨，消肿止痛，活血调经。

【主治】 风湿性或类风湿关节炎，肾虚腰痛，小儿麻痹后遗症，面神经麻痹，神经痛，月经不调，跌打损伤。

【瑶医治疗经验】

1. 面部神经麻痹症　牛耳风 20g，竹叶风 15g，地龙 5g，白芷 5g，双钩藤 20g，麻骨风 15g，白附子 10g，甘草 8g，川芎 5g，桂枝 10g，金银花 20g。水煎服。

2. 风湿骨痛　牛耳风 30g，紫九牛 30g，小肠风 20g，小钻 20g，半荷风 30g，小散骨风 30g，红大钻 20g。浸酒服。

3. 类风湿关节炎　牛耳风 30g，当归藤 15g，麻骨风 15g，紫九牛 15g，走马胎 15g，黄花倒水莲 15g，入山虎 10g。水煎服。

【用法用量】 内服：煎汤，30～120g。外用：适量。

【现代研究】

1. 化学成分　黑风藤含有黑风藤苷、3,4,5- 三甲氧基苯酚、丁香酸葡萄糖苷、肌醇、胡萝卜苷、1,2- 亚甲二氧基 -N- 甲氧酰基 - 阿朴菲生物碱、β- 谷甾醇。

2. 药理作用　牛耳风提取物可显著抑制 NO、TNF-α、IL-1β 及 IL-10 的释放，免疫组化结果显示提取物可抑制一氧化氮合成酶（iNOS）和 TNF-α 蛋白的表达。牛耳风提取物的抗炎作用，可能与减少炎症因子的释放有关。

【备注】

本品中药名为黑皮跌打，与中药黑皮跌打的区别主要有以下几方面。

1. 药用部位 黑皮跌打用根和藤茎。

2. 性味 黑皮跌打性温，味辛。

3. 归经 黑皮跌打归肝、肾经。

4. 用量 黑皮跌打 10 ～ 15g。

5. 使用注意 黑皮跌打孕妇禁服。

二十八、牛膝风

Ngungh cietv buerng

别名：倒扣草。瑶医：翁切崩。

本品为苋科植物土牛膝 *Achyranthes aspera* L. 的全株。全年可采，洗净，切碎，晒干。

本品分布于四川、安徽、江苏、浙江、江西、湖北、湖南、云南、贵州、福建、广东、广西等省区。广西各地均有分布。生于村庄附近空旷地或山坡疏林下。

【性味】性平，味甜、苦、酸。

【分类】属风打相兼药。

【功效】活血通经，散瘀消肿，强壮筋骨，利尿除湿。

【主治】咽喉肿痛，扁桃体炎，高血压，月经不调，闭经，风湿痹痛，腰膝酸痛，跌打损伤，尿路结石，肾炎。

【瑶医治疗经验】

1. 月经不调、闭经 牛膝风 30g，红络风 15g，益母草 20g，路路通 20g，五爪风 20g，月季花 15g，九层风 20g。水煎服。

2. 咽喉肿痛 牛膝风 15g，地桃花 15g，朱砂根 10g，金果榄 3g。水煎服。

3. 尿路结石 牛膝风 10g，络石藤 15g，车前草 20g，桃仁 10g，鸡内金 15g，白纸扇 15g。水煎服。

【用法用量】内服：煎汤，5 ～ 30g。外用：适量，捣敷。

【现代研究】

1. 化学成分 牛膝风中含倒扣草碱、β- 蜕皮甾酮、甜菜碱，种子中主要含有倒扣草皂苷 A、倒扣草皂苷 B、根含皂苷，其苷元均为齐墩果酸。

2. 药理作用

（1）抑菌作用：牛膝风对大肠杆菌、金黄色葡萄球菌、变形杆菌、结核分枝杆菌、绿脓杆菌、志贺菌、链球菌均有一定的抑菌效果。

（2）其他作用：牛膝风具有消炎、增强免疫、抑制血小板降集、降糖、抗炎、抗氧化和利尿等多方面作用，还具有护肝、降脂及抗肿瘤等生物活性。

【备注】

本品中药名为倒扣草，与中药倒扣草的区别主要有以下几方面。

1. 性味　倒扣草性微寒，味苦、酸。

2. 归经　倒扣草归肝、肺、膀胱经。

3. 功效　倒扣草也有活血通经、利尿除湿的功效，同时还有清热解表的功效。

4. 主治　倒扣草也用于经闭、痛经、月经不调、跌打损伤、风湿关节痛、咽痛，还用于淋病、水肿、湿热带下、外感发热、疟疾、痢疾、疔疮肿痛。

5. 使用注意　倒扣草孕妇禁服。

二十九、水浸风

Womh ziemx ndiangx

别名：水浸木。瑶医：温渗崩。

本品为茜草科植物风箱树 *Cephalanthus tetrandrus*（Roxb.）Ridsd. et Bakh. f. 的根、藤茎。全年可采，洗净，切片，晒干。

本品分布于长江以南各省区。广西宁明、南宁、武鸣、上林、那坡、天峨、罗城、三江、金秀等地均有分布。生于略荫蔽处或灌丛中。

【性味】性凉，味苦、酸、涩。

【分类】属打药。

【功效】清热解毒，清肺化痰，祛风除湿，接筋续骨，消肿止痛。

【主治】感冒发热，咳嗽，咽喉肿痛，肝炎，尿路感染，盆腔炎，睾丸炎，风湿性关节炎，痈肿，跌打损伤。

【瑶医治疗经验】

1. 肠炎腹泻　水浸风 30g，毛算盘 20g，黄连 10g，马莲鞍 20g，酸吉风 20g。水煎服。

2. 风火牙痛　水浸风 30g，水东哥 30g。水煎服。

3. 湿疹　水浸风 50g，苦李根 50g，三叉苦 50g，红背山麻杆 50g，苦楝树皮 50g。水煎外洗。

【用法用量】内服：煎汤，15～30g。

【备注】

本品中药名为风箱树，与中药风箱树的区别主要有以下几方面。

1. 药用部位　风箱树用根、叶、花序。

2. 性味　风箱树性寒，味苦。

3. 功效　风箱树的功效是祛风解表、清热利湿、消肿解毒。

4. 主治　风箱树也用于瑶药水浸风的主治病证，同时还用于淋证、水肿、疟腮、肠炎、痢疾、带下、骨折等病证。

三十、石上风

ziqc zaangc buerng

别名：凤凰尾。瑶医：扁臧崩。

本品为铁角蕨科植物长叶铁角蕨 *Asplenium prolongatum* Hook. 的全草。全年可采，洗净，晒干。

本品广泛分布于长江以南各省区。广西各地均有分布。生于石上及树下阴湿处。

【**性味**】性微寒，味涩、微苦。

【**分类**】属风打相兼药。

【**功效**】清热解毒，活血散结，止血生肌，祛风止痛，利尿，止咳，通乳。

【**主治**】风湿痹痛，腰痛，咳嗽痰多，胸满，衄血，吐血，血崩，乳汁不通，尿路感染，跌打损伤。

【**瑶医治疗经验**】

1. 外感头痛　石上风 20g，白芷 6g，钩藤 20g，葛根 30g，桂枝 5g，忍冬藤 20g。水煎服。

2. 水火烫伤　石上风适量。研末用麻油调涂患处。

3. 衄血　石上风 15g，雷公根 15g，墨旱莲 15g。与红糖水煎服。

【**用法用量**】内服：煎汤，15～30g。

【**现代研究**】

1. 化学成分　石上风主要含挥发油、3- 鼠李糖苷 -7-O-［6- 阿魏酰葡萄糖基 -（1→3）鼠李糖苷］等。

2. 药理作用　石上风具有抗炎作用，其对二甲苯所致的小鼠耳郭肿胀有显著的抑制作用；对角叉菜胶所致的小鼠足肿胀有抑制作用，2h 内阿司匹林阳性组与高剂量组均有显著的抑制作用；能明显降低小鼠腹腔毛细血管通透性；显著降低羧甲基纤维素钠（CMC-Na）所致的小鼠腹腔白细胞数升高，同时长叶铁角蕨挥发油高剂量也可明显降低 CMC-Na 所致的小鼠腹腔白细胞数升高；可明显降低角叉菜胶致炎小鼠血清中 IL-1β、TNF-α、前列腺素 E_2（PGE_2）及炎性组织中 PGE_2 的含量；同时亦可显著降低血清 IL-1β、TNF-α、PGE_2 和炎性组织中 PGE_2 的含量。

【**备注**】

本品中药名为倒生莲，与中药倒生莲的区别主要有以下几方面。

1. 药用部位　倒生莲用全草或叶。

2. 性味　倒生莲性凉，味辛、微苦。

3. 归经　倒生莲归肝、肺、膀胱经。

4. 功效　倒生莲的功效是清热除湿、化瘀止血。

5. 主治　倒生莲也用于风湿痹痛、咳嗽痰多、吐血、外伤出血、跌打损伤、尿路感染，同时还可用于肠炎痢疾、乳腺炎、烧烫伤。

三十一、龙骨风

Nyaih mienh

别名：人头蕨。瑶医：涯棉。

本品为桫椤科植物桫椤 *Alsophila spinulosa*（Wall. Ex Hook.）R. M. Tryon. 的茎干。全年可采，削去坚硬外皮，切片，晒干。

本品分布于贵州、四川、广东、云南、福建、香港特区和台湾等省区。广西分布于临桂、靖西、桂平、龙胜、百色、武鸣、金秀、凤山等地。生于溪边林下或草丛中。

【性味】性凉，味微苦。

【功效】清热解毒，穿经走脉，止咳息喘，益肾强筋骨，杀虫。

【分类】属风打相兼药。

【主治】感冒发热，慢性支气管炎，肺炎咳嗽，哮喘，风火牙痛，胃痛，腹痛，疝气疼痛，风湿性关节痛，筋骨疼痛，肾虚腰痛，肾炎水肿，蛔虫病，骨鲠喉。

【瑶医治疗经验】

1. 肺炎咳嗽 龙骨风 15g，走马风 15g，九节风 20g，南板蓝 15g，百部 15g，鱼腥草 20g，千年竹 20g，石仙桃 20g。水煎服。

2. 肾虚腰痛 ①龙骨风 15g，黄花倒水莲 15g，红九牛 15g，刺五加 10g，紫九牛 15g，牛大力 15g，千斤拔 10g。与猪龙骨炖内服。②龙骨风 10g，地钻 15g，红九牛 10g，半荷风 15g，紫九牛 15g，九龙钻 15g，黄花倒水莲 20g，独脚风 10g。水煎服。

【用法用量】内服：煎汤，9～15g。

【现代研究】

1. 化学成分 龙骨风含有黄酮类、三萜类、甾体类、酚酸类、蛋白质类等多种活性物质。从龙骨风乙醇提取物中分离得到的物质有东北贯众醇 -30-*O*-β-D- 吡喃木糖苷、海松酸、9α- 羟基 -1β- 甲氧基石竹烷醇、6β- 羟基 -24- 乙基 - 胆甾 -4- 烯 -3- 酮、十六烷酸甘油酯、丁香烷二醇、decumbicacid、正二十四烷、对香豆酸 -4-*O*-β-D- 吡喃葡萄糖苷、反式咖啡酸 -4-*O*-β-D- 吡喃葡萄糖苷、桫椤诺生 A、原儿茶醛、原儿茶酸、豆甾烷 -3,6- 二酮、β- 谷甾醇、胡萝卜苷、豆甾 -4- 烯 -3,6- 二酮、豆甾 -3,6- 二酮、麦角甾醇、1-*O*-β-D-glucopyranosyl-（2*S*,3*R*,4*E*,8*Z*）-2-[（2-hydroxyoctade-canoyl）amido]-4,8-octadecadiene-1,3-diol、（2*S*,3*S*,4*R*）-2-[（2′*R*）-2′-hydroxytetracosanoylamino]-1,3,4-octade-canetriol、牡荆素、异荭草素和一种有机酸（3,4,6- 三羟基 -1- 环乙烯羧酸）、芹菜素、木犀草素、diploterol。

2. 药理研究 桫椤浸膏可显著延长氨水所致小鼠咳嗽的潜伏期，减少小鼠 2 min 内咳嗽次数，增加小鼠离体气管酚红排泌量。

三十二、白面风

Baeqc minc buerng

别名：大力王。瑶医：别敏崩。

本品为菊科植物羊耳菊 *Inula cappa*（Buch. -Ham.）DC. 的全株。夏、秋两季采挖，晒干。

本品分布于四川、云南、贵州、广西、江西、海南、广东、福建、浙江等省区。广西各地均有分布。生于低山、丘陵草坡或林缘。

【性味】性寒，味微苦。

【分类】属风打相兼药。

【功效】清热解毒，祛风除湿，止咳平喘，健脾消食，凉血止血。

【主治】感冒发热，咽喉肿痛，慢性气管炎，头痛，慢性肾炎，胃痛，慢性肝炎，风湿骨痛，腰腿痛，胆结石，胆囊炎，肾炎水肿，吐血，咯血，月经不调，痛经，白带过多，产后风，毒蛇咬伤。

【瑶医治疗经验】

1. 慢性肾炎 白面风 20g，石油菜 20g，老头姜 10g，白茅根 30g，山菠萝 13g，薏苡仁 20g。水煎服。

2. 产后风 白面风 10g，双钩藤 10g，过山风 10g，九层风 10g，独脚风 15g，下山虎 10g，五层风 10g，黄花倒水莲 15g。水煎服。

3. 咽喉肿痛 白面风 15g，毛冬青 30g，白英 10g，射干 10g，桔梗 12g，蒲公英 10g，白纸扇 15g。水煎服。

【用法用量】内服：煎汤，15 ～ 30g。

【现代研究】

1. 化学成分 白面风中含有黄酮类、酚酸类、香豆素类、挥发油类等成分，包括绿原酸、隐绿原酸、新绿原酸、3,4- 二咖啡酰基奎宁酸、1,3- 二咖啡酰基奎宁酸、4,5- 二咖啡酰基奎宁酸、木犀草苷、咖啡酸乙酯、胡萝卜苷、木栓酮、表木栓醇、α- 香树脂醇、β- 香树脂醇、benzyl 2-O-β-D-glucopyranosy-2,6-dihydroxybenzoate、东莨菪素、木犀草素 -7-O-β-D- 葡萄糖醛酸乙酯苷、benzyl alcohol glucoside、ophiopogonoside A、芹菜素 -7-O-β-D- 葡萄糖苷、木犀草素 -7-O-β-D- 芸香糖苷、hydnocarpin-D、木犀草素 -7-O-β-D- 葡萄糖苷、木犀草素 -4′-O-β-D- 萄松柏醛、棕榈酸、5- 羟甲基糠醛、槲皮素 -3-O-β-D- 萄糖苷、juglans cerebroside A、1,5-O- 二咖啡酰基奎宁酸、1,3,5-O- 三咖啡酰基奎宁酸、3,5-O- 二咖啡酰基奎宁酸甲酯、3,4-O- 二咖啡酰基奎宁酸甲酯、3,4-O- 二咖啡酰基奎宁酸乙酯、4,5-O- 二咖啡酰基奎宁酸乙酯、3,5-O- 二咖啡酰基奎宁酸、3,4-O- 二咖啡酰基奎宁酸、芹菜素、柯伊利素、青蒿亭、2′,5- 二羟基 -3,6,7,4′,5′- 五甲氧基黄酮、chrysosplenol C、芹菜素 -5-O-β-D- 葡萄糖苷、木犀草素 3- 甲氧基 -4′-O-β-D- 葡萄糖苷、木犀草素 -4′-O-β-D- 葡萄糖苷、达玛 -20,24-

二烯 –3β–O– 乙酯、 达玛 –20,24– 二烯 –3β 醇、 东莨菪苷、3β– 羟基豆甾 –5,22– 二烯 –7– 酮、乙酸羽扇豆醇酯、ineupatorolide B、cleomiscosin C、木犀草素、3,4– 二羟基苯甲酸、fortuneletin、uteolin 4′–methyl ether、二十八烷酸、三十三烷、（2S,3S,4R,8E）–2– [（2′R）–2′– 羟基二十二烷酸酰胺] – 十八烷 –1,3,4– 三醇、（2S,3S,4R,8E）–2–[（2′R）– 2′– 羟基二十三烷酸酰胺] – 十八烷 –1,3,4– 三醇、（2S,3S,4R,8E）–2–[（2′R）–2′– 羟基二十四烷酸酰胺] – 十八烷 –1,3,4– 三醇、（2S,3S,4R,8E）–2–[（2′R）–2′– 羟基二十五烷酸酰胺] – 十八烷 –1,3,4– 三醇、（2S,3S,4R,8E）–2–[（2′R）–2′– 羟基二十六烷酸酰胺] – 十八烷 –1,3,4– 三醇、橙黄胡椒酰胺乙酸酯、橙黄胡椒酰胺苯甲酸酯、大黄素甲醚、香草醛、松柏醛、丁香醛、丁香酸、木犀草素、壬二酸、三十二烷酸、柯伊利素、2′,5– 二羟基 –3,6,7,4′,5′– 五甲氧基黄酮、chrysosplenol C、豆甾醇、亚油酸、亚油酸甲酯、9,12,13– 三羟基 –10– 顺 – 十八烯酸、friedelin、lupeol acetate、stigmasterol、luteolin、luteolin 4′–methyl ether、羊耳菊内酯、顺 –1,2,3,5– 反 –4,6– 心肌醇 –2,3,6– 三当归酸酯、左旋 – 心肌醇酯 –1,2,4,5– 四当归酸酯、橙黄胡椒酰胺、α– 香树脂醇、β– 香树脂醇、齐墩果酸、熊果酸、豆甾 –4– 烯 –3– 酮、豆甾 –4,22– 二烯 –3– 酮、7β– 羟基 –β– 谷甾醇、7β– 羟基豆甾醇、7α– 羟基 –β– 谷甾醇、7α– 羟基豆甾醇、豆甾醇、7– 氧基 –β– 谷甾醇、aldehyde。

2. 药理作用 白面风具有抗菌、抗炎及保肝作用。对羊耳菊提取物抗菌抗炎活性的研究发现，羊耳菊提取物能够有效地抑制金黄色葡萄球菌，并有效抑制细胞释放 NO 产生抗炎作用。羊耳菊水提物对 CCl_4、D– 氨基半乳糖（D–GalN）所致的小鼠急性肝损伤具有保护作用，其保护机制可能与清除自由基、抑制脂质过氧化、抑制促炎因子的表达有关。此外，白面风还有抗真菌、抗肿瘤、抗肝损伤、抗病毒、抗纤维化、抗氧化等诸多药理活性。

【备注】

本品中药名为白牛胆，与中药白牛胆的区别主要有以下几方面。

1. 性味 白牛胆性温，味辛、甘、微苦。

2. 功效 白牛胆的功效是祛风散寒、行气利湿、解毒消肿。

3. 主治 白牛胆主治风寒感冒、咳嗽、风湿痹痛、泄痢、肝炎、乳腺炎、痔疮、湿疹、疥癣。

4. 使用注意 白牛胆用药期间禁食酸、辣食物。

三十三、半边风

Bienh buerng

别名：阴阳叶。瑶医：扁面崩。

本品为梧桐科植物翻白叶树 *Pterospermum heterophylum* Hance 的根、茎及枝叶。全年可采，晒干。

本品分布于广西、广东、福建、台湾等省区。广西分布于凌云、罗城、金秀、苍梧等地。生于山坡、平原、丘陵地疏林或密林中。

【性味】性微温，味甜、淡。

【分类】属打药。

【功效】逐风除湿，舒筋活络，消肿止痛，利关节。

【主治】风湿性或类风湿关节炎，风湿痹痛，骨痛，腰腿痛，手足麻痹，半身不遂，产后风瘫，跌打损伤。

【瑶医治疗经验】

1. 半身不遂 ①半边风 30g，半荷风 30g，毛冬青 30g，丹参 20g，九层风 20g，忍冬藤 20g，大钻 20g，小钻 15g，四方钻 15g，当归藤 20g，地钻 20g，五爪风 15g，双钩藤 20g。水煎服。②半边风 20g，九季风 10g，半荷风 20g，大散骨风 15g，紫九牛 15g，蓝九牛 10g，麻骨风 15g，血风 10g，双钩藤 10g。水煎服。

2. 风湿性及类风湿关节炎 半边风 50g，九节风 50g，麻骨风 50g，鸭仔风 50g，小钻 50g，过山风 50g，入山虎 50g，槟榔钻 50g，土砂仁 50g。水煎外洗。

【用法用量】内服：30～60g，水煎或浸酒服。外用：适量，煎水洗或鲜叶捣敷。

【现代研究】

1. 化学成分 半边风主要含有蒲公英萜醇、14-ene-1α、3β-diol-araxer、3β-hydroxytaraxer-14-ene-1-one、齐墩果酸、3-羰基齐墩果酸、2α,3β-二羟基齐墩果酸、2β,3β-二羟基-12-烯-28-齐墩果酸、苏门树脂酸、白桦脂醇、白桦脂酸、3β-羟基-12-烯-28-乌苏酸、棕榈酸、α-棕榈精、β-谷甾醇、β-胡萝卜苷、6β-hydroxystigmast-4-en-3-one、豆甾-4-烯-3-酮、单萜苷类、（+）-3-oxo-α-ionyl-O-β-D-glucopyranoside、长寿花糖苷、莨菪苷、金色酰胺醇酯、原儿茶酸、2,6-二甲氧基-4-羟基-苯酚-1-O-β-D-吡喃葡萄糖苷、3-甲氧基-4-羟基-苯酚-1-O-β-D-吡喃葡萄糖苷、4-羟基-2-甲氧基-苯酚-1-O-β-D-吡喃葡萄糖苷、甲基熊果苷、（+）-南烛木树脂酚-3α-O-β-D-吡喃葡萄糖苷、（-）-南烛木树脂酚-3α-O-β-D-吡喃葡萄糖苷、（-）-南烛木树脂酚-2α-O-β-D-吡喃葡萄糖苷、（-）-异落叶松树脂酚-6-O-β-D-吡喃葡萄糖苷、（-）-8,8′-二甲氧基-开环异落叶松树脂酚-1-O-β-D-吡喃葡萄糖苷、（+）-3-oxo-α-ionyl-O-β-D-glucopyranoside、roseoside、金色酰胺醇酯、2-甲氧基-4-羟基苯酚-1-O-β-D-呋喃芹菜糖基-（1→6）-O-β-D-葡萄糖苷、5,5′-二甲氧基-9-β-D-木糖基-（-）-异落叶松脂素、（-）-表儿茶素[（-）-epicatechin,4]、圣草酚、花旗松素、3β-羟基-12-烯-28-乌苏酸、2β,3β-二羟基-12-烯-28-齐墩果酸、槲皮素、豆甾-4-烯-3-酮。

2. 药理作用 半边风具有抗肿瘤和驱虫作用。

三十四、过山风

Guiex gemh buerng

别名：南蛇藤。瑶医：过更崩。

本品为卫矛科植物短梗南蛇藤 *Celastrus rosthornianus* Loes. 的藤茎。全年可采，洗净，晒干。

本品分布于湖南、湖北、陕西、四川、云南、贵州、广西、广东、福建、浙江等省区。广西分布于三江、龙胜、金秀、桂平等地。生于山间丛林或路旁。

【性味】性温，味苦、微辣。

【分类】属风打相兼药。

【功效】祛风除湿，散瘀通络，强壮筋骨，通经止痛。

【主治】风湿筋骨疼痛，腰腿痛，关节痛，四肢麻木，头晕，头痛，牙痛，脱肛，小儿惊风，闭经，带状疱疹疼痛。

【瑶医治疗经验】

1.风湿骨痛 过山风 15g，龙骨风 10g，青风藤 20g，一针两嘴 15g，金刚藤 20g，黑老虎 20g，白九牛 20g，忍冬藤 20g，麻骨风 15g。水煎服。

2.四肢麻木 过山风 20g，麻骨风 20g，入山虎 20g，九层风 20g，血风 20g，当归藤 30g，黄花倒水莲 30g，五爪风 30g，半边风 30g，追骨风 30g，下山虎 30g，桂枝 20g。浸酒服。

3.跌打损伤 过山风皮、麻骨风皮、入山虎皮、鸭仔风皮、九节风皮各适量。捣碎，酒炒外敷患处。

【用法用量】内服：煎汤，10～15g。

【现代研究】

1.化学成分 过山风主要含有 $\beta-$ 二氢沉香呋喃倍半萜多醇酯和生物碱，此外还有三萜类、黄酮类、有机酸类、多元醇类、甾体类及鞣质类等化合物。从其甲醇提取物中分离鉴定出的 9 种化合物，分别是 12- 羟基 -8,11,13- 松香烷三烯 -7- 酮、木栓烷酮、大子五层龙酸、28- 羟基木栓烷酮、扁蒴藤素、雷公藤红素、$\beta-$ 谷甾醇、$\beta-$ 胡萝卜苷和苯甲酸。过山风根皮中的有效成分，分别是南蛇藤素、扁蒴藤素、$\beta-$ 谷甾醇、木栓酮、29- 咖啡酰氧基木栓酮。

2.药理作用

（1）抗肿瘤作用：过山风提取物能降低 HepG2 细胞侵袭能力，同时能显著降低 MMP-2 和 MMP-9 蛋白的表达，证明 MMP-2 和 MMP-9 蛋白可能是 HepG2 肿瘤细胞侵袭所必需的细胞因子之一。过山风茎醋酸乙酯提取物有明显的抗肿瘤作用，可抑制多种肿瘤细胞的增殖与侵袭，降低肿瘤血管生成及淋巴管转移。过山风还有抑制人食管鳞癌细胞、胃癌细胞增殖的作用。

（2）其他作用：过山风还有抗炎镇痛、抗氧化、抗病原微生物、抗生育、昆虫拒食及毒杀作用，并有催眠、镇痛、抗惊厥解痉作用。

【备注】

本品中医分部位作为不同药材使用，药名分别为短柄南蛇藤根（根及根皮）、短柄南蛇藤茎叶（茎叶）、短柄南蛇藤果（果实），与它们的区别主要有以下几方面。

1.性味 短柄南蛇藤果暂无性味记载。短柄南蛇藤根性平，味辛。短柄南蛇藤茎叶性平，味辛、苦；有小毒。

2. 功效　短柄南蛇藤根、短柄南蛇藤茎叶均有祛风除湿、解毒消肿、活血的功效，同时短柄南蛇藤根还有止痛的功效，短柄南蛇藤茎叶还有止血的功效，短柄南蛇藤果的功效是宁心安神。

3. 主治　短柄南蛇藤根、短柄南蛇藤茎叶均用于风湿痹痛、跌打损伤、疝气痛、带状疱疹、湿疹、疮疡肿毒，同时短柄南蛇藤根还用于毒蛇咬伤，短柄南蛇藤茎叶还用于脘腹痛、牙痛、月经不调、经闭、血崩、肌衄，短柄南蛇藤果主治失眠多梦。

4. 用量　短柄南蛇藤果 6～30g。短柄南蛇藤根 9～15g。短柄南蛇藤茎叶 6～15g。

5. 使用注意　短柄南蛇藤茎叶孕妇慎用。

三十五、过节风

Guiex nyaatv buerng

别名：开喉剑。瑶医：紧崩。

本品为百合科植物开口箭 *Tupistra chinensis* Baker 的根茎。冬季采收，除去茎叶及须根，洗净，鲜用或晒干。

本品分布于湖北、江西、福建、浙江、安徽、河南、陕西、四川、云南、广西等省区。广西分布于那坡、百色、隆林、金秀、融水、全州、恭城、灌阳等地。生于深山幽谷、林下阴湿处、溪边路旁。

【性味】性凉，味苦、涩；有小毒。

【分类】属打药。

【功效】清热解毒，祛风除湿，拔毒散结，散瘀止痛。

【主治】咽喉炎，风湿骨痛，腰腿痛，关节炎，跌打损伤，痈疮肿毒，毒蛇或狂犬咬伤。

【瑶医治疗经验】

1. 咽喉肿痛　过节风 5g，九节风 20g，甘草 10g，金线风 15g，百解 20g。水煎服。

2. 蛾喉　水丁香 10g，过节风 10g。水煎含服。

3. 痈疮肿毒　过节风适量。磨醋涂擦患处。

【用法用量】内服：煎汤，3～9g，鲜品 9～25g。外用：适量，鲜用捣烂或磨醋涂敷患处。

【现代研究】

1. 化学成分　过节风含有甾体皂苷类、黄酮类、强心苷类、多糖类、挥发油类、脂肪酸类、金属元素、绿原酸和生物碱类生理活性物质。皂苷类是过节风的主要活性成分，可从过节风新鲜根茎中分离得到，分别为开口箭皂苷 J、（25*S*）–26–*O*–β–D– 吡喃葡萄糖基呋甾 –1β,3β,22α,26– 四羟基 –3–*O*–β–D– 吡喃葡萄糖苷、洋地黄毒苷元 –3–*O*–α–L– 吡喃岩藻糖苷、弯蕊皂苷元 B、异罗斯考皂苷元、罗斯考皂苷元、香豌豆酚及（＋）– 儿茶素。

2. 药理作用

（1）抗炎作用：过节风通过抑制类脂质炎性介质的产生和分泌，如抑制前列腺素 E_2、丙二醛、5- 羟色胺、一氧化氮的合成与释放起到抗炎作用。

（2）调节免疫作用：过节风通过抑制炎症细胞激活，抑制细胞因子如肿瘤坏死因子、干扰素、白细胞介素等表达，促进活化 T 淋巴细胞凋亡，抑制核因子，清除氧自由基等起到调节免疫作用。

（3）抗血栓形成：用开口箭醇提取物灌肠治疗大鼠结肠炎模型，评价大鼠血小板聚集率和血小板表面 P 选择素，结果发现治疗组相比于模型组，两者均显著下降，证明开口箭醇提取物可抑制血小板的聚集和活化，对治疗炎性肠病（IBD）具有一定作用。

【备注】

本品中药名为开口箭，与中药开口箭的区别主要有以下几方面。

1. 药用部位 开口箭用根茎。

2. 性味 开口箭性寒，味苦、辛；有毒。

3. 功效 开口箭无拔毒散结的功效，其他功效同过节风。

4. 主治 开口箭的主治与过节风相同，同时还可用于白喉。

5. 用量 开口箭 1.5 ～ 3g。

6. 使用注意 开口箭孕妇禁服。

三十六、竹叶风

Hlanh onrmh buerng

别名：竹叶马胎。瑶医：老挪崩。

本品为紫金牛科植物百两金 *Ardisia crispa*（Thunb.）A. DC. 的根。秋、冬季采收，洗净，鲜用或晒干。

本品分布于四川、贵州、湖南、湖北、江西、浙江、福建、广东、广西等省区。广西各地均有分布。生于山坡或山谷林下。

【性味】性温，味苦。

【分类】属风打相兼药。

【功效】活血散瘀，消肿止痛，舒筋活络，强壮筋骨。

【主治】闭经，风湿筋骨痛，胃痛，产后腹痛，肾炎水肿，睾丸炎。

【瑶医治疗经验】

产后瘀滞腹痛 竹叶风 15g，泽兰 15g，黑老虎 20g，香附 20g，九层风 15g，白钻 15g，十八症 10g。水煎服。

【用法用量】内服：9 ～ 30g，水煎或浸酒服。外用：适量，研粉调茶油涂患处。

【现代研究】

1. 化学成分 竹叶风主要含生物碱、岩白菜素、紫金牛酸、百两金皂苷 A、百两金皂苷 B、百两金皂苷 C、环状缩合肽 FR900359、汉黄芩素、千层纸素、汉黄芩苷、黄芩苷、（7*S*,7′*R*）– 双（3,4– 亚甲二氧苯基）–rel–（8*R*,8′*R*）– 二甲基四氢呋喃、（−）– 襄五脂素、（7*S*,8*S*,7′*R*,8′*R*）–3,4– 亚甲二氧基 –3′,4′– 二甲氧基 –7,7′– 环氧脂素、异安五脂素、α– 菠甾醇、26– 羟基二十六烷酸甘油酸酯、（＋）– 安五脂素、内消旋二氢愈疮木酸、6– 羟基己酸、正十四烷、β– 谷甾醇、2– 甲氧基 –6– 十三烷基 –1,4– 苯醌。

2. 药理作用

（1）抗肿瘤作用：竹叶风提取物对小鼠乳腺癌细胞株 4T1 具有细胞毒性及诱导细胞凋亡的作用，对小鼠皮肤癌有抑瘤作用。从百两金根中分离得到的汉黄芩苷与百两金皂苷 C 对肝癌细胞 BEL-7402 具有较强的细胞毒性。

（2）其他作用：竹叶风正己烷部分可抑制人脐静脉内皮细胞（HUVECs）和体内斑马鱼胚胎模型的血管生成。竹叶风可通过抑制环氧合酶而抑制血管的生成。竹叶风可通过抗氧化作用介导其抗关节炎和胃保护的作用。

【备注】

本品中药名为百两金，与中药百两金的区别主要有以下几方面。

1. 药用部位 百两金用根及根茎。

2. 性味 百两金性凉，味苦、辛。

3. 功效 百两金的功效是清热利咽、祛痰利湿、活血解毒。

4. 主治 百两金主治咽喉肿痛、咳嗽咳痰不畅、湿热黄疸、小便淋痛、风湿痹痛、跌打损伤、疔疮、无名肿痛、毒蛇咬伤。

5. 用量 百两金 9 ～ 15g。

三十七、血 风

Nziaamv buerng

别名：走马胎。瑶医：臧崩。

本品为紫金牛科植物走马胎 *Ardisia gigantifolia* Stapf. 的根。全年可采，洗净，切片，晒干。

本品分布于广东、广西、海南、云南、江西、福建等省区。广西分布于金秀、罗城、凌云、隆林、那坡、天等、上林、上思、恭城等地。生于山谷、沟边、林下阴湿处。

【性味】性温，味苦、微辣。

【分类】属风打相兼药。

【功效】祛风除湿，活血散瘀，止痛消肿。

【主治】风湿性关节炎，风湿痹痛，筋骨酸痛，腰腿痛，半身不遂，产后风瘫，小儿麻痹后遗症，月经不调，闭经，痛经，产后腹痛，跌打损伤。

【瑶医治疗经验】

1. 坐骨神经痛 血风 45g，牛膝 45g，草果 45g，米酒 750g。浸泡 7 天后，每日早、晚服用适量。

2. 痛经　血风 50g，血党 50g，红丝线根 50g，米酒 500mL。浸泡 7 天后，每日早、晚各服 50mL。

【用法用量】内服：9 ～ 30g，水煎或浸酒服，或配猪脚炖服。

【现代研究】

1. 化学成分　血风乙醇提取物中主要含有大叶紫金牛酚、香豆素类、三萜皂苷类、酚类、岩白菜素类、挥发油类、苯醌类以及甾醇类化合物。

2. 药理作用　血风醇提取物具有抗炎、镇咳、祛痰、活血作用，对于治疗有痰的咳嗽具有一定的临床意义和参考价值。其对肺癌、胃癌、乳腺癌、肝癌等多种癌细胞有抑制作用。

【备注】

本品中医分部位作为不同药材使用，药名分别为走马胎（根及根茎）、走马胎叶（叶），与它们的区别主要有以下几方面。

1. 性味　走马胎性温，味苦、微辛。走马胎叶性寒，味微辛。

2. 功效　走马胎的功效是祛风湿、活血止痛、化毒生肌。走马胎叶的功效是解毒去腐、生肌活血。

3. 主治　走马胎主治风湿痹痛、产后血瘀、痈疽溃疡、跌打肿痛。走马胎叶主治痈疽疮疖、下肢溃疡、跌打损伤。

4. 用法用量　走马胎 9 ～ 15g。走马胎叶外用适量。

三十八、羊角风

Yungh gorqv buerng

别名：羊角藤。瑶医：永各崩。

本品为夹竹桃科植物羊角拗 *Strophanthus divaricatus*（Lour.）Hook. et Am. 的全株。全年可采，洗净，晒干。

本品分布于福建、广东、广西、云南、贵州等省区。广西分布于南宁、梧州、玉林、桂林等地。生于山坡或疏林中。

【性味】性寒，味苦、微辣；有毒。

【分类】属打药。

【功效】强心利尿，散瘀消肿，通经止痛，杀虫止痒。

【主治】风湿性关节炎，小儿麻痹后遗症，跌打损伤，淋巴结核，毒蛇咬伤，疮疖。

【瑶医治疗经验】

1. 疥癣　①羊角风 30g，假烟叶 50g，苦李根 50g，飞扬草 50g，熊胆木 50g，猛老虎 50g，鸡爪风 50g。水煎外洗。②羊角风 50g，追骨风 50g，熊胆木 50g，构树 50g，苦李根 50g。水煎外洗。

2. 痹证　羊角风 50g，苦李根 50g，猛老虎 50g，醋精 300mL。浸泡 7 天后，取药液涂患处，日涂 2 ～ 3 次。

【用法用量】外用：适量，捣敷、煎水洗或研末冷开水调敷患处。

【现代研究】

1. 化学成分　羊角风所含的主要化学成分为强心苷类化合物，包括羊角拗苷、羊角拗异苷、夹竹桃糖苷、洋地黄糖苷、铃兰新苷、塔洛糖苷、鼠李糖苷、考多苷、考多异苷、毒毛旋花苷、沙木苷元 –3–*O*–D– 葡萄糖基 –L– 夹竹桃糖苷、沙门苷元、（＋）–pinoresinoI、豆甾醇、*β*– 谷甾醇、没食子酸、4–*O*– 乙基没食子酸、丁香酸乙酯、原儿茶酸、胡萝卜苷。

2. 药理作用　羊角风具有强心、抗肿瘤、抗氧化等生物活性。羊角风根的甲醇洗脱物具有一定的体外抑菌活性，各浓度的甲醇部分对供试菌种表现出一定的抑制活性；乙醇粗提物和水相部分对人白血病细胞株 K562、HL–60 和人胃癌细胞株 BGC–823 有一定的抑制作用。

【备注】

本品中医分部位作为不同药材使用，药名分别为羊角拗（根或茎叶）、羊角拗子（种子）、羊角纽花（种子的丝状绒毛），与它们的区别主要有以下几方面。

1. 性味　羊角拗、羊角拗子的性味均为性寒，味苦；有大毒。羊角纽花性寒，味苦。

2. 功效　羊角拗的功效是祛风湿、通经络、解疮毒、杀虫。羊角拗子的功效是祛风通络、解毒杀虫。羊角纽花的功效是止血，散瘀。

3. 主治　羊角拗、羊角拗子均用于风湿痹痛、小儿麻痹后遗症、跌打损伤、痈疮、疥癣。羊角纽花主治刀伤出血、跌打肿痛。

4. 用量　羊角拗、羊角拗子、羊角纽花一般不内服，只作外用，适量。

5. 使用注意　羊角拗毒性较大，生品内服极易中毒，往往先出现头痛、头晕、恶心、呕吐、腹痛、腹泻、烦躁、谵语，其后四肢冰冷、出汗、脸色苍白、脉搏不规则、瞳孔散大、对光反应不敏感，继而出现痉挛、昏迷，甚至心跳停止而死亡。

三十九、阴阳风

Yiemh yaangh buerng

别名：枫荷桂。瑶医：阴阳崩。

本品为五加科植物树参 *Dendropanax dentiger*(Harms)Merr. 的茎。全年可采，切片，阴干。

本品分布于长江以南各省区。广西分布于凌云、金秀、恭城、上林、融水、桂平、贺州、钟山、全州等地。生于高海拔的深山岭坡的杂木林中。

【性味】性温，味苦、涩。

【分类】属打药。

【功效】祛风除湿，舒筋活络，活血调经。

【主治】风湿性或类风湿关节炎，筋骨酸痛，半身不遂，偏头痛，月经不调。

【瑶医治疗经验】

1. 类风湿关节炎 阴阳风 20g，麻骨风 15g，金线风 15g，双钩钻 20g，独角风 15g，黑老虎 20g，九节风 20g，白九牛 30g，一针两嘴 15g。水煎服。

2. 偏头痛 ①阴阳风 20g，双钩钻 10g，五层风 20g，香白芷 10g，白九牛 20g，牛膝风 10g，四季风 5g。水煎服。②阴阳风 30g，川芎 30g，鸡蛋 2 个。连壳，煮沸约半个小时，早晚各吃鸡蛋 1 个。

【用法用量】内服：10 ～ 30g，水煎或浸酒服。

【现代研究】

1. 化学成分 阴阳风含有丁香苷、鹅掌楸苷、β- 谷甾醇、硬脂酸、蔗糖等化合物。从其 80% 乙醇提取物中分离鉴定出的物质有无羁萜、十六碳酸、β- 谷甾醇、单油酸甘油酯、二十二碳酸、正三十烷醇、硬脂酸、丁香醛、阿魏醛、β- 胡萝卜苷、莨菪亭、芥子醛、槲皮素、木樨草素、芥子醛苷、丁香苷、阿魏酸、(E)- 桂皮酸、(E)- 对羟基桂皮酸、杜仲树脂醇双吡楠葡萄糖苷、丁香树脂醇双葡萄糖苷、丁香酚芸香糖苷、咖啡酸、淫羊藿苷 E5。

2. 药理作用 树参同属植物的粗提物具有很强的抗菌、杀虫、抗癌、抗动脉粥样硬化、抗疲劳和抗补体等药理活性；其乙酸乙酯和正丁醇萃取部位以及从中分离得到的大多数酚类化合物具有显著的二苯代苦味肼基（DPPH）自由基清除能力。

【备注】

本品中药名为枫荷梨，与中药枫荷梨的区别主要有以下几方面。

1. 药用部位 枫荷梨用根、茎和树皮。

2. 性味 枫荷梨性温，味甘、辛。

3. 功效 枫荷梨也有祛风除湿的功效，同时还有活血消肿的功效。

4. 主治 枫荷梨的主治与瑶药阴阳风基本相同，同时还用于跌打损伤、疮肿。

5. 使用注意 枫荷梨孕妇慎服。

四十、红顶风

Hongh ningvbuerng

别名：红龙船花。瑶医：来姑史。

本品为马鞭草科植物赪桐 *Clerodendrum japonicum* (Thunb.) Sweet 的全株。全年可采，晒干。

本品分布于华东、华南及西南各省区。广西分布于三江、宜州、河池、天峨、那坡、隆安、武鸣、宾阳、南宁、龙州、宁明、陆川、凭祥等地。生于山野林旁、坡地、村旁及灌丛中。

【性味】性凉，味微苦。

【分类】属风打相兼药。

【功效】清热解毒，排脓消肿，祛风除湿，活络止痛，固涩收敛。

【主治】风湿骨痛，腰肌劳损，跌打损伤，肺结核咳嗽，咯血，血尿，感冒发热，痢疾，月经不调，痈疮肿毒。

【瑶医治疗经验】

1. 子宫脱垂 红顶风 20g，红九牛 13g，桃金娘根 30g。与鸡肉炖服，吃肉喝汤。

2. 崩漏 红顶风 15g，酸吉风 15g，酢浆草 10g，地榆 15g，红天葵 5g。水煎服。

3. 月经不调、月经过多 红顶风 20g，红毛毡 20g，仙鹤草 20g，益母草 15g，红九牛 15g，红丝线 10g。水煎服。

【用法用量】内服：煎汤，15 ～ 30g。外用：适量，捣烂敷患处。

【现代研究】

1. 化学成分 红顶风中含有黄酮类、甾体类、香豆素类、鞣质类、有机酸类、皂苷类、酚类、植物甾醇类、三萜类、挥发油类等成分。从赪桐乙醇提取物的乙酸乙酯部分分离得到化合物结构分别为 japonicumcyclicpentapeptide A、japonicumcyclicpentapeptide B、hydroxyhomodestruxin B、hydroxydestruxin B、7α–hydroxysyringaresinol、（－）–栎皮树脂醇、（－）–丁香树脂醇、马蒂罗苷、2″–O–乙酰基马蒂罗苷、单乙酰基马蒂罗苷、赪桐苷 A、细胞松弛素 O、9–epi–blumenol B、（6R,9S）and（6R,9R）9–hydroxy–4–megastigmen–3–one、（6R,9S）–3–oxo–α–ionol、（－）–去氢催吐萝芙叶醇、megastigm–5–en–3,9–diol、（3R,6E,10S）–2,6,10–trimethyl–3–hydroxydodeca–6，11–diene–2，10–diol、（2R）–butylitaconic acid、3–（3′–hydroxybutyl）–2,4,4–trimethylcyclohexa–2,5–dienone、（－）–地芰普内酯、5–羟基麦芽酚、马桶花酮、decumbicacid、cis–2,4–dihydroxy–2–（2–hydroxyethyl）cyclohex–5–en–1–one、5–羟甲基糠醛、富马酸、3,4–二羟基苯甲醛、对羟基苯乙醇、对羟基苯甲酸、对羟基苯甲醛、对二苯甲酸、反式–对羟基肉桂酸、顺式–对羟基肉桂酸、对甲氧基苯乙酸。

2. 药理作用 红顶风具有抗炎作用，赪桐根水提物对急、慢性炎症均具有明显的作用；赪桐根石油醚、乙酸乙酯、正丁醇、95% 乙醇部位具有良好的抗炎作用，以石油醚部位最强，并依赖于下丘脑 – 脑垂体 – 肾上腺皮质轴（HPAA）内部抗炎系统，抗炎机制可能与减少 MDA、NO、TNF-α、PGE$_2$、IL-1β、IL-6 等炎症因子生成、提高 SOD 活性有关。赪银合剂对风热型急性扁桃体炎有较好的疗效。

【备注】

本品中医分部位作为不同药材使用，药名分别为荷苞花（花）、赪桐叶（叶）、荷苞花根（根），与它们的区别主要有以下几方面。

1. 性味 荷苞花性平，味甘。赪桐叶性平，味辛、甘。荷苞花根性凉，味甘。

2. 功效 荷苞花的功效是安神、止血。赪桐叶的功效是祛风、散瘀、解毒消肿。荷苞花根的功效是清肺热、利小便、凉血止血。

3. 主治 荷苞花主治心悸失眠、痔疮出血。赪桐叶主治偏头痛、跌打瘀肿、痈肿疮毒。荷苞花根主治肺热咳嗽、热淋小便不利、咯血、尿血、痔疮出血、风湿骨痛。

4. 用法用量 赪桐叶外用，适量。

四十一、走马风

Yangh maz buerng

别名：达祥劳、红云草。瑶医：得藏篓。

本品为紫金牛科植物心叶紫金牛 *Ardisia maclurei* Merr. 的全株。全年可采，洗净，晒干。

本品分布于广西、广东、贵州等省区。广西分布于兴安、龙胜、藤县、昭平、武宣、金秀、罗城、都安等地。生于山坡、山谷密林阴湿处或溪边。

【性味】性微温，味微苦、涩。

【分类】属风打相兼药。

【功效】止咳化痰，活血调经，祛风除湿，通络止痛。

【主治】肺结核，慢性支气管炎，咳嗽气喘，月经不调，痛经，产后恶露不尽，产后体弱，风湿疼痛，跌打损伤。

【瑶医治疗经验】

1. 肺结核咯血 走马风 30g，仙鹤草 30g，白及 15g，红毛毡 15g，田七粉 9g（冲服）。水煎服。

2. 月经不调 走马风 10g，益母草 10g，香附子 10g，小钻 10g，当归藤 15g，血党 10g，月季花 10g。水煎服。

3. 支气管炎 走马风 15g，石仙桃 15g，千年竹 10g，桔梗 12g，红背丝绸 6g。水煎服。

【用法用量】内服：15 ～ 30g，水煎或与鸡肉煲服。

【现代研究】

1. 化学成分 走马风中含有木栓酮、1,3,5- 三甲氧基苯、α- 菠甾醇、α- 香树脂醇、β- 香树脂醇、棕榈酸、β- 谷甾醇、紫金牛素 E、岩白菜素、11-O-（4'-O- 甲基没食子酰基）- 岩白菜素、汉黄芩素、4- 甲氧基 -3,5- 二羟基苯甲酸、咖啡酸。

2. 药理作用 走马风有抗肿瘤、抗病原生物、抗炎镇痛、抗菌、抗病毒、提高免疫力等多种作用。对其抗肿瘤活性预试，发现有抗结肠癌细胞（COLO205）、抗人肠癌细胞（SW480）、抗前列腺细胞（DU145）等活性。

【备注】

本品中药名为红云草，与中药红云草的区别主要有以下几方面。

1. 性味 红云草性凉，味苦。

2. 功效 红云草的功效是凉血止血、清热解毒。

3. 主治 红云草主治吐血、便血、咯血、疮疖。

四十二、来角风

Laih gorqv buerng

别名：来角散、土砂仁。瑶医：来角崩。

本品为姜科植物三叶豆蔻 *Amomum austrosinense* D. Fang 的根茎或全株。全年可采，洗净，晒干。

本品分布于福建、浙江、江西、湖南、广西、云南、贵州等省区。广西分布于德保、那坡、隆林、乐业、天峨、三江、金秀、阳朔、临桂、兴安、苍梧等地。生于山野沟边或林下湿地。

【性味】性微温，味辣、微苦。

【分类】属风打相兼药。

【功效】祛风除湿，活血消肿，调气止痛，健脾和胃。

【主治】胃腹寒痛，风湿痹痛，跌打损伤。

【瑶医治疗经验】

胃腹寒痛 ①来角风 10g，大钻 15g，山苍根 10g，入山虎 10g。水煎服。②来角风 6g，大钻 10g，金耳环 6g，厚朴 10g，野荞麦 10g。水煎服。③来角风 15g，黑老虎 20g，丁香 3g，九节风 20g，菠萝子 10g。水煎服。

【用法用量】内服：煎汤，3～9g。

【备注】

本品中医分部位作为不同药材使用，药名分别为山姜（根茎）、建砂仁（果实），与它们的区别主要有以下几方面。

1. 性味 山姜、建砂仁的性味均为性温，味辛。

2. 功效 山姜、建砂仁都有温中散寒的功效，同时山姜还有祛风、活血的功效，建砂仁还有行气调中的功效。

3. 主治 山姜也主治脘腹冷痛、风湿痹痛、跌打损伤，同时还用于肺寒咳喘、月经不调、劳伤吐血。建砂仁主治脘腹胀痛、呕吐泄泻、食欲不振。

四十三、扭骨风

Niouv mbungv buerng

别名：过岗龙。瑶医：扭进崩。

本品为豆科植物榼藤 *Entada phaseoloides*（Linn.）Merr. 的藤茎。全年均可采收，洗净，切片，蒸后晒干。

本品分布于福建、台湾、广东、广西、云南等省区。广西分布于东兰、隆安、龙州、上思、桂平、金秀等地。生于山谷林中或山坡林缘。

【性味】性微温，味微苦、涩。

【分类】属风打相兼药。

【功效】祛风除湿，通经活络，固肾。

【主治】风湿性关节炎，风湿骨痛，腰腿痛，四肢麻木，瘫痪，跌打损伤，肾虚不固。

【瑶医治疗经验】

1. 四肢麻木　扭骨风 10g，麻骨风 15g，当归藤 20g，暖骨风 15g，槟榔钻 20g，四方钻 15g，黑九牛 15g。水煎服。

2. 腰腿痛　扭骨风 10g，大钻 15g，千年健 10g，入山虎 10g，九龙钻 15g，五加皮 10g，双钩钻 10g，下山虎 10g，金耳环 6g。水煎服。

3. 腰腿痛　扭骨风 20g，麻骨风 20g，龙骨风 15g，杜仲 12g，牛膝 20g。水煎服。

【用法用量】内服：煎汤，10 ～ 30g。

【现代研究】

1. 化学成分　扭骨风中含有没食子儿茶素、尿嘧啶核苷、表没食子儿茶素、儿茶素、表儿茶素、原花青素 B_3、原花青素 B_1、圣草次苷、（–）- 香橙素 -3-O-β-D- 吡喃葡萄糖苷、柚皮苷二氢查尔酮、7,3,4′- 三甲氧基槲皮素、5- 羟基 -3,4′,7- 三甲氧基黄酮、（+）-3,3′,5′,5,7- 五羟基二氢黄酮、木犀草素、（+）- 二氢山柰酚、去氢双儿茶精、芹菜素、3- 去氧苏木查尔酮、柚皮素、鼠李柠檬素、4′,7- 二羟基黄酮、原儿茶酸、香草酸、5,7,4′- 三羟基 -3′- 甲氧基黄酮、高良姜黄素、芦丁、5,7,3′,5′- 四羟基黄酮、5,2′,5′-trihydroxy-3,7,4′-trimethoxyflavone-2′-O-β-D-glucoside、表没食子儿茶精、槲皮素、β- 谷甾醇、胡萝卜苷、5,7,4′- 三羟基 -3′- 甲氧基黄酮、（+）-3,3′,5′,5,7- 五羟基二氢黄酮。

2. 药理作用　榼藤子属植物具有抗菌、抗氧化、抗肿瘤、抗炎镇痛等多种生物活性。扭骨风的提取液有一定生物活性、抗炎活性和细胞增殖抑制作用，且具有镇痛抗炎、抗菌、促进伤口愈合、医治痛风性关节炎、抗氧化、抗糖尿病等功效；扭骨风中的木犀草素和槲皮素是抑制皮炎的有效治疗剂；高剂量姜黄素对肿瘤有一定疗效。藤子酸通过调节脂代谢紊乱、改善胰岛素抵抗、保护肝脏及胰岛形态功能以及调控葡萄糖转运蛋白 4（GLUT4）蛋白表达等途径实现体内抗 2 型糖尿病的作用。扭骨风水溶性提取物对人类慢性髓性白血病细胞株（K562）、人类淋巴瘤细胞株（U937）和人早幼粒白血病细胞株（HL-60）有较强的抑制作用，且呈一定的浓度依赖性。

【备注】

本品中医分部位作为不同药材使用，药名分别为榼藤子（成熟种子）、榼藤（藤茎），与它们的区别主要有以下几方面。

1. 性味　榼藤子性凉，味微苦；有小毒。榼藤性平，味微苦、涩；有毒。

2. 归经　榼藤子归肝、脾、胃、肾经。榼藤归肾经。

3. 功效　榼藤子的功效是补气补血、健胃消食、除风止痛、强筋硬骨。榼藤的功效与瑶药扭骨风基本相同，但榼藤无固肾的功效。

4. 主治　榼藤子主治水血不足、面色苍白、四肢无力、脘腹疼痛、纳呆食少、风湿肢体关节痿软疼痛、性冷淡。楤藤的主治与瑶药扭骨风基本相同，但不用于肾虚不固。

5. 用量　楤藤子 10 ～ 15g。楤藤 15 ～ 30g。

6. 使用注意　楤藤子不宜生用。

四十四、鸡肠风

Jaih gaangh buerng

别名：红别美、百藤草。瑶医：阶港崩。

本品为茜草科植物牛白藤 *Hedyotis hedyotidea*（DC.）Merr. 的全株。全年可采，洗净，鲜用或切片晒干。

本品分布于广东、广西、贵州、云南、福建和台湾等省区。广西各地均有分布。生于沟谷灌丛或丘陵坡地。

【**性味**】性凉，味涩。

【**分类**】属打药。

【**功效**】清热解暑，祛风除湿，消肿解毒。

【**主治**】中暑发热，感冒咳嗽，风湿痹痛，跌打损伤，皮肤瘙痒，肾阳虚证。

【**瑶医治疗经验**】

1. 风疹热症　鸡肠风 15g，百解 20g，三叉苦 20g，大青叶 15g，白纸扇 20g，五指风 15g。水煎服。

2. 胃肠炎　鸡肠风 10g，白狗肠 10g，慢惊风 10g，九层皮 10g，红痧症 10g，凤尾草 10g。水煎服。

3. 跌打肿痛　鸡肠风 80g，虎杖 80g，鸭仔风 80g，入山虎 80g，见风梢 80g，三叉苦 80g。水煎外洗患处。

【**用法用量**】内服：煎汤，15 ～ 30g。外用：适量。

【**现代研究**】

1. 化学成分　鸡肠风含有齐墩果酸、熊果酸、咖啡酸、吐叶醇、桦木酮酸、白桦脂酸、白桦醇、表白桦脂酸、乌苏酸、莨菪亭、羽扇豆醇、β- 谷甾醇、豆甾醇等化合物。

2. 药理作用　鸡肠风具有抗炎镇痛、免疫抑制等药理作用，广泛应用于急性传染性肝炎、急性痛风性关节炎。从鸡肠风干燥叶中分离得到的绣球酚具有降糖、抑菌和抗过敏活性。

【**备注**】

本品中医分部位作为不同药材使用，药名分别为牛白藤（茎叶）、白牛藤根（根），与它们的区别主要有以下几方面。

1. 性味　牛白藤和白牛藤根的性味均为性凉，味甘、淡。

2. 功效　牛白藤也有清热解毒的功效。白牛藤根的功效是凉血解毒、祛瘀消肿。

3. 主治　牛白藤主治风热感冒、肺热咳嗽、中暑高热、肠炎、皮肤湿疹、带状疱疹、痈疮肿毒。白牛藤根主治风湿性腰腿痛、疮痈肿毒、跌打损伤、痔疮出血。

四十五、刺手风

Baqv buoz buerng

别名：麻风草、红麻风草。瑶医：独弹兔。

本品为荨麻科植物珠芽艾麻 *Laportea bulbifera*（Sieb. et Zucc.）Wedd. 的全草。全年可采，洗净，晒干。

本品分布于东北、河南、山西、陕西、甘肃、江苏、安徽、浙江、江西、福建、广东、广西、四川、云南、西藏等省区。广西分布于那坡、德保、富川、金秀等地。生于山地林下或林边。

【**性味**】性温，味辣。

【**分类**】属打药。

【**功效**】温经散寒，祛风除湿，消肿止痛，利尿排石。

【**主治**】风湿性关节炎，肌肤手足麻木，筋骨疼痛，麻痹瘫痪，月经不调，闭经，尿路结石。

【**瑶医治疗经验**】

1. 尿路结石　刺手风 15g，穿破石 20g，海金沙草 30g，车前草 20g，金线风 15g。水煎服。

2. 风湿关节痛　刺手风 30g，五加皮 20g，黑九牛 30g，来角风 30g。浸酒服。

3. 尿路结石　刺手风 15g，络石藤 15g，车前草 20g，牛膝 20g，过塘藕 15g，黄龙退壳 15g。水煎服。

【**用法用量**】内服：煎汤，9 ～ 15g。

【**现代研究**】

1. 化学成分　刺手风中含有 β- 谷甾醇、原儿茶酸乙酯、东莨菪亭、反式肉桂酸、（*E*）- 对羟基肉桂酸、山奈酚 -7-*O*-α-L- 鼠李糖苷、木犀草素、没食子酸乙酯、（+）- 异落叶松脂素 -9-*O*-β-D 吡喃葡萄糖、山奈酚 -3,7-α-L- 二鼠李糖苷、β- 胡萝卜苷、2′-oxy–bis（1-phenylethanol）、1-（2-phenylcarbonyloxyac–etyl）benzene、亚油酸甲酯、4-（3-α- 羟基 -1- 丁烯基）-3,5,5- 三甲基 -2- 环己烯 -1- 酮、4-（3-β- 羟基 -1- 丁烯基）-3,5,5- 三甲基 -2- 环己烯 -1- 酮、3-（3- 羟基 -1- 丁烯基）-2,4,4- 三甲基 -2- 环己烯 -1- 酮、2-（2 戊烯基）-3- 甲基 -4- 羟基 -2- 环戊烯 -1- 酮、4-（3- 羟基 -1- 丁基）-3,5,5- 三甲基 -2- 环己烯酮、金合欢素 -7-*O*- 芸香糖苷、木樨草素 -7-*O*-β-D- 葡萄糖苷、芹菜素 -7-*O*-β-D- 吡喃葡萄糖苷、芹菜素、山奈酚 -3-*O*-β-D- 葡萄糖苷、山奈酚 -3,7-*O*-α-L- 二鼠李糖苷、金丝桃苷、槲皮素 -7-*O*-β-D-6″- 乙酰葡萄糖苷、槲皮素 -3-*O*-β-D- 葡萄糖苷、大豆素、大豆苷、染料木苷、红车轴草素 -7-*O*-β-D- 吡喃葡萄糖苷。

2. 药理作用　刺手风乙醇提取物及其水溶部分具有较明显的抗炎镇痛作用。

【备注】

本品中医分部位作为不同药材使用，药名分别为野绿麻根（根）、野绿麻（全草），与它们的区别主要有以下几方面。

1. 性味 野绿麻根性温，味辛。

2. 功效 野绿麻根也有祛风除湿的功效，同时还有活血止痛的功效。野绿麻的功效是健脾消食。

3. 主治 野绿麻根也用于风湿痹痛、肢体麻木，同时还用于跌打损伤、骨折疼痛、月经不调、劳伤乏力、肾炎水肿。野绿麻主治小儿疳积。

四十六、爬墙风

Bah zingh buerng

别名：络石藤。瑶医：爬晴崩。

本品为夹竹桃科植物络石 *Trachelospermum jasminoides*（Lindl.）Lem. 的带叶藤茎。冬季至翌春采割，除去杂质，洗净，鲜用或切段晒干。

本品分布于河南、江苏、福建、台湾、广东、广西、江西、湖南、湖北、贵州、云南等省区。广西各地均有分布。生长于向阳的山坡林边、树旁，攀缘于石上、墙壁或其他树上。

【性味】 性平，味苦、涩。

【分类】 属打药。

【功效】 祛风除湿，凉血消肿，散瘀止痛，化痰散结。

【主治】 风湿痹痛，风湿性关节炎，坐骨神经痛，跌打损伤，外伤肌腱挛缩，肺结核。

【瑶医治疗经验】

1. 尿路结石 爬墙风 15g，穿破石 20g，海金沙草 30g，车前草 20g，金线风 15g。水煎服。

2. 风湿关节痛 爬墙风 30g，五加皮 20g，黑九牛 30g，来角风 30g。浸酒服。

3. 小儿发热 爬墙风 80g，紫苏 60g，黄荆树 80g，钩藤 80g，银花藤 80g，鱼腥草 50g。水煎外洗全身。

【用法用量】 内服：煎汤，15～20g。外用：适量，水煎洗患处，或鲜品捣敷患处。

【现代研究】

1. 化学成分

（1）木脂素类：牛蒡子苷、牛蒡子苷元、罗汉松树脂苷、罗汉松树脂酚、罗汉松树脂 –4,4′– 二葡萄糖苷、络石苷、络石苷元、络石苷元 –4′–O–β– 龙胆二糖苷、去甲络石苷、去甲络石苷元 –8′–O–β– 葡萄糖苷、去甲络石苷元、去甲络石苷元 5′–C–β– 葡萄糖苷、络石酰胺、tanegoside B、罗汉松树脂酚 –4′–β–D– 纤维二糖苷、（7R,8S）–dihydrodehydroconiferyl alcohol。

（2）黄酮类：大豆苷、5,7,4′– 三羟基 –3′– 甲氧基黄酮、柯伊利素 –7–O– 葡萄糖苷、木犀草素、木犀草苷、木犀草素 –7– 龙胆二糖苷、紫云英苷、异槲皮苷、异蚊母树苷、芹菜素、芹菜素 –6,8– 二 –*C*– 葡萄糖、芹菜素 –7– 龙胆二糖苷、柚皮苷、3′,7– 二甲氧基异黄酮 –4′,5– 二 –*O*–*β*–D– 吡喃葡萄糖苷芹菜素、芹菜素 7–*O*–*β*– 葡萄糖苷、芹菜素 7–*O*–*β*– 新橙皮糖苷、木犀草苷、柚皮苷、芹菜素 6,8– 二 –*C*–*β*–D– 葡萄糖苷、络石苷 F、络石苷 D–1、络石苷 E–1、络石苷元 B、络石苷 B–1。

（3）其他类：奎诺酸 –3–*O*–*β*–D– 吡喃葡萄糖苷 –27–*O*–*β*–D– 葡萄糖脂、辛可酸 –3–*O*–*β*–D– 吡喃葡萄糖苷 –27–*O*–*β*–D– 葡萄糖脂、*α*– 香树脂醇、*α*– 香树脂醇乙酸酯、*β*– 香树脂醇乙酸酯、*α*– 香树脂醇棕榈酸酯、熊果酸、甾体类化合物羽扇豆醇、豆甾 –4– 烯 –3– 酮、*β*– 谷甾醇。

2. 药理作用

（1）抗炎、镇痛作用：络石藤药材对二甲苯所致的小鼠耳郭肿胀和对琼脂所致的小鼠足肿胀均有一定的抑制作用。另外，研究发现络石藤可提高小鼠热板致痛的痛阈，对酒石酸锑钾所致小鼠扭体反应均有一定抑制作用。

（2）抗氧化、降血脂作用：爬墙风能显著降低高脂血症大鼠的血清中的胆固醇、甘油三酯、低密度脂蛋白，显著升高高密度脂蛋白。另外，爬墙风可以提高高脂血症大鼠的超氧化物歧化酶和谷胱甘肽过氧化物酶的活性，降低丙二醛的水平，推测爬墙风能够降低氧自由基反应，从而防止脂质过氧化，对机体起保护作用。

（3）抗肿瘤作用：络石藤中含有很多类化学成分，其中木脂素类成分含量较高，这类木脂素类化合物在动物的肠道内被菌群转化为肠内酯（enterolactone）或肠二醇（enterodiol），能够预防和抑制与 enterolactone 相关的乳腺癌症。木脂素类成分的代表化合物之一牛蒡子苷能够有效抑制雌性大白鼠的乳腺癌发病率，且抑制作用与剂量呈正比关系。

（4）其他作用：络石藤煎液浸泡对治疗小儿腹泻效果良好，作用机制是药液的热量刺激足部皮肤末梢感受器，改善血液循环，促进有效成分在体内的吸收，进而抑制肠道菌群。爬墙风可降低定量负荷后全血乳酸及血浆尿素氮、丙二醛的含量。爬墙风能减少小鼠自主活动，缩短睡眠潜伏期，延长翻正反射消失持续时间，有效证明了其镇静催眠作用。

【备注】

本品中药名为络石藤，与中药络石藤的区别主要有以下几方面。

1. 性味 络石藤性微寒，味苦。

2. 归经 络石藤归心、肝、肾经。

3. 功效 络石藤也有祛风湿、凉血消肿的功效，同时还有通络的功效。

4. 主治 络石藤也用于风湿痹痛、跌扑损伤，同时还用于筋脉拘挛、腰膝酸软、喉痹、痈肿。

5. 用量 络石藤的用量 6 ～ 12g。

四十七、细接骨风

Muonc zipv mbungv buerng

别名：小接骨。瑶医：门驳进崩。

本品为爵床科植物小驳骨 *Gendarussa vulgaris* Nees 的全株。全年均可采，除去杂质，晒干。

本品分布于广西、广东、台湾、福建、海南、香港特区等省区。广西分布于藤县、贵港、来宾、忻城、东兰、西林、那坡、宁明、金秀、南宁等地。生于林下、灌丛或草地，常栽培作绿篱。

【性味】性平，味涩、辣、微苦。

【分类】属打药。

【功效】强筋接骨，活血散瘀，消肿止痛，祛风除湿，

【主治】跌打损伤，骨折，风湿骨痛，甲状腺肿。

【瑶医治疗经验】

1. 强筋驳骨 细接骨风叶 20g，香鸡兰 50g，红九牛根皮 50g，九节风 50g，钻地风 50g，上山虎茎皮 30g，青九牛 50g。以上均用鲜品，共捣碎，用酒炒热，筋骨复位后外敷患处。

2. 骨折、跌打损伤 细接骨风、大叶半边莲、九节风各适量。捣烂调酒外敷。

3. 骨折 细接骨风鲜叶 50 ～ 100g，水蛭粉 30g，杉木炭 50g，白糖 50g。共捣碎，骨折复位固定后外敷患处。

【用法用量】内服：15 ～ 20g，水煎或浸酒服。外用：适量，水煎洗或鲜叶捣敷。

【现代研究】

1. 化学成分 细接骨风主要含有生物碱类、挥发油类、黄酮类、苷类及香豆素类等成分。挥发油类包括植物醇、植物酮、1-辛烯-3-醇、广藿香醇、α-紫罗兰酮。从细接骨风地下茎的乙醇提取物分离得到的物质包括胡萝卜苷、$6''$-O-acetylisavitexin、9,10-dihydroxy-4,7-megastigmadien-3-one、$22E,24R$-ergosta-7,22-diene-$3\beta,5\alpha,6\beta,9\alpha$-tetraol、异鼠李素、槲皮素、刺五加苷 E、gusanlung A、gusanlung B、桦木醇、异牡荆黄素-$2''$-O-鼠李糖苷、异牡荆黄素、芫花素、芹菜素、槲皮素-3-O-β-D-葡萄糖醛酸苷、2-（4-hydroxy-3-methoxyphenyl）-3-（2-hydroxy-5-methoxyphenyl）-3-oxo-1-propanol。

2. 药理研究 目前文献报道的小驳骨的药理作用主要有抗炎镇痛、保肝抗氧化、免疫抑制、抗生成血管和抗艾滋病毒等。

（1）抗炎镇痛作用：小驳骨乙醇提取物对夫罗因德佐剂和胶原诱导的大鼠炎症模型具有抗炎活性，对小鼠足肿胀和棉球肉芽肿增生具有抑制作用。驳骨叶 70% 乙醇提取物呈浓度依赖性地抑制脂多糖诱导的巨噬细胞 NO 的产生，并显著抑制巨噬细胞诱导型-氧化氮合成酶（iNOS）mRNA 的表达，同时下调其 MMP-9 的基因表达，这可能

是小驳骨的抗炎作用机制。小驳骨根甲醇提取物可显著抑制角叉菜胶诱发的大鼠足肿胀 5h 后的水肿形成，并可抑制大鼠血浆单核细胞环氧合酶（COX）、5- 脂氧合酶（5-LOX）与 15- 脂氧合酶（15-LOX）活性。小驳骨甲醇提取物乙酸乙酯部对角叉菜胶诱导的大鼠足肿胀 3h 和 5h 后有 80% 和 93% 的抑制作用，且呈剂量依赖性地抑制脂多糖诱导的 IL-6 与 NF-κB，并降低脂多糖诱导的人外周血单个核细胞（hPBMCs）iNOS 和 COX-2 mRNA 的表达水平，对醋酸引起疼痛扭体有抑制力。

（2）其他作用：小驳骨茎提取物体外对 DPPH 自由基、过氧化氢及乙二胺四乙酸（EDTA）具有较好的清除能力。对四氯化碳诱导的白化小鼠肝损伤具有保护作用。小驳骨甲醇提取物及对正己烷、苯、乙酸乙酯、三氯甲烷、丙酮、乙醇及水等部位均能抑制淋巴细胞的增殖。乙醇提取物及水提物均显示新生血管形成抑制作用，且呈剂量依赖关系。小驳骨水提取物及 80% 乙醇提取物均显示 HIV-1 逆转录抑制能力。

【备注】

本品中药名为小驳骨，与中药小驳骨的区别主要有以下几方面。

1. 药用部位 小驳骨用地上部分。

2. 性味 小驳骨性温，味辛。

3. 归经 小驳骨归肝、肾经。

4. 功效 小驳骨的功效是祛瘀止痛、续筋接骨。

5. 主治 小驳骨除了用于跌打损伤、筋伤骨折、风湿骨痛外，还可用于血瘀经闭、产后腹痛。

6. 使用注意 小驳骨孕妇慎用。

四十八、南蛇风

Naamh zieh buerng

别名：石莲藤、南蛇簕。瑶医：囊接崩。

本品为豆科植物喙荚云实 *Caesalpinia minax* Hance 的根、藤茎。根全年可采，洗净，晒干或鲜用。

本品分布于广东、广西、海南、四川、云南、贵州等省区。广西分布于南宁、苍梧、容县、上林、那坡、隆林、东兰、柳江、金秀等地。生于山坡、山谷丛林中。

【性味】性寒，味苦。

【分类】属打药。

【功效】清热利湿，散瘀止痛。

【主治】急性胃肠炎，痢疾，膀胱炎，热淋，血尿，斑麻痧症，伤寒夹色，跌打损伤。

【瑶医治疗经验】

1. 斑麻痧症 南蛇风 15g，苎麻叶 15g，百解 20g，大青叶 20g，白纸扇 20g。水煎服。

2. 带状疱疹 南蛇风、金银花藤各适量。水煎外洗。

3. 血瘀证　南蛇风 9g，石韦 20g，车前草 30g，白茅根 10g，金锁匙 10g，白纸扇 20g。水煎服。

【用法用量】内服：煎汤，3 ～ 9g。

【现代研究】

1. 化学成分　南蛇风主要含有呋喃型二萜类成分，化合物类型主要为倍半萜和三萜。从喙荚云实枝和叶的乙醇提取物中分离得到的 7 个化合物，分别为 S（+）-dehydrovomifoliol、loliolide、vomifoliol、taraxerol、3,13-dihydroxy-12-oleananone、glutinol、3β-hydroxysitost-5-en-7-one、芹菜素、5,7,3′,4′-tetra-hydroxy-3-methoxyflavone、毛地黄黄酮 -5,3′- 二甲酯、thevetiaflavon、芹菜素 -7-O-β-D- 葡萄糖醛酸苷、bonducellin、7-hydroxy-3-（4-hydroxybenzylidene）-chroman-4-one、3-去氧苏木查尔酮、5-acetonyl-7-hydroxy-2-methylchromone、4-（trans）-acetyl-3,6,8-trihydroxy-3-methyl-dihydronaphthalenone、4-（cis）-acetyl-3,6,8-trihydroxy-3-methyl-dihydronaphtha-lenone、香草酸、ω-hydroxypropioquaiacone、丁香脂素及尿嘧啶。

2. 药理作用　南蛇风具有抗呼吸道合胞病毒（RSV）、抑制副流感病毒 3 型病毒活性、抑制小鼠黑色素瘤细胞 K1735M2 增殖的活性及抑菌活性。南蛇风中具有抑制小鼠黑色素瘤细胞 K1735M2 增殖的活性蛋白，南蛇风核糖体失活蛋白（RIP）对 B16 细胞和 HeLa 细胞的增殖有显著的抑制作用，且呈现出明显的量 - 效关系和时 - 效关系。南蛇风提取液有很好的抗细菌内毒素作用，还有较强的抗眼镜蛇毒作用。

【备注】

本品中医分部位作为不同药材使用，药名分别为苦石莲（种子）、南蛇簕苗（嫩茎叶）、南蛇簕根（根），与它们的区别主要有以下几方面。

1. 性味　苦石莲、南蛇簕苗的性味均为性凉，味苦。南蛇簕根性微寒，味苦。

2. 功效　苦石莲的功效和瑶药南蛇风基本相同。南蛇簕苗的功效是清热解毒，活血。南蛇簕根的功效是清热利湿，散瘀消肿。

3. 主治　苦石莲、南蛇簕苗、南蛇簕根都用于风热感冒、跌打损伤，同时苦石莲还用于痢疾、淋浊、哕逆、痈肿、疮癣、毒蛇咬伤，南蛇簕苗还用于疮疡肿毒、湿疹、瘰疬，南蛇簕还用于痧症、淋证、泄泻、痢疾、风湿骨痛、疮肿。

4. 使用注意　苦石莲和南蛇簕根脾肾虚寒者慎服；南蛇簕苗非实热者禁服。

四十九、保暖风

Buv gorm buerng

别名：雪花、一身保暖。瑶医：颁兵。

本品为瑞香科植物结香 *Edgeworthia chrysantha* Lindl. 的花蕾或全株。全年可采，洗净，切片，晒干。

本品分布于河南、陕西、长江流域及以南各省区。广西分布于崇左、那坡、天峨、南丹、河池、环江、三江、金秀、贺州、富川、灌阳、龙胜等地。生于阴湿肥沃土地或栽培。

【**性味**】性温，味甜。

【**分类**】属风药。

【**功效**】全株：益肝补肾，健脾补血，温中散寒，舒筋活络。花蕾：养心安神，祛风明目。

【**主治**】肾虚梦遗，早泄，痛经，血崩，月经不调，产后恶露过多，产后虚弱，贫血，夜盲症，水肿，哮喘，小儿惊风，脑血栓，风湿痹痛。

【**瑶医治疗经验**】

1. 产后虚弱　保暖风 30g，十全大补 30g，五爪风 30g。与鸡肉炖，吃肉喝汤。

2. 产后恶露过多　保暖风 10g，红背菜 10g，茜草 10g。水煎取汁，煮鸡蛋服。

3. 痛经　保暖风 20g，鸡血藤 20g，血风藤 15g，当归藤 15g，血党 15g，茜草根 15g。水煎服。

【**用法用量**】内服：10 ～ 30g，煎汤；花蕾用量 6 ～ 20g，水煎服。根外用，适量。

【**现代研究**】

1. 化学成分　保暖风含有谷甾醇 –3–O–6′– 亚麻酰基 –β–O– 吡喃葡萄糖苷、谷甾醇 –3–O–6′– 亚油酰基 –β–D– 吡喃葡萄糖苷、西瑞香素、β– 谷甾醇、邻苯二甲酸二异辛酯、谷氨酸 –5– 乙酯、胡萝卜苷、水杨酸、8–［4–（1,3– 苯二酚）丙酸乙酯］– 香豆素、银锻苷、芦丁。

其花中含有挥发油、皂苷、糖、酚、黄酮、有机酸、香豆素、强心苷、甾体及三萜皂苷等类化学成分：①香豆素类：西瑞香素、柠檬油素、繸状芸香苷酯、daphnorin、伞形花内酯、6– 甲氧基 –7– 羟基双香豆素 –3,7′– 醚、7,7′– 二羟基双香豆素 –8,8′– 醚 –7–α–L– 鼠李糖苷、8–［3–（2,4–benzenediol）–propionic acid methyl ester］–coumarin–7–D–glucoside、7–hydroxyl–odesmethoxyrutarensin。②黄酮类：从结香中分离得到了一类双黄酮类化合物，包括瑞香黄烷素、银锻苷、紫云英苷、5,7– 二羟基 –2– 甲基色原酮、烟花苷、芦丁、芹菜素、edgechrin。③甾体类：$C_{23}H_{44}O$、麦角甾烷 –5,8,17–（20）– 三亚甲基四胺 –3β– 醇、chrysanthosides、β– 谷甾醇、豆甾醇和胡萝卜苷。④有机酸类：结香酸、水杨酸、香草酸、对羟基苯甲酸、邻苯二甲酸、二十四烷酸、二十二烷酸、丁二酸。⑤含氮化合物：胸腺嘧啶、2– 脱氧尿嘧啶核苷、尿嘧啶、N– 对（羟基苯乙基）–对香豆酰胺、酪胺、异吲哚 –1,3– 二酮、酪氨酸、天门冬酰胺。⑥其他：卫矛醇、咖啡酸、十八碳酸单甘油酯、肌醇、丁香苷、蔗糖、瑞香新素、瑞香素 –8–β– 葡萄糖苷、2,6– 二甲氧对苯醌，其中瑞香新素是香豆素并木脂素类化合物。

2. 药理作用

（1）抗菌作用：保暖风总提取物对金黄色葡萄球菌和乙型溶血性链球菌均有一定的抑制作用，且对金黄色葡萄球菌和乙型溶血性链球菌的最低抑菌浓度分别为 10.0mg/mL 和 12.5mg/mL。

（2）其他作用：保暖风有抗炎、镇痛、抑制 α– 葡萄糖苷酶、抑制糜蛋白酶、抗凝血、抗氧化、抗疲劳、抗抑郁、提高脑部血液循环、提高性能力、抑制葡萄糖代谢等生物活性。

【备注】

本品中医分部位作为不同药材使用，药名分别为梦花（花蕾）、梦花根（根皮及茎皮），与它们的区别主要有以下几方面。

1.性味 梦花性平，味甘。梦花根性平，味辛。

2.功效 梦花和梦花根均有滋补肝肾的功效，同时梦花能明目消翳，梦花根还能祛风活络。

3.主治 梦花和梦花根均用于梦遗、早泄，同时梦花还用于夜盲、翳障、目赤流泪、羞明怕光、小儿疳眼、头痛，失音，梦花根还用于风湿痹痛、跌打损伤、白浊、虚淋、白带过多。

五十、鬼刺风

Mienv baqv buerng

别名：毛猴子。瑶医：缅耙崩。

本品为蔷薇科植物莓叶委陵菜 *Potentilla ancistrifolia* Bge. var. *dickinsii*（Franch. Et Sav.）Koidz. 的全草。全年可采，洗净，晒干。

本品分布于全国大部分省区。广西分布于金秀、柳江、隆林、乐业和鹿寨等地。生于山坡多石地、草原及梯田旁。

【性味】性微温，味微苦、涩。

【分类】属风打相兼药。

【功效】益气补虚，止血，止泻，活血祛风。

【主治】月经过多，产后风，功能性子宫出血，子宫肌瘤出血，风湿骨痛。

【瑶医治疗经验】

功能性子宫出血 ①鬼刺风 30g，鸡冠花 30g，不出林 20g，仙鹤草 30g。水煎服。②鬼刺风 10g，羊开口 20g，地榆 10g，穿骨风 20g，当归藤 20g，红九牛 10g，白背桐 10g。水煎服。③鬼刺风 25g，五指牛奶 25g，杜仲 15g，红毛毡 25g，仙鹤草 30g。水煎服。

【用法用量】内服：煎汤，15 ～ 30g。

【现代研究】

1.化学成分 其根含 *a*- 儿茶素等鞣质，可提制栲胶。委陵菜属植物中含有黄酮类、三萜类等生物活性成分。

2.药理作用 鬼刺风具有保肝排毒、抗氧化、抗菌消炎、抗 HIV-1 等作用。

【备注】

本品中药名为莓叶委陵菜，与中药莓叶委陵菜的区别主要有以下几方面。

1.药用部位 莓叶委陵菜用根和根茎。

2.性味 莓叶委陵菜性平，味甘、微苦。

3. 功效　莓叶委陵菜的功效是止血。

4. 主治　莓叶委陵菜主治月经过多、崩漏。

5. 用量　莓叶委陵菜 3 ～ 6g。

五十一、鹞鹰风

Domh gangv buerng

别名：大通草。瑶医：得港崩。

本品为五加科植物通脱木 *Tetrapanax papyrifer*（Hook.）K. Koch 的根及茎枝。秋季割取茎，晒干。

本品分布于福建、广西、湖南、湖北、云南、贵州、四川、台湾等省区。广西分布于田东、恭城、富川、全州、融水、凤山、乐业、田林、金秀、隆林等地。生于深山沟谷旁湿润处。

【性味】性凉，味淡。

【分类】属打药。

【功效】清热解毒，利尿消肿，通经通乳。

【主治】小儿高热惊风，肺热咳嗽，尿路感染，水肿，尿路结石，闭经，产后缺乳。

【瑶医治疗经验】

1. 小儿高热惊风　鹞鹰风 50g，过墙风 50g，急惊风 50g，大青叶 50g，山栀子 30g，桃树皮 50g，双钩钻 50g。水煎适量，洗浴全身。

2. 小儿惊风　鹞鹰风叶、急惊风、九节风各适量。水煎外洗。

3. 产后缺乳　鹞鹰风茎髓 6g，王不留行 10g，黄芪 60g，当归 30g，桔梗 12g，麦冬 15g，猪前蹄爪 2 个，黄豆 50g，共炖服。

【用法用量】内服：煎汤，根、茎 20 ～ 30g，茎髓 3 ～ 6g。

【现代研究】

1. 化学成分　鹞鹰风含肌醇、多聚戊糖、多聚甲基戊糖、阿拉伯糖、果糖、乳糖等化学成分。通脱木含有较多的化学活性成分，主要为三萜类化合物和三萜皂苷类化合物，此外还有少量的其他成分。茎髓中含有的化合物主要是甾类化合物，包括甾醇、甾酮、甾苷，以及神经酰胺类化合物。

2. 药理作用　通脱木含有齐墩果烷型三萜类化合物，这类化合物具有抗炎、抗肿瘤、保肝和降血糖等作用。通脱木具有和抗凝血酶Ⅲ类似的作用效果，对人体的凝血系统、抗凝系统等有较好的影响，能够很好地预防血栓的形成。通脱木具有抗艾滋病的活性。

【备注】

本品中医分部位作为不同药材使用，药名分别为通草（茎髓）、通花根（根）、通花花（花蕾）、通脱木花上粉（花粉），与它们的区别主要有以下几方面。

1. 性味　通草性微寒，味甘、淡。通花根性微寒，味淡、微苦。通花花性平，味甘。通脱木花上粉性平，味苦、辛。

2. 归经　通草归肺、胃经。通花根归肝、脾、肾经。通花花归肝经。通脱木花上粉归心、大肠经。

3. 功效　通草的功效是清热利尿，通气下乳。通花根的功效是清热利水，行气消食，活血下乳。通花花的功效是疏肝行气。通脱木花上粉的功效是解毒散结，去腐生肌。

4. 主治　通草主治湿热淋证、水肿尿少、乳汁不下。通花根主治水肿、淋证、食积饱胀、痞块、风湿痹证、月经不调、乳汁不下。通花花主治疝气。通脱木花上粉主治痈肿、瘰疬、痔疮。

5. 用量　通草 3～5g。通花根、通花花 30～60g。通脱木花上粉 2～5g。

6. 使用注意　通草孕妇慎用。通花根气虚无湿热者及孕妇忌用。

五十二、急惊风

Jiemv ging buerng

别名：五经风、路边荆。瑶医：紧惊崩。

本品为茜草科植物白马骨 *Serissa serissoides*(DC.)Druce 的全株。全年可采，洗净，切段，晒干。

本品分布于长江下游，南至广西、广东。广西分布于隆林、天峨、东兰、环江、金秀、贺州、阳朔、全州等地。生于林边、灌丛、路旁、草坡、溪边。

【**性味**】性凉，微苦。

【**分类**】属打药。

【**功效**】清热解毒，祛风除湿。

【**主治**】感冒发热，小儿高热惊风，风火牙痛，咽喉痛，淋浊，白带多，肝炎，头晕目眩，风湿腰腿痛。

【**瑶医治疗经验**】

1. 小儿高热惊风抽搐　急惊风 15g，金银花 15g，山栀子 10g，双钩钻 15g，白纸扇 15g，钻地风 10g。水煎服。

2. 小儿惊风　急惊风、鹞鹰风、九节风各适量。水煎外洗。

3. 肝炎　急惊风 15g，山栀子 10g，小田基王 10g，虎杖 10g，黄柏 10g，藤当归 15g，黄花倒水莲 15g，白花蛇舌草 10g，六月雪 10g，黄泥草 10g，白纸扇 15g。水煎服。

【**用法用量**】内服：煎汤，9～15g。

【**现代研究**】

1. 化学成分　急惊风含有糖类、酚类、有机酸类、甾醇类及三萜类等成分。

（1）三萜类化合物：3- 乙酰基齐墩果酸、熊果酸、3- 羟基熊果酸、齐墩果酮酸、齐墩果酸、β- 谷甾醇。

（2）萜烯类化合物：石竹烯氧化物、2-甲基-6-对甲苯基-2-庚烯、（Z）-7,11-二甲基-3-亚甲基-1,6,10-癸三烯、1,5,5,8-四甲基-12-氧杂二环十二烷-3,7-二烯、香橙烯氧化物-（2）、杜松-3,9-二烯、异香橙烯环氧化物、桉叶-4,11-二烯。

（3）萜烯类衍生物：（E）-3,7,11-三甲基-1,6,10-十二碳三烯-3-醇、反-香叶基丙酮、桉-7（11）-烯-4-醇、表雪松醇、4,4-二甲基-四环[6,3,2,0（2,5）,0（1,8）]十三烷-9-醇、荜澄茄醇等。

从该植物的叶中分离得到的成分有（+）-松素脂、（-）丁香脂素、（+）-麦迪奥脂素、（-）橄榄脂素、β-谷甾醇、齐墩果酸、胡萝卜苷、棕榈酸、科罗索酸、胡萝卜苷、乌索烷-12-烯-28-醇、乌索酸、对羟基间甲氧基苯甲酸、2,6-二甲氧基-对苯醌。

2.药理研究

（1）抗肝损伤：急惊风水提物的各剂量组可不同程度地降低化学性肝损伤小鼠血清中 ALT、AST、TBIL、DBIL、MDA 及 NO 的水平，并抑制 T-SOD 和 GSH-Px 活性的降低；急惊风水提物可抑制肝组织 IL-1β、TNF-α、IL-6 含量的升高和 NF-κB 蛋白的表达；病理切片观察也表明急惊风水提物能明显改善受损的肝损伤病理特征，即急惊风水提物对 CCl_4 致急性肝损伤小鼠具有明显的保护作用，其作用机制可能与抑制氧化应激，抑制肝脏炎症反应相关。

（2）其他作用：急惊风具有抗乙肝病毒、镇静、驱虫、保肝、抑制细菌生长、抗肿瘤、抑制酪氨酸酶活性等作用。

【备注】

本品中药名为白马骨，与中药白马骨的区别主要有以下几方面。

1.性味　白马骨性凉，味淡、苦、微辛。

2.功效　白马骨的功效与瑶药急惊风相同。

3.主治　白马骨的主治与瑶药急惊风相同，同时还用于肾炎水肿、咳嗽、咯血、角膜炎、肠炎、痢疾、尿血、妇女闭经、白带过多、小儿疳积、痈疽肿毒、跌打损伤。

4.使用注意　白马骨阴疽忌用。

五十三、穿骨风

Cunx mbungv buerng

别名：山枇杷、红大白。瑶医：串进崩。

本品为马鞭草科植物大叶紫珠 *Callicarpa macrophylla* Vahl 的全株。全年可采，洗净，切片。

本品分布于广东、广西、贵州、云南等省区。广西各地均有分布。生于山坡、丘陵、村边灌丛中。

【性味】性平，味微苦。

【分类】属打药。

【功效】止血，祛风除湿，消肿止痛，生肌，解毒。

【主治】斑痧，消化道出血，咯血，衄血，创伤出血，跌打肿痛，风湿骨痛，月经不调，白带过多。

【瑶医治疗经验】

1. 咯血 穿骨风 30g，仙鹤草 30g，不出林 30g，百草霜 10g。前三药煎水，冲百草霜服。

2. 功血 穿骨风 20g，鬼刺风 10g，白背桐 20g，地榆 10g，野牡丹 20g，当归藤 20g，红九牛 10g。水煎服。

3. 消化道出血 穿骨风 30g，仙鹤草 15g，红毛毡 15g，地榆 20g，饿蚂蝗 15g，十大功劳 15g，九层皮 10g，猪肚木 15g。水煎服。

【用法用量】内服：15～30g，水煎或用根浸酒服。外用：适量，鲜品捣烂或研粉调水敷患处。

【现代研究】

1. 化学成分 穿骨风含有对甲氧基苯甲酸、细辛醛、（－）－乔松素、5-羟基-3,7,4′-三甲氧基黄酮、5-羟基-3,6,7,4′-四甲氧基黄酮、（－）－球松素、5-羟基-3,7,3′,4′-四甲氧基黄酮、2-甲氧基对苯二酚-4-O-[（5-O-反式-咖啡酰）-β-D-呋喃芹菜糖]-（1→2）-β-D-吡喃葡萄糖苷、丁香树脂醇、木栓醇、α-菠甾醇、咖啡酸乙酯、对羟基苯甲醛、（－）－松脂素、蛇菰宁、（7R,8S）-脱氢松柏醇-8,5′-脱氢松柏醛-9-O-β-D-吡喃葡萄糖苷、连翘苷 B、alyssonoside、天人草苷 B、阿克苷、马蒂罗苷、异阿克苷、车前草苷 C、异马蒂罗苷、7-O-乙基愈创木基甘油、松柏醛、胡萝卜苷、3,12-O-β-D-二吡喃葡萄糖苷-11,16-二羟基松香醇-8,11,13-三烯、2α,3α,19α-三羟基-12-烯-28-乌苏酸、2α,3α,19α,23-四羟基-12-烯-28-乌苏酸、2α,3β,23,29-四羟基-12-烯-28-齐墩果酸、阿江榄仁树葡糖苷Ⅱ、2α,3β,23,29-四羟基-12-烯-齐墩果酸-28-O-β-D-葡萄糖苷、悬钩子皂苷 R1、α-香树脂醇、乌苏酸、2α,3α,19α-三羟基-12-烯-28-乌苏酸、桦木酸、β-谷甾醇。

2. 药理作用 穿骨风具有激活内源性抗炎镇痛作用；通过外源性凝血系统，调节血栓素 B2（TXB2）、6酮前列腺素 F1a（6-keto-PGF1a）水平发挥止血作用。

【备注】

本品中药名为大叶紫珠，与中药大叶紫珠的区别主要有以下几方面。

1. 药用部位 大叶紫珠的药用部位是叶或带叶嫩枝。

2. 性味 大叶紫珠性平，味辛、苦。

3. 归经 大叶紫珠归肝、肺、胃经。

4. 功效 大叶紫珠也有止血、消肿止痛的功效，同时还有活血散瘀的功效。

5. 主治 大叶紫珠主治衄血、咯血、吐血、便血、外伤出血等出血证，以及跌扑肿痛。

五十四、扁骨风

Mbeih mbungv buerng

别名：腰带藤。瑶医：培进崩。

本品为葡萄科植物扁担藤 *Tetrastigma planicaule*（Hook.）Gagnep. 的藤茎。全年可采，洗净，切片，晒干。

本品分布于福建、广东、广西、贵州、云南等省区。广西分布于那坡、隆安、上林、邕宁、上思、防城港、金秀等地。生于高山密林下，缠绕于其他树上。

【性味】性平，味酸、涩。

【分类】属打药。

【功效】祛风除湿，舒筋活络，解毒止痒，活血通经。

【主治】风湿痹痛，腰肌劳损，肌肉及筋骨疼痛，腰腿痛，半身不遂，荨麻疹，下肢溃疡，月经不调。

【瑶医治疗经验】

1. 肌肉及筋骨疼痛 扁骨风 20g，白九牛 20g，黑九牛 15g，黑老虎 20g，浸骨风 15g，忍冬花 20g，九节风 20g，七叶莲 20g，大肠风 15g，山虎 5g，地钻 20g。水煎服。

2. 腰肌劳损 扁骨风 20g，红九牛 20g，入山虎 20g，扭骨风 20g，九层风 20g，独脚风 20g，扶芳藤 30g，紫九牛 20g，血风 20g，龙骨风 20g。浸酒内服、外擦。

3. 腰腿痛 扁骨风 20g，龙骨风 20g，麻骨风 15g，血风藤 15g，杜仲 15g，牛膝 20g，入山虎 6g。水煎服。

【用法用量】内服：煎汤，15 ～ 30g。

【现代研究】

1. 化学成分 扁骨风主要含有黄酮类、酚酸类、油脂类、三萜类等化学成分。从扁骨风中分离得到的物质有 ethyl3β–hydroxy–5–cholen–26–oate、蒲公英赛酮、dennettine、3–β（stearyolxy）olean–12–ene、棕榈酸、水杨酸、β– 谷甾醇油酸酯、香草酸、豆甾醇、12–methyltridecan–1–ol、异东莨菪内酯、estigmast–4–en–6β–ol–3–one、stigmast–4,22–dien–3–one、D– 葡萄糖、D– 甘露醇、7α–hydroxysitosterol、古柯二醇、丁香酸、原儿茶酸、glycerol–2–（3–methoxy–4–hydroxybenzoic acid）ether、sitostane–3β,5α,6β–triol、3β–hydroxysitost–5–en–7–one、β– 谷甾醇、胡萝卜苷、β–sitosterol–3–O–β–D–xylopyranoside、（8,11R',12R'）– 三羟基 –9（E）– 十八烯酸、单棕榈酸甘油酯、琥珀酸、1–O–β–D– 葡萄糖 –（2S,3S,4R,8E）–2N–[（2$'R$）–2– 羟基 – 二十二碳酰基]–3,4– 二羟基 –8– 十八碳烯、1–O–β–D– 葡萄糖 –（2S,3S,4R,8E）–2N–[（2$'R$）–2$'$– 羟基 – 二十三碳酰基]–3,4– 二羟基 –8– 十八碳烯、1–O–β–D– 葡萄糖 –（2S,3S,4R,8E）–2N–[（2$'R$）–2$'$– 羟基 – 二十四碳酰基]–3,4– 二羟基 –8– 十八碳烯、1–O–β–D– 葡萄糖 –（2S,3S,4R,8E）–2N–[（2$'R$）–2$'$– 羟基 – 二十五碳酰基]–3,4– 二羟基 –8– 十八碳烯、正三十四烷酸、1– 二十三烷醇、没食子酸乙酯、香草醛、coelarthenol、二十四烷酸、月桂醇、3–β （stearyolxy）olean–12–ene、12–methyltridecan–1–ol（24*S*）–3*β*–hydroxy–5*α*–stigmastan–6–one 等。

2. 药理研究　扁担藤醇提物有抗肝损伤的作用，且扁担藤具有较好的抗氧化能力。扁担藤能显著降低 CCl_4 所致的肝损伤小鼠的血清 ALT、AST 值并降低肝匀浆中 MDA 的含量，增强 SOD 的活性，对肝组织的病理变化有显著的改善作用，具有显著的抗肝损伤作用。扁担藤提取物对 HeLa 细胞、MGC–803 细胞的增殖抑制作用显著。扁担藤等中药提取物对 TNF–α 诱导的 IκB–α 的降解具有抑制作用。

【备注】

本品中医分部位作为不同药材使用，药名分别为扁藤（根或藤茎）、扁藤叶（叶），与它们的区别主要有以下几方面。

1. 性味　扁藤性平，味辛、酸。扁藤叶性辛，味酸、涩。

2. 归经　扁藤归肝经。扁藤叶归肝经。

3. 功效　扁藤仅有祛风化湿、舒筋活络的功效。扁藤叶的功效是生肌敛疮。

4. 主治　扁藤主治风湿痹痛、腰肌劳损、中风偏瘫、跌打损伤。扁藤叶主治下肢溃疡、外伤。

5. 用量　扁藤 15 ～ 30g。扁藤叶外用，适量。

五十五、破骨风

Mbeih mbungv buerng

别名：开骨风。瑶医：培进崩。

本品为木犀科植物清香藤 *Jasminum lanceolarium* Roxb. 的全株。全年可采，晒干。

本品分布于安徽、台湾、福建、江西、湖北、湖南、广东、广西、贵州、四川、云南等省区。广西各地均有分布。生于山坡灌丛中。

【性味】性平，味涩、微苦。

【分类】属打药。

【功效】祛风除湿，散瘀消肿，通络止痛，活血通经。

【主治】风湿痹痛，腰腿痛，四肢麻木，游走风，跌打损伤，无名肿毒，疮疖痈肿，闭经。

【瑶医治疗经验】

1. 游走风　破骨风 15g，黑九牛 15g，小散骨风 20g，过山虎 10g，忍冬藤 20g，四方钻 15g，刺五加 15g。水煎服。

2. 骨折、骨裂、跌打损伤　破骨风、爬山虎各适量。浸酒内服或外擦。

3. 跌打损伤　破骨风 20g，麻骨风 20g，过山风 20g，九节风 20g，鸭仔风 20g，入山虎 20g，猛老虎 20g。40 度以上米酒 1000mL，浸泡 1 周后取药酒外擦患处。

【用法用量】内服：15 ～ 20g，水煎或浸酒服。外用：适量，水煎洗或鲜品捣敷患处。

【现代研究】

1. 化学成分 破骨风主要含有环烯醚萜、木脂素、黄酮、三萜、简单苯丙素等成分。阿魏酸是破骨风的主要活性成分之一。

（1）木脂素类：jasminlanoside A、（+）- 环橄榄树脂素、丁香脂素 -4-O-β-D- 葡萄糖苷、（+）- 环橄榄树脂素 -6-O-β-D- 葡萄糖苷、（+）- 环橄榄树脂素 -4'-O-β-D- 葡萄糖苷、橄榄素 4''-O-β-D- 葡萄糖苷、丁香脂素 -4,4'-O- 双 -β-D- 葡萄糖苷。

（2）其他类：vanilloloside、E- 松柏苷、3,5- 二甲基苯甲醇 -4-O-β-D- 吡喃葡萄糖苷、甲基松柏苷、甘露醇、丁香脂素 -4,4'-O- 双 -β-D- 葡萄糖苷、反式肉桂酸、阿魏酸、（+）-cycloolivil、5,7,3',5'- 四羟基黄烷酮、（2S）-5,7,3',4'- 四羟基黄烷 -5-O-β-D- 吡喃葡萄糖苷、甘露醇、二十九烷、反式对香豆酸、顺式对香豆酸。

2. 药理作用 破骨风具有抗氧化、清除自由基、抗血栓、降血压和抗癌等作用，其水提物对二甲苯所致的小鼠耳郭肿胀、角叉菜胶所致的小鼠足肿胀、醋酸所致的小鼠扭体反应和热板所致的小鼠疼痛反应均具有显著的抑制作用，其抗炎镇痛作用明确。破骨风水提物可降低角叉菜胶致炎小鼠血清中的 TNF-α、IL-1β、PGE$_2$ 含量与炎性组织中的 PGE$_2$ 含量，这可能为其抗炎镇痛的作用机制。

【备注】

本品中药名也为破骨风，与中药破骨风的区别主要有以下几方面。

1. 药用部位 破骨风用根及茎叶。

2. 性味 破骨风性平，味苦、辛。

3. 功效 破骨风也有祛风除湿的功效，同时还有凉血解毒的功效。

4. 主治 中药破骨风不仅用于风湿痹痛、跌打损伤、无名毒疮，还用于头痛、外伤出血、毒蛇咬伤。

五十六、鸭仔风

Apc dorn buerng

别名：黑血藤、安端美。瑶医：毫端崩。

本品为豆科植物大果油麻藤 *Mucuna macrocarpa* Wall. 的藤茎。全年可采，切片，晒干。

本品分布于广东、广西、海南、云南、贵州等省区。广西分布于十万大山及武鸣、宁明、龙州、田林、隆林、梧州、田阳、扶绥等地。生于山坡林下。

【性味】性微温，味涩、苦。

【分类】风打相兼药。

【功效】祛风除湿，舒筋活络，养血活血。

【主治】腰膝酸痛，手足麻痹，贫血，头痛，头晕，月经不调。

【瑶医治疗经验】

1. 手足麻木 鸭仔风 15g，九层风 10g，紫九牛 20g，当归藤 20g，麻骨风 15g，蓝九牛 10g，白钻 10g。水煎服。

2. 手足麻痹 鸭仔风 15g，过山风 15g，桂枝 10g，红麻风草根 10g，牛耳风 15g，黄花倒水莲 20g，五指毛桃 20g，十八症 15g，藤当归 20g，鸡血藤 20g。水煎服。

【用法用量】内服：煎汤，15 ～ 30g。

【现代研究】

1. 化学成分 从鸭仔风的藤茎中分离得到的成分有羽扇烯酮、无羁萜、β- 谷甾醇、$\triangle^{5,22}$- 豆甾烯酸、二十四烷酸 α- 单甘油酯、二十五烷酸 α- 单甘油酯、二十六烷酸 α- 单甘油酯。

2. 药理作用 大果油麻藤具有抗炎作用和抗氧化活性，能协同诱导人白血病细胞凋亡。

【备注】

本品中药名为黑血藤，与中药黑血藤的区别主要有以下几方面。

1. 药用部位 黑血藤的药用部位是老茎。

2. 性味 黑血藤性凉，味苦、涩。

3. 功效 黑血藤也有补血活血、通筋活络的功效，同时还有清肺润燥的功效。

4. 主治 黑血藤也用于瑶药鸭仔风的主治病证，同时还用于肺热咳嗽、咯血、风湿痹痛。

五十七、钻地风

Nzunx deic buerng

别名：连钱草、透骨消。瑶医：准刀崩。

本品为唇形科植物活血丹 Glechoma longituba（Nakai）Kupr. 的全草。全年可采，洗净，晒干。

除西北及内蒙古外，全国各地均有分布。广西分布于那坡、柳州、金秀、临桂、龙胜等地。生于疏林下、路旁、溪边。

【性味】性凉，味苦。

【分类】属打药。

【功效】祛风除湿，散瘀消肿，强壮筋骨，活血通经，清热解毒，利尿排石，止痛止痒。

【主治】跌打损伤，骨折，风湿性关节炎，月经不调，痛经，闭经，产后疼痛，尿路感染或结石，肾炎水肿，胆道结石，胆囊炎，小儿发热惊风，腮腺炎，疮疡肿毒，毒蛇咬伤。

【瑶医治疗经验】

1. 利尿排石 钻地风 20g，金钱风 15g，海金沙草 20g，穿破石 15g，积雪草 20g，肾茶 20g，鸭内金 6g。水煎服。

2. 尿路感染 钻地风 10g，车前草 10g，野六谷 10g，金钱风 15g，小过路黄 10g。

水煎服。

3. 闭经　钻地风 20g，血党 20g，茜草根 15g，穿破石 15g，牛膝 20g，鸡血藤 20g，藤当归 20g。水煎服。

【用法用量】内服：煎汤，15 ～ 30g。

【现代研究】

1. 化学成分　钻地风的主要化学成分是醌类化合物，其他类化合物还有萜类、环肽类、多糖类等成分。从钻地风中分离并鉴定出的成分有迷迭香酸、迷迭香酸甲酯、丹酚酸 A、caffeoylglycolic acid、trichocarpin、isorinic acid、3,4- 二咖啡酰基奎尼酸甲酯、柯伊利素 -7-*O*-*β*-D- 葡萄糖苷、芹菜素 -7-*O*-*β*-D- 吡喃葡萄糖苷、shimobashiraside C、latifolicinin D、原儿茶酸、stilbostemin B、trilepisiumic acid、3,4- 二羟基苯基乙醇酮、岩白菜素、oresbiusin A、norbergenin、stilbostemin D、ehretioside B、阿魏酸乙酯、反式对羟基肉桂酸、没食子酸甲酯、对羟基苯乙酮、熊果酸、齐墩果酸、原儿茶醛、白桦脂酸、木犀草素、*β*- 谷甾醇、芦丁、丁香酸、乙酰丁香酸、2,5- 二甲氧基对苯二甲酸、(*E*)-3-[4-（carboxymethoxy）-3-methoxyphenyl]acrylic acid、大黄素、黑麦交酯、2,2- 二甲基 -5- 甲氧羰基 -6- 羟基萘骈[1,2-b]吡喃、1- 羟基 -3- 甲氧基 -2-（2- 氧代丙基）-9,10- 蒽醌、1- 羟基 -3-（乙氧基 - 甲基）-9,10- 蒽醌、1,3- 二羟基 -2-（乙氧基 - 甲基）-9,10- 蒽醌、2,2- 二甲基 -3,4- 二氢 -5- 甲氧羰基 -6- 羟基萘骈[1,2-b]吡喃、4- 羟基 -3,5- 二甲氧基苯甲酸、4- 羟基 -3- 甲氧基 - 苯甲酸甲酯、1- 羟基 -2- 乙氧羰基 -9,10- 蒽醌、1,3- 二羟基 -2- 甲氧羰基 -9,10- 蒽醌、1,3- 二羟基 -8- 甲氧基 -2- 甲基 -9,10- 蒽醌、1,3- 二羟基 -6- 甲氧基 -2- 甲基 -9,10- 蒽醌、3- 乙氧基苯甲酸、1- 羟基 -3- 甲氧基 -2- 羧基 -9,10- 蒽醌、1- 羟基 -2- 甲氧羰基 -9,10- 蒽醌。

2. 药理作用

（1）止泻作用：钻地风乙醇提取物能够显著抑制小鼠小肠炭末推进率，缓解大黄所致的小鼠腹泻，抑制豚鼠离体回肠平滑肌的收缩，拮抗乙酰胆碱、组胺、氯化钡对离体豚鼠回肠平滑肌的激动作用。

（2）利尿利胆作用：钻地风具有显著的利尿作用。钻地风提取物可以增加尿量，降低血清及肾组织中的钙含量；可以减轻大鼠肾组织因结石引起的损伤和病变，减少肾内草酸钙结晶，从而防治肾结石；能促进肝细胞胆汁分泌，降低胆汁中总胆红素（TBIL）、直接胆红素 DBIL 的浓度。

（3）降脂作用：钻地风可有效降低血清总胆固醇（TC）、甘油三酯（TG）、低密度脂蛋白胆固醇（LDL-C）及胆汁中胆固醇、蛋白质浓度，提高胆汁中胆汁酸、卵磷脂含量，表明钻地风提取物具有降低血脂水平，抑制胆固醇结石形成的作用。另外，钻地风煎剂可使小便变为酸性，促使碱性环境中结石的溶解及排出。

（4）降血糖作用：钻地风中的槲皮素、木犀草素等可通过抗氧化作用，保护胰岛 β 细胞免受损伤和促进胰岛细胞的再生而发挥降血糖作用。钻地风对链脲佐菌素（STZ）引起的高血糖有较好的降血糖作用，能提高小鼠体内 SOD 活性，降低 MDA 含量，抑制氧自由基对 β 细胞的损伤，保护 β 细胞，其作用机制可能与其降低氧化应激水平和抑制单核细胞趋化蛋白 –1（MCP–1）的表达相关。

（5）抗炎、抗菌、抗氧化作用：钻地风提取物对二甲苯所致的小鼠耳郭肿胀和小鼠腹腔毛细血管通透性增加等炎症模型具有较强的抑制作用，其水提物能明显抑制炎性组织中 5– 羟色胺和组胺的相对含量，但不能抑制炎性组织中 PGE$_2$ 的相对含量，说明钻地风水提物抗炎作用主要是通过抑制内源性炎症递质 5– 羟色胺和组胺的释放而发挥的，可能与炎症递质 PGE$_2$ 的释放途径无关。通过抑菌试验，醇水提取物对金黄色葡萄球菌极度敏感，对宋内氏痢疾杆菌中度敏感。钻地风中脂肪酸 10% 的水溶液的抗氧化性与 50ppm 生育酚相近，而且在 pH1.2 ～ 6.0 时具有分解亚硝酸盐的作用，从而具有抗氧化的作用。

（6）抗肿瘤作用：从钻地风中分离的槲皮素具有广泛的抗肿瘤作用，槲皮素可以诱导细胞周期停滞和细胞凋亡而抑制肝癌 HepG2 细胞增殖，抑制胃癌 SGC-7901 细胞的生长，以及具有抗前列腺癌、卵巢癌、鼻咽癌、食管癌、肺癌、结肠癌、黑色素瘤等不同肿瘤的作用。从钻地风中分离的其他成分如熊果酸、齐墩果酸在 Raji 细胞内能降低 EB 病毒活性，芹菜素具有干扰细胞信号通路、诱导细胞凋亡、抗增殖、抗侵袭及抗转移等作用。钻地风水溶液能部分阻断促癌物巴豆油与正丁醚联合作用激活 EB 病毒的促癌作用。

（7）其他作用：钻地风药理作用广泛，有止血、抗病毒、免疫调节等作用，并且近年来研究发现钻地风具有抗 HIV 的活性，其具体的活性成分和作用机制还有待进一步的研究。

【备注】

本品中药名为连钱草，与中药连钱草的区别主要有以下几方面。

1. 药用部位　连钱草用地上部分。

2. 性味　连钱草性微寒，味辛、微苦。

3. 归经　连钱草归肝、肾、膀胱经。

4. 功效　连钱草仅有利湿通淋、清热解毒、散瘀消肿的功效。

5. 主治　连钱草仅用于热淋、石淋、湿热黄疸、疮痈肿痛、跌打损伤。

五十八、浸骨风

Ziemx mbungv buerng

别名：马尾松筋草。瑶医：参进崩。

本品为石松科植物藤石松 *Lycopodiastrum casuarinoides*（Spring）Holub ex Dixit 的全草。全年可采（以 9 月后带有孢子囊穗者为佳），晒干。

本品分布于福建、台湾、广东、广西、贵州、云南、四川、湖北、湖南、江西等省区。广西分布于上思、武鸣、上林、龙胜、金秀、平乐、全州、岑溪等地。生于山谷、山坡疏林和林缘，攀于树上或崖壁上。

【性味】性温，味苦、涩。

【分类】属打药。

【功效】祛风除湿，舒筋活络，温痹止痛，活血调经。

【主治】风湿痹痛，腰肌劳损，盗汗，月经不调，跌打损伤，外伤后关节屈伸不利。

【瑶医治疗经验】

1.风湿性关节炎 浸骨风 20g，九节风 20g，防己 10g，白九牛 20g，金钱风 10g，青风藤 20g，鸭仔风 15g，麻骨风 10g，金刚根 20g，牛膝风 15g。水煎服。

2.外伤后关节屈伸不利 浸骨风 30g，青九牛 30g，四方钻 30g，糯米风 30g。水煎外洗。

3.风湿痹痛 浸骨风 100g，麻骨风 100g，鸭仔风 100g，入山虎 100g，九节风 100g，过山风 100g，土砂仁 60g。水煎外洗全身。

【用法用量】内服：煎汤，15～60g。外用：适量，煎水洗患处。

【现代研究】

1.化学成分 藤石松的全草主要含石松生物碱，为常见的 lycodine 型石松生物碱。

2.药理研究 对浸骨风所分离得到的生物碱类化合物进行的神经细胞保护和抗乙酰胆碱酯酶活性的测试发现，其中有些化合物能显著扭转 H_2O_2 诱导的人神经母细胞瘤细胞（SH-SY5Y）损伤，有的具有中等程度的抗乙酰胆碱酯酶活性。

【备注】

本品中药名为舒筋草，与中药舒筋草的区别主要有以下几方面。

1.性味 舒筋草性平，味微甘。

2.功效 舒筋草也有祛风除湿、舒筋活血的功效，同时还有明目、解毒的功效。

3.主治 舒筋草也用于风湿痹痛、腰肌劳损、跌打损伤、月经不调、盗汗，同时还用于结膜炎、夜盲症、水火烫伤、疮疡肿毒。

4.用量 舒筋草 15～30g。

五十九、假死风

Jav daic buerng

别名：见风消、假死柴。瑶医：假逮崩。

本品为樟科植物山胡椒 *Lindera glauca*（Sieb. et Zucc.）BL. 的根、茎枝及果实。夏、秋季采，切片，阴干或鲜用。

本品分布于江苏、山东、浙江、江西、河南、湖南、湖北、广西、广东等省区。广西分布于临桂、资源、兴安、罗城、金秀、灵川、龙胜、全州等地。生于丘陵、山坡的灌丛或疏林中。

【性味】性温，味辣。

【分类】属打药。

【功效】祛风除湿，舒筋活络，活血止痛，解毒消肿。

【主治】感冒，头痛，咳嗽，扁桃体炎，气管炎，肾炎水肿，筋骨疼痛，跌打损伤，恶疮肿毒，风湿骨痛，胃腹寒病，肝脾肿大。

【瑶医治疗经验】

1. 肝脾肿大 假死风根 20g，猛老虎 20g，夏枯草 20g，田基王 20g，半枝莲 15g，七叶一枝花 10g，甘草 10g，鳖甲壳 30g，香附 20g。水煎服。

2. 气管炎 假死风 15g，不出林 10g，少年红 10g，牛尾菜 10g，鱼腥草 10g，水蜈蚣 10g，满天星 10g，朝天罐 10g。水煎服。

3. 咳嗽 假死风 15g，少年红 15g，千年竹 15g，石仙桃 15g，枇杷叶 10g，枸杞根 30g，白纸扇 15g。水煎服。

【用法用量】内服：煎汤，15～30g。

【现代研究】

1. 化学成分 假死风含有儿茶酸、表儿茶酸、原花青素 B_2、淫羊藿次苷 B_1、2,4,6-三甲氧基 $-1-O-\beta-D-$ 葡萄糖苷、南烛木糖苷、ent-lyoniside、norpredicentrine、新木姜子碱、淡黄巴豆亭碱、3,4,5- 三甲氧苯基 $-1-\beta-D-$ 吡喃葡萄糖苷、表儿茶素 $-$（$2\beta \rightarrow O \rightarrow 7,4\beta \rightarrow 8$）-ent- 儿茶素 $-$（$4\beta \rightarrow 8$）- 表儿茶素、一枝蒿酸、山胡椒酸、瑞枯灵、紫堇碱、$N-$ 反式阿魏酸酪酰胺、$N-$ 顺式阿魏酸酪酰胺、芒籽香碱、降异紫堇定碱、木兰箭毒碱、$N-$ 甲基樟苍碱、樟苍碱、波尔定碱、去甲异波尔定碱、去甲异紫堇定碱、对烷 $-$ 反式 $-3,8-$ 二醇、对烷 $-$ 顺式 $-3,8-$ 二醇、eudesm-4（15）-ene-7,11-diol、$4\beta,6\beta$-dihydroxy-$1\alpha,5\beta$（H）-guai-9-ene。主要挥发化合物有顺式 $-\alpha-$ 蒎烯、（$-$）- 蒎烯、莰烯、$\alpha-$ 月桂烯、柠檬烯、（E）- 柠檬醛、香茅醛等。从山胡椒花中鉴定出的成分主要有桧烯、$\alpha-$ 月桂烯、松油醇、8- 十七碳烯、桉油精等。

2. 药理作用

（1）抑菌杀菌作用：山胡椒提取物对革兰氏阳性菌均有抑制或杀灭作用，其中包括耐甲氧西林金黄色葡萄球菌（MRSA）、耐万古霉素屎肠球菌（VREFM）、耐青霉素肺炎链球菌（PRSP）及巴西奴卡菌、猪红斑丹毒丝菌等少见菌；山胡椒提取物对部分革兰氏阴性菌有抑制或杀灭作用，其中对铜绿假单胞菌、鲍曼不动杆菌、耐亚胺培南铜绿假单胞菌、流感嗜血杆菌、卡他莫拉菌、黏质沙雷菌等有完全抑制或杀灭作用，对沙门菌、志贺菌、弧菌、肺炎克雷伯菌的部分菌有抑制或杀灭作用，对大肠埃希菌、阴沟肠杆菌、产气肠杆菌等无抑制作用；山胡椒提取物对部分真菌有抑制或杀灭作用，对新型隐球菌无抑制作用。可以认为，山胡椒提取物对革兰氏阳性菌、霉菌显示出很强的抑菌活性，对革兰氏阴性菌、酵母菌显示出较强的抑菌活性。

（2）抗癌作用：山胡椒 95% 乙醇提取物具有明确的抗人乳腺癌细胞（MDA-MB-231）趋化迁移作用，在浓度 30μg/mL 下，抑制率达 57.69%。山胡椒各提取部位具有较好的抑制酵母 $\alpha-$ 葡萄糖苷酶活性，但只有乙酸乙酯部位具有良好的大鼠小肠 $\alpha-$ 葡萄糖苷酶抑制活性。山胡椒对 4 种肿瘤细胞 HT-29、SGC-7901、SMMC-7721 和 A549 增殖均具有抑制活性，特别是对 HT-29、胃癌细胞 SGC-7901 细胞有强烈的抑制肿瘤细胞增殖活性。骨髓间充质干细胞移植与胡椒叶提取物联用可有效治疗脊髓损伤，且其作用可能与减轻肿瘤坏死因子 α 介导的炎症反应有关。

（3）其他作用：山胡椒具有消炎止痛、平喘、抗过敏、松弛平滑肌等多种作用。

【备注】

本品中医分部位作为不同药材使用，药名分别为山胡椒（果实）、山胡椒根（根）、山胡椒叶（叶），与它们的区别主要有以下几方面。

1.性味　山胡椒性温，味辛。山胡椒根性温，味辛、苦。山胡椒叶性微寒，味苦、辛。

2.归经　山胡椒归肺、胃经。山胡椒根归肝、胃经。山胡椒叶归膀胱、肝经。

3.功效　山胡椒的功效是温中散寒，行气止痛，平喘。山胡椒根的功效是祛风通络，理气活血，利湿消肿，化痰止咳。山胡椒叶的功效是解毒消疮，祛风止痛，止痒，止血。

4.主治　山胡椒主治脘腹冷痛、胸满痞闷、哮喘。山胡椒根主治风湿痹痛、跌打损伤、胃脘疼痛、脱力劳伤、支气管炎、水肿，外用治疮疡肿痛、水火烫伤。山胡椒叶主治疮疡肿毒、风湿痹痛、跌打损伤、外伤出血、皮肤瘙痒、蛇虫咬伤。

5.用量　山胡椒 3～15g。山胡椒根 15～30g。山胡椒叶 10～15g。

六十、麻骨风

Mah mbungv buerng

别名：小叶买麻藤。瑶医：亮梅崩。

本品为买麻藤科植物小叶买麻藤 *Gnetum parvifolium*（Warb.）C. Y. Cheng ex Chun 的根或藤茎。全年可采，洗净，切片，晒干。

本品分布于江西、福建、湖南、广东、广西、海南等省区。广西分布于象州、金秀、融水、兴安、平乐、那坡等地。生于低海拔的森林中或山坡、山谷及河边，常缠绕于树上。

【性味】性平，味微苦，麻；有小毒。

【分类】属打药。

【功效】祛风除湿，消肿止痛，化痰止咳。

【主治】风湿痹痛，腰肌劳损，偏瘫，四肢麻木，跌打损伤，支气管炎，肾炎水肿，蜂窝组织炎，手术后感染。

【瑶医治疗经验】

1.风湿骨痛　麻骨风 15g，黑九牛 15g，当归藤 20g，忍冬藤 20g，浸骨风 15g，铜钻 15g，白九牛 20g，鸭脚风 15g，入山虎 5g，大钻 20g，铜皮铁骨 15g。水煎服。

2.骨折　麻骨风、九节风、黑节风、大钻、山杜仲各适量。捣烂酒调外敷。

3.腰肌劳损　麻骨风 15g，龙骨风 15g，牛大力 15g，千斤拔 10g，刺五加皮 10g，血风藤 15g，杜仲 10g。与猪龙骨炖服。

【用法用量】内服：10～30g，水煎服或浸酒服。外用：适量，鲜品捣烂敷患处。

【现代研究】

1. 化学成分　麻骨风主要含有芪类、生物碱类、挥发油类、黄酮类等化合物。

（1）芳香酸类：vanillic acid、4-hydroxybenzoic acid。

（2）黄酮类：oroxylin A、homoeriodictyol、chrysoeriol、5,7,2′-trihydroxyflavones、naringetol。

（3）芪类：gnetifolin A、pinosylvin、isorhapontigenin、resveratro、gnetol、dihydropinosylvindiol、ampelopsin F、gnetuhainin E、gnetuhainin N、gnetifolin C、（－）-ε-viniferin、cis-shegansu B、parvifolol D。

其中芪类成分是小叶买麻藤茎的主要成分，亦是特征成分。此外，从麻骨风中分离得到的物质还有丁香脂素、lehmbachol D、高北美圣草素、香草酸、gnetuhainin E、射干乙素、异丹叶大黄素、白藜芦醇、买麻藤醇、异丹叶大黄素 -3-O-β-D- 葡萄糖苷。

2. 药理作用　麻骨风有平喘、抗过敏、抗蛇毒等药理作用，具有广泛的生物活性，如扩张毛细血管、改善微循环、降血脂、降血糖、抗肿瘤、抑制过敏反应、调控机体免疫防御系统、抗血栓以及抗氧化等作用。另外，有研究发现，买麻藤对黄嘌呤氧化酶具有较强的抑制作用，买麻藤 50% 和 95% 乙醇提取物具有较好的小鼠体内抗氧化作用和体外抑制 HL-60 和 BEL-7402 肿瘤细胞生长的作用。

【备注】

本品中药名为买麻藤，与中药买麻藤的区别主要有以下几方面。

1. 药用部位　买麻藤用茎叶。

2. 性味　买麻藤性微温，味苦。

3. 功效　买麻藤也有祛风除湿、化痰止咳的功效，同时还有散瘀止血的功效。

4. 主治　买麻藤也用于风湿痹痛、腰痛、慢性气管炎、跌打损伤、同时还用于鹤膝风、溃疡病出血。

5. 用量　买麻藤 6 ～ 9g。

六十一、黑节风

Gieqv nyaatv buerng

别名：走马箭。瑶医：及呀崩。

本品为忍冬科植物接骨草 *Sambucus chinensis* Lindl. 的全株。全年可采，洗净鲜用或切碎晒干。

本品分布于山东、河南、陕西、甘肃、宁夏、广西、贵州、广东等省区。广西各地均有分布。生于山坡林下、河边或草丛中。

【性味】性平，味苦、咸。

【分类】属打药。

【功效】祛风除湿，舒筋活络，活血散瘀，消肿止痛，利水消肿。

【主治】风湿痹痛，腰肌劳损，跌打损伤，骨折，肾炎水肿，肝硬化腹水，淋巴结核，产后保健。

【瑶医治疗经验】

1.跌打扭伤 黑九风 150g，鸡香兰 150g，钻地风 100g。以上均用鲜品，共捣碎，拌米双酒适量，炒热外敷患处。

2.风湿骨痛 黑节风鲜药适量。捣烂，开水冲泡外洗。

3.肝硬化腹水 黑节风 15g，假死风 15g，绣花针 15g，地胆头 15g，车前草 15g，白花蛇舌草 10g，半枝莲 10g，虎杖 10g，五指毛桃 15g，黄花倒水莲 15g，白纸扇 15g。水煎服。

【用法用量】内服：煎汤，15 ～ 30g。外用：适量，水煎洗或鲜品捣烂敷患处。

【现代研究】

1.化学成分 黑节风含有很多生物活性物质，包括黄酮类、三萜类、甾体类、酚酸类、挥发油类和苯丙素类等 50 多个化合物，其中黄酮类主要以黄酮醇为主，特别在植物的叶和花等器官中含量较高。从接骨草中分离出的成分包括 β- 谷甾醇、胡萝卜苷、绿原酸、木犀草素、槲皮素、东莨菪素、落叶松脂醇、α- 香树脂醇、山奈酚、单棕榈酸甘油酯、豆甾醇、熊果酸、齐墩果酸、乌索酸、鲨烯、植醇、正二十五烷醇、十七烷酸对羟基苯乙酯、正三十五烷醇、(E)–phytolepoxide、槲皮素 –3–O–β–D– 木糖基 –（1 → 2）–β–D– 半乳糖苷、槲皮素 –3–O–β–D– 葡萄糖苷。

2.药理作用 接骨草水提物及醇提物具有抗炎、镇痛作用，能明显抑制二甲苯所致的小鼠耳郭肿胀，对抗醋酸所致的小鼠扭体次数，延长热板法试验中小鼠的舔后足时间。其黄酮类化合物具有保护心血管系统、抗氧化、抗菌、抗病毒、抗肿瘤、杀虫等作用，是保健食品的一种活性成分。用碱溶酸沉法提取的接骨草总黄酮抑制金黄色葡萄球菌的作用最强，抑制枯草芽孢杆菌的作用较强，抑制大肠杆菌的作用较弱，其最小抑菌浓度分别是 0.63 mg/mL、1.25 mg/mL、2.50mg/mL。

【备注】

本品中医分部位作为不同药材使用，药名分别为陆英（茎叶）、陆英果实（果实）、陆英根（根），与中药陆英的区别主要有以下几方面。

1.性味 陆英性平，味甘、微苦。陆英果实性平，味苦。陆英根性平，味甘、酸。

2.功效 陆英、陆英根均有祛风、利湿、活血的功效，同时陆英还有舒筋的功效，陆英根还有散瘀、止血的功效。陆英果实的功效是蚀疣。

3.主治 陆英、陆英根均用于风湿痹痛、腰腿痛、水肿、跌打损伤、疮肿，同时陆英还用于黄疸、产后恶露不行、风疹瘙痒、丹毒等，陆英根还用于头风、淋证、白带过多、骨折、癥积、咯血、吐血、风疹瘙痒。陆英果实主治鸡眼、赘疣。

4.用法用量 陆英和陆英根 9 ～ 15g。陆英果实外用，适量。

5.使用注意 陆英孕妇禁服。

六十二、粘手风

Naenx buoz buerng

别名：尖尾风、一身保暖。瑶医：宁布崩。

本品为马鞭草科植物尖尾枫 *Callicarpa longissima*（Hemsl.）Merr. 的全株。全年可采，洗净，切段晒干，或鲜用。

本品分布于台湾、福建、江西、广东、广西、四川等省区。广西各地均有分布。生于山坡、山谷、村庄附近或旷野中。

【性味】性凉，味微苦。

【分类】属打药。

【功效】祛风除湿，散瘀消肿，清热解毒，止血止痒。

【主治】风湿痹痛，跌打损伤，感冒，咳嗽，腹痛，肝炎，瘫痪，小儿麻痹后遗症，产后风，皮肤瘙痒，内外伤出血，毒蛇咬伤。

【瑶医治疗经验】

1. 皮肤瘙痒　粘手风 100g，苦参 50g，毛冬青 100g，熊胆木 50g，刺手风 50g。水煎外洗。

2. 荨麻疹　粘手风、山黄麻、过墙风、南蛇风各适量。水煎外洗。

3. 皮肤瘙痒　粘手风 100g，臭牡丹 100g，苦李根 100g，熊胆木 100g，盐肤木 100g，杠板归 60g。水煎外洗全身。

【用法用量】内服：煎汤，15～30g，水煎或浸酒服。外用：适量。

【现代研究】

1. 化学成分　粘手风含有苯丙苷类、木脂素类、黄酮类、萜类和甾体类成分。从粘手风中分离出的化合物有乌苏酸、齐墩果酸、seco-hinokiol、乌发醇、高根二醇、野鸦椿酸、山楂酸、金合欢素、β-谷甾醇、胡萝卜苷。

2. 药理作用　粘手风对 LPS 诱导巨噬细胞释放 NO 具有明显的抑制活性。尖尾枫的水提取物不仅可以有效抑制由抗原-抗体复合物激活导致的补体系统紊乱，还可在抗体产生之前的感染早期或初次感染即可发挥作用。尖尾枫的乙醇提取物通过抑制微邻苯二甲酸相关转录因子（MITF）基因表达来抑制 B16F10 小鼠黑色素瘤细胞黑色素生成而具有明显的美白作用。

【备注】

本品中医分部位作为不同药材使用，药名分别为尖尾风（茎、叶）、尖尾风根（根），与它们的区别主要有以下几方面。

1. 性味　尖尾风和尖尾风根的性味均为性温，味辛、微苦。

2. 功效　尖尾风和尖尾风根均有祛风散寒、活血止痛的功效，同时尖尾风还能散瘀止血、解毒消肿。

3. 主治　尖尾风和尖尾风根均主治风湿痹痛、跌打损伤，同时尖尾风还用于风寒咳嗽、寒积腹痛、内外伤出血、无名肿毒，尖尾风根还用于龋齿痛。

4. 用量　尖尾风 10 ～ 15g。尖尾风根 15 ～ 30g。

六十三、暖骨风

Gormh mbungv buerng

别名：山雪花、山一身保暖。瑶医：也颁兵。

本品为瑞香科植物毛瑞香 *Daphne kiusiana* Miq. var. *atrocaulis*（Rehd.）F. Maekawa 的全株。全年可采，切段，晒干。

本品分布于浙江、安徽、江西、湖北、湖南、广东、广西、贵州、四川等省区。广西分布于桂林、三江、金秀等地。生于山野、溪旁的阴湿处。

【**性味**】性温，味苦；有小毒。

【**分类**】属风打药。

【**功效**】祛风除湿，温经散寒，穿经走脉，养血调经。

【**主治**】风湿骨痛，坐骨神经痛，手足麻木，月经不调，闭经，不孕症，白带过多，产后风湿，恶露不绝。

【**瑶医治疗经验**】

1. 坐骨神经痛　暖骨风 100g，浸骨风 100g，青九牛 50g，忍冬藤 100g，入山虎 30g，四方钻 100g，鸟不站 100g。水煎泡洗疼痛处。

2. 不孕症　暖骨风 10g，韭菜子 10g，血党 10g，黄花倒水莲 15g，当归藤 20g。水煎服。

3. 产后恶露不绝　暖骨风 10g，五指毛桃 20g，黄花倒水莲 15g，红毛毡 20g，仙鹤草 20g，杜仲 15g，金樱肉 20g。与鸡肉炖服。

【**用法用量**】内服：6 ～ 15g，水煎或浸酒服。外用：适量，煎水洗患处。

【**现代研究**】

1. 化学成分　暖骨风含有降香萜醇乙酸酯、β- 谷甾醇、胡萝卜苷、伞型花内酯、7- 甲氧基 -8- 羟基香豆素、双白瑞香素、芹菜素、木犀草素、daphneticin、对羟基苯甲酸乙酯、反式 -2- 丙烯酸 -3（3,4- 二羟基苯基）- 二十二烷酯、5,4′- 二羟基 -7- 甲氧基 - 黄酮（芫花素）、2,4- 二羟基嘧啶、瑞香素、5,7,4′- 三羟基黄烷 -3- 醇、β- 胡萝卜苷、瑞香醇酮、西瑞香素 -7-*O*- 葡萄糖苷、芫花苷、瑞香黄烷 D1、瑞香黄烷 D2、紫丁香苷。

2. 药理作用　暖骨风具有较强的抗氧化活性。

六十四、酸吉风

Biouv sui buerng

别名：入地龙、酸藤根。瑶医：表虽崩。

本品为紫金牛科植物酸藤子 *Embelia laeta*（L.）Mez 的根。全年可采，洗净切片晒干。

本品分布于广西、云南、台湾、广东、江西、福建等省区。广西分布于梧州、藤县、金秀、桂平、马山、南宁、宁明、那坡等地。生于山坡、荒地、村落附近的灌丛中。

【性味】性平，味酸、涩。

【分类】属风打药。

【功效】收敛止泻，强壮补血，活血散瘀，健脾补气。

【主治】口腔炎，咽喉炎，牙痛，消化不良，腹胀，肠炎腹泻，痢疾，白带过多，脱肛，子宫脱垂，盗汗，湿疹，皮肤瘙痒。

【瑶医治疗经验】

1. 子宫脱垂 酸吉风 20g，桃金娘根 50g（鲜品）。与鸡肉同炖，吃肉喝汤。

2. 子宫脱垂 酸吉风 20g，金樱根 20g，地桃花 15g，三叶青 10g，白背桐 15g。水煎服。

3. 咽喉炎 酸吉风 20g，毛冬青 20g，白英 15g，鱼腥草 10g，桔梗 12g，白纸扇 15g。水煎服。

【用法用量】内服：煎汤，15～30g。外用：适量。

【现代研究】

1. 化学成分 酸吉风中含有 nantenine、oxonantenine、大黄素甲醚、丁香酸、香草酸、stigmast-4-ene-3,6-dione、（+）-lyoniresinol、7S,8Sthreo-4,7,9,9′-tetrahydroxy-3,3′-dimethoxy-8-O-4′-neolignan、1,3-dihydroxylprop-yl-（9Z,12Z）-octadeca-9,12-dienate、（22E）-5α,8β-epidioxyergosta-6,22-dien-3β-ol、dihydroxyisoechinulin A、对羟基苯甲酸、豆甾醇、谷甾醇、胡萝卜苷、β-谷甾醇、β-胡萝卜苷、没食子酸、香草酸、芦丁、金丝桃苷、槲皮素、山奈酚、金圣草黄素、大黄素甲醚、芹菜素 -7-O- 葡萄糖苷。

2. 药理作用 酸藤子根、茎、叶提取物对供试菌种中的细菌有不同程度的抑制作用，茎、叶的水提取物对酵母菌无抑菌作用，根部提取物抑菌作用普遍高于其他部位。

【备注】

本品中医分部位作为不同药材使用，药名分别为酸藤木（枝叶或根）、酸藤果（果实），与它们的区别主要有以下几方面。

1. 性味 酸藤木性凉，味酸、涩。酸藤果性平，味甘、酸。

2. 功效 酸藤木、酸藤果均有止血的功效，但酸藤木是散瘀止血，酸藤果是收敛止血。同时，酸藤木还有清热解毒的功效，酸藤果还有补血的功效。

3. 主治 酸藤木、酸藤果均用于齿龈出血，同时酸藤木还用于咽喉肿痛、痢疾、泄泻、疮疖溃疡、皮肤瘙痒、痔疮肿痛、跌打损伤，酸藤果还用于血虚证。

4. 用量 酸藤木、酸藤果均 9～15g。

六十五、慢惊风

Manc ging buerng

别名：九龙盘。瑶医：瞒惊崩。

本品为蓼科植物金线草 *Antenoron filiforme*（Thunb.）Rob. et Vaut. 的全草。夏、秋采收，晒干或鲜用。

本品分布于山西、陕西、山东、江苏、浙江、江西、河南、湖北、广西、四川、贵州和云南等省区，广西分布于恭城、平乐、富川、鹿寨、金秀、环江等地。生于山地林缘、路旁阴湿处。

【性味】性凉，味苦。

【分类】属风打相兼药。

【功效】清热解毒，凉血止血，行气止痛，收敛止泻，散瘀消肿。

【主治】痢疾，腹泻，胃痛，痛经，月经不调，白带过多，血崩，吐血，咯血，风湿痹痛，腰膝酸软，淋巴结结核，跌打损伤。

【瑶医治疗经验】

1. 痢疾　慢惊风 15g，酸吉风 15g，马齿苋 30g，马莲鞍 13g。水煎服。

2. 月经过多　慢惊风 10g，仙鹤草 10g，酢浆草 10g，酸吉风 15g，红背菜 10g。水煎取汁煮鸡蛋服。

3. 胃痛　慢惊风 20g，小毛蒌 15g，土砂仁 10g，厚朴 15g，野荞麦 15g，九层皮 15g，白纸扇 15g，入山虎 6g。水煎服。

【用法用量】内服：煎汤，15 ～ 30g。外用：适量。

【现代研究】

1. 化学成分　慢惊风中的化学成分主要有黄酮类、香豆素类、酯类、植物蜕皮甾醇类化合物等。从金线草中分离鉴定出的成分有鼠李黄素、鼠李黄素 –O–β–D– 吡喃半乳糖苷、槲皮素 –3–O–β–D– 吡喃半乳糖苷、2- 十五烷酮、木栓酮、三十烷醇、褐煤酸、β– 谷甾醇、豆甾醇、邻苯二酚、二十二酸、4- 甲氧基肉桂酸、3β-angeloyloxy-7-epifutronolide、6- 羟基己酸、柠檬黄素、芥酸、3,3′–O– 二甲基鞣花酸、β– 胡萝卜苷、没食子酸、3- 甲氧基槲皮素、4′- 甲基 – 棉花素、圣草酚、没食子酸乙酯、没食子酸甲酯、阿福豆苷、二十八烷酸、山嵛酸、对甲氧基肉桂酸。

2. 药理研究　慢惊风茎、叶和根的水提物具有明显的抗炎、镇痛、抗凝血等作用。慢惊风总提物和石油醚部位提取物对小鼠的急性、慢性炎症均有较好的治疗效果，乙酸乙酯部位和正丁醇部位提取物则对抑制小鼠的慢性炎症效果更佳；能明显抑制小鼠腹腔毛细血管扩张。其总提物、石油醚部位提取物能明显抑制二甲苯所致的小鼠耳郭肿胀、小鼠棉球肉芽肿的生成；乙酸乙酯部位和正丁醇部位提取物对二甲苯所致的小鼠耳郭肿胀没有明显作用，但抑制小鼠棉球肉芽肿生成的效果显著。金线草茎叶的水提取物（AES）和根水提物（AER）能明显抑制小鼠二甲苯所致的耳郭肿胀、腹腔毛细血管通透性及棉球肉芽肿增生，而不影响小鼠免疫器官指数；且能明显减少醋酸所致的小鼠扭体次数及延长热板致痛的潜伏期；AES 和 AER 能明显延长小鼠断尾出血时间，且呈明显的量效关系。茎叶和根小鼠口服耐受量达 70g/kg（腹腔注射给药）茎叶 LD_{50} 为（ 9.3 ± 0.51 ）g/kg，根 LD_{50} 为（ 40.9 ± 4.18 ）g/kg。

【备注】

本品中医分部位作为不同药材使用，药名分别为金线草（全草）、金线草根（根茎），与它们的区别主要有以下几方面。

1. 性味　金线草性凉，味辛、苦；有小毒。金线草根性微寒，味苦、辛。

2. 功效　金线草、金线草根均有凉血止血、散瘀止痛的功效，同时金线草还有清热利湿的功效，金线草根还有清热解毒的功效。

3. 主治　金线草、金线草根均用于瑶药慢惊风的主治证，同时金线草还用于产后血瘀腹痛，金线草根还用于烧烫伤、毒蛇咬伤。

4. 使用注意　金线草、金线草根孕妇慎服。

六十六、金钱风

Jiemh zihnh buerng

别名：串钱草、排钱草。瑶医：仅紧崩。

本品为豆科植物排钱树 *Phyllodium pulchellum*（L.）Desv. 的全株。全年可采挖。

本品分布于福建、江西南部、广东、海南、广西、云南南部及台湾等省区。广西各地均有分布。生于丘陵荒地、路旁或山坡疏林中。

【性味】 性平，味淡、涩。

【分类】 属风打相兼药。

【功效】 清热解毒，利水消肿，祛风除湿，活血散瘀，利尿排石。

【主治】 感冒发热，痢疾，月经不调，闭经，白带过多，子宫脱垂，肝炎，肝脾肿大，肝硬化腹水，风湿骨痛，关节炎，跌打损伤，骨折。

【瑶医治疗经验】

1. 肝硬化腹水　①金钱风 20g，老头姜 10g，山菠萝 10g，泽泻 15g，夏枯草 20g，半枝莲 15g，田基黄 15g，薏苡仁 20g，白英 15g，重楼 10g，鸡仔莲 30g，五爪风 15g，甘草 10g。水煎服。②金钱风 20g，山枝根 20g，大田基黄 10g，山葱 20g，石韦 10g，半边莲 10g，半枝莲 10g，铁包金 20g。水煎服。

2. 肝炎　金钱风 20g，五指毛桃 20g，黄花倒水莲 15g，山栀子 10g，六月雪 15g，小田基王 10g，虎杖 10g，地胆头 15g，黄花菜根 20g，白纸扇 15g。水煎服。

【用法用量】 内服：15～30g，水煎或浸酒服。

【现代研究】

1. 化学成分　金钱风含有对羟基苯甲酸、原儿茶酸、原儿茶酸甲酯、原儿茶酸乙酯、没食子酸乙酯、对香豆酸、咖啡酸乙酯、地芰普内酯、尿苷、熊果苷、胡萝卜苷。

2. 药理作用　金钱风生物碱对乙醛刺激下的肝星状细胞的增殖具有明显抑制作用，呈剂量依赖性。金钱风生物碱各剂量组培养上清液中 LDH 活力差异无显著性，人肝星状细胞（LX-2 细胞）中的 α- 平滑肌肌动蛋白（α-SMA）、人 I 型胶原蛋白（Col-I）及 TIMP-1mRNA 随药物浓度增加，其表达下降，MMP-2mRNA 表达上升，所以金钱风生物碱可能是通过抑制 LX-2 细胞的增殖和减少细胞外基质的合成，从而发挥抗肝纤维化作用的。

【备注】

本品中医分部位作为不同药材使用，药名分别为排钱草（地上部分）、排钱草根（根），与它们的区别主要有以下几方面。

1. 性味　排钱草性平，味淡、苦；有小毒。排钱草根性凉，味淡、涩；有小毒。

2. 功效　排钱草、排钱草根都有清热利水的功效，同时排钱草还有解毒、祛风、活血消肿的功效，排钱草根还有祛瘀消癥的功效。

3. 主治　排钱草、排钱草根均用于臌胀、肝脾肿大，同时排钱草还用于感冒发热、咽喉肿痛、牙疳、风湿痹痛、水肿、跌打肿痛、毒虫咬伤等，排钱草根还用于腹中癥瘕、胁痛、湿热痹证、月经不调、闭经、痈疽疔疮、跌打肿痛等。

4. 用量　排钱草 6 ～ 15g。排钱草根 15 ～ 30g。

5. 使用注意　排钱草孕妇慎服；过量或长期服用可致呕吐。排钱草根孕妇及血虚者慎服。

六十七、走血风

Yangh nziaamh buerng

别名：见血飞、血见愁。瑶医：养藏崩。

本品为芸香科植物飞龙掌血 *Toddalia asiatica*（L.）Lam. 的根。全年可采，除去杂质，切段，晒干。

本品分布于秦岭南坡以南各地。广西各地均有分布。生于灌木、小乔木的次生林中，攀缘于其他树上。

【性味】性温，味苦、辣苦；有小毒。

【分类】属打药。

【功效】祛风除湿，消肿止痛，跌打损伤。

【主治】风湿痹痛，手脚麻木，牙痛，胃痛，跌打损伤，吐血，刀伤出血，痛经，闭经，痢疾，疟疾。

【瑶医治疗经验】

1. 风湿骨痛　走血风 15g，血风 13g，大肠风 10g，五爪风 20g，麻骨风 13g，忍冬藤 15g，下山虎 10g，黑九牛 15g，一针两嘴 15g。水煎取 600mL，分早中晚 3 次温服。

2. 产后风　走血风 50g，暖骨风 30g，麻骨风 50g，下山虎 50g，山苍子根 30g，大钻 50g，白九牛 50g，香鸡兰 50g，过墙风 50g，九层风 50g。水煎适量，倒入浴桶中，待水温适宜，泡洗全身 15 ～ 20min，每日 1 次。

3. 产后腹痛 走血风 20g，山苍根 10g，来角风 10g，小钻 10g，益母草 10g。水煎服。

4. 跌打损伤 走血风 20g，下山虎 20g，大钻 30g，三妹木 30g，入山虎 20g，牛膝风 20g，钻地风 20g，紫九牛 30g，大散骨风 30g，一刺两嘴 30g，上山虎 20g。浸酒内服、外用。

【用法用量】内服：煎汤，5 ～ 15g。外用：适量。

【现代研究】

1. 化学成分 走血风含有香豆素类、生物碱类、脂类、萜类、醇类、黄酮类、酚酸类、木脂素类、甾类和脂肪酸类等化合物。

（1）三萜类：$2\alpha,3\beta,19\alpha$- 三羟基 -12- 烯 -28- 乌苏酸、1β- 羟基蔷薇酸、$2\alpha,3\alpha,19\alpha,23$- 四羟基 -12- 烯 -28- 乌苏酸、$2\alpha$- 羟基乌苏酸、山楂酸、oleanolic acid。

（2）香豆素类：包括简单香豆素、呋喃香豆素、吡喃香豆素、双香豆素。其中，呋喃香豆素包括茴芹内酯、佛手内酯、别欧前胡素、异茴芹内酯、走马芹内酯、珊瑚菜素、飞龙掌血内酯。

（3）生物碱类：chelerythrine、8-Methoxydihydrochelerythrine、dictamnine。

（4）黄酮类：hesperidin、hesperetin、neohesperidin、diosmin、hesperetin-O-β-D-glucopyranoside。

（5）酚酸类：chlorogenic acid、benzoic acid、nelumol A。

（6）木脂素类：dl-Lyoniresinol、dl-Syringaresinol。

（7）醌类：2,6-Dimethoxy-p-benzoquinone。

（8）甾体类：β-sitosterol、daucosterol、stigmasterol。

（9）脂肪酸类：octadecanoic acid、oleic acid、linoleic acid、hexacosanoic acid。

（10）醇类：citronellol。

2. 药理作用

（1）抗炎镇痛作用：飞龙掌血醇提物具有抗炎镇痛作用，其作用机制可能是与通过增加血清中 β- 内啡肽（β-EP），降低 PGE_2、5-HT、白三烯 B4（LTB4）含有量，降低皮肤组织中 TNF-α、IL-1β 含有量，以及下调脊髓 P 物质（SP）及核磷蛋白（FOS）表达有关。

（2）止血凝血作用：飞龙掌血乙醇提取物能显著缩短小鼠的出血时间、凝血时间，其止血时间与目前有较佳止血效果的三七粉相近。进一步研究发现，飞龙掌血的止血作用可能与增加纤维蛋白原含量、促进内源性凝血途径和改变血小板形态数目有关。观察飞龙掌血不同极性部位在小鼠体内的出血凝血活性，其甲醇部位凝血作用最好，能够提高机体凝血功能从而增强止血作用。

（3）抑菌作用：飞龙掌血提取物的不同部位对枯草杆菌、痢疾杆菌和啤酒酵母菌具有抑制作用，适宜抑菌的生药浓度为 0.5g/mL，中等极性提取物显示出明显抑菌效果。飞龙掌血具有抗肿瘤（CA）和抑 CA 黏附的双重作用。飞龙掌血乙醇提取物体外抑制白色念珠菌，对白色念珠菌的最小抑菌浓度为 7.5mg/mL，最小杀菌浓度为 15.0mg/mL；随着药物浓度增加，毒力因子 SNF2 和 PDE2 的表达量呈明显下降趋势，其抑菌作用可能主要通过抑制致病性菌丝形态的形成及破坏细菌细胞壁的完整性而起到抗菌效果。另外，有研究证实飞龙掌血内生真菌及其代谢产物具有广谱抑菌作用。

（4）抗氧化作用：采用 Fenton 法、DPPH 自由基法测定飞龙掌血不同部位的抗氧化活性，表现出较强的抗脂质过氧化作用。当飞龙掌血总提取物（TEF）质量浓度为 1.0mg/L 时，最大抑制率可达到 66.78%；高质量浓度剩余水相（WF）对脂质过氧化有诱导作用。当飞龙掌血多糖质量浓度在（0.2 ～ 0.4）mg/mL 范围时，随浓度增大，其清除·OH 能力增强，0.4mg/mL 时清除率高达 73.7%；质量浓度在（0.005 ～ 0.5）mg/mL 时，对 DPPH 的清除率为 13.5% ～ 79.5%，清除作用与浓度呈正相关。飞龙掌血多糖对羟自由基、二苯代苦味酰肼自由基也有明显的清除作用。

（5）保护心血管作用：飞龙掌血水提取物作用于大鼠，对其血压、血管平滑肌均有明显作用，可降低血压、扩张血管，此作用与抑制钙内流有关。飞龙掌血除扩张外周血管降低心脏的后负荷外，还对心脏有明显的抑制作用，从而显著减少心肌做功和耗氧，可能是其抗心肌缺血的另一作用机制。

（6）抗肿瘤作用：飞龙掌血根皮中的二氢光花椒碱被报道具有抗肿瘤活性，通过流式细胞（FACS）分析和 Caspase-3 活性测定二氢光花椒碱诱导 A549 细胞特异性细胞凋亡，同时在细胞凋亡的基因表达分析中发现，二氢光花椒碱可以调节不同细胞周期中的相关基因细胞分裂蛋白激酶 2（CDK2）和细胞周期蛋白 e（CCNE），上调肿瘤细胞里细胞死亡相关基因。显微观察进一步揭示二氢光花椒碱积聚在细胞器，不在癌细胞的细胞核里，证明二氢光花椒碱的毒性靶向肿瘤细胞内特定细胞器。

（7）抗疟疾作用：飞龙掌血果实的乙酸乙酯提取物表现出较高活性，对耐氯喹恶性疟原虫株 IC_{50} 为 1.87mg/mL，其次是根皮水提物 IC_{50} 为 2.43mg/mL。对体内伯氏疟原虫的抑制活性检测，果实乙酸乙酯提取物（500mg/kg）和根皮水提取物（250mg/kg）分别为 81.34% 和 56.8%。飞龙掌血根皮及其含有的 isopimpinellin、geraniol 和 d-limonene，经过活性检测发现其具有抗疟杀虫的效果。

（8）其他作用：飞龙掌血在 MTS 法和定量 PCR 的半数效应浓度（EC_{50}）分别为 4.7mg/L、0.9mg/L，毒性实验显示 EC_{50} 为 187.2mg/L，选择指数（SI）在 PCR 中大于 206，飞龙掌血与病毒同时加入细胞可获得最佳抗病毒作用，且病毒感染 24h 后加入飞龙掌血同样具有一定程度的抗流感病毒作用。飞龙掌血的醇提物具有良好的利尿解痉作用。从飞龙掌血中提取的一种香豆素 aculeatin 可以同时增加脂肪细胞的分化和脂解作用，可以用于血脂异常和糖尿病的治疗。飞龙掌血中的飞龙掌血素，体外作用于破骨细胞 RAW264、成骨细胞 MC3T3-E1，通过激活 NF-κB、ERK1/2 和 p38MAPK 信号转导通路从而抑制破骨细胞的分化，诱导成骨细胞的分化和矿化。

【备注】

本品中医分部位作为不同药材使用，药名分别为飞龙掌血（根或根皮）、飞龙掌血叶（叶），与它们的区别主要有以下几方面。

1. 性味　飞龙掌血性温，味辛、微苦；有小毒。飞龙掌血叶性温，味辛、微苦。

2. 功效　飞龙掌血、飞龙掌血叶均有散瘀止血、消肿解毒的功效，同时飞龙掌血还有祛风止痛的功效。

3. 主治　飞龙掌血也用于风湿痹痛、胃痛、痛经、闭经、跌打损伤，同时还用于腰痛、劳伤吐血、衄血、崩漏、痈疮肿毒。飞龙掌血叶主治刀伤出血、疮疖肿毒、毒蛇咬伤。

4. 用法用量　内服：煎汤，9～15g。外用：适量。飞龙掌血叶外用适量，鲜叶捣敷。

5. 使用注意　飞龙掌血孕妇禁服。

六十八、红节风

Nyaatc siqv buerng

别名：黄稔根。瑶医：呀史崩。

本品为野牡丹科植物北酸脚杆 *Medinilla septentrionalis*（W. W. Smith）H. L. Li 的全株。全年可采，除去杂质，晒干。

本品分布于云南、广西、广东等省区。广西分布于金秀、平南、桂平、隆安、龙州、宁明、大新、扶绥、上林大明山、百色、上思十万大山等地。生于山谷、山坡密林中或林缘荫湿处。

【性味】性平，味淡、涩。

【分类】属打药。

【功效】清热解毒，凉血止血，消肿止痛。

【主治】感冒，尿淋血尿，月经不调，小儿惊风。

【瑶医治疗经验】

1. 月经不调、崩漏　红节风 15g，马莲鞍 13g，红络风（茜草）13g，地桃花 13g，棕树根 20g。水煎取 600mL，分早中晚 3 次服。

2. 牙龈肿痛出血　红节风 15g，九节风 15g，金线风 6g。水煎取 450mL，分 3 次含服。

3. 月经不调　红节风 20g，地苏 10g，过墙风 10g，走马风 10g，九层风 10g，小钻 10g，当归藤 20g。水煎服。

【用法用量】内服：煎汤，15～30g。外用适量。

【现代研究】

药理作用　红节风对细胞炎症具有保护作用。通过 LPS（1μg/mL）诱导 RAW264.7 细胞建立炎症模型，采用系列浓度（12.5μg/mL、25μg/mL、50μg/mL、100μg/mL、200μg/mL）黄稔根不同极性部位（石油醚部位、乙酸乙酯部位、正丁醇部位、水部位）处理炎症模型，MTT 法检测黄稔根 4 个不同极性部位对细胞的保护作用，在实验浓度范围内，黄稔根的不同极性部位对细胞无细胞毒性作用。与 LPS 模型组比较，浓度为

50μg/mL、100μg/mL、200μg/mL 黄稔根乙酸乙酯部位和正丁醇部位能显著改善 LPS 诱导小鼠巨噬细胞 RAW264.7 的炎症反应，具有较好的浓度依赖性。黄稔根石油醚部位与 LPS 模型组相比，仅在 200μg/mL 浓度下有保护性作用。而不同浓度的黄稔根水部位未表现出保护作用。因此，黄稔根乙酸乙酯部位及正丁醇部位对 LPS 诱导的 RAW264.7 巨噬细胞炎症具有保护作用。

【备注】

本品中药名为黄稔根，与中药黄稔根的区别主要有以下几方面。

1. 药用部位 黄稔根是根。

2. 性味 黄稔根性平，味苦、酸。

3. 功效 黄稔根的功效是息风定惊。

4. 主治 黄稔根主治小儿惊风。

5. 用量 黄稔根 6 ～ 15g。

六十九、八角风

Betc gorqv buerng

别名：八角枫、毕各崩。瑶医：别角崩。

本品为八角枫科植物八角枫 *Alangium chinense*（Lour.）Harms 的细根及须根。夏、秋季采挖，除去泥沙，干燥。

本品分布于河南、陕西、甘肃、江苏、浙江、安徽、福建、台湾、江西、湖北、湖南、四川、贵州、云南、广东、广西和西藏南部。广西分布于横县、上林、宜山、罗城、昭平、贺州、天峨、富川、平乐、龙州、恭城等地。生长于山地或疏林中。

【性味】性微温，味辣；有毒。

【分类】属打药。

【功效】祛风除湿，舒筋通络，散瘀止痛。

【主治】风湿痹痛，四肢麻木，跌打损伤。

【瑶医治疗经验】

1. 风湿痹痛、四肢麻木 ①八角风 30g，麻骨风 50g，香鸡兰 50g，银花藤 50g，木满天星根 50g。水煎外洗，早晚各 1 次。②八角风 20g，钻地风 20g，四季风 20g，下山虎 30g，小白背风 20g，阴阳风 20g，入山虎 20g，麻骨风 30g，大钻 30g，刺秋 30g。浸酒外用。

2. 跌打损伤 八角风 30g，铁罗伞 50g，九节风 50g，香鸡兰 50g，透骨消 50g。水煎外洗患处，早晚各 1 次。

【用法用量】内服：煎汤，3 ～ 5g，水煎服。外用：适量。

【现代研究】

1. 化学成分 八角风含有生物碱类、糖及其苷类、氨基酸类、酚类、鞣质类、皂苷类、甾体类、三萜类、强心苷类、蒽醌及其苷类、有机酸类等。

（1）生物碱类：　八角枫碱、8- 羟基 -3- 羟甲基 -6,9- 二甲基 -7 氢 - 苯并异喹啉 -7- 酮、4,5-dimethoxycan-thin-6-one、2- 羟基 -N- 羟基苯并苯胺。

（2）烯、醇、醚类：1,8- 桉叶素、β- 侧柏烯、丁香酚甲醚、α- 松油醇、α- 蒎烯。

（3）萜类：（3E,23E）-3-caffeoyl-23-coumaroylhederagenin、（3E,23E）-dicoumaroylhederagenin、（23E）-coumaroylhederagenin、（23Z）-coumaroylhederagenin。

（4）苷类：（6S,9R）- 玫瑰花苷、lagionosides A、lagionosides H、lagionosides K、linarionoside C、葡糖苷、樱草苷、吡喃木糖水杨苷、咖啡酰水杨苷。

2. 药理作用

（1）镇痛消炎抗风湿作用：八角枫须根煎剂给小鼠腹腔注射，可使痛觉反应消失，其药用以须根作用最强。云南雄业制药有限公司邱光雄等人研发的一种止痛药中就有八角枫，其约占 20%，此药通过活血化瘀、祛风除湿的方法达到止痛的目的。诸多药业集团生产的风湿定胶囊，就以八角枫为主要成分。

（2）肌肉松弛作用：八角枫须根总生物碱对兔、大鼠、小鼠均可作用神经肌肉接头而引起肌肉松弛；静脉注射时，在产生肌肉松弛作用前，有短暂的肌肉震颤现象，且能明显阻滞麻醉大鼠电刺激坐骨神经外周端引起的腓肠肌收缩。须根煎剂给狗腹腔注射，半小时内引起四肢伏地，头不能抬举，但仍清醒；注射八角枫总碱，可立即引起狗肌肉松弛，并四肢伏地，不能爬起。在医学中，八角枫碱单用或配伍其他药物一起作为麻醉剂。

（3）对中枢神经系统的作用：八角枫支根醇提液能加强催眠作用，而其本身无催眠作用。另外毒藜碱成分对中枢神经系统的作用是先兴奋后持久抑制。

（4）对心血管系统的作用：八角枫总碱可引起血压下降，而麻醉犬静注八角枫总碱可使血压上升。须根煎剂低浓度时，对离体心肌无明显作用；高浓度时可产生房室传导阻滞和收缩力减弱。若用八角枫总碱灌注离体心脏，可引起心肌收缩力增强，振幅加大，增大剂量则收缩减弱，大剂量时可使房室传导阻滞，但能自动恢复。

（5）对平滑肌的作用：八角枫须根煎剂可引起兔子的肠管痉挛性收缩，增强兔子的离体子宫收缩，但大剂量时则收缩明显减弱。

（6）对呼吸系统的作用：八角枫须根煎剂或八角枫总碱对兔静注以及麻痹犬静注均可引起呼吸兴奋，而后则产生呼吸抑制，加大剂量则呼吸停止。呼吸兴奋可能是对颈动脉体和延髓浅表部位作用的缘故，而呼吸的抑制主要是呼吸肌麻痹的后果。

（7）其他：小鼠口服八角枫乙醇提取液，有明显的抗早孕、抗着床作用。其对实验中的大鼠脚肿和棉球肉芽肿有明显抑制作用。另外，八角枫乙醇提取液对黄色葡萄球菌、白色葡萄球菌、链球菌等均有一定抑制作用。

【备注】

本品中药名为八角枫，与中药八角枫的区别主要有以下几方面。

1. 药用部位　八角枫用根、须根及根皮。

2. 性味　八角枫性微温，味辛；有小毒。

3. 归经　八角枫归肝经。

4. 主治 八角枫也主治风湿痹证、四肢麻木、跌打损伤，同时还可用于手术麻醉止痛。

5. 使用注意 本品有毒，孕妇、小儿及年老体弱者忌服。

七十、冷骨风

Naamx mbungv buerng

别名：萍蓬草根。瑶医：南进崩。

本品为睡莲科植物萍蓬草 *Nuphar pumilum*（Hoffm.）DC. 的根茎。全年可采挖，除去须根、叶，洗净，晒干。

本品分布于黑龙江、吉林、河北、江苏、浙江、江西、福建、广东、广西等省区。广西分布于桂林、龙胜、阳朔等地。生于湖沼中。

【性味】性平，味微甜。

【分类】属风药。

【功效】补脾健胃，疏经通络，通经。

【主治】食欲不振，月经不调，痹证，行经淋漓不尽。

【瑶医治疗经验】

1. 月经不调、行经淋漓不尽 冷骨风 20g。水煎取 500g，冲百草霜 10g，分早中晚 3 次温服。

2. 胃脘胀、嗳气、不思饮食 冷骨风 15g，茯苓 20g，白术 10g，山楂 10g，厚朴皮 10g。水煎取 500g，分早中晚 3 次温服。

3. 产后风 冷骨风 20g，走血风 10g，暖骨风 10g，白面风 10g，鬼刺风 5g。水煎服。

【用法用量】内服：煎汤，10～20g。

【现代研究】

1. 化学成分 冷骨风中挥发油的主要成分为去氧萍蓬草碱、十六烷酸、麝香吡啶等。通过对萍蓬草的挥发油化学成分的研究，其结构类型主要包括生物碱类、杂环类、烷烃类、萜类、芳香类、醇类、酮类、醛类和脂肪酸类等化合物。从萍蓬草非挥发性成分中分离得到的单体化合物有萍蓬草碱、去氧萍蓬草碱、7- 表去氧萍蓬草碱、nuphamine、硫双萍蓬草碱、nupharolutine、邻苯甲酸二丁酯。

2. 药理作用 萍蓬草植物中含硫的二聚体倍半萜类萍蓬草生物碱具有显著的免疫抑制作用和肿瘤细胞转移抑制作用。其化合物萍蓬草碱、去氧萍蓬草碱对 HL-60、SMMC-7721、A-549、MCF-7、SW480 等细胞在浓度为 40μmol/L 时表现出明显的体外肿瘤生长抑制活性。

【备注】

本品中医分部位作为不同药材使用，药名分别为萍蓬草子（种子）、萍蓬草根（根茎），与它们的区别主要有以下几方面。

1. 性味 萍蓬草子、萍蓬草根的性味均为性平，味甘。

2. 归经 萍蓬草子归脾、胃、肝经。萍蓬草根归脾、肺、肝经。

3. 功效 萍蓬草子、萍蓬草根均有健脾胃、活血调经的功效，同时萍蓬草根还有补肺的功效。

4. 主治 萍蓬草子、萍蓬草根均主治脾虚食少、月经不调，同时萍蓬草根还用于阴虚咳嗽、盗汗、痛经、跌打损伤等病证。

七十一、鹰爪风

Domh gongv ngiuv buerng

别名：钩藤。瑶医：紧吊崩。

本品为茜草科植物钩藤 *Uncaria rhynchophylla*（Miq.）Miq. ex Havil. 的带钩茎枝。秋、冬采收，除去杂质，洗净，切片，晒干。

本品分布于陕西、甘肃、四川、贵州、浙江、江西、福建、湖南、广东、广西、云南等省区。广西分布于上思、防城港、武鸣、凤山、金秀、灵川、兴安、恭城等地。生于山谷疏林下、溪边或灌丛中。

【**性味**】性凉，味淡。

【**分类**】属打药。

【**功效**】清热平肝，息风定惊。

【**主治**】肝风内动，惊痫抽搐，高热惊厥，感冒夹惊，小儿惊啼，妊娠子痫，眩晕头痛。

【**瑶医治疗经验**】

1. 半身不遂 钩藤 25g，毛冬青 20g，丹参 20g，三七粉 9g（冲服），半枫荷 20g。水煎取 600mL，每日分 3 次温服。

2. 小儿惊风 ①鹰爪风 50g，急惊风 50g，鸭脚风 50g，山芝麻 30g，过墙风 50g。水煎外洗全身，每日 1 次。②鹰爪风 50g，金线风 30g，急惊风 30g，九节风 50g，钻地风 30g。水煎外洗。

3. 高血压病 鹰爪风 30g，毛冬青 30g，白九牛 20g，望江南 10g。水煎当茶饮。

【**用法用量**】内服：煎汤，15～30g。外用：适量。

【**现代研究**】

1. 化学成分 钩藤茎中分离得到的化合物有 3,4,5- 三甲氧基苯酚、东莨菪素、异去氢钩藤碱、去氢钩藤碱、vallesiachotamine、钩藤碱、异钩藤碱。

2. 药理作用

（1）抗高血压作用：钩藤碱和异钩藤碱具有抗高血压作用。

（2）神经保护作用：钩藤碱可通过抑制 MAPK/NF-κB 信号通路减轻偏头痛症状；调节 JAK2/STAT3 和 BDNF/NF-κB 信号转导通路缓解发声和多种运动联合抽动障碍（Tourette 综合征）的炎症性神经损伤；对脑缺血性损伤具有神经保护作用。

（3）抗肿瘤作用：异去氢钩藤碱和 vallesiachotamine 对 HEL 细胞有抑制作用，且 vallesiachotamine 对 K562 细胞有抑制作用。

（4）其他作用：钩藤碱阻断 TGF-β1 介导的 Smad 和 MAPK 信号传导，减轻支气管过敏症状；降低海马区环磷腺苷效应元件结合蛋白（CREB）、核受体相关因子 -1（Nurr1）和脑源性神经营养因子（BDNF）抑制大鼠的氯胺酮成瘾作用。

七十二、穿心风

Cunx fim buerng

别名：穿掌风。瑶医：串玖崩。

本品为天南星科植物穿心藤 *Amydrium hainanense*（Ting et Wu ex H. Li et al.）H. Li 的全草。全年可采收，晒干。

本品分布于湖南南部、广西、广东至云南东南部。广西分布于金秀、贺州、昭平、阳朔等地。生于山谷或水旁密林中，附生于树干上或石上。

【性味】性平，味淡；有小毒。

【分类】属打药。

【功效】祛风除湿，清热解毒，消肿止痛。

【主治】胃炎，胃溃疡，胆囊炎，风湿痹痛，鹤膝风，骨髓炎，骨结核，疥疮，脉管炎，蜂窝组织炎。

【瑶医治疗经验】

1. 骨髓炎　穿心风 7g，九节风 20g，毛冬青 15g，龙骨风 13g，小红钻 13g，鸭脚风 20g，白钻 15g，忍冬藤 15g，白九牛 15g。水煎取 600mL，分早中晚 3 次温服。

2. 风湿痹痛　穿心风 30g，蓝九牛 50g，黑九牛 50g，麻骨风 50g，铜钻 50g，一针两嘴 50g。水煎外洗痹痛处，每日 2 次。

3. 脉管炎　穿心风 100g，毛冬青 100g，走游草 100g。水煎外洗。

【用法用量】内服：煎汤，5 ～ 10g。外用：适量。

【现代研究】

从穿心风中分离得到的 7 个化合物分别为 5α,8α- 过氧麦角甾 -6,22*E*- 二烯 -3β- 醇、axinysterol、大黄素、齐墩果酸、乌苏酸、豆甾醇、β- 谷甾醇。

第七章 其他常用瑶药 ▷▷▷▷

一、八角莲

Betc gorqv linh

瑶医：别角林。

本品为小檗科植物八角莲 *Dysosma versipellis*（Hance）M. Cheng ex Ying 的根及根茎。秋季采挖，洗净，晒干或鲜用。

本品分布于我国南部、西南部及东南部。广西分布于上林、龙州、德保、金秀、三江、恭城、全州等地。生于深山密林阴湿处。

【性味】性凉，味苦、咸；有小毒。

【分类】属打药。

【功效】清热解毒，软坚散结，消肿止痛。

【主治】咳嗽，咽喉肿痛，瘰疬，瘿瘤，痈疮肿毒，淋巴结核，毒蛇咬伤。

【瑶医治疗经验】

1. 淋巴结结核 八角莲 50g，金钱吊葫芦 50g。以上两味均用鲜品，捣碎，加少许生盐外敷患处。

2. 瘰疬 八角莲与米醋磨汁，擦涂患处。

【用法用量】内服：煎汤，3～9g。外用：适量，磨汁外涂。

【现代研究】

1. 化学成分 八角莲中含有木脂素类、黄酮类化合物。鬼臼毒素是八角莲药材的活性物质之一。八角莲含有异槲皮苷、山奈酚 –3–*O*– 吡喃葡萄糖苷、4′– 去甲基鬼臼毒素葡萄糖苷、鬼臼毒素、山奈酚 –3–*O*–[6″–（3′″– 甲氧基）– 丙二酰基]–*β*–D– 吡喃葡萄糖苷、山奈酚 –3–*O*–（6″–*O*– 乙酰基）–*β*–D– 吡喃葡萄糖苷、山奈素 –3–*O*–*β*–D– 吡喃葡萄糖苷、山奈酚 –3–*O*–*β*–D– 吡喃葡萄糖、槲皮素 –4′–*O*–*β*–D– 吡喃葡萄糖苷、山奈酚 –3–*O*–（6″–*O*– 丙二酸单酰基）–*β*–D– 吡喃葡萄糖苷。

2. 药理作用 八角莲提取物（DVE）含药血清体外有较强的抑制 SMMC–7721 细胞增殖的作用。不同浓度的鬼臼毒素可抑制 SGC–7901 胃癌细胞生长，呈时间与剂量依赖性。以鬼臼毒素为前体合成的高效低副作用的 etoposide、teniposide、etopophos 等抗癌药物已被证实在抗癌、抗病毒、抗菌等方面具有重要作用。另外，八角莲内生真菌中具有抑制 INLEDGF/p75 相互作用的天然活性成分，这一结果将为新型抗获得性免疫缺陷综合征药物的研究和开发提供可利用的候选菌株资源。

八角莲具有肝毒性，其主要通过调节 SOD1、SOD2 等相关靶点，影响苯丙氨酸代谢、甘油磷脂代谢、能量代谢等相关途径，进而诱导氧化应激、细胞凋亡、炎症反应和能量消耗，最终诱导肝损伤的发生。

【备注】

本品中医分部位作为不同药材使用，药名分别为八角莲（根及根茎）、八角莲叶（叶），与它们的区别主要有以下几方面。

1. 性味　八角莲性凉，味苦、辛。八角莲叶性平，味苦、辛。

2. 归经　八角莲归肺、肝经。八角莲叶归肺经。

3. 功效　八角莲、八角莲叶均有清热解毒的功效，同时八角莲还有化痰散结、祛瘀止痛的功效，八角莲叶还有止咳平喘的功效。

4. 主治　八角莲的主治与瑶药八角莲相同，同时还用于跌打损伤、痹证。八角莲叶主治痈肿疔疮、喘咳。

5. 使用注意　八角莲孕妇禁服，体质虚弱者慎服。

二、穿破石

Fanh ziex ngimv

别名：黄龙退壳。瑶医：番椒刺。

本品为桑科植物构棘 *Cudrania cochinchinensis*（Lour.）Kudo et Masam. 或柘树 *C. tricuspidata*（Carr.）Bur. ex Lavallee 的根。全年可采，洗净，切片，晒干。

本品分布于我国东南部至西南部的亚热带地区。广西各地均有分布。生于村庄附近或荒野。

【性味】性凉，味微苦。

【分类】属打药。

【功效】排石，祛风除湿，消肿止痛，活血通络，化痰止咳。

【主治】湿热黄疸，肝炎，肝硬化，肺结核，咯血，胸胁疼痛，尿路结石，水肿，淋浊，闭经，跌打内伤。

【瑶医治疗经验】

1. 肺结核　穿破石 20g，虎刺 15g，牛大力 30g，朝天罐 30g，红毛毡 15g，翠云草 20g，百部 20g。水煎服。

2. 无名肿毒　穿破石、七叶一枝花、木鳖子各适量。捣粉调醋外搽。

3. 尿路结石　穿破石 30g，车前草 15g，金钱草 20g，络石藤 15g，牛膝 20g，石韦 20g，白纸扇 15g。水煎服。

【用法用量】内服：煎汤，15 ～ 30g。

【现代研究】

1. 化学成分　穿破石中含有 4-（乙氧基甲基）苯酚、（13α,14β,17α,20R）-7,24- 二

烯 –3– 乙酸酯羊毛甾烷、（13*α*,14*β*,17*α*,20*R*）–7,24– 二烯 –3– 羟基羊毛甾烷、谷甾醇、山奈酚、香橙素、桑色素、槲皮素、山奈酚 –7-*O*– 葡萄糖苷、槲皮素 –7-*O*– 葡萄糖苷、3,5,7,4′– 四羟基黄酮 –7-*O*–（6″– 乙酰基）– 葡萄糖苷、3,5,7,4′– 四羟基黄酮 –7-*O*– 葡萄糖苷、6– 异戊烯基 –5,7,2′,4′– 四羟基二氢黄酮、6– 异戊烯基 –5,7,4′– 三羟基异黄酮、1,3,5,6– 四羟基酮、2,4,3′,5′– 四羟基二苯乙烯、butyrospermo、butyrospermol acetate、右旋丁香树脂、1,3,6– 三羟基 –7– 甲氧基呫吨酮、1,3,6,7– 四羟基 –8– 异戊烯基呫吨酮、山奈酚、二氢山奈酚、伞形花内酯、对羟基苄基乙基醚、2,4– 二羟基苯甲醛、对羟基苯甲醛、香草醛。

2.药理作用　构棘根具有较好的抗 H5N1 病毒活性，对肝癌 BEL–7404 细胞和胃癌 SGC–7901 细胞具有较好的抑制作用。

【备注】

本品中医分部位作为不同药材使用，药名分别为穿破石（根）、奴柘刺（棘刺）、山荔枝果（果实），与它们的区别主要有以下几方面。

1.性味　穿破石性凉，味淡、微苦。奴柘刺性微温，味苦。山荔枝果性温，味微甘。

2.功效　穿破石的功效是祛风通络、清热除湿、解毒消肿。奴柘刺的功效是化瘀消积。山荔枝果的功效是理气、消食、利尿。

3.主治　穿破石主治风湿痹痛、跌打损伤、黄疸、腮腺炎、肺结核、胃和十二指肠溃疡、淋浊、闭经、劳伤咯血、疔疮痈肿。奴柘刺主治腹中积聚、痞块。山荔枝果主治疝气、食积、小便不利。

4.使用注意　穿破石孕妇慎服。

三、红蓖麻

Pih miah siqv

别名：草麻子、大麻子。瑶医：董毛告崩。

本品为大戟科植物蓖麻 *Ricinus communis* L. 的全株。夏、秋采收，晒干或鲜用。

本品分布于我国华南和西南地区。广西各地均有栽培。生于村旁疏林或河流两岸冲积地，常有逸为野生。

【性味】性平，味淡，微苦；有毒。

【分类】属打药。

【功效】拔毒消肿，滑肠通便，活血散瘀，固脱。

【主治】子宫脱垂，痔疮，脱肛，胎盘滞留，舌肿，癫痫，淋巴结结核，痈疮肿毒。

【瑶医治疗经验】

1.子宫脱垂　红蓖麻根 20g，红九牛 13g，桃金娘 20g。水煎服。

2.难产　红蓖麻子 3 ～ 5 粒，酢浆草（鲜品）适量。捣如泥状，敷涌泉穴。

3.脱肛　红蓖麻子 30g。捣成糊泥，外敷百会穴。

【用法用量】内服：煎汤，15～30g。外用：种子及叶适量，捣敷。

【现代研究】

1. 化学成分　蓖麻种子含油量在 50% 左右，主要为脂肪酸甘油酯、酯二醇、干性油、癸二酸，另外还含有蓖麻毒素蛋白及蓖麻碱，其毒素蛋白是蓖麻毒素。蓖麻叶中含蓖麻碱，叶、花中含有黄酮类化合物，包括没食子酸、芦丁等。

2. 药理作用　蓖麻毒素对哺乳动物细胞具有很高的细胞毒性，具有良好的抗肿瘤作用。其 A 链是活性链，可使核糖体失活，从而使蛋白质合成受阻，细胞死亡。

【备注】

本品中医分部位作为不同药材使用，药名分别为蓖麻子（成熟种子）、蓖麻叶（叶）、蓖麻根（根），与它们的区别主要有以下几方面。

1. 性味　蓖麻子性平，味甘、辛；有毒。蓖麻叶性平，味苦、辛；有毒。蓖麻根性平，味辛；有毒。

2. 归经　蓖麻子归大肠、肺经。

3. 功效　蓖麻子、蓖麻叶均有消肿拔毒的功效，同时蓖麻子还能泻下通滞，蓖麻叶还能祛风除湿。蓖麻根的功效是祛风解痉、活血消肿。

4. 主治　蓖麻子、蓖麻叶、蓖麻根均用于瘰疬、子宫脱垂、脱肛，同时蓖麻子还用于肠燥便秘、痈疽肿毒、喉痹，蓖麻叶还用于脚气、风湿痹痛、咳嗽痰喘、痈疮肿毒、疥癣瘙痒，蓖麻根还用于癫痫、破伤风、风湿痹痛、痈疮肿毒、跌打损伤。

5. 用量　蓖麻子 2～5g。蓖麻叶 5～10g。蓖麻根 15～30g。

6. 使用注意　蓖麻子孕妇及便溏者禁服。

【附注】蓖麻子榨取的脂肪油亦入药，中药名为蓖麻油。蓖麻油性平，味甘、辛；有毒。功效：润肠通便，润肤。主治：便秘，积滞腹胀，疥癣，烫伤。用法用量：内服，10～20mL；外用适量，涂敷。使用注意：胃弱者及孕妇禁服。

四、边　化

Bith wiax

别名：土细辛、瑶山金耳环。瑶医：扁化。

本品为马兜铃科植物金耳环 *Asarum insigne* Diels 的全草。夏、秋季连根采挖，去泥土，阴干。

本品分布于广东、广西、江西等省区。广西分布于桂林、兴安、灵川、永福等地。生于林下阴湿地或土石山坡上。

【性味】性温，味苦、麻；有毒。

【分类】属打药。

【功效】祛风散寒，行气止痛，化痰止咳，定喘，解毒消肿。

【主治】胃腹寒痛，风寒咳嗽，头痛，支气管炎，牙痛，风湿痹痛，毒蛇咬伤。

【瑶医治疗经验】

1. 风湿骨痛　边化 50g，麻骨风 50g，入山虎 30g。浸泡 50 度米酒 500g，外擦疼痛处。

2. 睾丸炎　边化 20g，灯笼泡 20g。水煎外洗。

3. 胃腹寒痛　边化 20g，小毛蒌 10g，土砂仁 10g，过山风 10g，小钻 10g。水煎服。

【用法用量】内服：煎汤，3～6g；研粉冲服，1～2g。外用：适量，捣敷。

【现代研究】

1. 化学成分　金耳环含有黄酮类、氨基酸类、糖类和挥发油类等成分。从金耳环中分离鉴定得出的成分有 2,3- 二甲基 -5- 甲氧基苯酚、黄樟醚、细辛醚、龙脑、甲基丁香酚、橙花叔醇、2,3,4,5- 四甲氧基苯丙烯、茴香酸丙酯、邻苯二甲酸二丁酯。

2. 药理作用　金耳环具有镇痛、抗炎、强心、平喘祛痰、抗菌、抗惊厥、抗衰老、抗肿瘤、抗抑郁、增强机体免疫和保护心肌等作用。金耳环不同部位的提取物对乙酸诱发的小鼠腹腔剧烈疼痛均有一定的作用。其正丁醇提取物对二甲苯所致的小鼠耳郭肿胀有显著的抑制作用，而其他部位的提取物则抑制作用不明显。另外，金耳环多糖可调节实验性 2 型糖尿病模型大鼠的血脂代谢紊乱，改善大鼠肾功能和提高肾抗氧化能力。另外，金耳环还有较好的中枢抑制作用，金耳环精油有镇痛作用。

【备注】

本品中药名为金耳环，与中药金耳环的区别主要有以下几方面。

1. 性味　金耳环性温，味辛、微苦；有小毒。

2. 归经　金耳环归肺、心、肾经。

3. 功效　金耳环的功效是温经散寒、祛痰止咳、散瘀消肿、行气止痛。

4. 主治　金耳环主治风寒咳嗽、风寒感冒、慢性支气管炎、哮喘、慢性胃炎、风寒痹痛、龋齿痛、跌打损伤、毒蛇咬伤。

5. 使用注意　金耳环孕妇禁用。

五、苦李根

Mbouh neix gonl

别名：朴累干、一扫光、黎辣根。瑶医：不累关。

本品为鼠李科植物长叶冻绿 *Rhamnus crenata* Sieb. et Zucc. 的全株。全年可采，洗净，切片，晒干或鲜用。

本品分布于陕西、河南、安徽、江苏、浙江、江西、福建、台湾、广东、广西、湖南、湖北、四川、贵州、云南等省区。广西各地均有分布。生于山地林下或灌丛中。

【性味】性平，味苦、辣；有毒。

【分类】属打药。

【功效】清热解毒，祛风利湿，杀虫止痒。

【主治】急性肝炎，肝硬化腹水，疮疥，皮癣，湿疹，皮肤溃疡，脓疱疮。

【瑶医治疗经验】

1. 肝硬化腹水　苦李根 10g，老头姜 15g，七叶一枝花 10g，黄花参 30g，白纸扇 20g，夏枯草 30g，皂角刺 15g。水煎服。

2. 疥疮　苦李根皮、硫黄各适量。捣粉调茶油布包扎紧，烘热外搽。

3. 湿疹　苦李根 100g，野黄麻 100g，白解木 100g，盐肤木 100g，穿心莲 50g。水煎外洗。

【用法用量】内服：煎汤，5 ～ 10g。外用：适量，捣烂调茶油外搽或煎水洗。

【现代研究】

1. 化学成分　苦李根的主要成分为蒽醌类化合物。

2. 药理作用　苦李根可明显降低四氯化碳引起的肝损伤小鼠的 ALT、AST、MDA 水平，并能显著减轻肝细胞的病理损害，它的肝损伤保护作用可能通过抑制四氯化碳还原活化作用，减少血液中的自由基水平，从而减轻肝细胞损害。另外，苦李根能对抗大鼠铅中毒引起的 SOD 活性降低和 MDA 含量升高；苦李根水提取物与醇提取物均可提高小鼠体内过氧化物酶、超氧化物歧化酶活性及减少脂质过氧化产物的作用。其游离蒽醌具有很强的抗菌活性。

【备注】

本品中药名为黎辣根，与中药黎辣根的区别主要有以下几方面。

1. 药用部位　黎辣根用根、根皮。

2. 性味　黎辣根性平，味苦、辛；有毒。

3. 功效　黎辣根的功效是清热解毒、杀虫利湿。

4. 主治　黎辣根主治疥疮、顽癣、疮疖、湿疹、荨麻疹、癫痫头、跌打损伤。

5. 用量　黎辣根 3 ～ 5g。

6. 使用注意　黎辣根有毒，以外用为主，内服宜慎。

六、木满天星

Nomh leix ndiangx

别名：有刺盐肤木。瑶医：亮诺累。

本品为芸香科植物大叶臭花椒 *Zanthoxylum myriacanthum* Wall. ex Hook. f. 的根、茎枝、叶。全年可采收，切片，晒干；叶鲜用或晒干研粉。

本品分布于福建西南部、广东、广西、海南、贵州南部、云南南部。广西分布于靖西、武鸣及大瑶山等地。生于坡地疏或密林中。

【性味】性温，味辣、苦。

【分类】属打药。

【功效】祛风除湿，活血散瘀，温中止痛。

【主治】胃痛，眼角膜炎，风湿痹痛，坐骨神经痛，跌打损伤，骨折，毒蛇咬伤。

【瑶医治疗经验】

1.坐骨神经痛　木满天星 10g，寥刁竹 10g，七叶莲 20g，伸筋草 20g，红九牛 13g，白九牛 20g，四方钻 15g。水煎服。

2.胃寒痛　木满天星子 6g，两面针 10g，大钻 15g，九龙钻 15g，野荞麦 10g。水煎服。

3.风湿痹痛　木满天星 10g，过山风 15g，当归藤 15g，鸡血藤 15g，血风藤 15g，钩藤 15g，金耳环 2g。水煎服。

【用法用量】内服：煎汤，9～25g。外用：适量，树皮、叶捣敷或水煎洗。

【现代研究】

1.化学成分　木满天星干叶和鲜叶的主要成分为 β- 水芹烯、芳樟醇、异松油烯等，但相对含量差异较大。

2.药理作用　花椒挥发油对葡聚糖硫酸钠所致的小鼠肠道炎症有保护作用。

【备注】

本品中药名为驱风通，与中药驱风通的区别主要有以下几方面。

1.药用部位　驱风通用茎、枝叶。

2.性味　驱风通性温，味辛、微苦。

3.功效　驱风通的功效是祛除风湿、消肿解毒、止痛止血。

4.主治　驱风通主治风寒感冒、风湿痹痛、跌打骨折、外伤出血、烧烫伤、毒蛇咬伤。

5.用量　驱风通茎枝 10～25g，叶 6～15g。

七、平地木

Bengh deic muitr

别名：铁凉伞。瑶医：的解。

本品为紫金牛科植物朱砂根 *Ardisia crenata* Sims 的根。秋、冬二季采挖，洗净，晒干或鲜用。

本品分布于我国西藏东南部至台湾、湖北至海南等地区。广西分布于桂林、阳朔、平南、玉林、苍梧、北流、荔浦及大瑶山等地。生于疏、密林下荫湿的灌木丛中。

【性味】性平，味苦、麻；有小毒。

【分类】属打药。

【功效】散瘀消肿，活血止痛，祛风除湿。

【主治】跌打损伤，骨折，咽喉肿痛，扁桃体炎，白喉，支气管炎，风湿性关节炎，腰腿痛，丹毒，淋巴结炎。外用治外伤肿痛，毒蛇咬伤。

【瑶医治疗经验】

1.骨折　朱砂根、红九牛、香鸡兰、透骨消、九节风叶、上山虎皮（树皮）。以上各药鲜品各适量，混合捣碎外敷，敷前骨折（复位后）处用杉树皮夹好固定。

2. 咽喉肿痛　朱砂根 10g，金锁匙 10g，土牛膝 10g，水丁香 10g，华泽兰 15g，开口箭 6g。水煎含服。

3. 咽喉肿痛　朱砂根 9g，毛冬青 20g，威灵仙 10g，鱼腥草 10g，金锁匙 10g，白纸扇 15g。水煎服。

【用法用量】内服：煎汤，3～9g。外用：适量，鲜根或鲜叶捣烂敷患处。

【现代研究】

1. 化学成分　朱砂根中含有黄酮类、强心苷类、三萜皂苷类、挥发油类、酚类、醌类、氨基酸类、糖类、叶绿素类、有机酸类、鞣质类等多种物质。其主要成分有朱砂根皂苷 A、朱砂根皂苷 B、朱砂新根 A、朱砂新根 B、岩白菜素、香豆素类、矮地茶素（岩白菜素）、去甲矮地茶素、11-O-丁香酰矮地茶素、密花醌、β-谷甾醇、胡萝卜苷等。朱砂根多糖组分 Z-C1 和 Z-C2 均是由葡萄糖、鼠李糖、阿拉伯糖、木糖、甘露糖、核糖和半乳糖等单糖和糖醛酸组成的酸性杂多糖，但单糖的摩尔比不同。此外，其他成分还有葛根皂醇 -C、2α-羟基乌苏酸、3β,6β,19α,23-四羟基乌苏 -12-烯 -28-酸、西克拉明皂苷元 A-3β-O-β-D-葡萄吡喃糖基 -（1→2）-α-L-阿拉伯吡喃糖苷。

2. 药理作用

（1）抗肿瘤作用：朱砂根皂苷 A、朱砂根皂苷 B、朱砂根新 A、朱砂根新 B 具有较强的抑制肿瘤生长活性，朱砂根总皂苷对体外培养的人肺巨细胞癌（PG）、人肝癌（BEL-7402）、人鼻咽癌（KB）、人结肠癌（HCT）、人宫颈癌（HeLa）、人白血病（HL-60）6 种瘤株细胞的增殖具有明显的抑制作用，并随药物浓度的增加其作用逐渐增强。此外，经实验研究证明，朱砂根总皂苷对体外培养的癌细胞生长也有一定的抑制作用，其抑瘤作用机制和对癌细胞直接的杀伤，以及通过干扰其细胞生长周期、诱导细胞凋亡有着紧密的联系。

（2）镇痛、抗炎作用：朱砂根醇提液能显著降低小鼠毛细血管通透性，明显抑制大鼠蛋清性足肿胀，并对甲型、乙型溶血性链球菌和金黄色葡萄球菌有显著抑菌作用。朱砂根中的岩白菜素对醋酸引起的小鼠扭体反应有明显的抑制作用，对甲醛致痛反应也有良好的抑制作用；岩白菜素对二甲苯引起的小鼠耳郭肿胀有良好的抑制作用，对纽扣所致的小鼠肉芽肿也有明显抑制作用。

（3）抗氧化作用：朱砂根乙酸乙酯部位抗氧化能力最强，正丁醇部位（BHT）次之。乙酸乙酯部位清除 DPPH 自由基的能力为 BHT 的 1/2，清除 ABTS 自由基的能力比 BHT 强，但比石油醚部位（BHA）弱，还原 Fe^{3+} 的能力为 BHT 的 1/3。

（4）抗生育作用：朱砂根中的三萜皂苷具有抗早孕作用，小剂量朱砂根总皂苷使成年小鼠、豚鼠和家兔离体子宫的收缩频率加快，振幅加大，张力明显升高；大剂量朱砂根总皂苷使子宫强直性收缩。离体试验表明，三萜皂苷对子宫产生的兴奋作用可能与兴奋 H_1 受体以及影响前列腺素合成酶系统相关。

（5）其他作用：朱砂根中的环苯缩酚酸肽具有降血压和抑制血小板凝聚的作用，是防治心血管疾病的天然药物；根中的岩白菜素有保护肝脏作用，而三萜皂苷能抑制 cAMP 活性；根中的岩白菜素还有止咳作用，对咳嗽中枢有选择性抑制作用，不产生耐药性且不良反应小，但体内代谢快，生物利用度不高；朱砂根醇提液对金黄色葡萄球菌和甲型、乙型溶血性链球菌有显著抑菌作用；朱砂根中的岩白菜素和异岩白菜素具有抗HIV 作用，后者作用更加显著。

【备注】

本品中药名为朱砂根，与中药朱砂根的区别主要有以下几方面。

1. 性味 朱砂根性平，味微苦、辛。

2. 归经 朱砂根归肺、肝经。

3. 功效 朱砂根也有活血止痛、祛风除湿的功效，同时还有解毒消肿的功效。

4. 主治 朱砂根主治咽喉肿痛、风湿痹痛、跌打损伤，还用于黄疸、痢疾、乳痈等病证。

八、铁包金

Lieqv bueil jioml

别名：小叶黄鳝藤。瑶医：列飘紧。

本品为鼠李科植物铁包金 *Berchemia lineata*（L.）DC. 的根。秋后采根，洗净，鲜用或切片晒干。

本品分布于广东、广西、福建、台湾等省区。广西分布于南宁、柳州、贵港、金秀等地。生于低海拔的山野、路旁或开旷地上。

【性味】性平，味微苦、涩。

【分类】属打药。

【功效】清热解毒，祛风除湿，杀虫止痒，镇咳止痛，消肿。

【主治】肺结核咯血，胃、十二指肠溃疡出血，精神分裂症，跌打损伤，风湿骨痛，疔疮疖肿，颈淋巴结肿大，睾丸肿痛，黄疸型肝炎，支气管炎，毒蛇咬伤。

【瑶医治疗经验】

1. 黄疸型肝炎 铁包金 30g，田基王 20g，山栀子 15g，黄花参 20g，虎杖 13g，白纸扇 20g。水煎服。

2. 肺结核 铁包金 20g，灰色紫金牛 10g，牛尾菜 10g，五指牛奶 15g，十大功劳10g，石仙桃 10g，白首乌 10g，牛大力 15g，黄花倒水莲 15g。水煎服。

3. 胃、十二指肠溃疡出血 铁包金 20g，九层皮 15g，地榆 20g，仙鹤草 20g，红毛钻 15g，猪肚木 15g，野荞麦 15g。水煎服。

【用法用量】内服：煎汤，15～60g。外用：适量，根捣敷。

【现代研究】

1. 化学成分 铁包金主要含黄酮类、苷类、苯酚类、醌类、萜类、木脂素类等，其中一部分是以二聚体的形式存在，二聚体是铁包金中最有特色的成分。铁包金的主要成分有 β- 谷甾醇、大黄素甲醚、槲皮素、胡萝卜苷、连翘脂素、C 栎素、芦丁、正十六烷酸、正十八烷酸、β- 谷甾醇、豆甾醇、羊齿烯醇、大黄酚、大黄素甲醚、

floribundiquinone D、2- 乙酰大黄素甲醚、槲皮素、胡萝卜苷。酚类成分：(−)−(1′R, 2′S)−erythro−5−hydroxy−7−(1′,2′−dihydroxypropyl)−2−methylchromone。

2. 药理作用

（1）抗炎、镇痛作用：铁包金提取物对巴豆油引起的小白鼠耳郭肿胀具有显著的抑制作用，表现出较强的消炎作用；同时铁包金提取物给药组对醋酸导致的扭体反应有非常明显的抑制作用，表现出具有较强镇痛作用。铁包金中的黄酮类化合物具有抗心血管疾病、抗炎及提高机体免疫力、雌激素样等作用。

（2）抗肿瘤作用：铁包金总黄酮通过清除氧自由基和调节 p53、TNF-α 和 Caspase-3 蛋白的表达来抑制肿瘤生长。此外，铁包金提取物具有保肝、降酶、退黄作用。

【备注】

本品中药名也为铁包金，与中药铁包金的区别主要有以下几方面。

1. 药用部位　铁包金用根或茎藤。

2. 性味　铁包金性平，味苦、微涩。

3. 归经　铁包金归肺、肝经。

4. 功效　铁包金也有解毒消肿、祛风除湿的功效，同时还有止血、止痛的功效。

5. 主治　铁包金也用于咳嗽咯血、消化道出血、风湿骨痛、跌打损伤，同时还用于痈疽肿毒、烧烫伤、风火牙痛。

6. 用量　铁包金 15 ～ 30g。

九、肿瘤藤

Nzanx louh meil

别名：消瘤藤。瑶医：散瘤没。

本品为虎耳草科植物星毛冠盖藤 *Pileostegia tomentella* Hand. -Mazz. 的根和茎。

本品分布于江西、福建、湖南、广东、广西等省区。广西分布于桂林、临桂、龙胜、永福、平乐、金秀、上思、三江、平南、北流等地。生于林谷中。

【性味】性凉，味苦。

【分类】属打药。

【功效】祛风除湿，舒经活络，强筋壮骨，散瘀消肿，解毒止痛。

【主治】腰腿酸痛，风湿麻木，跌打损伤，骨折，子宫肌瘤，癌肿。

【瑶医治疗经验】

子宫肌瘤　①肿瘤藤 20g，七叶一枝花 10g，白钻 20g，天冬 15g，散血薯 10g，绣花针 15g，甘草 10g。水煎服。②肿瘤藤 20g，大散骨风 20g，三叶木通 10g，广西王不留行 10g，血风藤 20g，五指牛奶 15g，三叶崖爬藤 10g。水煎服。③肿瘤藤 15g，白花蛇舌草 10g，半枝莲 10g，地胆头 15g，血党 15g，茜草根 15g，蒲公英 10g，鸡血藤 15g，藤当归 15g，益母草 10g。水煎服。

【用法用量】内服：煎汤，10 ～ 30g。外用：适量，鲜品捣烂敷患处。

【现代研究】

1. 化学成分　从肿瘤藤中分离得到的成分有二十四烷酸、蒲公英赛醇、β- 谷甾醇、3β- 乙酰氧基 - 乌苏酸、豆甾烷 -3,6- 二酮、落干酸、$4-O-\alpha$-L- 阿拉伯呋喃糖基 -（$1''\to 6'$）-β-D- 吡喃葡萄糖苷（$4S$）-4- 羟基基 -β- 紫罗兰酮、间苯二酚、祖师麻乙素、茵芋苷、伞形花内酯、断马钱子苷半缩醛内酯、邻苯二甲酸二乙酯、裂环马钱素、裂环马钱素二缩醛、当药苷、foliasalacioside B、苄基 -O-β-D- 呋喃芹糖基 -（$1''\to 6'$）-β-D- 吡喃葡萄糖苷、麦芽糖、葡萄糖、胡萝卜苷、$1-O-$（β-D-glucosyl）-2-[2-methoxy-4-（ω-hydroxypropyl）-phen-oxy]-propan-3-ol、（+）-lyoniresinol-3α-O-β-D-glucopyranoside、紫丁香苷、柏松苷、二氢柏松苷、but-3-enyl-β-D-glucoside、4-（2,3-dihyd-roxypropyl）-2,6-dimethoxyphenyl-β-D-glucopyranoside、nikoenoside、原儿茶酸乙酯、8- 甲氧基香豆素 -7-O-β-D- 葡萄糖、6-O-R-L-rhamnopy-ranosyl-β-D-glucopyranosideofmethylsalicylate、烟酰胺、3,5- 二咖啡酰奎宁酸甲酯、alopecuquinone、鹅掌楸苷、2-Hydroxy-2-（4-hydroxy-3-methoxyphenyl）-1-（hydroxymethyl）-ethyl-β-D-glucopyranoside、eleuthero-side B1、3-（4-hydroxy-3-methoxy-phenyl）-1,2,3-propantriol、邻苯二甲酸二丁酯、Aspergillusene A、异海松酸、shizukanolide E、β- 谷甾醇、2,5-dimethoxyresorcinol。

2. 药理作用　肿瘤藤的石油醚、氯仿、乙酸乙酯及水层萃提物可不同程度地体外抑制人宫颈癌 SiHa 细胞及人肝癌 HepG2 细胞的生长增殖，并能诱导 HepG2 癌细胞的凋亡，具有很大的潜在抗癌活性。其总香豆素部位能抑制 HT-29 细胞的增殖、克隆、迁移及侵袭能力，其机制可能与上调 Caspase-3 蛋白表达，下调 Bcl-2 和 NF-κB 蛋白表达有关。肿瘤藤乙醇提取物也具有抗肿瘤作用，其机制可能与调节机体细胞免疫功能有关。

【备注】

本品中药名为星毛冠盖藤，与中药星毛冠盖藤的区别主要有以下几方面。

1. 药用部位　星毛冠盖藤用根或藤茎。

2. 性味　星毛冠盖藤性温，味辛、微苦。

3. 功效　星毛冠盖藤的功效是祛风除湿、散瘀止痛、消肿解毒。

4. 主治　星毛冠盖藤也主治腰腿酸痛、风湿骨痛、跌打损伤、骨折，同时还用于外伤出血、疮痈肿毒。

十、金不换

JiemL meiv wiec

别名：大金不换、紫背金牛。瑶医：金不换。

本品为远志科植物华南远志 *Polygala glomerata* Lour. 的全草。春、夏季采收，切段，晒干。

本品分布于福建、广东、海南、广西、云南等省区。广西分布于桂林、临桂、三江、贺州、梧州、昭平等地。生于山坡草地或灌丛中。

【性味】性凉，味淡、微苦。

【分类】属风打相兼药。

【功效】清热解毒，化痰止咳，活血散瘀，健脾消食。

【分类】属打药。

【主治】黄疸型肝炎，支气管炎，肺结核，咳嗽胸痛，小儿疳积，角膜云翳，口腔溃疡。

【瑶医治疗经验】

1. 肺结核 金不换 30g，红天葵 15g，重楼 10g，百部 20g，牛大力 30g，朝天罐 20g，龙葵 15g，白英 15g，甘草 10g。水煎服。

2. 小儿疳积 金不换 5g，草鞋根 5g，鹅不食草 3g。蒸猪肝或塘角鱼吃。

3. 咳嗽胸痛 金不换 15g，石仙桃 15g，少年红 15g，鱼腥草 10g，枇杷叶 10g。水煎服。

【用法用量】内服：15 ～ 30g，水煎服；或配猪骨或猪脚炖服。

【现代研究】

1. 化学成分 紫背金牛含有三萜皂苷类、新皂苷类、寡糖多酯类、叫酮类、新叫酮类、苯甲酮苷类、新苯甲酮苷类、远志醇衍生物类、有机酸类、黄酮类、木脂素类等化合物。

2. 药理作用 全草的 95% 乙醇提取物可促使 PC_{12} 细胞分化，使细胞突起长度明显增加，即具有神经营养作用。

【备注】

本品中药名为大金牛草，与中药大金牛草的区别主要有以下几方面。

1. 性味 大金牛草性平，味辛、甘。

2. 功效 大金牛草的功效是祛痰、消积、散瘀、解毒。

3. 主治 大金牛草也用于咳嗽、小儿疳积，同时还用于咽痛、跌打损伤、瘰疬、痈肿、毒蛇咬伤。

十一、绣花针

Congx biangh siml

别名：伏牛花。瑶医：从兵新。

本品为茜草科植物虎刺 *Damnacanthus indicus* Gaertn. f. 的全草。三月采，阴干。

本品分布于西藏、云南、贵州、四川、广西、广东、湖南、湖北、江苏、安徽、浙江、江西、福建、台湾等省区。广西分布于桂林、灵川、阳朔、平乐、金秀等地。生于山地和丘陵的疏、密林下和石岩灌丛中。

【性味】性平，味苦、微甜。

【分类】属风打相兼药。

【功效】祛风通络，利水消肿，活血止痛。

【主治】痛风，风湿痹痛，痰饮咳嗽，肺痈，水肿，痞块，黄疸，妇女经闭，小儿疳积，荨麻疹，跌打损伤，肝脾肿大，慢性肝炎，癫痫。

【瑶医治疗经验】

1. 肝脾肿大　绣花针 15g，夏枯草 30g，七叶一枝花 10g，白花蛇舌草 30g，茯苓 20g，薏苡仁 20g，黄花参 20g。水煎服。

2. 慢性肝炎　①绣花针 10g，水石榴 20g，土茵陈 10g，白马骨 10g，黄花倒水莲 20g，三叶捻 20g，田基黄 10g，铁包金 20g，垂盆草 10g。水煎服。②绣花针 15g，金钱风 15g，藤当归 15g，黄花倒水莲 15g，白花蛇舌草 10g，半枝莲 10g，五指毛桃 20g，白纸扇 15g。水煎服。

【用法用量】内服：煎汤，9 ~ 15g，鲜品 30 ~ 60g；或入散剂。外用：适量，捣敷、捣汁涂或研末撒。

【现代研究】

1. 化学成分　虎刺根含有 5- 羟基 -1,2- 亚甲二氧基蒽醌、虎刺醛、羟基虎刺醇、虎刺醇、1- 羟基 -2- 羟甲基蒽醌、1,4- 二甲氧基 -2α- 羟基蒽醌、1,3- 二羟基 -2- 甲氧基蒽醌、甲基异茜草素、甲基异茜草素 -1- 甲醚、1- 甲氧基 -2- 羟基蒽醌、1,4- 二羟基 -2- 甲基蒽醌。

2. 药理作用　虎刺水提物和醇提物均能有效改善炎症模型中耳肿胀和足肿胀程度，并可抑制炎症因子 TNF-α 和 IL-1β 水平。虎刺提取物具有明显的肝保护作用，其中水部位活性最强，保护活性可能与蒽醌类化合物有关。其乙酸乙酯部位在清除 DPPH 自由基和还原力模型中抗氧化活性最强，水溶性部位在总抗氧化力模型中抗氧化活性最强，而石油醚部位抗氧化活性最弱。其二氯甲烷部位、乙酸乙酯部位和石油醚部位具有一定的抑菌活性，黄酮类成分可能是其抗氧化的物质基础。

【备注】

本品中药名为虎刺，与中药虎刺的区别主要有以下几方面。

1. 药用部位　虎刺用全草或根。

2. 主治　虎刺也用于瑶药绣花针的主治病证，同时还用于烧烫伤。

十二、朝天罐

Domh ndieh sangl

别名：水爆牙郎。瑶医：懂投商。

本品为野牡丹科植物假朝天罐 *Osbeckia crinita* Benth. 的全草。夏、秋二季采挖，除去杂质，洗净，晒干，或趁鲜切片，晒干。

本品分布于湖北、湖南、广西、四川、贵州、云南及西藏等省区。广西分布于防城、田东、靖西、乐业、河池、三江、全州、富川、钟山、贺州、藤县、苍梧、金秀等地。生于山坡向阳草地、地埂或矮灌木丛中，也生于山谷溪边、林缘湿润的地方。

【性味】性平，味甜、涩。

【分类】属风打相兼药。

【功效】清热解毒，健脾利湿，收敛调经，益肾壮骨，止咳止血。

【主治】消化不良，急性胃肠炎，腹泻，痢疾，慢性气管炎，肺结核咳嗽，咯血，哮喘，头晕头痛，风湿关节痛，下肢酸软，胃病，崩漏，月经不调，白带过多。

【瑶医治疗经验】

1. 崩漏 朝天罐 30g，紫背金牛 20g，走马风 20g，鸡冠花 20g，马莲鞍 10g，百草霜 5g。水煎服。

2. 咯血 朝天罐 15g，鱼腥草 10g，石上柏 10g，石仙桃 15g，不出林 10g，红毛毡 10g。水煎服。

3. 消化不良 朝天罐 20g，鸡内金 10g，饿蚂蝗 15g，土砂仁 10g，红痧症 10g。水煎服。

【用法用量】内服：煎汤，15 ～ 60g。

【现代研究】

1. 化学成分 朝天罐含有 lasiodiplodin、de-*O*-methyllasiodiplodin、integracin、2,3-dihydro-2-hydroxy-2,4-dimethyl-5-*trans*-propenylfuran-3-one、5α,8α-epidioxy-（22*E*,24*R*）-ergosta-6,22-dien-3β-ol、3,3′,4′-tri-O-methylellagic acid、5- 羟甲基糠醛、吐叶醇、白桦脂酸、2α- 羟基乌索酸、（24*R*）-stigmast-4-ene-3-one、eugenitin、β- 谷甾醇、熊果酸、胡萝卜苷、槲皮素 -3- 鼠李糖苷、槲皮素 -3- 葡萄糖苷、槲皮素等。

2. 药理作用

（1）抗肿瘤作用：朝天罐水提取物具有一定的抗肿瘤活性。CCK-8 和细胞克隆形成实验显示，朝天罐水提取物体外显著性抑制 SSMG-7721 和 CNE-2 细胞增殖；Hoechst33342 检测发现细胞核染色质发生明显改变。

（2）抗炎作用：朝天罐提取物具有抗炎作用，朝天罐对醋酸所致的小鼠腹腔毛细血管通透性增高、二甲苯诱导的小鼠耳郭肿胀和小鼠棉球肉芽肿有明显的抑制作用，可显著降低小鼠背部气囊炎性渗出液中 PGE_2 的含量。朝天罐乙酸乙酯部位和正丁醇部位可显著降低小鼠耳郭肿胀和足肿胀度；乙酸乙酯部位可使小鼠耳组织中的肿瘤坏死因子（TNF-α）mRNA 表达水平明显降低。朝天罐乙酸乙酯部位和正丁醇部位为其抗炎活性部位，其作用机制为有效降低 TNF-αmRNA 的表达。

【备注】

本品中医分部位作为不同药材使用，药名分别为仰天钟（全草）、仰天钟根（根），与它们的区别主要有以下几方面。

1. 性味 仰天钟性平，味甘、涩、微苦。仰天钟根性微寒，味苦、涩。

2. 归经 仰天钟归肺、肾、肝经。仰天钟根归脾、肾、肺、肝经。

3. 功效 仰天钟的功效是敛肺益肾、活血止血。仰天钟根也有清热解毒功效，同时还有调经止血的功效。

4. 主治 仰天钟、仰天钟根均用于咳喘、咯血、泻痢、便血、风湿痹痛、崩漏、月经不调、白带过多等病证，同时仰天钟还用于体虚头晕、淋浊、跌打瘀肿、外伤出血、烧烫伤，仰天钟根还用于淋痛、水肿、肝炎、胆囊炎、疮疡、痔疮。

5. 用量 仰天钟、仰天钟根均 6 ～ 15g。

6. 使用注意 仰天钟孕妇禁用。

十三、一点血

Yietc diemv nziaamv

别名：山乌龟。瑶医：印忝臧。

本品为防己科植物血散薯 *Stephania dielsiana* Y. C. Wu 的块根。秋后挖取根茎，洗净，切片，晒干或鲜用。

本品分布于广东、广西、贵州南部和湖南南部。广西分布于桂北和桂中。生于林中、林缘或溪边多石砾的地方。

【性味】性寒，味苦；有小毒。

【分类】属打药。

【功效】清热解毒，散瘀止痛，通经。

【主治】咽炎，疮痈，胃痛，胃肠炎，牙痛，神经痛，闭经，跌打损伤。

【瑶医治疗经验】

1. 跌打损伤 一点血、香鸡兰、朱砂根。均用生鲜品各适量，混合捣碎外敷。

2. 闭经 一点血 10g，三叶木通 10g。水煎服。

3. 胃痛 一点血 10g，金耳环 2g，小毛蒌 10g，九层皮 10g，地胆头 10g，猪肚木 10g，土砂仁 10g。水煎服。

【用法用量】内服：煎汤，6 ～ 15g。外用：适量，鲜品捣敷。

【现代研究】

1. 化学成分 一点血中含有甾醇类、黄酮类和三萜类等化合物。

（1）甾醇类：β– 谷甾醇、豆甾醇和 α– 菠甾醇。

（2）三萜类：β– 乳香酸。

（3）黄酮类：芦丁和槲皮素。

（4）其他类：sinoacutine、stephanine、ayuthianine、dehydrostephanine、cephamorph-inanine、aknadinine、liriodenine、sinomenine、1–tetrahydropalmatine、（–）corydalmine、oxocrebanine、norcanelilline、gomisin A、gomisin B、schisandrin C、6–*O*–benzoylgomisin、asterinin B 和 β– 谷甾醇。

2. 药理作用 一点血中的甾醇类化合物具有抗氧化、抗炎、降低胆固醇、促进生长等作用，黄酮类化合物具有抗氧化、降血脂、抑菌、抗癌、抗病毒等活性。

【备注】

本品中药名为血散薯，与中药血散薯的区别主要有以下几方面。

1. 性味 血散薯性寒，味苦；无毒。

2. 使用注意 血散薯孕妇禁服。

十四、三妹木

Buol muic ndiangx

别名：把天门。瑶医：番梅亮。

本品为豆科植物美丽胡枝子 *Lespedeza formosa*（Vog.）Koehne 的茎叶。春至秋季采收，切段，干燥。

本品分布于河北、陕西、甘肃、山东、江苏、安徽、浙江、江西、福建、河南、湖北、湖南、广东、广西、四川、云南等省区。广西分布于南宁、柳州、金秀、平南等地。生于山坡、路旁及林缘灌丛中。

【性味】性平，味苦。

【分类】属打药。

【功效】祛风除湿，舒筋活络，活血散瘀，消肿止痛，利小便。

【主治】风湿骨痛，跌打肿痛。

【瑶医治疗经验】

1. 风湿骨痛 三妹木 20g，白九牛 20g，入山虎 5g，麻骨钻 20g，地钻 15g，黑九牛 15g，九层风 15g，黑老虎 20g。水煎服。

2. 跌打扭伤 三妹木 15g，一刺两嘴 20g，上山虎 10g，红天葵 6g，血风藤 20g，小散骨风 10g，飞龙掌血 15g。水酒各半，煎服。

3. 跌打肿痛 三妹木 50g，麻骨风 50g，九节风 50g，过山风 50g，入山虎 50g，猛老虎 30g。浸米三花酒 1000mL，敷患处。

【用法用量】内服：煎汤，10 ～ 30g。外用：适量，捣敷。

【现代研究】

1. 化学成分 三妹木内茎叶含有丰富的黄酮类物质，包括夏佛塔苷、牡荆素和异牡荆素。

2. 药理作用 美丽胡枝子提取物对酵母菌所致的大鼠发热有良好的解热抗炎作用，由强到弱依次为乙酸乙酯部位、正丁醇部位、水部位和石油醚部位，其机制可能与降低血液和下丘脑的促炎因子水平有关。

【备注】

本品中医分部位作为不同药材使用，药名分别为马扫帚（茎叶）、马扫帚花（花）、马扫帚根（根），与它们的区别主要有以下几方面。

1. 性味 马扫帚性平，味苦。马扫帚花性平，味甘。马扫帚根性平，味苦、微辛。

2. 功效 马扫帚的功效是清热利尿通淋。马扫帚花的功效是清热凉血。马扫帚根也有祛风除湿、活血止痛的功效，同时还有清热解毒的功效。

3. 主治 马扫帚主治热淋、小便不利。马扫帚花主治肺热咳嗽、便血、尿血。马扫帚根也用于风湿痹痛、跌打损伤、骨折，同时还用于肺痈、乳痈、疖肿、泄泻等病证。

4. 用量 马扫帚、马扫帚花 30 ～ 60g。马扫帚根 15 ～ 30g。

十五、水田七

Womh laih baqc

别名：屈头鸡、水萝卜。瑶医：温来叭。

本品为蒟蒻薯科植物裂果薯 *Schizocapsa plantaginea* Hance 的块茎。春、夏季采挖，晒干或鲜用。

本品分布于湖南南部、江西南部、广东、广西、贵州、云南等省区。广西各地均有分布。生于水边、沟边、山谷、林下、路边、田边潮湿地。

【性味】性寒，味苦；有小毒。

【分类】属打药。

【功效】清热解毒，散瘀消肿，凉血止痛。

【主治】慢性胃脘痛胀，咽喉痛，风热咳喘，乳蛾，痄腮，牙痛，肝硬化腹水。外用跌打损伤，疮疡肿毒，毒蛇咬伤。

【瑶医治疗经验】

慢性胃脘胀痛 ①水田七 10g，田七 9g，田皂角 15g，仙鹤草 20g，九层皮 10g，木香 5g，香附 20g，枳实 10g，厚朴 13g。水煎服。②水田七 10g，四块瓦 10g，野荞麦 10g，大钻 10g，山菠萝 10g，松树寄生 10g。水煎服。③水田七 10g，野荞麦 15g，土砂仁 10g，过山风 15g，厚朴 15g，六月雪 15g，猪肚木 10g，饿蚂蝗 15g。水煎服。

【用法用量】内服：煎汤，10 ～ 20g。

【现代研究】

1. 化学成分 水田七根茎含丰富的皂苷类、黄酮类及生物碱类化合物。甾族皂苷类（A→D）包括裂果薯皂苷如（25S）- 螺甾 -5- 烯 -3-β- 羟基 -β-D- 吡喃葡萄糖（1→2）[α-L- 吡喃鼠李糖（1→3）][α-L- 吡喃鼠李糖（1→4）]-β-D- 吡喃葡萄糖苷（裂果薯皂苷 A）、（25S）- 螺甾 -5- 烯 -3-β- 羟基 -β-D- 吡喃葡萄糖（1→2）[α-L- 吡喃鼠李糖（1→3）]-β-D- 吡喃葡萄糖苷（裂果薯皂苷 B）、约茂皂苷元 -3-O-β-D- 吡喃葡萄糖（1→2）[α-L- 吡喃鼠李糖（1→3）][α-L- 吡喃鼠李糖（1→4）]-β-D- 吡喃葡萄糖苷、约茂皂苷元 -3-O-α-L- 吡喃鼠李糖（1→2）[α-L- 吡喃鼠李糖（1→3）)]-β-D- 吡喃葡萄糖苷、豆甾醇苷、（25S）-spirost–5–en–3β-yl–O–a–L–rhamnopyranosyl–（1→2）–O–[O–β–D–glucopyranosyl–（1→4）–a–L–rhamnopyranosyl–（1→3）]-β–D–glucopyranoside（裂果薯皂苷Ⅰ，SPHSⅠ）、Yamogenin3–O–[α–L–rhamnopyranosyl–（1→3）–[α–L–rhamnopyranosyl–（1→2）]-β–D–glucopyranoside（裂果薯皂苷Ⅱ，SPHSⅡ）等和豆甾醇 3-O-β-D- 吡喃葡萄糖苷、箭根薯酮内酯 A→M（高度氧化的甾体）。

2. 药理作用

（1）抗癌作用：裂果薯总皂苷（SFSP$_{Total}$）提取物可明显抑制肝癌细胞或鼻咽癌细

胞的增殖，减少微小血管的生成，减少癌肿组织中的微小灌流。裂果薯皂苷能够抑制肿瘤细胞酪氨酸激酶的含量，从裂果薯中提取到的箭根酮内酯 A 对 P388 肿瘤细胞有细胞毒作用。C27 甾体皂苷 taccaoside C 和 taccaoside D 对人白血病 CCRF-CEM 肿瘤细胞株、Eca-109（人类食管癌细胞）、SPC-A-1（人类肺腺癌细胞）、BGC-823（人类低分化胃腺癌细胞）、AGS（人类胃腺癌细胞）、K562（人体慢性髓原白血病细胞）6 个肿瘤细胞均有抑制作用。

其 $SFSP_{Total}$、SPHS I 和 SPHS II 能显著抑制人非小细胞肺癌 H460 和 A549、人卵巢癌细胞 SKOV3、人鼻咽癌细胞 CNE-1 的增殖，有广谱抗肿瘤作用，且对 H460 和 A549 细胞有诱导凋亡的作用，且作用呈现时间与剂量依赖性。另外，SFSP 可抑制人肝癌细胞株 SMMC-7721 细胞增殖与迁移，诱导其凋亡，阻滞其细胞周期，且对正常肝细胞毒性作用较小，而 SPHS I 和 SPHS II 对人肝癌 HepG2 和 SMMC-7721 细胞具有增殖抑制、周期阻滞和诱导凋亡的作用，可增强 JNK、ERK 和 p38 的磷酸化水平，其作用机制可能是通过 ROS 介导的线粒体途径和 MAPK 信号通路实现的。SPHS I 可使 BEL-7402 和 HepG2 细胞自噬 - 溶酶体融合过程受阻，从而抑制其自噬，其通过激活 MAPK/ERK 信号通路抑制人肝癌 HepG2 和 BEL-7402 细胞自噬并诱导其凋亡。饥饿可显著增加人肝癌 HepG2 和 BEL-7402 细胞对 SPHS I 诱导的细胞凋亡的敏感性。SPHS I 和阿霉素具有协同抗癌作用。除此，裂果薯醇提物、正丁醇部位、75% 乙醇和 95% 乙醇组分能抑制 SMMC-7721 细胞增殖，IC_{50} 分别为 92.35μg/mL、56.26μg/mL、5.69μg/mL、5.49μg/mL。其中，裂果薯醇提物可抑制 SMMC-7721 细胞裸鼠移植瘤和瘤组织中血管生成，其作用可能与下调血管内皮生长因子（VEGF）的表达有关。

（2）抗肝纤维化作用：SFSP 在纤维化肝脏中明显抑制 HSC 活化标志物 α-SMAmRNA 表达，通过下调 TGF-β1、Smad4mRNA 的表达，以抑制 TGF-β1/Smad 信号通路的激活，减少 HSC 的活化，减轻IV型胶原（CIV）和III型前胶原（PCIII）沉积，发挥抗纤维化作用。

（3）其他作用：水田七对耐药性大肠杆菌抑菌效果比较明显，其原因可能是富含各种生物碱、有机酸等有效成分及广谱抗菌抗病毒成分。从裂果薯中提取的箭根酮内酯 A 对鼠疟原虫有杀灭作用。

【备注】

本品中医分部位作为不同药材使用，药名分别为水田七（块茎）、水田七叶（叶），与它们的区别主要有以下几方面。

1. 性味 水田七性凉，味苦、微甘；有小毒。水田七叶性寒，味苦。

2. 功效 水田七、水田七叶均有清热解毒的功效，同时水田七还有止咳祛痰、理气止痛、散瘀止血的功效。

3. 主治 水田七主治感冒发热、痰热咳嗽、百日咳、脘腹胀痛、泻痢腹痛、消化不良、小儿疳积、肝炎、咽喉肿痛、牙痛、痄腮、瘰疬、疮肿、烧烫伤、带状疱疹、跌打损伤、外伤出血。水田七叶主治疮疖、无名肿毒。

4. 用法用量 水田七内服，10 ~ 20g。水田七叶一般外用，适量，鲜品捣敷。

5. 使用注意　水田七有毒，服用过量易致吐泻，严重者会引起大量出血，孕妇禁服。

十六、红天葵

Hongh tinl kueih

别名：紫背天葵、散血子。瑶医：洪天葵。

本品为秋海棠科植物紫背天葵 *Begonia fimbristipula* Hance 的全株。夏、秋季采收，洗净，晒干。

本品分布于浙江、江西、湖南、福建、广西、广东、海南和香港特区等省区。广西分布于上思、武鸣、上林、凤山、融安、龙胜、灌阳、昭平、平南、桂平、北流、玉林等地。生于山地山顶疏林下石上、悬崖石缝中、山顶林下潮湿岩石上和山坡林下。

【性味】性凉，味酸、涩。

【分类】属打药。

【功效】清热凉血，活血散瘀，解毒消肿，祛风除湿。

【主治】肺热咳嗽，咯血，跌打扭伤，血瘀疼痛，疮毒疥癣，水火烫伤，风湿骨痛。

【瑶医治疗经验】

1. 脾虚咳嗽　红天葵 10g，不出林 20g，石仙桃 20g，甘草 8g，少年红 15g。水煎服。

2. 崩漏　红天葵 10g，地榆 15g。水煎服。

3. 肺热咳嗽、咯血　红天葵 6g，千年竹 10g，石仙桃 15g，麦冬 15g，石斛 15g，枸杞根 20g，红毛钻 15g。水煎服。

【用法用量】内服：煎汤，3 ~ 9g。外用：适量，捣烂外敷。

【使用注意】孕妇忌服。

【现代研究】

1. 化学成分　紫背天葵含有花色苷、挥发油、黄酮苷、生物碱等有效成分，其中主要以矢车菊素氯化物矢车菊素 –3–*O*– 葡萄糖苷、矢车菊素 –3–*O*– 芸香糖苷等花色苷为主要活性化学成分。其根含有（–）儿茶素、芦丁、豆甾醇、*β*– 谷甾醇、豆甾醇 –3–*O*– *β*–D– 吡喃葡萄糖苷、胡萝卜苷等。紫背天葵挥发油的成分主要为萜烯类及其含氧衍生物，含量较高的是 *α*–2 蒎烯、*α*–2 石竹烯、*β*–2 蒎烯、*α*–2 胡椒烯、环己醇等。

2. 药理作用

（1）抗氧化作用：紫背天葵可抑制紫外线 B（UVB）诱导的角质形成细胞（HaCaT）及 SD 大鼠皮肤急性光损伤，其机制可能是通过抑制 p53 介导的 Bcl–2/BAX/Caspase–3 凋亡通路实现的。

紫背天葵黄酮纯化液具有较强的清除自由基的能力，在所试质量浓度范围内，对 DPPH、·OH、O^{2–} 这 3 种自由基的清除能力均随质量浓度的增大而增强。紫背天葵黄酮粗提液对各种自由基的清除能力由大到小依次为 O^{2–} > DPPH > ·OH，而紫背天葵黄酮纯化液对各种自由基的清除能力基本相当。适当剂量的紫背天葵黄酮纯化物对小鼠脑和肝脏组织中的 SOD 水平和 CAT 活力有显著的提高作用，可以显著降低小鼠大脑组织的脂质过氧化程度，有助于增强机体清除自由基的能力，所用试剂量在体内抗氧化活性总体上略低于维生素 E，紫背天葵黄酮在体内抗氧化活性的最佳剂量还有待进一步研究。

（2）抑菌作用：紫背天葵水提取物和脂提取物对金黄色葡萄球菌均表现出显著的抑制效果，对酵母菌、枯草芽孢杆菌和大肠杆菌的抑制效果一般，对黑曲霉菌无抑制作用，对金黄色葡萄球菌的最低抑菌浓度为 25%，对枯草芽孢杆菌的最低抑菌浓度为 50%，对大肠杆菌的最低抑菌浓度为 100%，对酵母菌的最低抑菌浓度在 100% 以上。紫背天葵提取物浓度越高，抑菌效果越佳，水提取物的抑菌效果优于 80% 乙醇提取物。对于同一种细菌的抑制效果，紫背天葵水提取物的抑菌效果优于脂提取物。在不同 pH 值和温度中，紫背天葵水提取物具有良好的热稳定性。紫背天葵挥发油对罗非鱼无乳链球菌具有明显的抑制效果，最低抑菌浓度为 12.5%。

（3）降血糖作用：紫背天葵提取物对大鼠四氧嘧啶复制糖尿病模型具有降低血糖作用，能明显降低糖尿病肾病大鼠 24h 排尿量、尿蛋白、β2- 微球蛋白（β2-MG）和 N- 乙酰 -β- 葡萄糖苷酶（NAG），使肾脏指数下降；同时能够降低血清中 BUN、Cr 和 β2-MG 含量，表明其可改善肾脏滤过功能，可能具有修复和提高胰岛 B 细胞的功能，从而产生降低血糖效果。应用紫背天葵醇提物观察其对小鼠血糖的调节作用，无论是糖耐量试验，还是对空腹血糖、随机进食血糖，都有短期内控制血糖上升或降低血糖的作用，具有统计学意义。

（4）降血脂、抗凝血作用：紫背天葵提取物可降低血液黏滞度，延长出血时间，降低总胆固醇（TC）水平，显示紫背天葵在较高的剂量时具有一定降血脂、抗血凝作用。

【备注】

本品中药名也为红天葵，与中药红天葵的区别主要有以下几方面。

1. 药用部位 红天葵用球茎或全株。

2. 性味 红天葵性凉，味甘。

3. 功效 红天葵也有清热凉血、解毒消肿的功效，同时还有止咳化痰的功效。

4. 主治 红天葵也用于外感高热、中暑、肺热咳嗽、疔疮、瘰疬、疥癣、烧烫伤、跌打瘀痛，同时还用于咽喉肿痛等病证。

十七、苦胆草

Iml daamv miev

别名：青鱼胆草、苦地胆。瑶医：因胆咪。

本品为唇形科植物筋骨草 *Ajuga ciliata* Bunge 的全草。5 ～ 8 月花开时采收，洗净，晒干或鲜用。

本品分布于河北、山东、河南、山西、陕西、甘肃、四川、浙江、广西等地。广西各地均有分布。生于山谷溪旁、荫湿的草地上、林下湿润处及路旁草丛中。

【性味】性寒，味苦。

【分类】属打药。

【功效】清热解毒，利咽消肿，凉血止血，平肝。

【主治】上呼吸道感染，扁桃体炎，咽炎，支气管炎，肺炎，肺脓疡，胃肠炎，肝炎，阑尾炎，乳腺炎，急性结膜炎，高血压。外用治跌打损伤，外伤出血，痈疖疮疡，烧烫伤，毒蛇咬伤。

【瑶医治疗经验】

1. 扁桃体炎 苦胆草 20g，金线风 10g，三叉苦 13g，百解 20g，白纸扇 20g。水煎服。

2. 跌打肿痛 苦胆草、透骨消、酢浆草（均用生品）各适量。捣烂调酒外敷。

3. 高血压 苦胆草 15g，毛冬青 20g，刺鸭脚木 15g，丹参 20g，钩藤 15g，野葛根 20g，白纸扇 15g。水煎服。

【用法用量】内服：煎汤，15～30g。外用：适量，捣敷。

【现代研究】

1. 化学成分 苦胆草主要含有挥发油类、环烯醚萜类、黄酮及其苷类等成分。①新克罗烷型二萜类：金疮小草素 A～G、筋骨草素、筋骨草素 A2、筋骨草素 B2、筋骨草素 G1、筋骨草素 H1、筋骨草素 F4 等。②松香烷型二萜类：ajugaside A。③环烯醚萜类：白毛夏枯草苷 A～D、雷扑妥苷、8-O-乙酰哈帕苷、harpagide、ajureptoside、环哈巴苷等。④苯乙醇苷类：galactosylmartynoside、martnoside、darendoside 等。⑤蜕皮谷甾酮类：杯苋甾酮、筋骨草甾酮 B、筋骨草甾酮 C、蜕皮甾酮、筋骨草内酯等。⑥黄酮类：木犀草素、5,7-二羟基-4′-甲氧基黄酮、槲皮素等。⑦脂肪酸及脂肪酸酯类：（10E,15Z）-1-methyl-9,12,13-trihydroxyoctadeca-10，15-dienoate、（10E,15Z）-9,12,13-trihydroxyoctadeca-10,15-dienoic acid、（2E,6R）-8-hydroxy-2,6-dimethyl-2-octenoic acid、丁二酸单甲酯等。⑧木脂素类：3,3′-bis（3,4-dihydro-4-hydroxy-6-methoxy-2-H-1-benzopyran。⑨甾醇类：豆甾醇、β-谷甾醇、胡萝卜苷等。⑩香豆素类：6,7-二羟基-香豆素。⑪其他类：1-辛烯-O-α-L-吡喃阿拉伯糖-（1-6）-O-[β-D-吡喃葡萄糖-（1-2）]-β-D-吡喃葡萄糖、正丁基-β-D-吡喃果糖苷、谷甾醇-3-O-β-D-吡喃葡萄糖苷。

2. 药理作用

（1）降血脂作用：筋骨草粗提物具有降血脂的作用，水提法与醇提法降血脂效果差异不大，给药时间长短影响降血脂效果。另外，筋骨草甾酮可影响大鼠的血脂水平。

（2）抗肺纤维化作用：筋骨草醇提物可使小鼠肺组织肺泡炎发生时间推迟，进展缓慢，程度明显较模型组为轻，形成肺纤维化不明显。筋骨草醇提物可使肺泡炎和肺间质纤维化减轻，胶原沉积较少，明显减弱 TGF-β、IL-4 表达，长期应用无明显的副作用。

（3）保护肾脏作用：筋骨草总黄酮（TFA）可使系膜增生性肾小球肾炎（MsPGN）大鼠 NF-κB 降低继而 TGF-β1 降低，蛋白尿降低，肾小球系膜细胞（GMC）增殖受到抑制，细胞外基质积聚减少，肾脏病理损害减轻，促进肾小球病理改变恢复，这可能与其调节 MsPGN 的免疫炎症反应，抑制 IL-1、TNF-α 的表达有关。TFA 对 MsPGN 的治疗作用也可能与 TFA 的抗氧化作用，调控 NF-kB/IKB 信号转导途径，继而调控细胞周期和炎症因子（IL-1、TNF-α、TGF-β1 MMP-9、MCP-1）的表达有关。TFA 可通过调控 p38MAPK/NF-κB 信号通路，减弱下游炎性因子 IL-1β、TNF-α 等的生物学效应，从而抑制 LPS 诱导的 GMC 增殖，减轻 GMC 的持续受损，达到保护肾脏的作用。

（4）抗癌作用：筋骨草对肝癌、肺癌、皮肤癌和乳腺癌均有抗肿瘤作用，能抑制人肺癌 A549 和人肝癌 SMMC-7221 细胞增殖，并具有抑制小鼠 S180 移植瘤的作用。筋骨草中的环烯醚萜类化合物 8-O- 乙酰哈巴苷对致癌剂诱导的皮肤癌和肝癌有明显的抑制作用。筋骨草总环烯醚萜体内外均具有明显的抑制乳腺癌侵袭和转移的作用，通过抑制 ERK1/2MAPK 信号通路的激活，从而逆转肿瘤细胞上皮间充质转化（EMT），进而抑制乳腺癌细胞的黏附、运动和侵袭能力，最终发挥抑制肿瘤生长和肿瘤转移的作用。

（5）抗炎作用：筋骨草醇洗液是筋骨草抗炎活性的主要有效部分，对二甲苯所致的小鼠耳郭肿胀、琼脂肉芽肿形成有明显的抑制作用。筋骨草水煎液也有一定的抗炎作用，可以缓解小鼠急性肺炎症状，其机制可能与其影响 NF-κB 通路、抑制炎症因子的分泌有关。

筋骨草提取物对小鼠慢性支气管炎具有良好的干预作用，其可降低慢性支气管炎小鼠红细胞的数量和血红蛋白的含量，以及肺泡灌洗液中白细胞的数量；增强血浆中 GSH-Px 和肺组织中 SOD 的活性，降低血浆中 MPO 的活性和肺组织中 MDA 的含量；修复慢性支气管炎小鼠肺内支气管上皮组织的病变。筋骨草治疗小鼠慢性气道炎症的作用可能与肠道拟杆菌有关，筋骨草可调控肠道菌群结构，增加拟杆菌的数量，上调肺中 FOXP3+Treg 细胞，促进 IL-10 的释放，从而发挥治疗气道炎症的作用。

（6）抑菌作用：筋骨草中的有效成分可发挥明显的抗感染效果，对多种细菌生长具有显著的抑制作用，能够明显抑制金黄色葡萄球菌、表皮葡萄球菌、肺炎克雷伯菌、大肠埃希菌和铜绿假单胞菌的生长，并能够增强小鼠腹腔巨噬细胞的吞噬作用。

（7）抗氧化、抗疲劳作用：筋骨草有明显的抗氧化功能，一定剂量的筋骨草提取物能显著提高器官组织中抗氧化酶的活性，降低 MDA 的含量，可有效阻止细胞膜的脂质过氧化，进而提高小鼠的运动能力。

筋骨草具有良好的抗运动疲劳作用，这一作用主要是通过筋骨草促进运动器官和供能器官提高能源物质的利用率，增强其抗氧化损伤能力，维持机体组织内环境稳定来实现的。另外，筋骨草能提高小鼠对脂肪的清除与利用，能通过提高血糖有氧代谢的能量利用率，减少小鼠肝糖原（LG）和肌糖原（MG）的运动损耗，维持血糖（BG）水平，也有可能同时通过糖异生作用增加糖的合成与转化，为机体运动提供较好的能量储备，增强机体的运动能力。除此，筋骨草提取物能显著降低血清 LD 与 BUN，一方面能促进糖的有氧代谢，提高能源物质的利用率，另一方面能有效地提高乳酸脱氢酶（LDH）活力，促进 LDH 脱氢生成丙酮酸，降低小鼠运动后 LD 的积累或产生，调节内环境的 pH，维持内环境稳定，同时减少因补充糖酵解供能不足而进行的蛋白分解代谢所产生的 BUN，从而延缓机体疲劳的发生和降低机体的疲劳程度。

（8）保肝作用：筋骨草保肝降酶的有效成分主要为黄酮类化合物。筋骨草黄酮类

粗品对小鼠 CCl_4 性肝损伤有明显降低血清 ALT 的作用，而筋骨草醇沉物对 CCl_4 性肝损伤小鼠血清 ALT 无明显的降低作用。筋骨草可抑制 HSC 增殖，促进 MMP-13，抑制 TIMP-1mRNA 表达，促进Ⅰ型胶原降解，抑制细胞外基质积聚而发挥抗肝纤维化作用。筋骨草醇洗液高[12g/（kg·d）]、中剂量[6g/（kg·d）]可通过下调细胞因子 TGF-β 和 IL-4 的表达而减轻小鼠肺间质纤维化。

（9）其他作用：筋骨草可防治阿尔茨海默病（AD），筋骨草提取物中的木犀草素等黄酮类成分为其抗 AD 有效成分。筋骨草可降压，其降压的主要化学成分为二萜类化合物。其环烯醚萜类成分具有体外收缩血管的活性。其黄酮类成分可以抑制 HIV 逆转录酶（HIV-RT）和马传染性贫血病毒逆转录酶。其甾酮类化合物可增加正常鼠血液中红细胞和血红蛋白含量，能显著促进胆汁分泌，并且增加胆汁中的胆酸及胆红素含量，降低胆固醇含量。其脂溶性成分（特别是其乙酸乙酯提取物）具有良好的抑制乙酰胆碱酯酶（AChE）作用。木犀草素和槲皮素为筋骨草植物中所含的黄酮类主要成分之一，木犀草素的酶抑制作用相对较好，而槲皮素则表现出增强酶活性的作用。

【备注】

本品中药名为筋骨草，与中药筋骨草的区别主要有以下几方面。

1. 功效 筋骨草仅有清热解毒、凉血消肿的功效。

2. 主治 筋骨草主治咽喉肿痛、肺热咯血、跌打肿痛。

十八、小白背风

Fiuv baeqc buix buerng

别名：十二两银。瑶医：最艾垄崖。

本品为苦苣苔科植物芒毛苣苔 *Aeschynanthus acuminatus* Wall. 的全草。

本品分布于西藏、云南、广西、广东、台湾、四川等省区。广西分布于金秀、融水、昭平、贺州、藤县、桂平、上思、防城等地。生于山谷林中树上或溪边石上。

【性味】性平、微温，味甜、淡、辣。

【分类】属风打相兼药。

【功效】祛风除湿，活血通络，消肿止痛，宁神。

【主治】肺虚咳嗽，水肿，癫痫，身体虚弱，风湿骨痛，慢性肝炎，坐骨神经痛，产后腹痛，神经衰弱，小儿惊风，跌打损伤，骨折。

【瑶医治疗经验】

1. 产后腹痛 小白背风15g，黑老虎20g，来角风15g，下山虎15g，大肠风10g，香白芷15g，白钻15g，泽兰10g，马莲鞍13g，鸡矢藤30g，香附15g，红顶风15g。水煎服。

2. 腰腿痛 小白背风10g，紫九牛10g，白九牛20g，下山虎10g，小散骨风20g，走血风20g，入山虎10g。水煎服。

3. 慢性肝炎 小白背风15g，五指牛奶20g，黄花倒水莲20g，金钱草15g，白花蛇舌草 15g，当归藤 15g，地胆头 10g，野六谷 15g，白纸扇 15g，水石榴 15g。水煎服。

【用法用量】内服：煎汤，15 ～ 30g。

【备注】

本品中药名为石榕，与中药石榕的区别主要有以下几方面。

1. 性味 石榕性平，味甘。

2. 功效 石榕也有宁神、止痛的功效，同时还有养肝、止咳的功效。

3. 主治 石榕主治神经衰弱、慢性肝炎、咳嗽、风湿骨痛、跌打损伤。

十九、白背桐

Guh ndan baetr

别名：白吊粟、白背娘。瑶医：嘎弹别。

本品为大戟科植物白背叶 *Mallotus apelta*（Lour.）Muell. Arg. 的根、茎。全年可采收，洗净，切片，晒干。

本品分布于河南、安徽、浙江、江西、福建、湖南、广西、广东、四川、云南等省区。广西各地均有分布。生于山谷、山坡、沟边、村边、路旁或灌丛中。

【性味】性凉，味微苦、涩。

【分类】属打药。

【功效】清热利湿，收敛止血。

【主治】慢性肝炎，肝硬化腹水，肝脾肿大，子宫脱垂，脱肛，肠炎痢疾，尿路感染，白带异常，痔疮，外伤出血。

【瑶医治疗经验】

1. 慢性肝炎 白背桐 30g，田基王 20g，鸡骨草 20g，水石榴 20g，半枝莲 15g，茵陈 20g，黄花参 20g。水煎服。

2. 白带异常 ①白背桐 20g，白凡木 20g，地桃花 10g，光叶榕 20g，三白草 15g，白英 10g，裙头当 10 个。水煎服。②白背桐 15g，过塘藕 15g，白凡木 15g，路边菊 15g，五指毛桃 15g，黄柏 10g，藤茶 15g。水煎服。

【用法用量】内服：煎汤，15 ～ 60g。外用：适量。

【现代研究】

1. 化学成分

（1）黄酮类：蒲公英赛醇、β- 谷甾醇、5,7- 二羟基 -6- 异戊烯基 -4′- 甲氧基二氢黄酮、洋芹素、洋芹素 -7-O-β-D- 葡萄糖苷、mal-loapehic acid、槲皮素、勾儿茶素、芹菜素 -7-O-β-D-（6″-O- 乙酰基）- 葡萄糖苷、芹菜素 -7-O-β-D-（6″- 反式 - 对 - 香豆酰基）- 葡萄糖苷、vicenin-2、corymboside、胡芦巴苷Ⅱ、异夏佛托苷、夏佛托苷、伞房决明苷。

（2）苯并吡喃类及其衍生物：4- 羟基 -2,6- 二甲基 -6-（3,7- 二甲基 -2,6- 辛二烯基）-8-（3- 甲基 -2- 丁烯基）-2H-1- 苯并吡喃 -5,7（3*H*,6*H*）- 二酮、4- 羟基 -2,6,8-

三甲基 –6–（3,7– 二甲基 –2,6– 辛二烯基）–2H–1– 苯并吡喃 –5,7（3H,6H）– 二酮、5–
羟基 –2,8– 二甲基 –6–（3– 甲基 –2– 丁烯基）–8–（3,7– 二甲基 –2,6– 辛二烯基）–2H–1–
苯并吡喃 –4,7（3H,8H）– 二酮、5– 羟基 –2,6,8– 三甲基 –8–（3,7– 二甲基 –2,6– 辛二烯
基）–2H–1– 苯并吡喃 –4,7（3H,8H）– 二酮、2,3– 二氢 –5,7– 二羟基 –2,6– 二甲基 –8–
（3– 甲基 –2– 丁烯基）–4H–1– 苯并吡喃 –4– 酮、2,3– 二氢 –5,7– 二羟基 –2,8– 二甲
基 –6–（3– 甲基 –2– 丁烯基）–4H–1– 苯并吡喃 –4– 酮、2,3– 二氢 –5,7– 二羟基 –2,6,8–
三甲基 –4H–1– 苯并吡喃 –4– 酮、6– 羟基 –2,8– 二甲基 –6–（3– 甲基 –2– 丁烯基）–8–
（3,7– 二甲基 –2,6– 辛二烯基）1– 苯并吡喃 –4,5,7（3H,6H,8H）– 三酮、6– 羟基 –2,6,8–
三甲基 –8–（3,7– 二甲基 –2,6– 辛二烯基）–2H–1– 苯并吡喃 –4,5,7（3H,6H,8H）– 三酮、
6– 甲氧基 –2H–1– 苯并吡喃 –4– 酮、6–［1′– 氧代 –3′（R）– 羟基 – 丁基］–5,7– 二甲氧
基 –2,2– 二甲基 –2H–1– 苯并吡喃、6–［1′– 氧代 –3（R）– 甲氧基 – 丁基］–5,7– 二甲氧
基 –2,2– 二甲基 –2H–1– 苯并吡喃。

（3）香豆素类：异东莨菪内酯、cleomiscosin A、aquillochin、5′–demethylaquillochin。

（4）萜类： 乙酸基油桐酸、 高根二醇醋酸酯、3a–ehydroxyhop–22（29）–ene、
malloapelin D、dearabinosyl pneumonanthoside、 油桐酸、 对羟基苯甲酸 –2α– 羟基油桐
酸酯、β– 香树脂醇乙酸酯、α– 香树脂醇乙酸酯、羽扇豆 –20（29）– 烯 –3β,30– 二醇、
高根二醇、malloapeltene、malloapeltin。

（5）其他类：橙花叔醇、1,6– 辛二烯 –3– 醇、冰片基胺、己二酸二异辛酯、2,7–
二甲基 –1,6– 辛二烯、油酸、棕榈酸、亚油酸、硬脂酸、杜鹃花酸、白背叶氰碱、大黄
酚、烟酸、对甲氧基苯甲酸、没食子酸、1–O–galloyl–6–O–luteoyl–α–glucose、3′–O– 甲
基鞣花酸 –4–O–α–L– 吡喃鼠李糖苷、5′– 去甲基沉香木质素、2– 乌索烯 –3– 酮、3– 烃
基 –12– 乌索烯、mussaenoside、6– 甲氧基 –2H–1– 苯并吡喃 4– 酮、熊果酸、乙酰基油
酮酸、β– 谷甾醇 –3–O–β–D– 吡喃葡萄糖苷、β– 谷甾醇。

2. 药理作用

（1）抗炎作用：白背叶根 50% 乙醇提取物具有一定的抗炎作用。白背叶根提取物
高、中剂量能显著抑制角叉菜胶引起的小鼠足趾肿胀，降低角叉菜胶致小鼠肿胀足的
NO、MDA 含量，提高角叉菜胶致小鼠肿胀足的 SOD 活力，即白背叶根提取物对炎症
有较好的抑制作用。白背叶根提取物高、中剂量均可抑制二甲苯所致的小鼠耳郭肿胀度
及蛋清所致的小鼠肿胀足肿胀率，证明白背叶根提取物对急、慢性小鼠模型炎症具有明
显的抑制作用。

（2）抗病毒作用：研究显示白背叶乙醇提取物够显著抑制 HIV–RT 的复制。通过观
察白背叶根提取物体内抗鸭乙型肝炎病毒的活性，结果显示其高、中剂量组分别于治疗
的第 14、21 天血清病毒含量明显下降，且停药后并未出现反跳现象。以 HepG2.2.15 细
胞株为模型对白背叶根体外抗乙肝病毒活性进行研究，结果表明白背叶根体外具有抗乙
肝病毒活性。通过鸭 DHBV 感染模型和 2215 细胞对白背叶黄酮类成分抗乙肝病毒活性
进行研究，结果显示给药浓度为 150mg/kg 时有显著的抑制 DHBV–DNA 复制的作用，
同时体外实验证实可明显抑制 2215 细胞 HBsAg 和 HBeAg 的分泌，提示其存在抗乙型

肝炎病毒活性。

（3）抑菌驱虫作用：从白背叶根中分离得到 5 个化合物，其抑菌试验表明对金黄色葡萄球菌、枯草杆菌、大肠杆菌、绿脓杆菌均有不同程度的抑制作用。通过平皿二倍稀释法对白背叶根 4 种提取物抑制金黄色葡萄球菌敏感株（G⁺）、金黄色葡萄球菌耐药株（G⁺）、大肠杆菌（G⁻）、变形杆菌（G⁻）、枯草杆菌（G⁺）、绿脓杆菌（G⁻）6 种病原菌的体外活性进行研究，结果表明白背叶根的水提物及不同浓度乙醇提取物均具有抑菌作用，其中 50% 的醇提物抑菌效果最好，其最小抑菌浓度均小于 140mg/mL。通过对白背叶其他部位抑菌活性的探索，发现茎、叶及果实均具有不同程度的抑菌作用。白背叶各部位抗菌活性强度顺序为：叶 > 果实 > 根 > 茎。此外，有研究证实白背叶煎剂和浸剂可使钉螺死亡率达 30% ～ 60%。

（4）抗肿瘤作用：将白背叶木皂苷灌胃给予皮下分别接种 Hep 和 S180 肿瘤细胞的小鼠，结果显示当给药浓度为 500mg/（kg·d）时，白背叶木皂苷对 Hep 和 S180 肿瘤的抑制效果良好，同时发现荷瘤小鼠免疫器官质量明显增加，提示白背叶木皂苷可能具有提高机体免疫力的作用。对白背叶提取物抑制 4 种常见人恶性肿瘤细胞的抗肿瘤活性进行筛选，结果显示白背叶提取物对其增殖均有抑制作用。研究白背叶提取物芹菜素对裸鼠人胃癌 SGC-7901 细胞移植瘤生长及凋亡的影响，结果显示芹菜素抗肿瘤作用的机制可能为通过抑制肿瘤细胞增殖、诱导细胞凋亡而发挥其作用。以白背叶提取物作用于 HL-60 人白血病细胞、HeLa 人宫颈癌细胞、A375 人黑色素瘤细胞、MCF-7 人乳腺癌细胞 4 种常见的人恶性肿瘤细胞，结果显示给药浓度为 10μg/mL 时可对 4 种癌细胞产生增殖抑制作用；此外，浓度为 10μg/mL、20μg/mL、40μg/mL 白背叶提取物作用后的 SGC-7901 人胃癌细胞中，抑癌基因 p53 表达上调，癌基因 Bcl-2 的表达下调，提示白背叶提取物可能通过影响抑癌基因 p53 及癌基因 Bcl-2 的表达而发挥其抗癌作用。通过探讨白背叶黄酮化合物 QB3［芹菜素 -7-O-β-D-（6″- 反式 - 对 - 香豆酰基）- 葡萄糖苷］对卵巢癌 SKOV3、CNE-2Z 细胞增殖的影响，体外实验发现 QB3 浓度为 50μg/mL 时对以上 2 种癌细胞均具有明显的抑制作用。对白背叶分离得到的单体化合物 1-（5,7-dimetoxy-2,2-dimetyl-2H-cromen-8-yl）-but-2-en-1-on 进行抗癌研究，借助基因芯片技术发现其对人乳腺癌细胞 MCF-7 有良好的抑制作用。

（5）保肝作用：研究发现，白背叶根提取物高、中、低剂量组均可降低四氯化碳诱导肝纤维化大鼠血清中白蛋白（ALB）、球蛋白（GLB）、谷丙转氨酶（ALT）、谷草转氨酶（AST）、透明质酸（HA）、层粘连蛋白（LN）、Ⅲ型前胶原（PCⅢ）和Ⅳ型胶原（CollagenⅣ）的水平，说明其对肝脏起保护作用；另发现血清中 MDA、NO 和肝组织中羟脯氨酸的含量降低，说明白背叶根通过抗氧化作为保肝途径之一。此外，学者通过氧化氢致大鼠肝细胞损伤模型进一步证实白背叶根可以起到抗氧化作用。对于从白背叶中分离得到的多种化合物，在大鼠肝上皮样干细胞（WB-F344）中测试，结果显示：白背叶素 A（malloapelin A）、白背叶素 B（malloapelin B）和白背叶素 C（malloapelin C）可以减轻赖氨酸诱导所产生的肝毒性。

（6）止血作用：通过研究复方白背叶水煎剂和醇提物的止血作用发现，两者均能缩短凝血时间、凝血酶原时间和血浆复钙时间，增加血栓重量，加速 ADP 诱导血小板的聚集作用，上述结果证明复方白背叶水煎剂和醇提物有较好的止血作用。采用复方白背叶对 136 例急性胃、十二指肠出血患者进行治疗，止血有效率为 94.12％，大便检查显示平均隐血转阴时间为 3.35 天，疗效较甲氰咪胍组更优。为进一步探讨该药止血部位及其止血机制，对该药物醇提物及水提物进行平行动物药理实验，通过测定其对小鼠凝血时间、家兔凝血酶原时间、家兔血浆复钙时间及大鼠血小板聚集的影响，发现该药醇提物及水提物可显著改善上述各项指标，表明该药具有止血作用。

【备注】

本品中医分部位作为不同药材使用，药名分别为白背叶（叶）、白背叶根（根），与它们的区别主要有以下几方面。

1. 性味　白背叶性平，味苦。白背叶根性平，味微苦、涩。

2. 归经　白背叶无归经记载。白背叶根归肝、脾经。

3. 功效　白背叶、白背叶根均有清热解毒、祛湿的功效，同时白背叶还能止血，白背叶根还有活血、收涩固脱的功效。

4. 主治　白背叶、白背叶根均用于跌打损伤，同时白背叶还用于疮疡、化脓性中耳炎、鹅口疮、湿疹、外伤出血等病证，白背叶根还用于肝炎、肠炎、淋浊、带下、脱肛、子宫脱垂、肝脾肿大等病证。

5. 用量　白背叶 2 ～ 10g。白背叶根 15 ～ 30g。

二十、爆牙郎

Domh tauh sangl

别名：羊开口。瑶医：屯投商。

本品为野牡丹科植物野牡丹 *Melastoma candidum* D. Don 的根、叶。秋季采收，洗净，切碎，晒干。

本品分布于云南、广西、广东、福建、台湾等省区。广西分布于桂南及桂西。生于山坡松林下或开朗的灌草丛中。

【性味】性凉，味酸、涩。

【分类】属风打相兼药。

【功效】健脾止泻，清热解毒，凉血止血，祛风除湿，消肿止痛。

【主治】消化不良，胃痛，腹泻，痢疾，便血，衄血，月经过多，偏、正头痛，风湿性关节炎，跌打损伤。

【瑶医治疗经验】

1. 腹泻　爆牙郎 30g，酸吉风 20g，马莲鞍 13g。水煎服。

2. 胃出血　爆牙郎 20g，地榆 20g，救必应 15g。水煎服。

3. 月经过多　爆牙郎 20g，五指毛桃 20g，杜仲 15g，金樱子 20g，桃金娘根 20g，红毛钻 15g。水煎服。

【用法用量】内服，煎汤，15～30g。外用：适量。

【现代研究】

1. 化学成分 野牡丹已经明确的化学成分为栗木鞣花素、原花青素、蜡菊苷、槲皮苷、异槲皮苷、槲皮素、芦丁，均为黄酮类化合物；此外还含有没食子酸及其衍生物。

2. 药理作用

（1）抑菌作用：野牡丹口服液体外对痢疾杆菌和大肠杆菌均有抑制作用，对离体兔肠的蠕动有明显抑制作用，对蓖麻油和番泻叶引起的刺激性腹泻均有抑制作用。野牡丹止痢片对革兰氏阳性菌的金黄色葡萄球菌和枯草芽孢杆菌的抑菌作用很强，而对革兰氏阴性菌的大肠埃希菌几乎无抑菌作用，对霉菌和酵母菌的黑曲霉和白色念珠菌无抑菌作用，说明野牡丹止痢片的抗菌谱为革兰氏阳性菌。

（2）其他作用：具有抗高血压、拮抗单胺氧化酶 B 和自由基清除活性，是潜在的抗衰老、治疗神经退行性病变的天然药物。

【备注】

本品中医分部位作为不同药材使用，药名分别为野牡丹（全株）、野牡丹子（果实或种子）、野牡丹根（根），与它们的区别主要有以下几方面。

1. 性味 野牡丹的性味与瑶药羊开口相同。野牡丹子性平，味苦。野牡丹根性平，味酸、涩。

2. 归经 野牡丹归脾、胃、肺、肝经。野牡丹子、野牡丹根无归经记载。

3. 功效 野牡丹、野牡丹子、野牡丹根均有活血止血的功效，同时野牡丹、野牡丹根尚能消积利湿，野牡丹还能清热解毒，野牡丹子还有通经下乳的功效。

4. 主治 野牡丹、野牡丹子、野牡丹根均用于月经病；野牡丹、野牡丹根均用于食积证、泻痢、跌打损伤；野牡丹、野牡丹子均用于产后腹痛、乳汁不下等病证。同时，野牡丹还用于带下、血栓性脉管炎、肠痈、痈疮肿毒、毒蛇咬伤，野牡丹根还用于风湿痹痛、头痛等病证。

5. 用量 野牡丹9～15g。野牡丹子6～15g。野牡丹根用量与瑶药羊开口相同。

6. 使用注意 野牡丹、野牡丹根孕妇慎服。野牡丹子孕妇禁服。

二十一、穿心草

Cungx fimL miev

别名：串钱草、顶心风。瑶医：串久味。

本品为龙胆科植物穿心草 *Canscora lucidissima*(Levl. et Vant.)Hand. –Mazz 的全草。秋、冬季采收，洗净，鲜用或扎把晒干。

本品分布于贵州、广西。广西各地均有分布。喜生于石灰岩山坡较阴湿的岩壁下或石缝中。

【性味】性凉，味苦。

【分类】属打药。

【功效】清热解毒，理气止痛，清肺止咳。

【主治】急慢性支气管炎，肺热咳嗽，肺结核，胃痛，肋间神经痛，风心病，黄疸。

【瑶医治疗经验】

1. 肺热咳嗽 ①穿心草 30g，干红薯叶 20g，鱼腥草 20g。水煎服。②穿心草 15g，绞股蓝 15g，石上虾 15g，鱼腥草 10g，枸杞根 20g。水煎服。

2. 心胃气痛 穿心草 10g，木满天星 6g，九龙盘 10g，狗屎木 10g，刺鸭脚 10g。水煎服。

【用法用量】内服：煎汤，15 ～ 30g。

【现代研究】

1. 化学成分

（1）黄酮类：1,5-dihydroxy-3-methoxy、1-hydroxy-3,5-dimethoxy、1,3,5-trihydroxy、1-methoxy-3,5-dihydroxy、1-methoxy-5-hydroxy-3-O-rutinoside、1-glucosyloxy-3-hydroxy-S-methoxy、1,3,5-trihydroxy-6-methoxy、1,3,5,6-tetrahydroxy、1-hydroxy-3,5,6-trimethoxy、1,6-dihydroxy-3,5-dimcthoxy、1,5,6-trihydroxy-3-methoxy、1,5,8-trihydroxy-3-methoxy、1,3,6,7-tetrahydroxy、13,8-trihydroxy-7-methoxy、1,8-dihydroxy-3,7-dimethoxy、1-hydroxy-3,7,8-trimethoxy、1,3,7,8-tetrahydroxy、mangiferin、1-hydroxy-3,5,6,7-tetramethoxy、1,3,5,6,7-pentahydroxy、7-glucosyloxy-1,6-dihydroxy-3,5-dimethoxy、1,5,6-rihydroxy-3,7-dimethoxy、1,5,7-trihydroxy-3,6-dimethoxy、1,3,5-trihydroxy-6,7-dimethoxy、1,5-dihydroxy-3,6,7-trimethoxy、1,3,6-trihydroxy-5,7-dimethoxy、1,3,8-trihydroxy-6,7-dimethoxy、1,8-dihydroxy-3,67-timethoxy、1-hydroxy-3,6,7,8-tetramethoxy、1,3,6,7,8-pentahydroxy。

（2）三萜类：gluanone、triterpene、canscoradione、friedelin、frideian-3-β-ol、B-amyrin、squaiene、β-amyrintrimethylsilylether。

（3）其他类：sitosterol、stigmasterol、campesterol、tetrahydro-3,4-furandiol、1,14-etradecanediol、1,2-benzenedicarboxylic acid，diheptylester、β-D-glucopyranoside、methyt、phytol、us-12-mn24-oic acid,3-oxo-methyl ester、1,2,3,5,6,7,8,8a-Octahyro-1,4-st（la7,8ab）-azulene、8S,14-cedrandiol、2-myristyoygyinanid、[2-（3,4-dimehoxpheny）ehly1]methoxy-benzamide、hesperetin、docosene、5α-Cholestan-3β-ol）。

2. 药理作用

（1）抗炎作用：穿心草有很强的抑制炎症的作用，相关数据显示，穿心草乙醇提取物（Cl-EE）通过下调 LPS 激活的 RAW 264.7 细胞中诱导型一氧化氮合酶（iNOS）的 mRNA 和蛋白表达以减少 NO 的产生。同时，它能有效地降低其他促炎症介质，如 TNF-α、IL-6、MCP-1 和 IL-1β 的转录和翻译水平。Cl-EE 抑制 ERK1/2 的磷酸化水平，从而减少炎症基因的转录和翻译，从而发挥抗炎活性。1,6- 二羟基 -3,5- 二甲氧基酮对二甲苯所致的小鼠耳郭肿胀、乙酸所致的小鼠腹腔毛细血管通透性增加、鸡蛋清所致的大鼠足肿胀这 3 种急性炎症有明显的抑制作用。对其抗炎作用机制的初步研究表明其具有直接的抗炎作用，可稳定红细胞膜，提示其有稳定溶酶体膜、抑制溶酶体释放及致炎的作用；其可显著降低炎症组织中 PGE$_2$ 的含量，说明能够抑制 PG 合成释放及致炎活性。

（2）抗氧化作用：从穿心草中提取的 1,6- 二羟基 -3,5- 二甲氧基𠮟酮能有效抑制正常大鼠脑、肝、心、肾匀浆的体外过氧化脂质生成，其抑制作用随剂量增加而增强（1 ～ 100μmo/L）；同时 1,6- 二羟基 -3,5- 二甲氧基𠮟酮还能抑制维生素 C 和 FeSO$_4$ 激发的线粒体膨胀，清除 O^{2-} 和 $\cdot$OH 离子。其叶所含的黄酮具有抗氧化和 NO 抑制活性。1,6- 二羟基 -3,5- 二甲氧基酮可抑制脂质过氧化物 MDA 的含量，有一定的清除自由基作用。

（3）心血管保护作用：其所含的𠮟酮具有抗氧化、抗炎、抑制血小板聚集、抗血栓形成和扩张血管等活性，从而对心脑血管系统产生保护作用，且来自穿心草的 3 种𠮟酮化合物明显减弱体内由于心肌缺血再灌注导致的心律不齐，同时提高了由于缺氧复氧毁伤的心肌细胞存活率，并减少了其乳酸脱氢酶的释放率。

（4）其他作用：毒性实验表明穿心草𠮟酮腹腔注射的最大耐受量大于 300mg/kg。

【备注】

本品中药名也为穿心草，与中药穿心草的区别主要有以下几方面。

1. 性味　穿心草性凉，味微甘、微苦。

2. 功效　中药穿心草也有清热解毒、理气的功效，同时还有活血的功效。

3. 主治　中药穿心草也用于肺热咳嗽、胃痛，同时还用于胸痛、肝炎、钩端螺旋体病、跌打损伤、毒蛇咬伤。

4. 用量　穿心草 9 ～ 5g。

二十二、哈的弱

Hah ndieh nyomtq

别名：红毛走马胎、红毛毡。瑶医：哈的弱。

本品为紫金牛科植物虎舌红 *Ardisia mamillata* Hance 的全株。夏、秋季采收，洗净，切片，晒干。

本品分布于四川、贵州、云南、湖南、广西、广东、福建等省区。广西各地均有分布。生于山谷密林下、阴湿的地方。

【性味】性凉，味苦、涩。

【分类】属打药。

【功效】清热利湿，调经止血，止咳定喘。

【主治】肺结核，咳嗽带血，哮喘，月经不调，崩漏，肠炎腹泻，痢疾。

【瑶医治疗经验】

1. 肺结核、咳嗽带血　红毛毡 15g，不出林 20g，翠云草 20g，白茯苓 20g，仙鹤草 20g，百部 20g，十大功劳 15g。水煎服。

2. 咳嗽带血　红毛钻 15g，天冬 15g，十大功劳 15g，少年红 10g，麦冬 15g，罗汉果半个。水煎服。

3. 崩漏　红毛毡 10g，桃金娘 30g，臭牡丹 10g，爆牙郎 20g。水煎服。

【用法用量】内服：煎汤，10 ～ 15g。

【现代研究】

1. 化学成分

（1）黄酮类化合物：3′,4′,5,7- 四甲氧基黄酮、3′,4′,5′,5,7- 五甲氧基黄酮、槲皮素、槲皮苷、山柰酚 -3-O-β-D- 葡萄糖苷、槲皮素 -3-O-β-D- 半乳糖苷、三叶豆苷、柚皮素 -7-O- 葡萄糖苷、山柰酚、4′- 甲氧基山柰酚 -7-O-β- 芸香糖苷。

（2）三萜皂苷类：cyclaminorin、ardisicrispin B、3β-O-{α-L- 吡喃鼠李糖基 -（1 → 3）-β-D- 吡喃葡萄糖基 -（1 → 4）-α-L- 吡喃阿拉伯糖基 }-16- 酮 - 西克拉敏 A、3β-O-{α-L- 吡喃鼠李糖基 -（1 → 3）-[β-D- 吡喃木糖基 -（1 → 2）]-β-D- 吡喃葡萄糖基 -（1 → 4）-α-L- 吡喃阿拉伯糖基 }-16- 酮 - 西克拉敏 A、3β-O-{α-L- 吡喃鼠李糖基 -（1 → 3）-β-D- 吡喃木糖基 -（1 → 2）-[β-D- 吡喃葡萄糖基 -（1 → 4）]-α-L- 吡喃阿拉伯糖基 }-16α,28- 二羟基 -12- 烯 -30- 齐墩果酸、3β-O-{α-L- 吡喃鼠李糖基 -（1 → 3）-[β-D- 吡喃木糖基 -（1 → 2）]-β-D- 吡喃葡萄糖基 -（1 → 4）-[β-D- 吡喃葡萄糖基 -（1 → 2）]-α-L- 吡喃阿拉伯糖基 }-16α- 羟基 -13β,28- 环氧 - 齐墩果烷、3β-O-{α-L- 吡喃鼠李糖基 -（1 → 3）-[β-D- 吡喃木糖基 -（1 → 2）]-β-D- 吡喃葡萄糖基 -（1 → 4）-[β-D- 吡喃葡萄糖基 -（1 → 2）]-α-L- 吡喃阿拉伯糖基 }-16α- 羟基 -30- 乙酰氧基 -13,28- 环氧 - 齐墩果烷、$C_{16}H_{22}N_4O_2$（去氢飞廉碱）、虎舌红多糖。

2. 药理作用　虎舌红具有抗肿瘤活性，三萜皂苷是虎舌红抗肿瘤活性的主要有效成分。红毛毡中含有的化合物 cyclaminorin 对人卵巢癌细胞 A2780 显示出较强的细胞毒性；化合物 ardisicrispin B 对肿瘤细胞 MCF-7、HepG2、K562、KATO-Ⅲ、A2780 细胞均显示出较强的抑制作用；化合物 3β-O-{α-L- 吡喃鼠李糖基 -（1 → 3）-[β-D- 吡喃木糖基 -（1 → 2）]-β-D- 吡喃葡萄糖基 -（1 → 4）-α-L- 吡喃阿拉伯糖基 }-16- 酮 - 西克拉敏 A、3β-O-{α-L- 吡喃鼠李糖基 -（1 → 3）-[β-D- 吡喃木糖基 -（1 → 2）]-β-D- 吡喃葡萄糖基 -（1 → 4）-[β-D- 吡喃葡萄糖基 -（1 → 2）]-α-L- 吡喃阿拉伯糖基 }-16α- 羟基 -13β,28- 环氧 - 齐墩果烷、3β-O-{α-L- 吡喃鼠李糖基 -（1 → 3）-[β-D- 吡喃木糖基 -（1 → 2）]-β-D- 吡喃葡萄糖基 -（1 → 4）-[β-D- 吡喃葡萄糖基 -（1 → 2）]-α-L- 吡喃阿拉伯糖基 }-16α- 羟基 -30- 乙酰氧基 -13,28- 环氧 - 齐墩果烷对人肝癌细胞 HepG2 均有较强的抑制细胞增殖的活性。

【备注】

本品中药名为红毛走马胎，与中药红毛走马胎的区别主要有以下几方面。

1. 性味　红毛走马胎性凉，味苦、辛。

2. 功效　红毛走马胎也有清热利湿、活血止血的功效，同时还有祛风湿、清热解毒的功效。

3. 主治　红毛走马胎也用于月经病，同时还用于风湿痹痛、黄疸、痢疾、咯血、吐血、便血、产后恶露不尽、跌打损伤、乳痈、疮疡等病证。

二十三、麻兵咪

Mah binl miev

别名：铁马鞭。瑶医：麻兵咪。

本品为马鞭草科植物马鞭草 *Verbena officinali*s L. 的全株。6～8月花开时采割，除去杂质，晒干。

本品分布于山西、陕西、甘肃、江苏、安徽、浙江、福建、江西、湖北、湖南、广东、广西、四川、贵州、云南、新疆、西藏等省区。广西各地均有分布。生于路边、山坡、溪边或林旁。

【性味】性微寒，味苦。

【分类】属打药。

【功效】清热解毒，利水消肿，活血散瘀，截疟。

【主治】癥瘕积聚，肝硬化腹水，经闭痛经，疟疾，喉痹，痈肿，水肿，热淋。

【瑶医治疗经验】

1. 癥瘕积聚 马鞭草 30g，夏枯草 30g，七叶一枝花 10g，白芍 20g，香附 20g，天冬 20g，甘草 10g。水煎服。

2. 痛经 马鞭草 20g，山苍根 10g，飞龙掌血 15g，鬼刺风 6g，小钻 10g，走马风 10g，香附子 10g。水煎服。

3. 热淋 马鞭草 15g，车前草 15g，金锁匙 10g，桃仁 10g，淡竹叶 10g。水煎服。

【用法用量】内服：煎汤，15～30g，鲜品 30～60g；或入丸、散。外用：适量，捣敷；或煎水洗。

【现代研究】

1. 化学成分

（1）环烯醚萜类糖苷类：马鞭草苷、5- 羟基马鞭草苷（戟叶马鞭草苷）、3,4- 二氢马鞭草苷、龙胆苦苷、桃叶珊瑚苷。

（2）苯丙酸类糖苷：毛蕊花糖苷、eukovoside、acteoside、异毛蕊花苷、阿克替苷、parvifloroside B、campneoside I。

（3）黄酮类：山奈素、槲皮苷、芹菜素、4′- 羟基汉黄芩素、7- 木犀草素糖苷、6- 羟基木犀草素糖苷、7- 芹菜素糖苷、6- 羟基芹菜素糖苷、7- 新橙皮糖木犀草素苷、7- 新橙皮糖香叶木素苷、7- 半乳糖柯伊利素苷、7- 葡萄糖木犀草素苷、7- 半乳糖木犀草素苷、7- 半乳糖香叶木素苷、7- 葡萄糖芹菜苷、木犀草素、槲皮素、2′,4′,3′,2′,4′- 五羟基 -4-O-4′- 四氢二查耳酮、8,3′- 二甲氧基 -5,7,4′- 三羟基黄酮。

（4）有机酸类：熊果酸；C14、C16、C18、C20、C22、C24 等长链饱和脂肪酸；相同碳链长度的 10 种不饱和脂肪酸（含双键数从 1 到 5，其中无论从种类和含量上均以含 3 个双键的不饱和酸为主）；草酸；7α,22S- 二羟基谷甾醇；乌索酸；十六酸；齐墩果酸；3- 表齐墩果酸；3α,24- 二羟基齐墩果酸。

（5）糖类：水苏糖、二葡萄糖酸链苷 luteolin7-O-β-D-glucuronosy（1 → 2）β-D-glucuronide。

（6）甾醇类：胡萝卜苷、β- 谷甾醇 -β-D- 葡萄糖苷、β- 谷甾醇、豆甾醇、羽扇豆醇、7α,22S- 二羟基谷甾醇。

（7）挥发性化学成分：柠檬烯、1,8- 桉油精、芳姜黄烯、氧化石竹烯、斯巴醇、柠檬油精、桉树脑、arcurcumene、3- 己烯 -1- 醇、1- 辛烯 -3- 醇、沉香醇、马鞭烯酮、香叶醛、乙酸、芳樟醇、反 - 石竹烯、反 -β- 金合欢烯、律草烯、α- 姜黄烯、十五烷、γ- 芹子烯、β- 没药烯、β- 杜松烯。

（8）其他：十六酸甲酯、十六酸乙酯、苦杏仁酶、鞣质、腺苷、β- 胡萝卜素、强心苷、水苏碱。

2. 药理作用

（1）抗肿瘤作用：马鞭草醇提液对 JAR 细胞增殖有明显的抑制作用且具有特异性，对 JAR 细胞质中表皮生长因子受体的表达也有明显的抑制作用，而马鞭草醇提液对 SMMC-7721 细胞及 2BS 细胞则无明显影响。研究马鞭草醇提液（EVO）联合紫杉醇（PTX）在体外和体内的抗肿瘤活性，体外和体内实验证实 EVO 在小剂量时能够显著增加 PTX 的抗肿瘤活性。通过研究马鞭草提取物对 H 荷瘤小鼠的抑瘤作用，表明马鞭草水提取物和醇提取物均可明显抑制荷瘤小鼠体内肿瘤的生长，但同时对荷瘤小鼠的体重增长和脾脏有降低作用。

（2）对子宫平滑肌的作用：马鞭草对子宫平滑肌有着专一性的兴奋作用，并和前列腺素存在相互增强子宫平滑肌兴奋的效应。

（3）抗炎、止痛作用：研究将马鞭草的石油醚、氯仿、甲醇提取物分别作用于角叉菜胶足肿胀模型，结果显示这 3 种提取物均有抗炎活性，其中氯仿提取物的活性最强。马鞭草的水提取物及醇提取物对滴入家兔结膜囊内的芥子油引起的炎症均有消炎作用。家兔齿髓电刺激法表明，马鞭草水提物在给药后 1h 有镇痛作用，3h 后作用消失，醇提取物的镇痛作用 6h 后仍未消失，水溶部性分作用更久，而水不溶部分则无镇痛作用。

（4）抗早孕：研究表明 25g/L 马鞭草提取液能明显抑制细胞生长及激素分泌；加药后 48h 超微结构显示，微绒毛明显减少，内质网高度扩张，线粒体有髓样改变，染色质固缩并聚集在核膜下，人绒毛膜促性腺激素（HCG）分泌量 48h 后仅为对照组的 1/4。免疫组织化学反应也显示，在滋养层细胞内 HCG 及琥珀酸脱氢酶（SDH）明显减弱。抑制蜕膜细胞生长，促进凋亡为其抗早孕机制之一。

（5）抗病原微生物作用：体外实验显示，马鞭草水煎剂在 31mg/mL 时能杀死钩端螺旋体。马鞭草全草煎剂对金黄色葡萄球菌、福氏痢疾杆菌、白喉杆菌有抑制作用。马鞭草苷对金黄色葡萄球菌、表皮葡萄球菌、溶血性链球菌、卡他球菌、大肠杆菌、绿脓杆菌、普通变形杆菌、伤寒杆菌、福氏痢疾杆菌、志贺氏痢疾杆菌、流感杆菌、斯密兹氏痢疾杆菌、炭疽杆菌、白喉杆菌均有抑制作用。此外，马鞭草对甲型流感病毒（68-1

株）、副流感病毒（仙台株）有抑制作用。

（6）对免疫系统的作用：研究表明马鞭草醇提物对小鼠 T 淋巴细胞增殖能力、抗体形成细胞分泌抗体的能力具有明显的增强效应，对小鼠吞噬细胞功能则具有明显的抑制效应。其提示马鞭草醇提物具有增强小鼠 T、B 细胞免疫功能和抑制小鼠吞噬细胞功能的作用，这可能与该药抗炎、抗感染、抗癌等作用有关。另外，一定剂量的马鞭草醇提物对小鼠 IL-2 的生物活性具有增强作用。

（7）促进神经生长作用：从马鞭草分离得到的化合物 littoachalcone 不影响 PC12D 细胞形态，但可显著增加神经生长因子（NGF）介导的轴突细胞的比率，当化合物 littorachalcone（3 ~ 30μm）加 2μg/mL 的 NGF 时，轴突细胞的比例大约与 30μg/mL 的 NGF 单独作用时相同或稍大。而钩吻醇 6′- 反式 - 咖啡酰基 -1- 葡糖苷具有微弱的增强神经生长因子介导的轴突生长作用。

（8）其他作用：马鞭草水煎剂有镇咳作用，其镇咳的有效成分为 β- 谷甾醇和马鞭草苷。马鞭草苷对哺乳动物有持久的促进乳汁分泌的作用；可促进家兔的血液凝固，对交感神经末梢小剂量兴奋，大剂量抑制；对疟原虫有抑制作用，可使疟原虫变形。此外，马鞭草和其他中草药一起，作为日常保健可以降血糖、血压，也可以抑制饮食中放射性铁元素的吸收。

【备注】
本品中药名也为马鞭草，与中药马鞭草的区别主要有以下几方面。
1. 性味 马鞭草性微寒，味苦、辛。
2. 归经 马鞭草归肝、脾经。
3. 主治 马鞭草也用于痛经、疟疾、水肿，同时还用于感冒发热、咽喉肿痛、牙龈肿痛、黄疸、痢疾、血瘀经闭、癥瘕、小便不利、痈疮肿毒、跌打损伤。
4. 使用注意 马鞭草孕妇慎服。

二十四、马尾千金草

Cinh jieml miev

别名：千金草。瑶医：亲加坠。

本品为石松科植物金丝条马尾杉 Phlegmariurus fargesii（Herter）Ching 或龙骨马尾杉 P. carinatus（Desv.）Ching 的全草。前者习称"千金草"，后者习称"大千金草"。全年可采，扎成小把，阴干。

千金草：分布于台湾、广西、云南、四川等省区；广西分布于金秀、龙胜、资源、临桂等地；附生于悬崖绝壁或生有苔藓的树丫间。大千金草：分布于广东、云南、海南、广西、台湾等省区；广西分布于玉林、防城港、龙州、天等等地。附生于密林中树丫上或石壁上。

【性味】性平，味淡。
【分类】属打药。

【功效】舒筋活络，祛风除湿，活血散瘀，消肿止痛。

【主治】风湿骨痛，跌打损伤，脑血管病，脉管炎，颈椎病，腰椎病，痛经，闭经。

【瑶医治疗经验】

1. 跌打扭伤 马尾千金草 50g，上山虎 50g，入山虎 30g。浸泡 50 度米酒后外擦损伤处。

2. 腰肌劳损 马尾千金草 5g，九龙藤 20g，千斤拔 10g，牛耳风 20g，走马胎 10g，三加皮 20g，龙骨风 20g。水煎服。

3. 跌打损伤 马尾千金草 10g。米酒 1 斤浸泡，每次内服 10～25mL。

【用法用量】内服：3～6g，水煎或浸酒服。

【现代研究】

1. 化学成分 马尾千金草含有石杉碱甲、二乙基二硫醚、己酸、丙三醇、1,3-环氧丙烷、反-2-辛烯醛、庚酸、2-乙基己醇、溴代异辛烷、壬醛、2-乙基己酸、辛酸、2′-羟基苯乙酮、2,3-二氢苯并呋喃、壬酸、反式-2-癸烯醛、己内酰胺、4-乙烯基-2-甲氧基苯酚、癸酸、(E)-3-癸烯酸、4-羟基苯甲醛、香兰素、3,3′-联噻吩、(−)-异丁香烯、2′-羟基苯乙酮、丹皮酚、香豆素、金合欢烯、十五烷、2,6-二叔丁基对甲酚、α-芹子烯、(−)-马兜铃烯、4-羟基苯甲酸、月桂酸、榄香醇、四甲基环癸二烯甲醇、香草酸、十六烷、4-羟基-3-甲氧基丁酰苯、氧化石竹烯、壬二酸、十七烷、蛇床烯醇、十九烷、2-（4a,8-二甲基-2,3,4,5,6,8a-六氢-1H-萘-2-基）丙基-2-醇、β-桉叶醇、肉豆蔻酸、松柏醇、松柏醛、十四酸乙酯、4-羟基肉桂酸、新植二烯、植酮、叶绿醇、环十四烷、二氯乙酸十四烷基酯、(Z)-14-甲基-8-十六碳烯-1-缩醛、环丙烷壬酸、棕榈油酸、棕榈酸、棕榈酸乙酯、贝壳杉-16-烯、反油酸、反式-13-十八碳烯酸、油酸、硬脂酸、反油酸乙酯、1,15-十五烷二醇、黑松醇、1,2-环氧十六烷、1,8-二氮杂环十四烷-2,9-二酮、二十烷醛、十八烷醛、3-羟基-7-异亚硝基胆烷酸。

2. 药理作用 马尾千金草含有石杉碱甲，石杉碱甲具有很强的抑制乙酰胆碱酯酶活性和提高学习记忆功能的作用。在马尾千金草中的烃类化合物中，含量较高的贝壳杉烯具有抗肿瘤活性。

【备注】

本品中药名也为马尾千金草，与中药马尾千金草的区别主要有以下几方面。

1. 性味 马尾千金草性平，味淡；有毒。

2. 主治 马尾千金草也用于风湿骨痛、跌打损伤，同时还用于肥大性脊柱炎、类风湿关节炎、坐骨神经痛等疾病。

3. 使用注意 马尾千金草用量不宜过大，否则会致麻醉不醒。

二十五、哈照萎

Atr zauh louc

别名：七叶鹅掌、七叶莲。瑶医：毫照萎。

本品为五加科植物广西鹅掌柴 *Scheffler kwangsiensis* Merr. ex Li 的茎。全年可采，洗净，切片，晒干或鲜用。

本品分布于广西、广东、江西、贵州、湖南、湖北等省区。广西分布于隆安、扶绥、武鸣、金秀、宾阳、上林、那坡、龙州、大新、上思、宁明、灵山等地。生于石山脚下或深山沟谷旁的灌丛中。

【性味】性平，味苦。

【分类】属打药。

【功效】舒筋活络，活血散瘀，消肿止痛，续筋接骨。

【主治】肝硬化腹水，急慢性肾炎，胃痛，痛经，各种神经痛，风湿性关节痛，瘫痪，跌打损伤，骨折，皮肤瘙痒。

【瑶医治疗经验】

1. 各种神经痛　①七叶莲30g，四方钻20g，伸筋草20g，九季风20g，牛膝风15g，大钻20g，白九牛20g，牛耳风30g。水煎服。②七叶莲20g，牛耳枫15g，九节风15g，当归藤15g，九龙藤15g，入山虎6g。水煎服。

2. 坐骨神经痛　七叶莲20g，飞龙掌血15g，藤黄檀20g，牛尾菜15g，大钻20g，钩藤20g，麻骨风15g，三叉苦20g，野葛根20g。水煎服。

【用法用量】内服：煎汤，10～30g。外用：适量，捣敷。

【现代研究】

哈照萎含有挥发油类化合物，主要包括β-榄香烯、α-姜黄烯、匙叶桉油烯醇等。

【备注】

本品中药名为白花鹅掌柴，与中药白花鹅掌柴的区别主要有以下几方面。

1. 药用部位　白花鹅掌柴用根或茎、叶。

2. 性味　白花鹅掌柴性温，味苦、涩。

3. 功效　白花鹅掌柴也有舒筋活络的功效，同时还有祛风止痛的功效。

4. 主治　白花鹅掌柴也用于各种神经痛、风湿痹痛、跌打损伤、骨折，同时还用于偏正头痛、脘腹痛、痛经等病证。

5. 用量　白花鹅掌柴9～15g。

6. 使用注意　白花鹅掌柴孕妇禁用或慎用。

二十六、一刺两嘴

Yetr siml lil nzuih

别名：寻风藤。瑶医：依锤紧。

本品为清风藤科植物清风藤 *Sabia japonica* Maxim. 的茎叶或根。春、夏季采收藤茎，切段，晒干；夏、秋季采收叶，鲜用；秋、冬季挖根，洗净，切片，鲜用或晒干。

本品分布于江苏、安徽、浙江、福建、江西、广东、广西等省区。广西分布于兴安、龙胜等地。生于山谷、林缘灌木林中。

【性味】性温，味苦。

【分类】属打药。

【功效】祛风除湿，活血散瘀，消肿止痛。

【主治】风湿痹痛，鹤膝风，水肿，跌打肿痛，骨折，深部脓肿，骨髓炎，化脓性关节炎，脊椎炎，疮疡肿毒，皮肤瘙痒。

【瑶医治疗经验】

1. 鹤膝风 一刺两嘴50g，大散骨风50g，牛膝风50g，白九牛50g，青九牛50g，暖骨风50g，九层风50g。水煎外洗患处。

2. 跌打损伤 ①一刺两嘴30g，上山虎30g，破骨风30g，大钻30g，小白背风20g，铁包金30g，大散骨风30g，飞龙掌血30g，朱砂根30g，两面针30g。浸酒，内服或外擦。②一刺两嘴100g，鸭仔风100g，入山虎80g，九节风80g，麻骨风80g，麻风草80g。水煎外洗。

【用法用量】内服：9～15g，大剂量可用至30～60g，水煎或浸酒服。外用：适量，鲜品捣敷，或煎水熏洗。

【现代研究】

1. 化学成分 一刺两嘴含有清风藤碱、8,14-二氢萨鲁塔里定碱、千金藤宁、蝙蝠葛宁、青风藤定碱等生物碱成分。

2. 药理作用 清风藤碱甲具有镇痛、抗炎等作用。清风藤碱甲半数致死量为（285±29）mg/kg，动物死亡多发生于注射后10min内，先表现呼吸抑制，继则发生痉挛性惊厥而死亡。

【备注】

本品中药名为清风藤，与中药清风藤的区别主要有以下几方面。

1. 性味 清风藤性温，味苦、辛。

2. 归经 清风藤归肝经。

3. 功效 清风藤的功效是祛风利湿、活血解毒。

二十七、小毛蒌

Mauh louh doonl

别名：毛蒌。瑶医：阶蒌端。

本品为胡椒科植物毛蒟 *Piper puberulum*（Benth.）Maxim. 的全草。全年均可采，洗净，阴干。

本品分布于广西、广东及其南部沿海各岛屿。广西分布于百色、龙州、防城、金秀、贺州等地。生于疏林或密林中，攀缘于树上或石上。

【性味】性温，味麻。

【分类】属打药。

【功效】活血祛风，行气止痛，温中散寒。

【主治】风湿痛，腰腿痛，产后风痛，胃腹寒痛，跌打损伤。

【瑶医治疗经验】

1. 产后风　小毛蒌 50g，刺手风 50g，大肠风 50g，下山虎 50g，香鸡兰 50g，九层风 50g，白凤 50g，山苍子根 50g，大发散 50g。水煎外洗或泡全身。

2. 胃寒痛　小毛蒌 10g，两面针 10g，来角风 10g，大钻 20g。水煎服。

3. 腰腿痛　小毛蒌 3g，杜仲 10g，牛尾菜 15g，黄花倒水莲 15g，牛膝 15g，千年健 10g，当归藤 15g。水煎服。

【用法用量】内服：煎汤，1.5 ～ 3g。外用：适量，煎水洗。

【现代研究】

1. 化学成分　小毛蒌含有氨基酸、多肽、蛋白质、皂苷、多糖、还原糖及糖苷、香豆素及萜类内酯化合物；乙醇洗脱物含有氨基酸、多肽、蛋白质、生物碱、甾体或三萜、黄酮、多糖、还原糖及糖苷、酚类和鞣质成分。挥发油含 γ- 榄香烯、4-（乙烯基）-$\alpha,\alpha,4$- 三甲基 -3（1- 甲基乙烯基）环己烷甲醇、α- 石竹烯、2- 十一烷酮、β- 水茴香萜、β- 蒎烯、α- 蒎烯、D- 柠檬烯、3- 蒈烯、十一烷、芳樟醇、壬醛、3- 亚甲基 -1,1- 二甲基 -2- 乙烯基—环己烷、正 - 癸醛、蚁酸、正十三烷、正十一烷醛、δ- 榄香烯、α- 可巴烯、β- 榄香烯、月桂醛、2- 亚甲基 -4,8,8- 三甲基 -4- 乙烯基 - 环 [5.2.0] 壬烷、β- 荜澄茄素、反式 -β- 金合欢烯、崔草烯、环十五烷、正十五烷、β- 蛇床烯、δ- 荜澄茄烯、1- 异丙基 -4,7- 二甲基 -1,2,3,4,4a,7- 六氢萘、3- 亚甲基 -7,11,15- 三甲基 -1,6,10,14- 四烯 - 十六烷、反式 - 橙花叔醇、鲨烯、5,8,11- 十七碳三烯 -1- 醇、石竹烯环氧化物、6- 蛇床烯 -4- 醇、α- 愈创木烯、5,8,11,14,17- 二十一碳五烯酸、α- 细辛脑、喇叭花醇、正十七烷、肉豆蔻酸、棕榈醛、3,7,11,15- 四甲基 - 十六烷 -1- 醇、金合欢醇乙酸酯、正十九烷、geranylgeraniolaceton、韦得醇、棕榈酸、3,7,11,15- 四甲基 -1,6,10,14- 四烯 - 十六 -3- 醇、正十八烷醇、植物醇、反式亚油酸、（Z）6,（Z）-9- 二烯十五烷 -1- 醇、1,6,10,14,18,22- 六甲基 -2,6,10,15,19,23- 六烯 - 二十四烷 -3- 醇。

2. 药理作用

（1）保肝作用：毛蒟水提物对 CCl_4 诱导的肝损伤具有保护作用，毛蒟水提物可使肝损伤小鼠血清中 ALT 的活性明显降低，AST 呈下降趋势，形态学可见肝小叶结构基本完整，炎症细胞浸润明显减轻。采用 CCl_4 诱导肝损伤后，模型组 Egr1 和 TNF-α 的基因表达明显上调，毛蒟水提物给药组则可明显下调小鼠 Egr1 基因的表达，即毛蒟水提物对 CCl_4 所致急性肝损伤的保护作用机制可能与其抑制炎症通路因子 Egr1、TNF-α 的表达有关。

（2）抗炎、镇痛作用：挥发油能有效抑制二甲苯所致的小鼠耳郭肿胀，有效降低毛细血管通透性。挥发油能显著抑制小鼠的扭体次数，延长小鼠舔足时间。

【备注】

本品中药名为毛蒌，与中药毛蒌的区别主要有以下几方面。

1. 性味　毛蒌性温，味辛。

2. 功效　毛蒌也有瑶药小毛蒌的功效，同时还有散寒除湿的功效。

3. 主治　毛蒌也用于瑶药小毛蒌的主治病证，同时还用于风寒头痛、疝气痛、痛经等病证。

4. 用量　毛蒌 6 ～ 15g。

二十八、独龙矮

Douh long haiv doonl

别名：活血胎、血党。瑶医：独龙矮。

本品为紫金牛科植物山血丹 *Ardisia punctata* Lindl. 的全株。全年可采，洗净，切段，晒干。

本品分布于浙江、江西、福建、广东、广西、湖南等省区。广西分布于金秀、昭平、岑溪、北流、武鸣等地。生于山谷、山坡密林下、河边或阴湿地。

【性味】性微温，味苦。

【分类】属风药。

【功效】祛风除湿，活血调经，补血止血，消肿止痛。

【主治】风湿痹痛，贫血，痛经，闭经，不孕症，胆囊炎，胆石症，跌打损伤，咽喉肿痛，无名肿痛。

【瑶医治疗经验】

1. 不孕症　独龙矮 15g，当归藤 20g，紫九牛 20g，五爪风 20g，黄花参 20g，香附 20g，菟丝子 15g。水煎服。

2. 月经不调　独龙矮 10g，当归藤 20g，益母草 10g，小钻 10g，走马风 10g，血风藤 10g。水煎服。

3. 痛经　独龙矮 15g，茜草根 10g，益母草 10g，香附子 10g，当归藤 15g，鸡血藤 15g。水煎服。

【用法用量】内服：煎汤，9 ～ 15g。外用：适量，鲜品捣敷。

【现代研究】

独龙矮含有 6- 甲氧基 -8- 羟基 - 苯丙酸丁酯 -5-O-β-D- 葡萄糖苷、aridisiacrispin B、ardisicrenoside A、邻苯二甲酸二丁酯、岩白菜素、槲皮素 -3-O-α-L- 鼠李糖苷、3- 甲氧基 -4- 乙酰氧基 -5- 十三烷基苯酚、belamcandaquinone C、3- 羟基 -5- 十三烷基 一苯甲醚、5- 十五烷基 -1,3 一间苯二酚、2- 甲氧基 -6- 十三烷基 -1,4- 苯醌、2- 甲氧基 -6- 十五烷基 -1,4 一苯醌、24- 乙基 - $\triangle^{7,22}$- 胆甾二烯 -3- 酮、24- 乙基 - $\triangle^{7,22}$- 胆甾二烯 -3- 醇、胡萝卜苷、香草酸、正三十四烷酸、棕榈酸、植酮、植醇、二氢白菖考烯、顺 -α- 甜没药烯、γ- 衣兰油烯、石竹烯等。

【备注】

本品中药名为血党，与中药血党的区别主要有以下几方面。

1. 药用部位　血党用根或全株。

2. 性味　血党性平，味苦、辛。

3. 归经　血党归肝、肾经。

二十九、三姐妹

Buol zeiv muic

别名：三叶香茶菜。瑶医：布最梅。

本品为唇形科植物牛尾草 *Rabdosia ternifolia*（D. Don）Hara 的全草。全年可采，除去杂质，晒干。

本品分布于云南、贵州、广东、广西等省区。广西各地均有分布。生于空旷山坡或疏林下。

【性味】性凉，味微苦。

【分类】属打药。

【功效】清热解毒，清肝利胆。

【主治】感冒，急慢性肝炎，急性肾炎，膀胱炎，风湿肿痛，毒蛇咬伤。

【瑶医治疗经验】

1. 急慢性肝炎　①三姐妹 20g，过路黄 10g，车前草 10g，马蹄金 10g，白马骨 10g，铁包金 15g，山栀根 20g，野茼蒿 10g。水煎服。②三姐妹 30g，茵陈 20g，田基王 20g，虎杖 10g，黄花参 30g，鸡骨草 20g，白钻 20g。水煎服。

2. 急性肝炎　三姐妹 20g，山栀根 20g，水石榴 15g，十大功劳 15g，小叶田基黄 15g，黄花菜根 20g。水煎服。

【用法用量】内服：煎汤，15 ～ 30g。外用：适量，捣敷或煎水洗。

【现代研究】

1. 化学成分　三姐妹含有香茶菜属醛、长管香茶菜素甲、长管香茶菜素戊、香茶菜属酸、ef-fusanin E、longikaurin A、effusanin B、细叶香茶菜甲素、细叶香茶菜乙素、齐墩果酸、熊果酸、牛尾草素甲、牛尾草素乙、牛尾草素丙、冬凌草甲素、冬凌草乙素、乌苏酸、胡萝卜苷、10- 表奥尔古素、6α- 乙酰基细叶香茶菜甲素、β- 谷甾醇、豆甾醇。

2. 药理作用

（1）护肝作用：三姐妹对治疗急、慢性肝炎有一定的疗效。三姐妹的乙醇提取物和乙醇提取物的 5% 盐酸可溶性组分均能明显降低四氯化碳所致急性肝损伤小鼠的血清谷丙转氨酶（GPT）活性。三姐妹的复方制剂亦有明显的抗肝炎作用，可使鸭乙型肝炎表面抗原（DHBsAg）滴度下降，具有清除乙肝病毒的作用。该药对动物实验性肝损伤具有一定的保护作用，其降酶作用并非是直接抑制 GPT 活力的结果，复方三姐妹片对硫代乙酰胺和四氯化碳所致小白鼠血清 GPT 活力升高均有明显降低作用，而对正常小鼠或体外温孵的 GPT 活力均无明显影响。

（2）抗肿瘤作用：在中草药抗肿瘤筛选的实验研究中发现，三姐妹水煎剂 80g/kg、60g/kg 经口灌胃给药对小鼠 S180 肉瘤有一定的抑瘤作用，其平均抑瘤率分别为30.25%、30.0%。采用 MTT 法进行抗肿瘤作用的筛选实验，结果显示三姐妹稀释浓度 1∶10 和 1∶100 时对肝癌细胞的杀伤率分别为 82.35%、39.71%。

（3）抗病原微生物作用：三姐妹能抑制流感病毒在鸡胚的生长繁殖，对金黄色葡萄球菌、伤寒杆菌等 10 种常见致病菌均有不同程度的抑制作用。

（4）免疫调节作用：复方三姐妹片对由环磷酰胺、地塞米松诱导的免疫抑制模型小鼠能显著提高血红蛋白、T 淋巴细胞转化率和腹腔巨噬细胞吞噬率以及脾抗体形成细胞数，对正常小鼠的免疫功能无明显影响。复方三姐妹片具有增强细胞免疫、调节体液免疫、恢复机体免疫功能的作用，在治疗慢性乙肝后，相关免疫指标均发生了变化。

【备注】

本品中药名为虫牙药，与中药虫牙药的区别主要有以下几方面。

1. 药用部位 虫牙药的药用部位为全草或叶。

2. 性味 虫牙药性凉，味苦、微辛。

3. 功效 虫牙药也有清热解毒、利湿的功效，同时还有止血的功效。

4. 主治 虫牙药也用于瑶药三姐妹的主治病证，同时还用于咳嗽痰多、咽喉肿痛、牙痛、泻痢、刀伤出血。

三十、得仅关

Dah jiemz goonl

别名：木姜子、山苍根。瑶医：得仅关。

本品为樟科植物山鸡椒 *Litsea cubeba*（Lour.）Pers. 的根。夏、秋季采收，除去杂质，鲜用或晒干。

本品分布于广东、广西、福建、台湾、浙江、江苏、安徽、湖南、湖北、江西、贵州、四川、云南、西藏等省区。广西各地均有分布。生于向阳的山地、灌丛、疏林或林中路旁、水边。

【性味】性温，味辣。

【分类】属打药。

【功效】祛风除湿，舒筋活络，活血消肿，行气止痛。

【主治】风湿性关节炎，腰腿痛，四肢麻痹，跌打损伤，毒蛇咬伤，痛经。

【瑶医治疗经验】

1. 四肢麻痹 ①得仅关 15g，下山虎 20g，血风 15g，黑老虎 20g，半枫荷 20g，牛耳风 20g，当归藤 20g。水煎服。②得仅关 9g，威灵仙 10g，千年健 10g，桂枝 6g，桑寄生 15g。水煎服。

2. 产后腹痛 得仅关 20g，来角风 10g，走马风 10g，小钻 10g。水煎服。

【用法用量】内服：煎汤，6～9g。外用：适量，捣敷或煎水洗。

【现代研究】

1. 化学成分 得仅关含有柠檬烯、反式 -4,5- 环氧 -2（E）- 癸烯、α- 蒎烯、3,7-二甲基 -6- 辛烯醛、3,7- 二甲基 -2- 辛烯 -1- 醇、3,7- 二甲基 -1,6- 辛 -3- 醇、桉叶油素、α- 香茅醇、3,7- 二甲基 -6- 辛烯醛、β- 月桂烯、D- 柠檬烯、芳樟醇、橙花醛、9-丁烯壬酸甲酯、棕榈酸甲酯、9,12- 十八烷二烯酸乙酯、9- 十八碳烯酸甲基乙酯、桉油精、灰叶素、β- 谷甾醇、甲基庚烯酮、α- 柠檬醛、β- 柠檬醛、甲基庚烯酮、β- 蒎烯、莰烯、棕榈酸、油酸、亚油酸、（E）- 柠檬醛。

2. 药理作用

（1）抗炎作用：得仅关可缓解胶原诱导关节炎（CIA）大鼠的关节肿胀，抑制大鼠类风湿关节炎的机制可能与其下调血清 TNF-α 和 IL-1β 水平有关。

（2）对心血管的作用：山鸡椒对家兔实验性血栓形成有显著的抑制作用。山鸡椒注射液治疗脑血栓和冠心病效果较好，可以降低血小板表面活性，聚解聚集的血小板。山鸡椒具有扩张血管、改善血流流态、抑制血栓的形成并且分解血栓的功效。

【备注】

本品中医分部位作为不同的药材使用，药名分别为豆豉姜（根）、荜澄茄（果实）、山苍子叶（叶），与它们的区别主要有以下几方面。

1. 性味 豆豉姜、山苍子叶的性味均是性温，味辛、微苦。荜澄茄性温，味辛。

2. 功效 豆豉姜、荜澄茄均有温中散寒、行气止痛的功效，同时豆豉姜还有祛风活络除湿的功效。山苍子叶的功效是理气散结、解毒消肿、止血。

3. 主治 豆豉姜、荜澄茄均用于脘腹冷痛、胃寒吐泻，同时豆豉姜还用于感冒头痛、风湿痹痛、跌打损伤、脚气、子肿、脑血栓等病证，荜澄茄还用于寒疝腹痛、寒湿瘀滞、小便浑浊等病证。山苍子叶主治痈疽肿痛、乳痈、蛇虫咬伤、外伤出血等病证。

4. 用量 豆豉姜 15～30g。荜澄茄 1～3g。山苍子叶外用，适量。

三十一、麻洪勒

Mah hungh cietq

别名：岩蚂蝗、蚂蝗七。瑶医：麻洪勒。

本品为苦苣苔科植物蚂蝗七 *Chirita fimbrisepala* Hand. –Mazz. 的根。全年可采，洗净，晒干。

本品分布于广东、广西、湖南、江西等省区。广西分布于龙胜、兴安、临桂、恭城、金秀、罗城、那坡等地。生于深山沟谷石壁潮湿处。

【性味】性凉，味苦、涩。

【分类】属风打相兼药。

【功效】清热凉血，健脾消积，活血止痛，滋补强壮。

【主治】小儿疳积，胃痛，胃溃疡，肺结核咳嗽，哮喘，跌打损伤，外伤出血，筋断。

【瑶医治疗经验】

1. 小儿疳积　①蚂蝗七 10g。蒸猪瘦肉服汤食肉。②蚂蝗七 15g，饿蚂蝗 15g，鸡内金 15g。共研细末，每次取 3g，与猪瘦肉蒸内服。

2. 贫血　蚂蝗七 100g，三花酒 7500g。浸泡 10 天后内服。

【用法用量】内服：煎汤，9 ～ 15g。外用：适量，捣敷。

【现代研究】

1. 化学成分　蚂蝗七中含苷元刚毛黄酮、山柰酚、胡萝卜苷、mahuangchiside、hispidulin、kaerpferol、daucosteral。

2. 药理作用　蚂蝗七煎剂对金黄色葡萄球菌、炭疽杆菌、乙型链球菌、白喉杆菌、伤寒杆菌、绿脓杆菌、痢疾杆菌均有不同程度的抑制作用。

【备注】

本品中药名为石蜈蚣，与中药石蜈蚣的区别主要有以下几方面。

1. 药用部位　石蜈蚣用根茎或全草。

2. 性味　石蜈蚣性凉，味苦、微辛。

3. 功效　石蜈蚣也有清热利湿、健脾消食、活血的功效，同时还有止血、解毒消肿的功效。

4. 主治　石蜈蚣也用于胃痛、小儿疳积、跌打损伤、外伤出血，同时还用于痢疾、肝炎、咯血、痈疮肿毒等病证。

三十二、辣　蓼

Laaih laul

别名：来蓼。瑶医：来了。

本品为蓼科蓼属植物伏毛蓼 *Polygonum pubescens* Blume 的全草。 四季可采收，晒干。

本品分布于辽宁、陕西、甘肃、华东、华中、华南及西南。广西各地均有分布。生于沟边、水旁、田边湿地。

【性味】性温，味辣。

【分类】属打药。

【功效】祛风除湿，散瘀止痛，解毒消肿，杀虫止痒。

【主治】痢疾，胃肠炎，风湿关节痛，跌打肿痛，功能性子宫出血。外用治毒蛇咬伤，皮肤湿疹。

【瑶医治疗经验】

皮肤湿疹 ①辣蓼 60g，杠板归 50g，苦李根 50g，熊胆木 50g，飞扬草 50g。水煎外洗患处。②辣蓼、杠板归、构树、五色花、南蛇风各适量。水煎外洗。③辣蓼 50g，苦楝树皮 50g，三叉苦叶 50g，熊胆木 50g，毛冬青叶 50g。水煎外洗。

【用法用量】内服：煎汤，9～15g。外用：适量，煎水洗。

【现代研究】

1. 化学成分

（1）黄酮类：槲皮素、3′-甲基槲皮素、7,4′-二甲基槲皮素、水蓼素、鼠李秦素、水蓼素-7-甲醚、芦丁、槲皮素-3-磺酸盐、异鼠李黄素-3,7-二磺酸盐、儿茶素、表儿茶、表儿茶素-3-O-五倍子酸盐。

（2）萜类：水蓼二醛、沃伯格醛、异水蓼二醛、密叶新木素、valdiviolide、fuegin、polygonal、3β-angeloyloxy-7-epifutronolide、polygonumate、蒲公英萜酮、木栓烷醇、乌索酸、齐墩果酸、3β,13β-二羟基-11-烯-28-乌索酸。

（3）鞣质类：五倍子酸、鞣花酸、柯里拉京、没食子酸。

（4）丙素类：hidropiperosides A、B；vanicosides A、B、E。

（5）挥发油类：1-菲兰烯、1-异丙烯基-甲基苯、姜烯、β-石竹烯、α-芑烯、α-蒎烯、γ-松油烯、香柠檬烯、红没药烯、律草烯、正癸醇、十二醛、补身树醇、十二醛、2-甲氧基4-乙烯基苯酚、4-烯丙基-2-甲氧基苯酚、2,4-二叔丁基苯酚、邻苯二甲酸二异丁酯、邻苯二甲酸二庚酯、邻苯二甲酸二丁酯。

（6）脂肪酸类：油酸、亚油酸、棕榈酸、硬脂酸酸、γ-谷甾醇、22,23-二氢豆甾醇等。

2. 药理作用

（1）抗氧化作用：辣蓼黄酮类物质中 2″-O-（3,4,5-trihydroxybenzoyl）quercitrin（galloylquercitrin）具有抗二铵盐 ABTS 自由基、总抗氧化能力（TEAC）的作用。辣蓼中的苯丙素也有抗氧化活性，以 hidropiperosides B 和 vanicosides A 较强。

（2）抗菌作用：50% 辣蓼煎剂对金黄色葡萄球菌、福氏痢疾杆菌、伤寒杆菌、白喉杆菌、变形杆菌、绿脓杆菌、大肠杆菌等均有抑制作用。体外实验表明，辣蓼茎叶中含有的鞣质对痢疾杆菌有一定的抑制作用，辣蓼的水提物对部分革兰氏阴性菌有相当强的抗菌活性。

（3）镇痛作用：辣蓼根的乙醇提取物对雌性大白鼠有抗生育作用。辣蓼的根提取物的薄层色谱成分能有效抑制怀孕初期 2 ～ 6 天的转化生长因子 –β（TGF–βID）的表达，从而减少大鼠怀孕初期的着床位点数，进而抑制大鼠生育。

（4）其他作用：从辣蓼的芽中分离出的二氢槲皮素对酪氨酸酶的抑制作用，比用作化妆品抑制剂的熊果酸的抑制作用强。辣蓼乙酸乙酯提取物有镇痛作用，可减少小鼠的扭体次数。

【备注】

本品中药名也为辣蓼，与中药辣蓼的区别主要有以下几方面。

1. 性味 辣蓼性平，味辛、苦。

2. 归经 辣蓼归脾、胃、大肠经。

3. 功效 辣蓼的功效是行滞化湿、散瘀止血、祛风止痒、解毒。

4. 主治 辣蓼也用于痢疾、腹泻、风湿痹痛、跌打肿痛、崩漏、毒蛇咬伤，同时还用于脘腹痛、便血、外伤出血、血滞经闭、痛经、小儿疳积、皮肤瘙痒、湿疹、风疹、足癣、痈疮肿毒等病证。

5. 用量 辣蓼 15 ～ 30g。

三十三、白纸扇

Zah gingx

别名：茶敬、野甘草。瑶医：茶敬。

本品为茜草科植物玉叶金花 *Mussaenda pubescens* Ait. f. 的全株。全年可采，洗净，切段，晒干。

本品分布于广东、香港特区、海南、广西、福建、湖南、江西、浙江和台湾等省区。广西分布于南宁、桂平、贵县、北流、陆川、博白、北海、防城、龙州、马山、隆安、德保、隆林、乐业、罗城、金秀等地。生于灌丛、溪谷、山坡或村旁。

【性味】性凉，味甜、微苦。

【分类】属风打相兼药。

【功效】清热解毒，利湿消肿，化痰止咳，生津解暑。

【主治】中暑感冒发热，支气管炎，小儿疳积，肝炎，尿路结石，肾炎水肿，角膜云翳，痛经，白带过多，咽喉肿痛。

【瑶医治疗经验】

1. 肾炎水肿 白纸扇 20g，山菠萝 15g，石油菜 15g，黄芪 20g，泽泻 10g，赤小豆 20g，白茅根 15g。水煎服。

2. 肝胆湿热证 白纸扇 30g，百解 30g，虎杖 20g，车前草 10g，金钱草 20g。水煎服。

3. 咽喉肿痛 白纸扇 30g，毛冬青 20g，白英 15g，金锁匙 10g，鱼腥草 10g。水煎服。

【用法用量】内服：煎汤，15 ～ 30g。

【现代研究】

1. 化学成分 玉叶金花主要含有皂苷类、单萜类、苯丙素类、三萜皂苷类、有机酸类、环烯醚萜类、甾体类等成分。

（1）咖啡酰奎宁酸类：绿原酸、异绿原酸 A、异绿原酸 B、异绿原酸 C 等。

（2）皂苷类：β- 谷甾醇、β- 谷甾醇 -D- 葡萄苷、乌索酸、豆甾醇、阿江榄仁酸、$3\beta,19\alpha$–dihydroxy–olean–12–en–28–oic acid（28 → 1）–β-D-glucopyranosyl ester、mussaendoside A、mussaendoside B、mussaendoside C、mussaendoside D、mussaendoside E、mussaendoside F、mussaendoside M、mussaendoside N、mussaendoside G、mussaendoside H、mussaendoside I、mussaendoside J、mussaendoside K、mussaendoside O、mussaendoside P、mussaendoside Q、mussaendoside R、mussaendoside S、mussaendoside U、mussaendoside V、heinaingenin A、clethric acid、3β–O–β–D–glucopyranosyl quinovic acid、28–O–β–D-glucopyranosylester、clethric acid、urs–12–en–28–oic acid、3,19,23–trihydroxy–（$3\beta,4\beta$）–urs–12–en–28–oic acid、3,19,24–trihy–droxy–（$3\beta,4\alpha$）–urs–12–en–28–oic acid、3,23–dyhydroxy–（$3\beta,4\beta$）–3β–O–α–L–rhamnopyrano–syl–（1 → 2）–O–β–D–glucopyranosyl、19α–hydroxy–olean–12–en–28–oic acid–（28 → 1）–β–D–glucopyranosyl ester、3β–O–β–D–glucopyranosyl–（1 → 2）–O–β–D–glucopyranosylpomolic acid、28–O–β–D–glucopyranosyl ester、毛冬青三萜。

（3）单萜类：mussaenin A、mussaenin B、mussaenin C、argyol、6α–hydroxy geniposide、8–O–acetylshanzhiside methyle ster、山栀子苷甲酯、mus–saenoside。

（4）苯丙素类：咖啡酸、对羟基桂皮酸、阿魏酸、mussaendoside L。

（5）挥发油类：（E）– 己烯酸 –2– 丁酯、（E,E）–2– 己烯酸 –2 己烯酯、β– 紫罗酮、芳樟醇、柠檬烯、4– 羟基 –2– 丁酮、1,3– 二甲基环戊烷、正庚烷、甲基环己烷、4– 甲基 –1– 环己烯、反式 –2– 己烯 –1– 醇、N– 甲基吡咯、3,7– 二甲基 –1,6– 辛二烯 –3– 醇、萜品油烯、（E）–3,7– 二甲基 –2,6– 辛二烯 –1– 醇、1,2– 二氢 –1,1,6– 三甲基萘、α– 紫罗酮、2,6– 二叔丁基 –1,4– 苯醌、二氢猕猴桃内酯、2,6,6,8– 四甲基三环［5.1.3.0］– 十一烷 –8– 醇、十四醛、4–（乙酰苯基）苯甲烷、6,10,14– 三甲基 –2– 十五烷酮、邻苯二甲酸二异丁酯、9,12,15– 十八碳烯酸、甲基十五烷基甲酮、法尼基丙酮、十六烷酸甲酯、3,7,11,15– 四甲基 –1– 十六碳烯 –3– 醇、邻苯二甲酸二丁酯、十六烷酸、亚油酸甲酯、叶绿醇、亚油酸乙酯、十八碳 –9,12,15– 三烯酸、正十七烷、己二酸二辛酯、二十四烷、2,2′– 亚甲基双 –（4– 甲基 –6– 叔丁基苯酚）、二十五烷、辛基甲酯、十二烯基丁二酸酐、正二十三烷、二十七烷、1– 碘代十八烷、角鲨烯、二十九烷、17– 三十五烯、1– 氯代二十七烷、三十基醋酸酯、正三十烷、2– 酮 –1– 二十醇、正二十烷。

（6）其他类：8–O– 乙酰山栀苷甲酯、3,4–O– 二咖啡酰基奎宁酸、3,5–O– 二咖啡酰基奎宁酸、4,5–O– 二咖啡酰基奎宁酸、新绿原酸、3β–O–β–D-glucopyranosylquinovicacid–28–O–β–D-glucopyranosylester、隐绿原酸、咖啡酸甲酯、熊果酸、乙基降麦角甾烯醇、

月桂醇、东莨菪内酯。

2. 药理作用

（1）抗氧化作用：玉叶金花具有抗氧化活性，能除体内自由基，即解内源之毒。玉叶金花醇提液不同部位其抗氧化能力有一定的差异，玉叶金花乙酸乙酯、正丁醇、水和70%乙醇提取物可以清除 DPPH 自由基。玉叶金花的白色花有较强的清除自由基的活性，IC_{50} 分别为 92.79μg/mL 和 122.45μg/mL。玉叶金花乙醇提取物有良好的清除自由基活性，随提取物浓度增加而清除自由基的活性也增加。玉叶金花植物甲醇提取物有中等的抗氧化活性。

（2）抗炎作用：玉叶金花乙酸乙酯部位、正丁醇部位及水溶性部位有抑制急性炎症的作用。通过二甲苯致小鼠耳肿模型、角叉菜胶致大鼠足趾肿胀模型以及大鼠棉球肉芽肿模型，验证玉叶金花有抗炎作用。从玉叶金花中分离得到的玉叶金花甘酸甲酯通过作用于 LPS 诱导 RAW264.7 细胞 NO 的分泌量降低，从而达到抗炎作用。

（3）抗菌、抗病毒作用：玉叶金花对多种致病菌均具有明显的抑制作用。玉叶金花对毛囊菌的代谢具有一定的影响。玉叶金花的水提液冻干粉对呼吸道合胞病毒细胞（RSV）有抑制作用，IC_{50} 为 32.0μg/mL。玉叶金花水提物的乙酸乙酯部位、正丁醇部位及水溶性部位对金黄色葡萄球菌、大肠杆菌、肺炎球菌、链球菌、痢疾杆菌具有一定的抗菌效果；玉叶金花水提物对以上致病菌具有抑制作用，其最低抑制浓度（MIC）分别是 125mg/kg、31.3mg/kg、15.7mg/kg、62.5mg/kg、62.5mg/kg。玉叶金花中的 mussaenoside 除了对金黄色葡萄球菌、大肠杆菌、肺炎球菌、链球菌、痢疾杆菌具有抗菌作用外，对伤寒杆菌、铜绿假单胞菌、阴沟肠杆菌也具有抗菌效果，其 MIC 分别为 2.5mg/mL、10mg/mL、0.3125mg/mL、1.25mg/mL、1.25mg/mL、10mg/mL、0.625mg/mL、0.625mg/mL。

（4）抗胆碱作用：玉叶金花皂苷 U 具有抑制 M 胆碱能神经兴奋的作用。玉叶金花皂苷 U 与阿托品在终浓度为 50mg/L、100mg/L 时，对溴化乙酰胆碱致离体回肠平滑肌收缩模型具有相同的作用效果；玉叶金花皂苷 U（5mg/kg）对 M 胆碱能神经兴奋模型小鼠的小肠炭末推进率有明显降低作用，与阿托品（10mg/kg）作用相当；玉叶金花皂苷 U（5mg/kg）能够抑制 M 胆碱能神经兴奋。玉叶金花皂苷 O 对加兰他敏诱导所致泪腺和唾液腺的分泌增多具有明显的抑制作用；同时能够抑制卡巴胆碱诱发的豚鼠回肠肌条纵向收缩，具有抗胆碱的作用。

（5）抗生育作用：玉叶金花提取物抗大白鼠早孕试验显示大白鼠的受孕率为 28.6%，表现出较强的抗生育活性。玉叶金花水溶性部位和正丁醇部位对小鼠具有终止初期妊娠的作用。玉叶金花水提取液和 81% 乙醇沉淀物对小鼠初期妊娠具有抑制作用。玉叶金花水煎液（50mg/kg）对小鼠妊娠初期的抑制率为 100%；其 81% 乙醇沉淀物给药量为 75mg/kg 时，妊娠抑制率为 100%。从玉叶金花的抗生育活性部分中分离得到的咖啡酸和阿魏酸，对小鼠的初期妊娠具有一定程度的抑制作用。

（6）镇痛作用：小鼠热板实验表明，玉叶金花甘酸甲酯中、高剂量能够延长小鼠的疼痛反应时间。玉叶金花与钩吻配伍后，在醋酸扭体实验、热板实验及福尔马林致痛实验中均显示有镇痛作用。

（7）抗肿瘤作用：玉叶金花与钩吻混合提取物既可以保持抗肿瘤疗效，又能够减低毒性。玉叶金花与钩吻混合提取物对雌性小鼠移植性 S180 实体瘤具有抑制作用，其中钩吻高剂量组＋玉叶金花［给药量为 0.76g/（kg·d）］的肿瘤抑制率为 45.37％；钩吻中剂量组＋玉叶金花［给药量为 0.19g/（kg·d）］的肿瘤抑制率为 39.81％。有人观察艾氏腹水癌（EAC）细胞凋亡，研究玉叶金花甲醇提取物的抗癌活性，结果显示每天腹腔注射玉叶金花甲醇提取物 60mg/kg 抗癌活性最高，细胞生长抑制率为 81.4％，肿瘤负荷为 78.5％，其还使 EAC 老鼠的寿命显著增加（73.5％）。此外，毛玉叶金花（M. pubescens）具有抗宫颈癌细胞的活性，作用机制是干扰破坏细胞分裂时 DNA 的基因组排序。

（8）保肝作用：玉叶金花叶乙醇提取物（200mg/kg）可显著降低乙酰氨基酚诱导的急性肝损伤大鼠中 SGPT、SGOT、TBL 的水平，并增加 GSH、SOD、谷胱甘肽过氧化物酶（GPx）的血浆铜蓝蛋白水平，显示具有显著的保肝活性。玉叶金花的乙酸乙酯和甲醇提取物对 CCl_4 诱导的肝损伤具有保肝活性，可显著降低血清中 SGOT、SGPT、ALP 和 TBIL 含量。从玉叶金花植物的乙酸乙酯萃取物中分离得到的 2 个环烯醚萜苷类化合物表现出大于水飞蓟素的保肝活性，可降低血清中的 ALT 和 AST 水平。

（9）抗惊厥作用：玉叶金花的醇提物可帮助控制癫痫病大、小发作。浓度为 100mg/kg、200mg/kg 的玉叶金花醇提物能显著控制最大电休克发作实验（MES）、戊四唑（PTZ）、马钱子碱和防己苦毒素导致的惊厥发作，并显示惊厥剂量依赖性。

（10）抗血栓作用：玉叶金花叶甲醇提取物溶栓活性为 49.09％；玉叶金花乙酸乙酯提取物具有显著的血栓溶解活性，为（48.85±7.38）％。

（11）其他作用：玉叶金花皂苷 O 能显著抑制加兰他敏诱导的小鼠泪腺和唾液腺的分泌；其 10^{-5} mol/L、10^{-6} mol/L 和 10^{-7} mol/L 浓度能促进小鼠体外 T 细胞的增殖，并对大鼠红细胞表现出微弱的溶血作用。

【备注】

本品中医分部位作为不同药材使用，药名分别为山甘草（茎叶）、白常山（根），与它们的区别主要有以下几方面。

1. 性味 山甘草性凉，味甘、微苦。白常山性寒，味苦；有毒。

2. 功效 山甘草仅有清热利湿、解毒消肿的功效。白常山的功效是解热抗疟。

3. 主治 山甘草也用于感冒、中暑发热、咳嗽、咽喉肿痛、肾炎水肿，同时还用于泄泻、痢疾、湿热淋证、疮疡、毒蛇咬伤。白常山主治疟疾。

4. 用量 山甘草 15～30g。白常山 6～10g。

三十四、别变亮

Baeqc bec ndiangx

别名：白变木、白凡木。瑶医：别变亮。

本品为猕猴桃科植物水东哥 *Saurauia tristyla* DC. 的根和茎。全年可采收，晒干或鲜用。

本品分布于广东、广西、云南、贵州等省区。广西分布于岑溪、平南、桂平、灵山、上林、武鸣、邕宁、龙州、隆林、乐业、罗城、金秀等地。生于丘陵、低山山地林下和灌丛中。

【性味】性凉，味淡，微苦。

【分类】属风打相兼药。

【功效】清热解毒，健脾化湿。

【主治】高热，风热咳嗽，风火牙痛，尿路感染，肝炎，白带异常，白浊，精神分裂症。

【瑶医治疗经验】

1. 带下病 ①别变亮 30g，翻白草 20g，白背桐 20g，不出林 20g，黄柏 10g。水煎服。②别变亮 20g，白背桐 20g，地桃花 10g，白英 10g。水煎服。

2. 白浊 别变亮 15g，络石藤 15g，车前草 15g，野六谷 15g，白纸扇 15g。水煎服。

【用法用量】内服：煎汤，15 ～ 30g。

【现代研究】

别变亮含有补骨脂素，具有化痰止咳的作用。

【备注】

本品中药名为水枇杷，与中药水枇杷的区别主要有以下几方面。

1. 药用部位 水枇杷用根或叶。

2. 性味 水枇杷性凉，味微苦。

3. 功效 水枇杷的功效是疏风清热、止咳、止痛。

4. 主治 水枇杷也用于风热咳嗽、风火牙痛、尿路感染、白浊、带下，还用于麻疹发热、疮疖痈肿、骨髓炎、水火烫伤。

5. 用量 水枇杷 10 ～ 15g。

三十五、别　阶

Baeqc jaaiv

别名：百点秤、白解。瑶医：别阶。

本品为冬青科植物秤星树 *Ilex asprella*（Hook. et Arn.）Champ. ex. Benth. 的根和茎。全年可采收，洗净，切段，干燥。

本品分布于浙江、江西、福建、台湾、湖南、广东、广西、香港特区等省区。广西各地均有分布。生于山地疏林中或路旁灌丛中。

【性味】性凉，味苦。

【分类】属风打相兼药。

【功效】清热解毒，生津止渴。

【主治】流感，感冒高热，咽喉炎，前列腺炎。

【瑶医治疗经验】

1. 感冒发热 ①别阶 20g，金银花 20g，三叉苦 15g，白芝麻 13g。水煎服。②别阶 100g，黄荆树叶 100g，鱼腥草 60g，紫苏 60g，蓝花柴胡 60g，钩藤 100g，忍冬藤 100g。水煎外洗全身。

2. 感冒高热烦渴 别阶 30g，野葛根 30g，山芝麻 10g，过江龙 20g，白纸扇 20g。水煎当茶饮。

【用法用量】内服：煎汤，15～30g。

【现代研究】

1. 化学成分 岗梅的化学成分以三萜皂苷为主，也含有一定的酚酸和少量的甾体及单萜。

（1）三萜及皂苷类：冬青苷 XXXIX、坡模酸、乌索酸、熊果酸、齐墩果酸、赪酮甾醇 3-*O*-β-D 葡萄糖苷、3,27- 二 -*O*- 反式 -*p*- 香豆酰 -3β,27- 二羟基齐墩果酸、3-*O*- 反式 -*p*- 香豆酰 -27-*O*- 顺式 -*p*- 香豆酰 -3β,27- 二羟基齐墩果酸、3-*O*- 顺式 -*p*- 香豆酰 -27-*O*- 反式 -*p*- 香豆酰 -3β,27- 二羟基齐墩果酸、冬青苷 B 等。

（2）木脂素类：(7*S*,8*R*)-dihydro-3-hydroxy-8-hy-droxy-methyl-7-(4-hydroxy-3-methoxyph-enyl)-1-benzofuranpropanol、(7*S*,8*R*)-4,9,9′-trihydrox-y-3,3′,5-trimethoxy-4′,7-epoxy-8,5′-neolignan-4-*O*-β-D-glucopyranoside。

（3）绿原酸类：绿原酸、隐绿原酸、3,4- 二咖啡酰基奎宁酸甲酯、3,4-*O*- 二咖啡酰基奎宁酸乙酯、4,5-*O*- 二咖啡酰基奎宁酸甲酯、4,5-*O*- 二咖啡酰基奎宁酸乙酯、3,5-*O*- 二咖啡酰基奎宁酸甲酯、3,5-*O*- 二咖啡酰基奎宁酸乙酯。

（4）苯甲酸类似物：syringicacid-4-*O*-α-L-rhamnopyranoside、原儿茶醛、香草酸、3- 甲氧基 -4,5- 二羟基苯甲酸、4,5-di-hydroxy-3-methoxyacet-ophenone。

（5）苯丙素类：xylocoside A、7-*O*-ethylguaiacylglycerol、threo-3-(4-hy-droxy-3,5-dimetho-xyphenyl)-3-ethoxypropane-1,2-di-ol、2,3-dihydroxy-1-(4-hydroxy-3,5-dimethoxy-phenyl)-1-propanone、foveospirolide。

（6）酚酸和其他类化合物：kaempferol-3-*O*-β-D-6″-acetylglucopyranoside、山奈酚 -7-*O*-β-D- 葡萄糖苷、kaempferol-4′-methylether、山奈酚 -3-*O*-β-D- 葡萄糖苷、山奈酚 -3,7- 双 -*O*-β-D- 吡喃葡萄糖苷、山奈酚、槲皮素、quercetin-3-*O*-glucopyranoside、芦丁、咖啡酸、咖啡酸甲酯、松柏醛、3,4,5-trimethoxyphenol-β-D-5-*O*-caffeoyl-apiofuranosyl-（16）-β-D-glucopyranoside、(7*S*,8*R*)-dihydrodehydrodiconiferylalcohol-9′-β-D-glucopyranoside、coniferin、丁香脂素、丁香脂素 *O*-β-D- 葡萄糖苷、(+)-1-hydroxypinoresinol-1-*O*-β-D-glucopyranoside、(+)-fraxinresinol-1-*O*-β-D-glucopyranoside、medioresinol、syringic acid、丁香醛、balanophonin、原儿茶酸、β-hydroxypropiovanillone、3-hydroxy-1-(4-hydroxy-3-methoxyphenyl)propan-1-one、3-*O*-[6′-*O*-palmitoy-β-D-glucosyl]-stigmasta-5,25（27）-diene、3-*O*-

［6′–O–stearoyl–β–D–glucosyl］–stigmasta–5,25（27）–diene、赪酮甾醇、β–谷甾醇、胡萝卜苷、1′–O–benzyl–α–L–rhamnopyranosyl–（1″→6′）–β–D–glucopyranoside、（E）–2,6–dimethyl–6–hydroxylocta–2,7–dime–1–O–glucopyranoside、柳叶绣线菊新木脂醇、rel–（7R,8S）–3,3′,5–trimethoxy–4′,7–epoxy–8,5′–neolignan–4，9,9′–triol9–β–D–glucopyranoside、（+）–cycloolivil、（+）–syringaresinol–4′–O–β–D–monoglucoside、鹅掌楸苦素、3,4–二羟基–5–甲氧基苯甲醛、1,2,4–苯三酚、3,4,5–trimethoxyphenyl–1–O–β–D–apiofuranosyl–（1″→6′）–glucopyranoside、秦皮乙素、隐绿原酸乙酯、绿原酸乙酯、rel–5–（3S,8S–dihydroxy–1R,5S–dimethyl–7–oxa–6–oxobicyclo［3,2,1］oct–8–yl）–3–methyl–2Z,4E–pentadienoic acid 等。

2. 药理作用

（1）抗炎、镇痛、止咳作用：岗梅各药用部位均具有显著的抗炎作用。岗梅水提物对二甲苯所致的小鼠耳郭肿胀、角叉菜胶所致的大鼠足跖肿胀、大鼠棉球肉芽肿有显著作用，能明显抑制醋酸致小鼠毛细血管通透性增高。岗梅醇提物亦可抑制二甲苯致小鼠耳郭肿胀、角叉菜胶致大鼠足跖肿胀、大鼠棉球肉芽肿、醋酸致小鼠毛细血管通透性增高。岗梅提取物可以抑制病毒感染导致的小鼠肺部炎症。岗梅根、茎醇提物灌胃给药，对脂多糖致急性咽炎小鼠血清中的 NO、MDA 有显著的抑制效果，岗梅可升高抗炎细胞因子水平，岗梅根水提物能明显升高感染甲型流感病毒 FM1 株的小鼠血清 IFN–γ 水平，明显升高 IL–10 水平。流式细胞术检测感染流感病毒 A/FM1/47（H1N1）小鼠的体内炎症因子水平，小鼠 IL–6、MCP–1 和 TNF–α 水平明显下降，IL–10 和 IFN–γ 水平明显增高，化合物 asprellcoside A 和 3,4,5–trimethoxyphenol–β–D–5–O–caffeoyl–apiofuranosyl–（16）–β–D–glucopyranoside 对 H1N1 感染的 A549 细胞中诱导炎症反应的 IP–10 有抑制作用。

岗梅根水煎液可显著抑制醋酸扭体实验中小鼠的扭体次数及热板实验中给药 1.5h 后的耐受时间。

岗梅根、茎均具有显著的止咳作用，岗梅根、茎及根茎混合醇提取物可抑制氨水致咳喘小鼠模型的咳嗽次数。

（2）抗病毒作用：岗梅水提取物在体内外均具有明显的抗流感病毒作用。岗梅水提取物在体外对流感病毒引起的细胞病变有明显的抑制作用，其 IC_{50} 为 88.2μg/mL，治疗指数（TI）为 5.82；在给药剂量为 8g（生药）/kg 和 16g（生药）/kg 时，对流感病毒所致的小鼠肺部炎症有明显的抑制作用，并能明显降低流感病毒感染小鼠的死亡率，延长其存活时间。

（3）抗肿瘤作用：用 MTT 法检测岗梅中的化合物坡模酸、ilexasprellanoside B、oleanolic acid–3–O–β–glucuronopyranoside、uvaolacetate、ilexasprellanoside D 对人肿瘤细胞系 A549 细胞毒性其 IC_{50} 分别为 5.63μmol/L、1.87μmol/L、1.41μmol/L、3.24μmol/L、2.51μmol/L。另外，asprellic acid A 对黑色素瘤细胞 RPMI–7951 有较强的细胞毒性，ED_{50} 为 0.62mg/L，岗梅酸 C 的细胞毒性微弱，ED_{50} 为 5.5mg/L。化合物 asprellic acid B 和 asprellic acid C 均显示对人口腔表皮样癌细胞 KB 有细胞毒性，ED_{50} 分别为 3.75mg/L、

2.86mg/L。

（4）调节脂质代谢：岗梅根水煎液 9.15g/kg 对束缚负荷下高脂饮食性脂肪肝大鼠脂蛋白代谢相关酶和非乙醇性脂肪肝大鼠脂肪酸代谢有一定的干预作用。岗梅根总皂苷混悬液给药大鼠高血脂模型，血清中总胆固醇（TC）、甘油三酯（TG）、低密度脂蛋白胆固醇（LDL-C）、血清瘦素（LEP）、白细胞介素 -6（IL-6）、C- 反应蛋白（CPR）水平显著降低，高密度脂蛋白胆固醇（HDL-C）和脂联素（ADP）水平显著升高，提示具有降血脂作用。

（5）抑菌作用：岗梅根、茎水提物对金黄色葡萄球菌和大肠埃希菌有抑制作用。岗梅的水、70% 乙醇、60% 丙酮提取物对 4 种实验菌均显示一定的抑制活性，其中对金黄色葡萄球菌作用最强，其次为真菌（白色念珠菌），对革兰氏阴性菌（铜绿假单胞菌和大肠埃希菌）抑菌作用较弱。

（6）抗氧化作用：岗梅提取物均有一定的抗氧化能力，水提取物、70% 乙醇提取物、60% 丙酮提取物对羟基和 DPPH 自由基均有一定的清除、还原能力和抑制脂质过氧化能力。岗梅根、茎均有较强的还原能力及清除羟自由基的能力，且茎的还原能力显著优于根。

（7）提高免疫力：岗梅根水提取物能提高病毒感染小鼠外周血 CD3+、CD4+、CD8+ 百分比，升高 CD4/CD8 比值，即改善病毒感染所导致的细胞免疫损伤，提高 T 淋巴细胞免疫功能。

（8）抗血管内皮损伤：岗梅具有抗高糖诱导血管内皮细胞损伤的作用，其提取物对 HUVECs、VEGF 及其受体表达具有促进作用，其中，（50 ～ 100）mg/L 浓度范围内 VEGF 表达与高糖组比较有显著差异，（25 ～ 100）mg/L 浓度范围内其受体表达与高糖组比较有显著差异。

（9）其他作用：岗梅提取物可促进糖尿病大鼠溃疡的愈合，其机制与促进溃疡面的血管生成以及胶原合成有关。其化合物 asprellcoside A 对 ADP 诱导的血小板聚集有抑制作用，当浓度为 60μmol/L、80μmol/L 时，其抑制率分别为 38% 和 47%。

【备注】

本品中医分部位作为不同药材使用，药名分别为岗梅根（根）、岗梅叶（叶），与它们的区别主要有以下几方面。

1. **性味** 岗梅根性寒，味苦、甘。岗梅叶性凉，味苦、甘。

2. **功效** 岗梅根的功效与别阶基本相同。岗梅叶的功效是解表清热、消肿解毒。

3. **主治** 岗梅根、岗梅叶均用于感冒、疔疮肿毒、跌打损伤，同时岗梅根用还于咽喉肿痛、头痛、眩晕、热病烦渴、痧气、热泻、肺痈、百日咳、痔血等病证。

4. **用量** 岗梅根、岗梅叶均 30 ～ 60g。

三十六、白 英

Baeqc beil meil

别名：白毛藤、毛秀才。瑶医：岗昂美。

本品为茄科植物白英 *Solanum lyratum* Thunb. 的全草。夏、秋季采收全草，鲜用或晒干。

本品分布于甘肃、陕西、山西、河南、山东、江苏、浙江、安徽、江西、福建、台湾、广东、广西、湖南、湖北、四川、云南等省区。广西分布于柳州、全州、灌阳、恭城、贺县、岑溪、宁明、大新、凌云、田林、金秀等地。生于山谷草地或路旁、田边。

【性味】性微寒，味涩、微苦；有小毒。

【分类】属打药。

【功效】清热解毒，利水消肿，软坚散结，凉血。

【主治】咽喉肿痛，瘰疬，白带过多，黄疸型肝炎，中耳炎，急性胃肠炎，癌症，甲状腺肿大，淋巴结结核，乳腺炎，化脓性骨髓炎，漆疮。

【瑶医治疗经验】

1. 食管癌 ①白英 30g，夏枯草 20g，金线风 13g，一点血 13g，白纸扇 20g，黄花参 20g，半枝莲 20g，重楼 10g，半夏 10g。水煎服。②白英 20g，毛冬青 20g，白花蛇舌草 15g，半枝莲 15g，蒲公英 10g，夏枯草 10g，三叶青 15g，猕猴桃根 15g，地胆头 15g。水煎服。

2. 中耳炎 白英 10g，磨盘草 10g，半枝莲 10g，石菖蒲 10g，黄柏 10g，夏枯草 10g。水煎服。

【用法用量】内服：煎汤，9 ~ 30g。外用：适量，煎水洗或捣敷。

【现代研究】

1. 化学成分 白英的化学成分主要包括甾体类、生物碱类、黄酮类、萜类、蒽醌类、香豆素类和其他类。

（1）甾体类（非生物碱型）：16-dehydropregnenolone、allopregenolon、（25R）-螺 -3,5- 二烯 - 脱氧替告皂苷、4- 甲基胆甾 -7- 烯 -3β- 醇、薯蓣皂苷元、替告皂苷元酮、雅姆皂苷元、替告皂苷元、9,11- 去氢过氧麦角甾醇、过氧麦角甾醇、（25R）-26-O-β-D- 吡喃葡萄糖基 -5（6）,20（22）- 二烯 - 呋甾 -3β,26- 二羟基、（25R）-26-O-β-D- 吡喃葡萄糖基 -5α-20（22）- 烯 - 呋甾 -3β,26- 二羟基、diosgenin-3-O-β-D-glucopyranosiduronic acid、diosgenin-3-O-β-D-glucopyranosiduronic acid methyl ester、16-dehydropregnenolone3-O-α-L-rhamnopyranosyl-（1→2）-β-D-glucopyranosiduronic acid、薯蓣皂苷元 -3-O-α-L- 吡喃鼠李糖基 -（1→2）-β-D- 葡糖苷酸糖醛酸、薯蓣皂苷元 -3-O-α-L- 鼠李吡喃糖基 -（1→2）-β-D- 吡喃葡糖醛酸甲酯、（22R）-3β,16β,22,26- 四羟基胆甾 -5- 烯烃 -3-O-α-L- 吡喃鼠李糖基 -（1→2）-β-D- 吡喃葡糖醛酸苷、甲基原蜘蛛抱蛋苷、齿丝山韭皂苷 A、薯蓣皂苷元 -3-O-β-D- 吡喃葡

萄糖基 –（1→2）–β-D- 吡喃葡糖基 –（1→4）–β-D- 吡喃半乳糖苷、雅姆皂苷元 -3-
O-β-D- 吡喃葡糖基 –（1→2）–β-D- 吡喃葡糖基 –（1→4）–β-D- 吡喃半乳糖苷、替
告皂苷元 -3-O-β-D- 吡喃葡糖基 –（1→2）–β-D- 吡喃葡糖基 –（1→4）–β-D- 吡
喃半乳糖苷、新替告皂苷元 -3-O-β-D- 吡喃葡糖基 –（1→2）–β-D- 吡喃葡糖基 –
（1→4）–β-D- 吡喃半乳糖苷、蜘蛛抱蛋苷、26-O-β-D- 吡喃葡糖基 –（22S,25R or S）-
3β,26- 二羟基 -22- 甲氧基 – 呋甾 -5- 烯 3-O-α-L- 吡喃鼠李糖基（1→2）–β-D- 吡
喃葡糖醛酸苷、（25R）-5（6）- 烯 – 螺甾 -3β- 羟基 -3-O-β-D- 吡喃木糖基 –（1→3）-
[β-D- 吡喃葡糖基 –（1→2）]–β-D- 吡喃葡糖基 –（1→4）–β-D- 吡喃半乳糖苷、替
告皂苷元 3-O-β-D- 吡喃葡糖基 –（1→2）–[β-D- 吡喃木糖基 –（1→3）]–β-D- 吡
喃葡糖基 –（1→4）–β-D- 吡喃半乳糖苷、（25R）-5α- 螺甾 -3β- 羟基 -3-O-β-D-
吡喃葡糖基 –（1→3）-[β-D- 吡喃葡糖基 –（1→2）]–β-D- 吡喃葡糖基 –（1→4）-
β-D- 吡喃半乳糖苷、26-O-β-D- 吡喃葡糖基 –（22S,25R）-3β,22,26- 三羟基 -5- 呋
甾烯 3-O-α-L- 吡喃鼠李糖基 –（1→2）-[β-D- 吡喃葡糖基 –（1→3）]–β-D- 吡
喃葡糖醛酸苷、furostanolglycoside Ⅶ、furostanolglycoside Ⅷ、furostanolglycoside Ⅴ、
furostanolglycoside Ⅵ、3β- 羟基孕甾 -5,16- 二烯 -20 酮、3α- 羟基 -5α- 孕甾 -20- 酮、
16- 脱氢孕烯醇酮 3-O-α-L- 鼠李糖基 –（1→2）–β-D- 吡喃葡萄糖醛酸苷、薯蓣皂苷
元 – 3 -O-β- D – 葡萄糖醛酸苷、薯蓣皂苷元 – 3 -O-β- D – 吡喃葡萄糖醛酸甲酯、
26-O-β-D- 吡喃葡糖基 –（22S,25R）-3β,22,26- 三羟基 -5- 呋甾烯 -3-O-α-L- 吡
喃鼠李糖基 –（1→2）-[β-D- 吡喃糖基 –（1→3）]–β-D- 吡喃葡萄糖醛酸苷、SL-1、
SL-2。

（2）甾体类（生物碱型）：澳洲茄二烯、澳洲茄胺、澳洲茄碱、氢化勒帕茄次
碱、蜀羊泉碱、（25S）-5- 茄甾烯 -3β,23β- 二醇 -3-O-β-D- 吡喃半乳糖苷、白英
素 A、白英素 B、16,23- 环氧 -22,26- 环亚胺 – 胆甾醇 -22（N）,23,25- 三烯 -3β- 羟
基 -3-O-β-D- 吡喃葡糖基 –（1→2）–β-D- 吡喃葡糖基 –（1→6）–β-D- 吡喃半乳
糖苷、（25S）-5- 茄甾烯 -3β,23β- 二醇 -3-O-β-D- 吡喃葡糖基 –（1→2）–β-D- 吡
喃葡糖基 –（1→4）–β-D- 吡喃半乳糖苷、（25S）- 茄甾 -3β,23β- 二醇 -3-O-β-D-
吡喃葡糖基 –（1→2）–β-D- 吡喃葡糖基 –（1→4）–β-D- 吡喃半乳糖苷、木糖基
苦茄碱、木糖基澳洲茄边碱、（25S）-5- 茄甾烯 -3β,23β- 二醇 -3-O-β-D- 吡喃葡糖
基 –（1→2）[β-D- 吡喃木糖基 –（1→3）]–β-D- 吡喃葡糖基 –（1→4）–β-D- 吡喃
半乳糖苷、（25S）- 茄甾 -3β,23β- 二醇 -3-O-β-D- 吡喃葡糖基 –（1→2）[β-D- 吡
喃木糖基 –（1→3）]–β-D- 吡喃葡糖基 –（1→4）–β-D- 吡喃半乳糖苷、白英素 C、
soladulcidine-3-O-β-D-glucopyranosyl-（1→2）-[β-D-xylopyranosyl-（1→3）]–β-D-
glucopyranosyl-（1→4）–β-D-galactopyranosideo、3-O-β-D-glucopyranosyl-（1→2）-
[β-D-xylopyranosyl-（1→3）]–β-D-glucopyranosyl-（1→4）–β-D-galactopyranosid-
（25E）-solanidan-3β,23β-diol。

（3）生物碱类：尿嘧啶、β- 吲哚羧基酸、胸苷、尿苷、N-（4- 氨基正丁基）-3-
（3- 羟基 -4- 甲氧基 – 苯基）-E- 丙烯酰胺、N-（4- 氨基正丁基）-3-（3- 羟基 -4- 甲

氧基 – 苯基）–Z– 丙烯酰胺、腺苷、香豆酰基酪胺、N– 顺式阿魏酰酪胺、N– 反式阿魏酰酪胺、N– 反式阿魏酰奥克巴胺、番木鳖碱、N– 反式 – 阿魏酰基 –3– 甲基多巴胺、3–（4-hydroxy-3-methoxyphenyl）–N–[2–（4-hydroxyphenyl）–2-methoxyethyl]acrylamide、大豆脑苷 I、1–O–β–D– 葡糖吡喃糖基 –（2S,3R,4E,8Z）–2–[（2– 羟基十六酰）酪胺]–4,8– 十八碳二烯基 –1,3– 二醇、1–O–β–D– 葡糖吡喃糖基 –（2S,3R,4E,8E）–2–[（2– 羟基十六酰）酪胺]–4,8– 十八碳二烯基 –1,3– 二醇、士的宁、二氢尿嘧啶。

（4）黄酮类：大豆素、刺芒柄花素、芹菜素、柚皮素、汉黄芩素、5,7– 二羟基 –8– 甲氧基黄酮、槲皮素、大豆苷、芒柄花苷、染料木苷、芹菜素 –7–O–β–D– 葡萄糖、5– 羟基芒柄花苷、芹菜素 –7–O–β–D– 芹糖（1→2）–β–D– 葡萄糖、刺槐素 –7–O– 芸香糖苷、芦丁、4,7,2– 三羟基 –4– 甲氧基异黄酮、lyratin B、lyratin A、lyratin C。

（5）蒽醌类：1,3,5– 三羟基 –7– 甲基 – 蒽醌、1,5– 二羟基 –3– 甲氧基 –7– 甲基 – 蒽醌、大黄素甲醚 –8–O–β–D– 葡萄糖苷。

（6）香豆素类：莨菪亭、香豆雌酚、solalyratin A、木兰苷、7– 羟基 –6– 甲氧基香豆素、对 – 香豆素、solalyratin B、puerariafuran、6– 甲氧基 –7–O–β–D– 吡喃葡萄糖香豆素。

（7）萜类：dehydrovomifoliol、blumenol A、lyratols F、 苍术内酯 I、 去氢假虎刺酮、lyratols E、solajiangxin C、yratol D、lyratol A、lyratol B、solajiangxin B、solajiangxin A、lyratol C、solajiangxins I、7-hydroxylsolajiangxin I、solajiangxins H、 布卢门醇 A、1β– 羟基 –1,2– 二氢 –α– 山道年、boscialin、 布卢门醇 C、annuionone D、（1S,2R,5S,10R）–2–（1′,2′-dihydroxy-1′-methylethyl）–6,10-dimethylspiro[4,5]dec–6–en–8–one、（1′R,2R,5S,10R）–2–（1′,2′-dihydroxy-1′-methylethyl）–6,10-dimethylspiro[4,5]dec–6–en–8–one、蚱蜢酮、solafuranon。

（8）其他类：对羟基苯甲醛、赤藓糖醇、对羟基苯甲酸、异香草醛、原儿茶酸、香草酸、阿拉伯呋喃糖苷乙酯、咖啡酸、丁香醛、甘露醇、丁香酸、白藜芦醇、puerariafuran、4,7,2-trihydroxy-4-methoxyisoflavan、2– 羟基 –3– 甲氧基苯甲酸葡萄糖酯、lyratin B、lyratin A、绿原酸、lyratin C、β– 谷甾醇、solalyratin B、熊果酸、阿魏酸二十二酯、3– 甲氧基 –5–[（8′S）–3′– 甲氧基 –4′– 羟基 – 苯丙醇]–E– 苯丙烯醇 –4–O–β–D– 葡萄糖、胡萝卜苷。

2. 药理作用

（1）抗肿瘤作用

①抗肝癌：白英含药血清能明显抑制实体瘤质量和延长荷瘤小鼠存活时间。白英水提取物、白英乙醇提取物和白英总苷在体内对小鼠 S180 肉瘤及 H22 肝癌肿瘤的生长均有明显的抑制作用，且呈现良好的剂量 – 效应关系，证明其具有明显的体内抗肝癌作用。白英乙醇提取物对小鼠 S180 肉瘤具有一定的抑制作用，其能够升高血清中 IL-2、TNF-α 的含量，提示其抗肿瘤作用可能与增强机体免疫有关。白英甾体皂苷体外对小鼠 S180 肉瘤细胞具有较好的抑制作用，而对小鼠肝癌 H22 细胞抑制作用稍弱。白英生物碱能诱导 HUH-7 细胞凋亡，其机制与调控 p38 和 Caspase-3 有关。采用不同浓度的

白英提取物处理肝癌 BEL-7404 细胞，在光学显微镜下可见细胞呈凋亡特征性变化，凝胶电泳可见细胞 DNA 有规律断裂形成梯度图谱。

②抗肺癌：白英提取物对肺癌荷瘤小鼠具有抗肿瘤作用，并能提高肺癌荷瘤小鼠体内自然杀伤细胞（NK cell）活性和增加淋巴 T 细胞（CD4）的数量，提示白英抗肿瘤的作用可能与增强免疫有关。白英提取物能通过上调 Fas 基因和下调 Fas 受体（fasL）表达，诱导细胞凋亡，从而抑制 A549 细胞增殖。白英乙醇提取物可通过上调 Fas 和 Caspase-3 表达，诱导细胞凋亡，从而抑制 SPC-A-1 细胞增殖。白英的正己烷部位能够通过蛋白酶激活和调节胞外信号调节激酶（MAPK）展现出一定的抗肺癌作用，提示该药可以开发成治疗肺癌的制剂。白英总碱可明显抑制 Lewis 肺癌移植小鼠的肿瘤生长，联合顺铂使用具有协同增效作用，其机制与下调 Notch 信号通路蛋白有关。另外，白英总碱可通过调控 VEGF 相关信号通路诱导 A549 细胞的凋亡，阻滞细胞周期于 G2 期。

③抗宫颈癌：白英提取液能够促进 HeLa 细胞凋亡，其分子机制可能与上调野生型 p53 蛋白表达和下调 Bcl-2 蛋白表达有关。白英甾体皂苷组分能够明显抑制 ME180 的生长。白英生物碱对人宫颈癌 HeLa 细胞增殖有一定的抑制作用。

④其他癌症：白英提取物可能通过上调 Caspase-3 及下调 Survivin 基因表达来诱导 MCF-7 细胞凋亡。白英水提物能够剂量依赖性诱导人胃癌 SGC-7901 细胞凋亡和抑制其增殖，作用与调控 Bcl-XL、Bid、Caspase-9 mRNA 基因表达和增强 Caspase-3 基因活性有关。白英水提液对人早幼粒白血病 HL-60 细胞株的生长有抑制作用，短时间作用后的杀伤细胞也表现为药物持续作用后的增殖抑制。白英乙酸乙酯部位、正丁醇部位对多个肿瘤细胞（人宫颈癌细胞株 HeLa、人黑色素瘤细胞株 A375、人乳腺癌细胞株 MCF-7、小鼠纤维肉瘤细胞株 L-929、人髓性白血病细胞株 U937）有一定的细胞毒性作用，初步确定为白英的抗肿瘤部位。白英甾体皂苷能够明显抑制 SKOV3 细胞的体外增值，诱导细胞凋亡及细胞周期阻滞，上调 Caspase-3 和 Caspase-9 的活性。白英乙醇提取物对人骨肉瘤也具有一定的治疗作用。

（2）提高细胞免疫功能：白英提取物能有效地增加正常小鼠的淋巴细胞转化率，增强小鼠迟发型变态反应、NK 细胞活性、抗体形成细胞活性、小鼠腹腔巨噬细胞吞噬鸡红细胞百分率，且随提取物溶液的浓度增加而增强。生物免疫活性实验证明，白毛藤多糖 SL-1、SL-2 均在体外具有明显提高正常小鼠胸腺淋巴细胞免疫活性的作用，其中 SL-2 的作用要强于 SL-1。另外，SL-1 对正常小鼠胸腺淋巴细胞的作用在（40 ~ 80）μg/mL 达到峰值，而 SL-2 在（80 ~ 120）μg/mL 达到峰值，且均与用药时间呈正比。另外，白英多糖对鸡免疫器官（脾脏、胸腺、法氏囊）发育有明显的促进作用，但不随注射剂量的增加而增强。此外，低剂量的白毛藤生物碱即可提高小鼠廓清指数、吞噬指数、二硝基氟苯诱导的小鼠迟发性变态反应、胸腺指数和脾脏指数，白毛藤生物碱各剂量均能提高 IL-2、IL-12、IFN-γ 和 TNF-α mRNA 表达水平，且中剂量组最显著。

（3）抗炎、镇痛作用：以白英为主要成分的白英消疹止痒凝胶能明显抑制小鼠血管通透性，能明显提高豚鼠对磷酸组胺的致痒阈，能抑制二甲苯所致的小鼠耳郭肿胀。另外，白英水提取物和乙醇提取物均可减少醋酸所致的小鼠扭体次数，延长小鼠舔足时间，减轻二甲苯所致的小鼠耳郭肿胀程度，减轻角叉菜胶所致的足跖肿胀程度，且水提取物作用强于乙醇提取物，表明白英有一定的镇痛抗炎作用，且其水提物的镇痛抗炎作用比乙醇提取物效果明显。白英总皂苷、总生物碱也具有明显的抗炎作用。

（4）抑制病原微生物作用：以白英为主要成分的白英消疹止痒凝胶能对金黄色葡萄球菌、大肠埃希菌、铜绿假单胞菌、白色念珠菌有一定的抑制作用，且呈一定的量效关系。白英的热水提取液和酸性乙醇提取液具有较强的抑菌作用，而冷水提取液、甲醇提取液的抑菌效果较差。其中热水提取液对金黄色葡萄球菌和链球菌的抑菌能力较强，酸性乙醇提取液对大肠杆菌和沙门菌的抑菌能力较强，推测可能是因为两者的皂苷、生物碱能与细菌细胞膜中的胆甾醇形成复合物而具有抗菌活性。另外，白毛藤多糖对链球菌、沙门菌、巴氏杆菌、大肠杆菌、金黄色葡萄球均有较强的抑菌作用，且抑菌作用随浓度增加而增强，在一定剂量范围内能有效提高小鼠脾脏 IL-2、IL-12、TNF-α mRNA 的表达。白毛藤脂溶性生物碱对大肠杆菌、巴氏杆菌、金黄色葡萄球菌、链球菌均有抑制作用，抑制圈作用直径均大于 19mm，属于高度敏感，抑菌效果明显优于黄连素和林可霉素，与烟酸诺氟沙星相当，但比痢菌净效果略差。水溶性生物碱对大肠杆菌、巴氏杆菌、金黄色葡萄球菌、链球菌不敏感。此外，白英中的替告皂苷元和雅姆皂苷元均有一定的抗真菌作用。其澳洲茄胺通过抑制细胞膜上的麦角醇合成而产生抑菌作用，与酮康唑、克霉唑的作用相似。

（5）抗过敏作用：白英水提取物可以防止二硝基苯诱导的皮肤肥大细胞过敏反应，同时，经过重组干扰素处理的白英能有效刺激小鼠腹膜巨噬细胞 NO 的合成。另外，白英水提液在 1.0mg/g 的给药浓度下能百分百抑制 C48/80 所致的小鼠过敏性休克反应，在 0.0001 ～ 1.0mg/g 给药浓度下机体组胺水平以剂量依赖方式降低。通过口服白英水提液，小鼠皮肤过敏反应明显抑制，与正常组相比，给药组的小鼠腹膜肥大细胞中 cAMP 水平会随白英剂量增加而显著增加，表明白英水提物具有强的抗过敏活性。

（6）抗氧化作用：白英提取物可显著提高过氧化物酶（POD）活性及血、肝、肾中超氧化物歧化酶（SOD）活性，并减少血、肝、肾组织中脂质过氧化产物的含量，其抗氧化机制可能是通过增加 POD、SOD 的活性，加快体内自由基的清除，从而抑制肝脏内过氧化脂质的二级分解产物 MDA 的含量，有利于保护细胞免受过氧化损伤，对与自由基相关的疾病起到有一定的防治作用。白英果提取物有清除 DPPH 自由基的生物活性，其乙醇提取液和乙酸乙酯提取液在低浓度时对 DPPH 的清除率与浓度接近线性关系。白英粗提物能够清除 DPPH，还可以推迟剂量依赖性低密度脂蛋白的氧化，同时还可以减弱氧化低密度脂蛋白诱导产生活性氧水平，减少内皮氧化蛋白酶的表达。白英果乙醇提取液、乙酸乙酯提取液以固体物计算的 IC_{50} 值分别为 0.230 和 1.010。

（7）护肝作用：白英乙醇提取物能显著减轻四氯化碳诱导的肝损伤，可能与白英乙醇提取物抗脂质过氧化作用有关。莨菪亭作为白英的一种化学成分有明显的护肝作用。研究表明，莨菪亭可使聚丙酮转氨酶和山梨醇脱氢酶的释放量大大减少（分别达 53%、58%），在 10μg/L 的药物浓度时，莨菪亭能保留 50% 的谷胱肽物以及超氧化物歧化酶

36%的活性，并同时抑制丙二醛的生成，从而起到护肝作用。

（8）其他作用：白英皂苷各组分能同时显著促进模式抗原卵清蛋白（OVA）免疫小鼠 Th1 型细胞免疫应答和 Th2 型体液免疫应答。白英各皂苷组分的佐剂活性主要与其所连接的糖基种类有关，但与各组分极性的大小没有相关性。白英皂苷各组分对重组乙型肝炎表面抗原（rHBsAg）疫苗的免疫佐剂活性作用研究表明，白英各组分均能显著提高免疫小鼠血清中特异性 IgG 抗体及其 IgG1、IgG2a 亚类抗体的效价，白英皂苷各组分对 rHBsAg 免疫小鼠的细胞免疫和体液免疫应答均有显著的佐剂作用，且细胞免疫方面的佐剂活性效果显著优于 Alum。与单独 rHBsAg 组 Alum 组相比，白英皂苷各组分均对刀豆球蛋白（ConA）、LPS 和 rHBsAg 免疫小鼠自然杀伤细胞和抗原特异性细胞毒型 T 淋巴细胞活性有显著增强作用。

【备注】

本品中医分部位作为不同药材使用，药名分别为白毛藤（全草）、鬼目（果实）、白毛藤根，与它们的区别主要有以下几方面。

1.性味　白毛藤性寒，味甘、苦；有小毒。鬼目性平，味酸。白毛藤根性平，味苦、辛。

2.归经　白毛藤归肝、胆、肾经。鬼目归肝、胃经。

3.功效　白毛藤、白毛藤根均有清热解毒、消肿的功效，同时白毛藤还有利湿的功效，白毛藤根还有止痛的功效。鬼目的功效是明目、止痛。

4.主治　白毛藤、白毛藤根均用于瘰疬、痈肿，同时白毛藤还用于湿热黄疸、胆囊炎、胆石症、肾炎水肿、风湿关节痛、妇女湿热带下、小儿高热惊搐、湿疹瘙痒、带状疱疹，白毛藤根还用于风火牙痛、头痛、痔漏。鬼目主治眼花目赤、迎风流泪、翳障、牙痛。

5.用量　白毛藤、白毛藤根 15 ～ 30g。鬼目 6g。

6.使用注意　白毛藤有小毒，不宜过量服用，否则会出现咽喉灼烧热感及恶心、呕吐、眩晕、瞳孔散大等中毒反应。

三十七、关　仪

Gonh jev

别名：肖梵天花、地桃花。瑶医：关仪。

本品为锦葵科植物地桃花 *Urena lobata* L. 的全株。全年可采，洗净，切段，晒干或鲜用。

本品分布于长江以南各省区。广西分布于南宁、百色、玉林、梧州、桂林等地。多生于村旁、旷野和路边。

【性味】性凉，味酸、涩。

【分类】属打药。

【功效】清热解毒，祛风除湿，通经活络，止血止痛。

【主治】感冒发热，支气管炎，急性扁桃体炎，风湿痹痛，慢性肾炎，肠炎，痢疾，白带异常，胎漏，吐血，痈肿，外伤出血。

【瑶医治疗经验】

1. 痢疾 地桃花 20g，马齿苋 20g，马莲鞍 13g。水煎服。

2. 感冒发热 地桃花 10g，三叉苦 20g，百解 20g，白纸扇 15g，金银花 20g，山芝麻 10g，刺鸭脚 20g。水煎服。

3. 肠炎 地桃花 20g，地榆 15g，九层皮 15g，柿蒂 10g，野葛根 20g。水煎服。

【用法用量】内服：煎汤，15～30g；鲜品 30～60g。外用：适量，捣敷。

【现代研究】

1. 化学成分 地桃花中含有黄酮类、香豆素类、木脂素类、挥发油类、有机酸类、多酚类等成分，其中以黄酮类成分为主。

（1）黄酮类：芒果苷、山奈酚 $-3-O-\beta-$ 葡萄糖苷、山奈酚、槲皮素、二氢山奈酚 $-4'-O-\beta-$ 吡喃葡萄糖苷、木犀草素 $-4'-O-\beta-$ 吡喃葡萄糖苷、槲皮素 $-3-O-\beta-$ 葡萄糖苷、山奈酚 $-3-O-$ 芸香糖苷、槲皮素 $-3-O-$ 芸香糖苷、山奈酚 $-7-O-$ 葡萄糖苷、芦丁、阿福豆苷、紫云苷、过山蕨素、山奈酚 $-7-O-\alpha-L-$ 鼠李糖苷、山奈酚 $-7-O-\alpha-L-$ 鼠李糖 $-4'-O-\beta-D-$ 吡喃葡萄糖苷、大花红景天苷、芹菜素 $-6-C-\alpha-L-$ 鼠李糖苷、6,8- 二羟基 - 山奈酚 $3-O-\beta-D-$ 葡萄糖苷、黄芩素 $-7-O-\alpha-L-$ 鼠李糖苷、槲皮素 $-4'-O-$ 芸香糖苷、银锻苷。

（2）酚苷类：苯甲醇 $-7-O-\alpha-L-$ 吡喃阿拉伯糖 $-（1→6）-\beta-D-$ 吡喃葡萄糖苷、苯乙醇 $-8-O-\alpha-L-$ 吡喃阿拉伯糖 $-（1→6）-\beta-D-$ 吡喃葡萄糖苷、苯乙醇 $-8-O-\alpha-L-$ 吡喃鼠李糖 $-（1→6）-\beta-D-$ 吡喃葡萄糖苷、丁香酚 $-1-O-\alpha-L-$ 吡喃鼠李糖 $-（1→6）-\beta-D-$ 吡喃葡萄糖苷、6- 甲氧基丁香酚 $-1-O-\alpha-L-$ 吡喃鼠李糖 $-（1→6）-\beta-D-$ 吡喃葡萄糖苷、3,4,5- 三甲氧基苯甲醇 $-7-O-\alpha-L-$ 吡喃鼠李糖 $-（1→6）-\beta-D-$ 吡喃葡萄糖苷、4-O-（甘油 -2- 基）- 二氢松柏醇 $-1'-O-\beta-D-$ 吡喃甘露糖苷、苯甲醇 $-7-O-\beta-D-$ 吡喃木糖 $-（1→6）-\beta-D-$ 吡喃葡萄糖苷、3,5- 二甲氧基 -4- 羟基苯乙醇 $-8-O-\beta-D-$ 葡萄糖苷、3,4,5- 三甲氧基苯酚 $-1-O-\beta-D-$ 吡喃葡萄糖苷、苯乙醇 $-8-O-\beta-D-$ 吡喃木糖 $-（1→6）-\beta-D-$ 吡喃葡萄糖苷、3,4,5- 三甲氧基苯酚 $-1-O-\beta-D-$ 呋喃芹糖 $-（1→6）-\beta-D-$ 吡喃葡萄糖苷。

（3）黄酮苷类：槲皮素 $-3-O-\beta-D-$ 吡喃葡萄糖 $-（1→2）-\beta-D-$ 吡喃半乳糖苷、山奈酚 $-3-O-\beta-D-$ 吡喃葡萄糖 $-（1→2）-\beta-D-$ 吡喃葡萄糖 $-7-O-\alpha-L-$ 吡喃鼠李糖苷、槲皮素 $-3-O-\beta-D-$ 呋喃芹糖 $-（1→2）-\beta-D-$ 吡喃葡萄糖 $-7-O-\alpha-L-$ 吡喃鼠李糖苷、山奈酚 $-4'-O-\beta-D-$ 呋喃芹糖 $-3-O-\beta-D-$ 吡喃葡萄糖 $-7-O-\alpha-L-$ 吡喃鼠李糖苷、山奈酚 $-3-O-\beta-D-$ 呋喃芹糖 $-（1→2）-\beta-D-$ 吡喃葡萄糖 $-7-O-\alpha-L-$ 吡喃鼠李糖苷、槲皮素 $-3-O-\beta-D-$ 吡喃葡萄糖 $-7-O-\alpha-L-$ 吡喃鼠李糖苷、槲皮素 $-3-O-\beta-D-$ 吡喃葡萄糖 $-（1→2）-\beta-D-$ 吡喃葡萄糖苷、山奈酚 $-3-O-\alpha-L-$ 吡喃鼠李糖 $-（1→6）-\beta-D-$ 吡喃葡萄糖 $-（1→2）-\beta-D-$ 吡喃葡萄糖苷、山奈酚 $-3-O-\beta-D-$ 吡喃葡萄糖 $-（1→2）-[\alpha-L-$ 吡喃鼠李糖 $-（1→6）]-\beta-D-$ 吡喃葡萄糖苷、山奈酚 $-3-O-\beta-D-$ 葡

萄糖 –（1→2）–β–D– 吡喃葡萄糖苷。

（4）酚酸类：丁香酸、丁香酸葡萄糖苷、水杨酸、原儿茶酸、原儿茶酸甲酯、咖啡酸、马来酸、三十六碳酸、十五碳酸、十六碳酸、十七碳酸、邻苯二甲酸异丁酯、urenoside A。

（5）挥发油：二环［3.2.2］壬 –6– 烯 –3– 酮、戊酸癸酯、3,5,5– 三甲基 –2– 环己烯酮、3,4,5– 三甲基己烯、α– 棕榈酸 –β– 亚油酸 –α– 亚油酸甘油三酯。

（6）其他类：芹菜素 –6–C–（6″–O– 反式咖啡酰基）–β–D– 吡喃葡萄糖苷、山奈酚 –3–O–（6″–O– 顺式对香豆酰基）–β–D– 吡喃葡萄糖苷、山奈酚 –3–O–β–D– 吡喃葡萄糖 –（1→2）–β–D– 吡喃半乳糖苷、紫云英苷、黄芩苷、杨梅苷、异槲皮苷、黄芩素、木犀草素、芹菜素、己内酰胺、邻苯二甲酸异丁酯、苯甲酸、七叶苷、丁香酸葡萄糖苷、豆甾醇、小檗碱、β– 谷甾醇、β– 胡萝卜苷。

2. 药理作用

（1）抗炎作用：地桃花水提物对非感染性炎症有一定的抑制作用，其作用机制可能与减少渗出，清除氧自由基，抑制脂质过氧化，减少炎症介质 NO 及 PGE_2 的合成与释放有关。

（2）抑菌作用：地桃花水提物对金黄色葡萄球菌、铜绿假单胞菌、大肠埃希菌、肺炎链球菌、普通变形杆菌均有作用，其中对金黄色葡萄球菌与普通变形杆菌的作用比较明显。地桃花分别与头孢唑林钠、左氧氟沙星联合使用，对金黄色葡萄球菌呈现不同程度的联合抗菌作用。

【备注】
本品中药名也为地桃花，与中药地桃花的区别主要有以下几方面。
1. 药用部位 地桃花用根或全草。
2. 性味 地桃花性凉，味甘、辛。
3. 归经 地桃花归脾、肺经。
4. 功效 地桃花也有祛风利湿、清热解毒的功效，同时还有活血消肿的功效。
5. 主治 地桃花也用于感冒、风湿痹痛、肠炎、痢疾、疮疡，同时还用于淋证、带下、月经不调、跌打肿痛、喉痹、乳痈、毒蛇咬伤等病证。
6. 用量 地桃花 30～60g。
7. 使用注意 地桃花脾胃虚寒者禁服。

三十八、当归藤

Mueic biangh meil

别名：小花酸藤子、藤当归。瑶医：梅兵美。
本品为紫金牛科植物当归藤 *Embelia parviflora* Wall. 的藤茎。全年可采，切段，晒干。
本品分布于西藏、贵州、云南、广东、广西、海南、浙江、福建等省区。广西分布于永福、昭平、平南、武鸣、上林、龙州、天等、德保、那坡、天峨、南丹、东兰、罗成、融水、金秀、恭城等地。生于深山沟谷、河旁疏林或灌丛中。

【性味】性温，味微苦、涩。

【分类】属风药。

【功效】补血调经，活血止血，祛风止痛，舒经活络。

【主治】贫血，闭经，月经不调，白带异常，产后虚弱，头昏，腹痛，风湿痹痛，肾炎水肿。

【瑶医治疗经验】

1. 产后虚弱　当归藤 30g，白钻 20g，五爪风 20g，黄花参 20g，九层风 15g，十全大补 15g。水煎炖猪骨喝汤。

2. 月经不调　当归藤 20g，地念 10g，小钻 10g，鸡血藤 10g，益母草 10g，月季花 10g，韭菜根 10g。水煎服。

3. 闭经　当归藤 20g，血风藤 20g，鸡血藤 20g，穿破石 15g，三妹木 15g，血党 15g，茜草根 15g，牛膝 20g。水煎服。

【用法用量】内服：煎汤，15～30g。

【现代研究】

1. 化学成分　当归藤中含有丰富的三萜皂苷类、糖类、酚类、鞣质类、黄酮类、挥发油类等化学成分，目前分离出的化合物有正三十烷酸、正三十烷酸乙酯、α- 菠甾醇、豆甾醇等，并且有学者发现其中含有没食子酸、原儿茶酸、儿茶素、表儿茶素、维生素 E、2- 正戊基呋喃、肉豆蔻酸、棕榈酸和亚油酸等物质。

2. 药理作用　当归藤乙酸乙酯、正丁醇和水部位均可提高血虚模型小鼠的免疫功能和造血因子的表达，具有一定的补血作用。以当归藤不同提取部位（乙酸乙酯部位、正丁醇部位、水部位）灌胃给血虚模型小鼠，小鼠血常规，血清中 IL-2、IL-3、IL-6、EPO、G-CSF、M-CSF、VCAM-1 水平以及胸腺指数均显著降低，脾指数显著升高；当归藤乙酸乙酯部位组小鼠外周血 RBC、Hb、PLT 水平，血清中 IL-2、IL-6、G-CSF、M-CSF、VCAM-1 水平以及胸腺指数显著升高；除当归藤水部位组小鼠 WBC 升高不显著外，当归藤正丁醇部位、水部位组小鼠上述血常规指标、血清因子水平及胸腺指数均显著升高，脾指数均显著降低。

【备注】

本品中药名也为当归藤，与中药当归藤的区别主要有以下几方面。

1. 药用部位　当归藤用根与老茎。

2. 性味　当归藤性温，味苦、涩。

3. 功效　当归藤也有补血、活血的功效，同时还有强壮腰膝的功效。

4. 主治　当归藤也用于月经不调、闭经、产后虚弱，同时还用于血虚诸证、腰腿酸痛、跌打骨折。

三十九、地胆草

Ndeic sutq miev

别名：草鞋板、草鞋根。瑶医：呃数咪。

本品为菊科植物地胆草 *Elephantopus scaber* L. 的全草。夏、秋采收，去杂质，洗净晒干或鲜用。

本品分布于浙江、江西、福建、台湾、湖南、广东、广西、贵州及云南等省区。广西分布于南宁、富川、蒙山、苍梧、岑溪、藤县、平南、桂平、容县、武鸣、那坡、凤山等地。常生于开旷山坡、路旁或山谷林缘。

【**性味**】性凉，味苦。

【**分类**】属打药。

【**功效**】清热解毒，消肿止痛，止咳化痰，利尿通淋。

【**主治**】衄血，黄疸型肝炎，淋病，脚气水肿，腹胀，咳嗽，热淋，咽喉炎，口腔炎，小儿惊风，月经不调，白带过多，乳痈，指疔，骨髓炎，蛇伤。

【**瑶医治疗经验**】

1. 咳嗽　地胆草 20g，不出林 20g，百部 13g，少年红 20g，麦冬 15g，枇杷叶 20g，甘草 8g。水煎服。

2. 腹胀　地胆草 20g，过山风 15g，小钻 15g，厚朴 15g，土砂仁 10g。水煎服。

3. 热淋　地胆草 10g，过路黄 10g，淡竹叶 10g，海金沙藤 10g，马鞭草 10g，透骨消 10g。水煎服。

【**用法用量**】内服：煎汤，15 ～ 30g。

【**现代研究**】

1. 化学成分　地胆草主要含有三萜类、倍半萜内酯类、黄酮类、甾醇类等化合物。

（1）三萜类：①木栓烷型三萜：无羁萜酮、表无羁萜醇。②羽扇豆烷型三萜：羽扇豆醇、羽扇豆醇乙酸酯、桦木酸、30- 羟基羽扇豆醇。③乌苏烷型三萜：乌苏酸、乌苏 -12- 烯 -3β- 十七酸酯。

（2）倍半萜内酯类：①吉玛烷型：地胆草种内酯、异去氧地胆草内酯、异地胆草种内酯、去氧地胆草内酯、地胆草内酯、11,13-dihydrodeoxyelephantopin、scabertopinol。②愈创木型：deacylcynaropicrin、glucozanin C、crepiside E。③榄香烷型：elescaberin。

（3）倍半萜酚类：curcuphenol、2-butenoic acid、3-methyl-［4-（1,5-dimethyl-4-hexenyl）-3-hydroxyphenyl］methyl ester。

（4）甾体类：　豆甾醇、　豆甾醇 -3-O-β-D- 葡萄糖苷、28Nor-22（R）Witha 2,6,23-trienolide、β- 谷甾醇、胡萝卜苷。

（5）黄酮类：triein、木犀草素、香叶木素、luteolin-7-O-glucoside、luteolin-4′-O-β-D-glucoside、木犀草素 -7- 葡萄糖醛酸。

（6）蒽醌类：大黄素甲醚、2,5- 二甲氧基对苯醌。

（7）肽类：N–（N1–benzoy–lS–phenylalanilyl）–S–phenylalaninol（aurantiamide）、aurantiamideacetate、patriscabratine。

（8）挥发油：十六烷酸、5–异丙基–二甲基–2–萘酚、β–倍半水芹烯、亚油酸、叶绿醇。

（9）咖啡酰奎宁酸类：3,4-di–O–caffeoylquinic acid methyl ester、3,4–di–O–caffeoylquinic acid、3,5–di–O–caffeoylquinic acid methyl ester、3,5–di–O–caffeoylquinic acid、1–[（2R*,3S*）–3–ethoxy–2,3–dihydro–6–hydroxy–2–（1–methylethenyl）–1–benzofuran–5–yl] ethanone、7–hydroxy–6–acetyl–2–methylchromone、matriisobenzofuran、 木犀草素–7–O–β–D–葡萄糖苷、3,5–O–二咖啡酰基奎宁酸、4,5–O–二咖啡酰基奎宁酸、表木栓醇、木栓酮、（Z）–8,11,12–三羟基–9–十八碳烯酸、（–）–丁香脂素、羽扇豆醇–20（29）–烯–3β–二十烷酸酯。

（10）其他类：3,4–二羟基苯甲醛、对香豆酸、丁香酸、二十八烷酸、香草酸、香豆酸、对羟基苯甲酸、阿魏酸、吲唑、trans–caffeic acid、methyltrans–caffeate、3–甲氧基–4–羟基–桂皮醛、indole–3–carbaldehyde、methyl、3,4–dicaffeoylquinate、4,5–dicaffeoylquinic acid、3,5–dicaffeoylquinic acid、1α,2β–O–dicaffeoylcyclopentan–3β–ol、三十烷醇、三十二烷醇、methyl3,5–di–O–caffeoylquinate。

2. 药理作用

（1）保肝作用：地胆草多种溶剂提取物及其中的单体成分均显示不同程度的保肝活性。75mg/kg 和 150mg/kg 地胆草根茎甲醇提取物能够显著降低 AST、ALT、ALP 和 γ–谷氨酰转肽酶（γ–GT）水平，提高总蛋白和白蛋白水平；降低硫代巴比妥酸反应物（TBARS）、白细胞分化抗原（CD）、超氧化物歧化酶（SOD）和过氧化氢酶（CAT）水平，增加谷胱甘肽（GSH）水平；减少四氯化碳（CCl_4）诱导的组织病理学变化。低浓度的地胆草提取物能够改善用乙醇造模大鼠血浆生化指标如 AST、ALT、ALP 等，并减少肝脏的脂肪累积；高浓度的地胆草提取物能够逆转肝损伤。其对脂多糖诱导的 SD 大鼠急性肝损伤保肝机制涉及抗氧化和抑制 p38 丝裂原活化蛋白激酶（p38MAPK）和环氧合酶–2（COX–2）表达。

地胆草水提物可减少脂多糖诱导的小鼠小胶质瘤细胞（BV–2）中 NO、IL–1、IL–6、ROS、PGE_2 的生成；减少脂多糖诱导的大鼠 AST 及 ALT 水平；以量效关系方式减少 JNK 及 p38MAPK 的磷酸化；轻微抑制 BV–2 细胞 COX–2 的表达；减少脂多糖诱导的 p38MAPK 和 COX–2 在肝脏中的表达。

单体成分去氧地胆草素能够阻止脂多糖/D–氨基半乳糖（LPS/D–GalN）诱导的爆发性肝炎 F4/80 单核细胞和巨噬细胞渗透，增加肝组织中硝基酪氨酸和 COX–2；抑制血清转氨酶和血清基质金属蛋白酶–9 的活性，降低 TNF–α、IL–6 的水平。

（2）抗肿瘤作用：地胆草对多种肿瘤细胞增殖具有抑制作用。地胆草活性部位（100mg/kg）局部应用能够延迟乳头瘤的形成，减少乳头瘤的平均数量和乳头瘤鼠的平均体重。腹腔注射地胆草活性部位后，对皮下注射 20–甲基胆蒽（20–MCA）诱导的软组织瘤有明显的影响，与 20–MCA 诱导的对照组相比较，地胆草提取物可抑制肉瘤的发病率、减少肿瘤直径。腹腔注射地胆草活性部位后，可显著抑制皮下移植道氏淋巴腹水癌细胞（DLA）和欧氏腹水癌细胞（EAC）实体瘤的生长，增加肿瘤鼠的存活时间。

地胆草种内酯和异去氧地胆草内酯在（1 ～ 100）μmol/L 浓度内，在体外对 SMMC-7721、HeLa 和 Caco-2 这 3 种肿瘤细胞增殖有显著的抑制作用，且呈一定的量效关系。异去氧地胆草内酯对 HeLa 细胞增殖的抑制作用呈时效关系，其通过诱导 HeLa 细胞凋亡实现抑制 HeLa 细胞增殖的作用。

去氧地胆草内酯、异去氧地胆草内酯能以量效方式降低 L-929 肿瘤细胞 72h 内的存活率，其 IC_{50} 分别为 2.7μg/mL 和 3.3μg/mL。去氧地胆草内酯在 3μg/mL 质量浓度下能够最大程度地促进细胞凋亡，在体外显示了强大的抗 DLA 肿瘤细胞作用。去氧地胆草内酯显著抑制 TS/A 细胞增殖、转移和入侵；诱导 TS/A 细胞 G（2）/M 阻滞和凋亡；通过抑制 N- 乙酰 -L- 半胱天冬酶上调 c-JunN 末端激酶调节 $p21^{WAF1/CIP1}$ 表达和半胱天冬酶活化；抑制 TNF-α 诱导的 MMP-9 活性、表达以及 NF-κB 活化。去氧地胆草内酯能够深度抑制原位肿瘤细胞的生长、TS/A 细胞的肺转移，延长大鼠平均存活时间，调节含 TS/A 大鼠转移性肺组织中 COX-2 和 VEGF 的水平。去氧地胆草内酯抑制鼻咽癌细胞增殖，细胞周期阻滞在 S 和 G2/M 期。这种作用与调节细胞周期蛋白、线粒体功能紊乱有关，表现为失去线粒体膜电位、细胞色素转位和对 Bcl-2 家族蛋白的调节。其诱导的凋亡与丝氨酸 / 苏氨酸激酶（AKT）、细胞外信号调控的蛋白激酶（ERK）和 Jun 激酶（JNK）途径有关，提示去氧地胆草素可以开发成为治疗鼻咽癌的化疗药物。

（3）抗菌作用：地胆草根、茎的乙醇提取物对金黄色葡萄球菌（24mm）、大肠杆菌（16mm）和铜绿假单胞菌（13mm）具有较强的抑制作用，其叶子的乙醇提取物对肠球菌（18mm）、奇异变杆菌（17mm）、伤寒沙门菌（14mm）的抑制作用更强，氯仿提取物对芽孢杆菌的抑制作用最强。地胆草的水提取物对变异链球菌 S. mutans MT5091（serotypec）和 S. mutans OMZ176（serotyped）均有较强的抑制作用，MIC 分别为 7.8g/L 和 15.6g/L；对抗酸性草分枝杆菌 M. phlei、石膏样小孢子菌 M. gypseum 以及须癣毛癣菌 T. mentagrophytes 等真菌也具有较强的抑制作用。地胆草的脂溶性成分对耐甲氧西林金黄色葡萄球菌（MRSA）和金黄色葡萄球菌均有抑制活性。地胆草醇提液的抑菌效果要显著优于地胆草水提液。

苦地胆内酯类化合物浓度为 2mg/mL 时，对巴氏杆菌（Pasteurellamultocida，PM）、蜡状芽孢杆菌（Bacilluscereus，BC）具有明显的抑制作用，对金黄色葡萄球菌（Staphylococcusaureus，SA）、肠炎沙门菌（Salmonellaenteritidis，SE）和鸡大肠埃希氏菌（Colibacillosisinchicken，CC）呈现极明显的抑制作用。在浓度分别为 10mg/mL、50mg/mL 时，苦地胆内酯类化合物对 5 种供试菌 SA、SE、PM、CC、BC 均有极明显的抑制作用，其 MIC 分别为 0.313mg/mL、0.313mg/mL、0.156mg/mL、0.625mg/mL 和 1.25mg/mL；对供试菌 BC 的最小杀菌浓度（MBC）为 2.5mg/mL，对其他 4 种供试菌的 MBC 均为 0.625mg/mL。温度对苦地胆内酯类化合物抗菌活性的影响试验表明，当环境温度超过 60℃时，苦地胆内酯类化合物的抗菌活性明显降低。苦地胆内酯类化合物对细菌作用的时间、浓度与抑（杀）菌效果的关系试验表明，苦地胆内酯类化合物对细菌作用效果的关键因素是浓度。0.5 倍 MIC 浓度的苦地胆内酯类化合物对供试菌的抑菌作用维持时间较短；1 倍 MIC 浓度和 2 倍 MIC 浓度的苦地胆内酯类化合物能更长时间地维持较高抑菌率；2 倍 MIC 浓度的苦地胆内酯类化合物具有杀菌作用。苦地胆内酯类化合物对细菌生长曲线的影响试验表明，苦地胆内酯类化合物主要在细菌的对数生长期发挥抑制作用，能抑制细菌分裂增殖。通过扫描电镜和透射电镜观察苦地胆内酯类化合物对细菌超微结构的影响，发现苦地胆内酯类化合物对细菌的抑杀机制是破坏细菌的部分细胞壁，改变细胞膜的通透性，导致细胞组分丧失、蛋白质变性，释放出溶菌酶导致细菌自溶。

地胆草化学成分对引起化脓性皮肤感染及浅部真菌感染的致病菌的抑制作用，以药效学追踪为依据，通过纸片扩散法和微量稀释法筛选发现乙酸乙酯部位是地胆草抑菌作用的主要活性部位，倍半萜内酯类成分具有一定的抑菌作用。

（4）镇咳平喘作用：地胆草叶的乙醇提取物可显著减少由组胺和乙酰胆碱引起的支气管痉挛，与对照组相比，能够保护肥大细胞的去颗粒作用；可呈剂量依赖性减少组胺诱导的豚鼠离体气管条收缩。地胆草乙醇提取物的镇咳作用可能与其所含有的黄酮或者甾体类成分有关，可能与其抗组胺、抗胆碱能和稳定肥大细胞的特性有关。

（5）抗炎镇痛作用：地胆草提取物能显著抑制角叉菜诱导的关节炎，抑制弗氏佐剂（CFA）诱导的慢性关节炎恶化。地胆草的水提取物在 300mg/kg 时对由角叉菜胶诱导的小鼠爪部急性炎症具有显著的抑制活性，对由 CFA 诱导的慢性炎症也有良好的抑制作用。中、大剂量组的地胆草全草的乙醇提取物对各期炎症均有明显的抑制作用，抗炎强度优于阿司匹林。

（6）抗病毒作用：地胆草全草的甲醇提取物在 200μg/mL 且在紫外线存在的条件下对脊髓灰质炎病毒具有抑制作用，在 100μg/mL 时对辛德毕斯病毒也同样具有抑制作用。其水提取物显示具有抗呼吸道合胞病毒（RSV）作用，IC_{50} 为（12.5 ～ 32）g/L，选择指数为 11.2 ～ 40，这种作用与其含有的多酚类成分有关。从地胆草中分离得到的 1α,2β-O-dicaffeoylcyclopentan-3β-ol 二咖啡酸类物质对呼吸道合胞病毒（RSV）具有良好的抑制活性（IC_{50}=0.63μg/mL），比阳性对照药物利巴韦林（IC_{50}=1.50μg/mL）对 RSV 的抑制作用更强。地胆草的根和叶的水提取物显示抗艾滋病病毒逆转录酶活性，抑制率为 96.9%，根和叶抗艾滋病病毒逆转录酶 IC_{50} 分别为 107.57μg/mL 和 69.9μg/mL。

（7）免疫抑制作用：地胆草的有效成分 DDC-105 浓度在 30μM 时无明显细胞毒作用，浓度依赖性抑制丝裂原 CnoA 诱导的 T 淋巴细胞增殖。DDC-105 浓度依赖性地抑制 ConA 刺激的脾淋巴细胞 IL-2、IFN-γ 和 IL-6 的产生水平。体内口服给药 DDC-105 抑制 OVA 诱导的 T 淋巴细胞增殖及 Th1 型细胞因子产生水平。DDC-105 能显著降低 CIA 小鼠胶原关节炎的临床评分，明显改善 CIA 小鼠局部关节炎的症状，减轻炎症细胞浸润；同时降低 CIA 小鼠胶原特异性免疫反应，抑制 CIA 模型小鼠脾淋巴细胞 IFN-γ、IL-17A 细胞因子的表达，从而上调 IL-10 产生水平。DDC-105 抑制 T 细胞免疫反应，体内显示出显著的免疫抑制效应，下调 Th1 细胞因子可能是其免疫抑制效应的机制之一；DDC-105 对胶原诱导性小鼠关节炎具有抑制作用，下调高致病性 Th17 表达，调控 Th17 细胞与 Treg 细胞平衡可能是其治疗类风湿关节炎（RA）的机制之一。

（8）其他作用：在地胆头的乙醇、甲醇、水、丙酮 4 种提取液中，丙酮提取液的总多酚和黄酮类含量最高，且其抗氧化性效果最佳，乙醇提取液的抗高血压能力最强。地胆头提取液具有明显的抗氧化性和抗高血压等生理活性，在功能食品中草药领域里具有良好的开发应用前景。

【备注】

本品中医分部位作为不同药材使用，药名分别为苦地胆（全草）、苦地胆根（根），与它们的区别主要有以下几方面。

1. 性味 苦地胆性寒，味苦、辛。苦地胆根性寒，味苦。

2. 归经 苦地胆归肺、肝、肾经。苦地胆根归肺、肝、肾经。

3. 功效 苦地胆、苦地胆根均有清热、解毒、除湿的功效，同时苦地胆还有凉血的功效。

4. 主治 苦地胆、苦地胆根均用于风热感冒、水肿、疮疖、月经不调、带下，同时苦地胆还用于黄疸、咽喉肿痛、目赤肿痛、湿疹、虫蛇咬伤，苦地胆根还用于中暑发热、头痛、牙痛、菌痢、肠炎、乳痈。

5. 用量 苦地胆 6～15g。苦地胆根 9～15g。

四十、地 菍

Ndeic ninx

别名：铺地菍。瑶医：瓮吧。

本品为野牡丹科植物地菍 *Melastoma dodecandrum* Lour. 的全草。5～6 月采收，洗净，除去杂质，晒干或烘干。

本品分布于贵州、湖南、广西、广东、江西、浙江、福建等省区。广西各地均有分布。生于山坡矮草丛中。

【性味】性平，味涩、微苦。

【分类】属风打相兼药。

【功效】清热解毒，收敛止泻，消肿止痛，凉血止血。

【主治】肠炎，腹泻，痢疾，小儿疳积，小儿脱肛，尿路感染，肾盂肾炎，血崩，白带多，孕妇贫血，胎动不安，子宫脱垂。

【瑶医治疗经验】

1. 小儿脱肛 地菍 30g，黄芩 20g，大枣 20g。水煎炖鸡肉，喝汤吃肉。

2. 月经过多 地菍 10g，地榆 15g，酸藤根 20g，金樱根 15g，红背菜 10g。水煎取汁，煮鸡蛋服。

3. 胎动不安 地菍 30g，紫苏梗 30g。水煎服。

【用法用量】内服：煎汤，15～60g。

【现代研究】

1. 化学成分　地菍含有多种化学成分，主要有黄酮类、甾体类、萜类、氨基酸类、内酯类、多糖类、有机酸类等化合物。

（1）黄酮类：木犀草素、木犀草素 –7–O–β– 葡萄糖苷、木犀草素 –7–O–β– 半乳糖苷、槲皮素、槲皮素 –3–O–β– 葡萄糖苷、槲皮素 –3–O–β– 半乳糖苷、广寄生苷、槲皮素 –3–O–（6″–O– 反式香豆酰基）–β–D– 葡萄糖苷、山柰酚 –3–O–β–D– 葡萄糖苷、木犀草素 –7–O–（6″– 对 – 香豆酰基）–β–D– 吡喃葡萄糖苷、芹菜素、柚皮素、芹菜素 –7–O–β–D–（6″–O– 乙酰基）– 葡萄糖苷、芦丁、苍术内酯、萹蓄苷、3,7,4′– 三甲氧基槲皮素、苍术内酯酮、槲皮素 –3–O– 刺槐二糖苷、牡荆素、异牡荆素、木犀草素 –6–C–β–D– 葡萄糖苷、山柰酚 –3–O– 刺槐二糖苷、quercetin-3-O-β-D-（6″-galloyl）-glucopyranoside、4,5,7-trihydroxyflavone-6-C-galactoside、8-C-glucopyranoside-5,7,3′,4′-tetradroxyflavone、3-O-β-D-glucopyranoside-5,7,4′-trihydroxyflavone、6-C-glucopyranoside-5,7,4′-trihydroxyflavone、quercetin-3-O-（6″-O-p-coumaroyl）-β-D-glucopyranoside、山柰酚 –3–O–（2′,6′– 二 –O– 反式 – 对 – 香豆酰基）–β–D– 吡喃葡萄糖苷、epicatechin-（7,8-bc）-4β-（4-hydroxyphenyl）-dihydro-2（3H）-pyranone。

（2）多糖类：地菍多糖 MD_1。MD_1 的组成为鼠李糖、木糖、阿拉伯糖、甘露糖、葡萄糖及半乳糖。

（3）挥发性成分：主要包括 1– 辛烯 –3– 醇、3– 辛醇、苯甲醛、乙醛、香叶基丙酮等，此外还有角鲨烯、丁香酚、芳樟醇等活性成分。

（4）有机酸类：4–O–β–D– 吡喃葡萄糖基 –3,3′,4′– 三甲氧基鞣花酸。

（5）色素类：为红色素。地菍果实红色素的两个组分分别是芍药啶 –3– 葡萄糖苷和芍药 –3– 芸香苷。

（6）其他类：豆甾醇、谷甾醇 –3–O–β–D– 吡喃葡萄糖苷、正十六酸、β– 谷甾醇、胡萝卜苷、阿魏酸、齐墩果酸、没食子酸、山柰酚、积雪草酸、5,7,4′– 三羟基黄酮 –6–C– 吡喃半乳糖苷、3′–O– 甲基 –3,4–O,O– 亚甲基鞣花酸 –4′–O–β–D– 吡喃葡萄糖、crinumaquine、α–D– 呋喃葡萄糖基 –（1 → 1′）–3′– 氨基 –3′– 去氧 –β–D– 吡喃葡萄糖苷、α–D– 呋喃果糖、β–D– 呋喃果糖、β–D– 呋喃果糖基 –（2 → 5）– 吡喃果糖苷、daucosterol-6′-O-eicosanoate、cellobiosylsterol、豆甾醇 –3–O–β–D– 吡喃葡萄糖苷、3β-sitosterollaminaribioside、casuarinin、4–O–β–D– 吡喃葡萄糖基 –3,3′,4′– 三甲基鞣花酸、3– 甲氧基鞣花酸、3,3′–O– 二甲基鞣花酸 –4–O–α–L– 鼠李糖苷、nobotannin B、4-hydroxy-3-methoxyphenyl-1-O-（6-O-galloy）-β-glucopyranoside、2-O-（E）- 咖啡酰基 –1–O– 对 –（E）– 香豆酰基 –β–D– 吡喃葡萄糖、反式阿魏酰二十烷醇酯、邻苯二甲酸 – 双 –（2– 乙基庚基）酯、4–O–（6″–O– 对 – 香豆酰基 –β–D– 吡喃葡萄糖）– 对 – 香豆酸、1,5– 二咖啡酰奎尼酸、香草酸、对香豆酸、原儿茶酸、没食子酸甲酯、没食子酸乙酯、邻羟基苯甲酸、对羟基苯乙酮等。

2. 药理作用

（1）对血液系统的作用：地菍在止血和凝血方面有着较广泛的应用。地菍50% 乙醇提取液止血效果佳，其止血活性成分主要集中在地菍50%乙醇提取液中的正丁醇部位。地菍注射液能显著增加家兔的血小板含量，减少凝血酶原时间，对出血时间和凝血时间都有明显缩短作用，具有显著的止血效果。地菍注射液的止血作用可能与其含有的总酚类物质有关。经硫酸铵沉淀及透析提取的地菍集素具有红细胞凝集活性。用地菍总酚类有效部位制成胃内漂浮片，可用于治疗胃、十二指肠溃疡合并上消化道出血。

（2）降血糖作用：地菍具有较好的降血糖作用。地菍水提取物可显著降低由葡萄糖、肾上腺素、链脲佐菌素诱导所致的3种高血糖模型小鼠的血糖水平，而对正常小鼠血糖无明显影响。对正常小鼠的血糖及糖耐量试验证实，地菍醇提物既可以提高小鼠耐糖量，还可以减轻小鼠体质量，提示地菍具有治疗糖尿病的潜在价值。地菍的醋酸乙酯部位和正丁醇部位均能不同程度地降低上述模型小鼠的空腹血糖。

（3）镇痛抗炎作用：地菍水煎液可显著提高小鼠痛阈值，降低毛细血管通透性，显著减轻小鼠耳郭肿胀程度，表明地菍能缓解由急性炎症引起的毛细管通透性增加；可减轻甲醛致大鼠足肿胀程度，降低纸片肉芽肿程度等，表明地菍能够缓解急性炎症、慢性炎症和结缔组织增生性炎症。地菍80%丙酮提取物能够有效抑制巨噬细胞释放一氧化氮（NO），分析其药效成分，表明其抑制作用源于可水解鞣质，抑制强弱为nobotannin B>casuarinin>casuarictin>pedunculagin，这为地菍抗炎作用机制的阐明提供了参考。

（4）调血脂作用：地菍提取物能有效降低高脂血症小鼠血清中总胆固醇（TC）、三酰甘油（TG）、低密度脂蛋白胆固醇（LDL-C）含量，这对调节脂类代谢、预防动脉粥样硬化具有积极作用；同时地菍可促进高密度脂蛋白胆固醇（HDL-C）将血中胆固醇运到肝脏，促进转化和排泄，从而使血中胆固醇降低，可减少冠心病和动脉粥样硬化的发病危险。

（5）抗氧化作用：将地菍全草用95%乙醇提取后，经萃取得到的醋酸乙酯部位对高血糖小鼠给药，和模型组相比，给药组小鼠血清超氧化物歧化酶（SOD）活性明显升高，丙二醛（MDA）含量明显降低，提示地菍醋酸乙酯部位能改善糖尿病小鼠自由基代谢异常，从而对预防糖尿病并发症有益处。地菍总黄酮能有效地清除氧自由基，并能预防性对抗O^{2-}和·OH自由基引起的脂质过氧化，对肝线粒体的氧化性损伤有保护作用。地菍多糖在低质量浓度时（<250mg/L）对O^{2-}和·OH自由基有清除作用，当质量浓度为250mg/L时，对O^{2-}和·OH自由基的抑制率最大，分别是90.88%与79.83%，其对人红细胞膜脂质过氧化具有一定的抑制作用。以上说明地菍多糖具有较强的自由基清除作用，并能抑制人红细胞膜脂质过氧化，这提示地菍具有一定的抗衰老、抗溃疡与抗炎症、抗肿瘤、降血糖、调血脂等药理作用。

（6）保肝作用：地菍水提物可明显降低小鼠血清ALT和AST的活性，提高肝匀浆SOD活性，降低肝组织MDA的含量。地菍对CCl_4引起急性肝损伤小鼠具有明显保护作用，其作用机制可能是通过提高机体清除氧自由基能力，从而减轻脂质过氧化的。

（7）抑制晚期糖基化终末产物（AGE）的生成作用：建立体外人血清白蛋白糖基化系统，将提取的地菍黄酮类化合物（浓度为10g/L），与浓度为$1.5×10^{-4}$mol/L（含葡萄糖）的人血清白蛋白反应，并进行紫外、荧光检测，参照对照系统得出结论，认为糖基化系统中加入地菍黄酮类化合物（1g/L），对人血清白蛋白的美拉德（Maillard）反应有明显抑制作用，随着时间的变化，抑制率不断增强，抑制效果依次是槲皮素、芦丁、地菍黄酮类混合物。地菍黄酮类混合物具有抑制 AGE 生成的作用，提示其可以用于抗糖尿病、抗衰老等。

【备注】

本品中医分部位作为不同药材使用，药名分别为地菍（地上部分）、地菍果（果实）、地菍根（根），与它们的区别主要有以下几方面。

1. 性味　地菍性凉，味甘、涩。地菍果性温、味甘。地菍根性平，味苦、微甘。

2. 归经　地菍归心、肝、脾、肺经。地菍果归肾、肝、脾经。地菍根归肝、脾、肺经。

3. 功效　地菍也有清热解毒、止血的功效，同时还有活血的功效。地菍果的功效是补肾养血、止血安胎。地菍根的功效是活血、止血、利湿、解毒。

4. 主治　地菍也用于肠炎、痢疾、水肿、崩漏、带下，同时还用于高热、肺痈、咽痛、牙痛、黄疸、产后腹痛、瘰疬、痈肿疔疮、痔疮、毒蛇咬伤。地菍果主治肾虚精亏、腰膝酸软、血虚萎黄、气虚乏力、月经过多、崩漏、胎动不安、阴挺、脱肛。地菍根主治痛经、难产、产后腹痛、崩漏、带下、咳嗽、吐血、痢疾、黄疸、淋痛、久疟、风湿痛、牙痛、瘰疬、疝气、跌打损伤、毒蛇咬伤。

5. 用量　地菍 15～30g。地菍果 10～30g。地菍根 9～15g。

6. 使用注意　地菍、地菍根孕妇慎服。

四十一、红弱亮

Domh ngungh nyox

别名：牛奶树、大牛奶。瑶医：红弱亮。

本品为桑科植物黄毛榕 *Ficus esquiroliana* Levl. 的根、皮、叶。全年均可采，洗净，晒干。

本品分布于西藏、四川、贵州、云南、广西、广东、海南、台湾等省区。广西分布于南宁、柳州、桂平、金秀等地。生于山地林缘。

【**性味**】性平，微温。味淡。

【**分类**】属风药。

【**功效**】补肺止咳，健脾补气，消积。

【**主治**】肺虚咳嗽，消化不良，痢疾。

【**瑶医治疗经验**】

1. 支气管炎　①红弱亮 20g，鸡血藤 20g，不出林 20g，紫背金牛 20g，千年竹 15g。水煎服。②红弱亮 15g，牛尾菜 10g，五指牛奶 10g，紫背金牛 10g，水杨柳 10g，鱼腥草 10g，石仙桃 10g。水煎服。

2. 痢疾　红弱亮 20g，凤尾草 20g，石榴皮 15g，十大功劳 15g，地榆 15g。水煎服。

【用法用量】内服：煎汤，15～30g。

【现代研究】

1. 化学成分　黄毛榕茎中含有9种苯丙素类衍生物，包括绿原酸、去甲肾上腺素、对羟基苯乙基反式阿魏酸、对羟苯乙基对－香茅酸、反式阿魏酸、反式－咖啡酸、反型咖啡酸甲酯、反式肉桂酸、(E)–p– 香豆酸。另外，本品还含有 ficusavone A、ficusavone B 等。

2. 药理作用　ficusavone A 对 MCF-2（IC50=12.3μmol/L）和 A549（IC50=17.8μmol/L）细胞株具有细胞毒性。

【备注】

本品中医分部位作为不同药材使用，药名分别为牛奶树（根、皮货茎叶）、牛奶树子（果实），与它们的区别主要有以下几方面。

1. 性味　牛奶树性凉，味微苦。牛奶树子性寒，味酸。

2. 功效　牛奶树也有健脾、消积的功效，同时还有疏风清热、化痰、除湿、行气散瘀的功效。牛奶树子的功效是清热解毒。

3 主治　牛奶树也用于消化不良、痢疾，同时还用于感冒发热、风湿痹痛、目赤肿痛、咳嗽、脾虚带下、产后乳汁不下、跌打肿痛等病证。牛奶树子主治肺热咳嗽、痔疮便血、腋疮。

4. 用量　牛奶树，内服 15～30g，外用适量。牛奶树子 9～15g。

5. 使用注意　牛奶树用于缺乳时，忌吃萝卜、酸等食物。

四十二、灯笼泡

Dangh longh pangqc

别名：灯笼果、打额泡。瑶医：党龙飘。

本品为茄科植物苦蘵 *Physalis angulata* L. 的全草。夏、秋季采，鲜用或晒干。

本品分布于我国华东、华中、华南及西南等地区。广西分布于南宁、柳州、资源、昭平、岑溪、凤山、靖西、金秀等地。生于山谷林下及村边路旁。

【性味】性凉，味苦、酸。

【分类】属打药。

【功效】清热解毒，利湿化痰，软坚散结。

【主治】感冒发热，肺热咳嗽，咽喉炎，扁桃体炎，支气管炎，肺脓疡，黄疸型肝炎，胆囊炎，膀胱炎，睾丸炎，热淋，疝气，毒蛇咬伤。

【瑶医治疗经验】

1. 咽峡炎　灯笼泡 20g，龙葵 15g，白纸扇 20g，三叉苦 20g，岗梅 15g。水煎服。

2. 咽喉肿痛　灯笼泡 20g，丁香蓼 20g。水煎服。

3. 睾丸炎　灯笼泡 20g，龙眼核 15g，荔枝核 15g，橘核 10g，十大功劳 15g，金银花 10g。水煎服。

【用法用量】内服：煎汤，15 ～ 30g。外用：适量，捣敷或煎水洗。

【现代研究】

1. 化学成分 其化学成分主要为甾体类（酸浆苦味素类和睡茄内酯类）、黄酮类、有机酸类、多糖类等化合物。

（1）甾体类：①酸浆苦味素类（physalin）: physalin K、physalin H、physalin B、physalin D、physalin F、physalin G、physalin I、physalin J、physalin T、physalin U、physalin V、physalin W、physalin E、physalin A、physalin E、aminophysalin A、5β–hydroxy–6α–chloro–5,6–dihydrophysalin B、5α–ethoxy–6β–hydroxy–5,6–dihydrophysalin B 等。②睡茄内酯类：醉茄内酯（withanolides）A ～ N、dihydrowithanolide E。

（2）含烷醇类：physangulide、physagulin C、physagulin A、physagulin B、physagulin D、physagulin E、physagulin F、physagulin G、withangulatin B、withangulatin C、withangulatin D、withangulatin E、withangulatin F、withangulatin G、withangulatin H、withaphysandide、dihydrowithanolide E、physanolide A、withaphysalin A、physagulin L、physagulin M、physagulin N、physagulin O、withangulatin A、physagulin K、withaminimin、physagulin J、pubesenolide、withangulatin I、physangulidine A、physangulidine B、physangulidine C、physangulide B、4–O–acetylphysangulide B、physangulideacetonide、24,25–epoxywithanolide D、4–O–acetyl–24,25–epoxywithanolide D 等。

（3）甾醇类：豆甾 –5– 烯 –3β– 醇、麦角甾 –5,24（28）– 二烯 –3β– 醇、菜籽甾醇、豆甾烷 –22– 烯 –3,6– 二酮、孕甾 –5– 烯 –3– 醇 –20– 羧酸、麦角甾 –5,24（28）– 二烯 –3β,23S– 二醇、麦角甾 –5,25（26）– 二烯 –3β,24ξ– 二醇。

（4）其他类：正十六酸、正十七酸、总多糖、myricetin3–O–neohesperidoside、physaprun A、withaphysanolide、physanolide A、withaphysalin A、槲皮素 3–O– 鼠李糖 –（1→6）– 半乳糖苷。

2. 药理作用

（1）抗肿瘤作用：苦蘵具有一定的抗乳腺癌作用，可激活 Chk2 进而磷酸化 / 灭活 Cdc25C，或通过上调细胞周期蛋白依赖性激酶抑制因子 p21WAF1/CIP1 和 p27KIP1 的表达，使乳腺癌细胞生长停滞于 G2/M 期。苦蘵乙醇提取物具有潜在的抗肝癌细胞活性，并与线粒体功能障碍引起的细胞凋亡有关。withagulatin A 和 physagulin B 对人结肠癌 HCT-116 细胞、人非小细胞肺癌 NCI-H460 细胞具有明显的抑制作用。苦蘵physalin B 体外对人肝癌细胞 HepG2 和胃癌细胞 SGC-7901 具有增殖抑制作用，并具有一定的时间和剂量依赖关系。苦蘵中 3 种新的 withanolide 类化合物 physangulidine A、B、C 均有抗 DU145 前列腺癌细胞增殖的活性，并证实 physangulidine A 具有广泛的抑制癌细胞增殖的活性。

（2）免疫调节作用：physalin B、F、G 能够抑制巨噬细胞活化作用且 physalin B 能够抑制内毒素引起的细胞死亡。将 physalin B、F、G 加入到培养的被伴刀豆球蛋白激活的小鼠脾细胞，产生了浓度依赖性的抑制细胞增殖的效应，physalin B 能够抑制 ConA

激活的脾细胞 IL-2 的产生；physalin B、F、G 抑制心脏移植后小鼠的移植排斥反应，能够有效抑制体外脾细胞活性和器官移植免疫反应。

（3）**抗炎作用**：从苦蘵地上部分提取的 physalin E 对 12-*O*- 十四酰大戟二萜醇 -13- 酯（TPA）和唑酮引起的小鼠皮肤炎有很好的抗炎作用。

（4）**抗氧化作用**：苦蘵鲜果烘干提取的苦蘵多糖具有抑制脂质过氧化及清除自由基的综合能力，对大鼠肝匀浆脂质过氧化的抑制率可达 80%，对·OH 和 DPPH 自由基也都有很好的清除作用。

（5）**抗菌作用**：苦蘵氯仿粗提物及酸浆苦味素类所在馏分具有抗结核分枝杆菌、鸟分枝杆菌、堪萨斯分枝杆菌、摩尔门分枝杆菌和胞内分枝杆菌的活性。其化合物 physalin B、F、D 具有抗分枝杆菌活性，且最小抑菌质量浓度为 32mg/mL，纯化后的 physalin B 和 physalin D 的最小抑菌质量浓度分别为 128mg/mL 和 32mg/mL。

【备注】

本品中医分部位作为不同药材使用，药名分别为苦蘵（全草）、苦蘵果实（果实）、苦蘵根（根），与它们的区别主要有以下几方面。

1. 性味 苦蘵性寒，味苦、酸。苦蘵果实性平，味酸。苦蘵根性寒，味苦。

2. 功效 苦蘵、苦蘵果均有解毒、利尿的功效，同时苦蘵还有清热、消肿的功效。苦蘵根的功效是利水通淋。

3. 主治 苦蘵、苦蘵果均主治牙痛、天胞疮、疔疮，同时苦蘵还用于感冒、肺热咳嗽、咽喉肿痛、湿热黄疸、痢疾、水肿、热淋。苦蘵根主治水肿腹胀、黄疸、热淋。

4. 用量 苦蘵内服 15 ～ 30g，外用适量。苦蘵果实 6 ～ 9g。苦蘵根 15 ～ 30g。

5. 使用注意 苦蘵、苦蘵果实、苦蘵根孕妇忌服。

四十三、饿蚂蝗

Ngoc mah hungh

别名：小叶饿蚂蝗。瑶医：鹅麻洪。

本品为豆科植物小槐花 *Desmodium caudatum*（Thunb.）DC. 的根。全年可采，洗净或趁鲜切成段，晒干。

本品分布于江苏、安徽、福建、江西、湖北、湖南、广东、广西、海南、四川、贵州、云南、台湾等省区。广西分布于南丹、天峨、平乐、恭城、金秀等地。生于山坡、草地、林缘、路旁。

【性味】性凉，味酸、苦。

【分类】属风打相兼药。

【功效】清热解毒，健脾开胃，消积利湿，祛风透疹。

【主治】小儿疳积，胃肠炎，胃脘痛，风疹。

【瑶医治疗经验】

1. 小儿疳积 ①饿蚂蝗 20g，独脚柑 15g。煮水蒸猪瘦肉服汤食肉。②饿蚂蝗、紫背金牛各适量，打粉蒸服。

2. 胃肠炎　饿蚂蝗 20g，金果榄 6g，一点血 6g，猪肚木 15g，九层皮 15g，地胆头 10g，野荞麦 15g。水煎服。

【用法用量】内服：煎汤，15 ～ 30g。外用：适量，煎水洗或捣敷。

【现代研究】

1. 化学成分　小槐花中主要含有脂肪酸类、黄酮类和生物碱类等化学成分。

（1）黄酮类：柠檬酚、异柠檬酚、neophellamuretin、清酒缸酚、山奈酚、8-prenylquer-cetin、$4H$-1-benzopyran-4-one,2-（3,4-dihydroxyphenyl）-2,3-dihydro-3,5,7-trihydroxy-8-（3-methyl-2-butenyl）-（2R-trans）-（9CI）、当药黄素、isosinensin、spinosin、7-methyl-apigenin-6-C-β-glucopyranosyl-2″-O-β-D-xylopyranoside、7-O-α-L-吡喃鼠李糖基 - 山奈酚 -3-O-β- 吡喃葡萄糖苷、异牡荆素、牡荆素、nothofagin、2″-α-rhamnopyranosyl-7-O-methylvitexin、2″-O- 鼠李糖基当药素。

（2）苷类：resveratroloside、顺式白藜芦醇苷、白藜芦醇苷。

（3）萜类化合物：黄槿酮 A、古柯三醇、黄槿酮 D。

（4）生物碱类：N,N-Dimethyltryptamine、bufotenine、bufotenine N-oxide、吲哚 -3- 甲醛。

（5）甾体类：豆甾醇、β- 谷甾醇。

（6）苯丙素类：异落叶松脂醇、开环异落叶松脂素、二氢脱氢二松柏醇、（7R,8R）-threo-7,9,9′-trihydroxy-3,3′-dimethoxy-8-O-4′-neolignan-4-O-β-D-glucopyranoside、（7R,8S,7′R,8′S）-4,9,4′,9′-tetrahydroxy-3,3′-dimethoxy-7,7′-epoxylignan-9-O-β-D-glucopyranoside。

（7）脂肪酸类：十六烷酸、十八碳烯酸、十八碳二烯酸。

（8）其他类：香草醛、黑麦草内酯、水杨酸、saccharumoside C。

2. 药理作用

（1）解热、镇痛作用：小槐花乙醇水提取液可以显著降低醋酸所致的疼痛模型小鼠扭体次数，并使小鼠体现出剂量依赖性的扭体反应。在热板实验中，小槐花提取液的镇痛活性也十分显著，能显著增大小鼠的痛阈值。口服小槐花提取液可抑制脂多糖诱导的大鼠发热，并且有浓度依赖性。

（2）抗炎作用：小槐花角可抑制叉菜胶诱导的大鼠足肿胀和二甲苯诱导的小鼠炎症模型的炎症，且有一定的浓度依赖性。

（3）抗氧化作用：小槐花中主要的化学成分之一黄酮类化合物能够捕获有害自由基，在抑制自由基氧化引起的细胞衰亡等过程中发挥重要作用。小槐花中存在包括山奈酚在内的多种黄酮类物质。自由基清除法和细胞内的测量等方法证实了其抗氧化活性，其能有效降低正常小鼠血清 MDA 含量，同时提高 SOD 活性。

（4）抗菌作用：小槐花植物中分离得到的 12 个黄酮类化合物对耐甲氧西林金黄色葡萄球菌活性具有抑制作用。

（5）降血糖作用：小槐花提取物均有较好的 α- 葡萄糖酶抑制作用，其中以乙酸乙酯部位和石油醚部位活性较好，其次为正丁醇部位，抑制活性均远远大于阳性对照药阿卡波糖。其正丁醇部位对 α- 葡萄糖苷酶的抑制活性呈显著浓度依赖性；乙酸乙酯部位和石油醚部位对 α- 葡萄糖苷酶的抑制活性则对浓度的变化较灵敏，随浓度的增加而急剧上升。

（6）其他作用：小槐花中黄酮类成分山奈酚还具有对大鼠肝微粒体细胞色素酶的诱导作用，对宫颈癌、前列腺癌、胰腺癌、肺癌及胶质母细胞瘤有抑制作用。此外，山奈酚还能激活甲状腺激素，增加细胞能量的消耗，调节人体的代谢功能，预防糖尿病及其他相关的代谢性疾病。小槐花中甾醇类成分 β- 谷甾醇具有抗癌、止咳、抗炎以及降低血中胆固醇等药理作用。小槐花醇提物具有明显的镇静催眠、免疫增强作用，能促进戊巴比妥钠小鼠睡眠并延长其睡眠时间，能提高单核巨噬细胞吞噬指数。

【备注】

本品中医分部位作为不同药材使用，药名分别为清酒缸（全株）、清酒缸根（根），与它们的区别主要有以下几方面。

1. 性味 清酒缸性凉，味苦。清酒缸根性温，味微苦。

2. 功效 清酒缸的功效是清热利湿、消积散瘀。清酒缸根的功效是祛风利湿、化瘀拔毒。

3. 主治 清酒缸主治劳伤咳嗽、吐血、水肿、小儿疳积、痈疮溃疡、跌打损伤。清酒缸根主治风湿痹痛、痢疾、黄疸、痈疽、瘰疬、跌打损伤。

4. 用量 清酒缸 9 ～ 15g。清酒缸根 15 ～ 30g。

5. 使用注意 清酒缸根有催吐作用，孕妇忌用。

四十四、弱中咪

Nyorh zungi miev

别名：乳汁草。瑶医：弱中咪。

本品为大戟科植物飞扬草 *Euphorbia hirta* L. 的全草。夏、秋季采，洗净，鲜用或晒干。

本品分布于江西、福建、台湾、广西、广东、贵州、云南等省区。广西各地有分布。生于村边、路旁旷野荒地。

【性味】性凉，味微苦、酸；有小毒。

【分类】属打药。

【功效】清热解毒，祛风除湿，活血消肿，收敛止痒，杀虫。

【主治】痢疾，肠炎，消化不良，湿疹，疮癣，皮肤瘙痒，痈疮肿毒。

【瑶医治疗经验】

1. 皮肤瘙痒 ①飞扬草 60g，毛冬青 60g，苦李根 60g，熊胆木 60g，黄柏 60g。水煎外洗瘙痒处。②飞扬草 50g，杠板归 30g，穿心莲 30g，三叉苦 50g，红背山麻杆 50g，盐肤木 50g。水煎外洗。

2. 肠炎 飞扬草 10g，马齿苋 20g。水煎服。

【用法用量】内服：煎汤，15 ～ 30g。外用：鲜药适量，捣敷或煎水洗。

【现代研究】

1. 化学成分

（1）黄酮类化合物：myricitrin、quercitrin、isoquercitrin、afzelin、euphorbianin、quercetin、kaempferol、myricetin、quercetin–7–glucoside、3,5,7–trihydroxy–3′,4′–dimethoxyflavone、5,4′–dimethoxy,3′–prenyl,5′–7–hydroxyisoflavone、5,7–dihydroxy–2–（4′–hydroxyphenyl）–3–O–α–rhamnosyl–4H–benzo–pyran–4–one、5,7–dihydroxy–2–（3,4–dihydroxyphenyl）–3–O–α–rhamnosyl–4H–1–benzopyran–4–one、5,7–dihydroxy–2–（3′,4′,5′–trihydroxy–phenyl）–3–O–α–rhamnosyl–4H–benzo–pyran–4–one。

（2）丹宁类化合物：gallic acid、protocatechuic acid、3,4–di–O–galloylquinic acid、5–O–caffeoylquinic acid、2,4,6–tri–O–galloyl–β–D–glucose、1,2,3,4,6–penta–O–galloyl–β–D–glucose、1,3,4,6–tetra–O–galloyl–β–D–glucose、geraniin、terchebin、euphorbin A、euphorbin B、euphorbin C、euphorbin E、ellagic acid。

（3）三萜类化合物：β–amyrin、24–methylenecycloartenol、β–sitostero、taraxerone（EH–1）、11α,12α–oxidotaraxerol（EH–2）、cycloartenol、euphorbolhexacosonate、β–amyrinacetate、taraxerol、stigmast–5–ene–3β–O–D–glucoside、3–oxo–D–friedoolean–14–ene、3β–hydroxy–urs–12–ene、3β–hydroxy–urs–12–ene–28–oic acid、fridedelin、cycloart–22–ene–3,25–diol、25–hydroperoxycycloart–23–en–3–ol、stigmast–5–ene–3β–ol、（24R）–cycloartane–3,24,25–triol、（24S）–9,19–cycloart–25–ene–3β,24–diol、（23R）–3β–cycloart–25–diene–ol、24（E）–3–hydroxycycloart–24–en–26–al、glochidiol、taraxerone、taraxerol、3β–hydroxy–9,19–cycloart–24–oic acid、3β–hydroxyolean–12–ene–ll–one、3β–hydroxyursan–12–ene–ll–one。

（4）二萜类化合物：cassipourol、callyspinol、phytol、spruceanol、tinyatoxin、12–deoxy–4β–hydroxyphorbol–13–dedocanoate–20–aceate、12–deoxy–4β–hydroxyphorbol、ingenoltriacetate。

（5）单萜类化合物：（E）–linalool–1–oic acid。

（6）芳香族化合物：ferulic acid、4–hydroxy–3–methoxybenzaldehyde、coniferaldehyde、4–hydroxybenzaldehyde、2,4–dihydroxybenzoic acid、2–hydroxyphenylacetic acid、protocatechuic acid。

（7）甾体类化合物：β–sitosterol、stigmasterol。

（8）木脂素类化合物：euphorhirtins A ～ D、5–methoxyvirgatusin、7S–ethoxyisolintetralin、7R–ethoxyisolintetralin、7–hydroxyhinokinin、7R–ethoxy–3–methoxy–isolintetralin、7–oxocubebindimethylether、virgatusin、virgatusin 16、urinaligran、phyllanthin、niranthin、5–demethoxyniranthin、lintetralin、phyltetralin、isolintetrali、5–methoxyursehernin、hypophyllan–thin、neonirtetralin。

（9）其他类化合物：dehydrolololiolide、ethyl3–（4–methyl–2,5–dioxo–2,5–dihydro–

1H-pyrrol-3-yl）propanoate、13-phenylacetate-20-acetate、二十二酸甲酯、n-butyl-1-O-β-L-rhamnopyranoside、n-butyl-1-O-α-L-rhamnopyranoside、myoinositol、 蒲公英萜醇、 蒲公英赛酮、cycloart-23-ene-3β,25-diol、25-hydroperoxycycloart-23-en-3β-ol、吐叶醇、β-谷甾醇、cucurbic acid、9,16-二羰基-10,12,14-三烯-十八碳酸、3-烯-十六碳酸、正二十四碳酸、（23E）-25-甲氧基环木菠萝烯-3-醇、23-环木菠萝烯-3β,25-二醇、环阿尔廷-25-烯-3β,24ζ-二醇、羊毛甾醇、山柰酚-3-鼠李糖苷、邻苯二甲酸二丁酯、邻苯二甲酸二异丁酯、黑麦草内酯、3,4-二羟基苯甲酸、没食子酸、槲皮苷、槲皮素、邻苯二甲酸（2-乙基己基）酯、高车前素、杨梅苷、蒲公英赛醇、α-香树脂醇、β-香树脂醇、蒲桃醇、蜂花酸、鼠李素-3-鼠李糖苷、三十烷醇、蜂花醇、无羁萜、鞣花酸、3,4-di-O-没食子鸡钠酸、2,4,6-三没食子酰-D-葡萄糖、1,2,3,4,6-五没食子酰-β-D-葡萄糖、环阿屯醇、24-次甲基环阿屯醇、大戟醇-hexacozonate、β-香树精醋酸酯、1-hexanol巨大戟二萜醇-醋酸酯、tinystoxin、12-脱氧-4β-羟基-佛波醇、13-十二烷醇-20-醋酸酯、12-脱氧-4β-羟基-佛波醇、苯基酸乙酯。

2. 药理作用

（1）抗氧化作用：飞扬草叶的提取物有抗氧化作用。在体内模型实验中，甲醇提取物、乙酸乙酯提取物有抑制 DPPH 自由基、·OH 自由基的作用。运用 ABTS 阳离子去色实验的方法发现飞扬草的甲醇提取物和水提物有较好的抗氧化活性。

（2）止泻作用：飞扬草叶的水提取物能降低正常小鼠由于蓖麻油诱导的胃肠蠕动。在由蓖麻油、花生四烯酸和前列腺素 E 诱发的小鼠实验模型中，飞扬草冻干煎剂具有止泻作用。飞扬草对硫酸镁所致的腹泻未有作用。如用蓖麻油加速小肠转运，该冻干煎剂可延缓小肠转运，但在正常情况下没有此功能。从飞扬草中分离出的槲皮苷具有止泻作用。

（3）抗炎作用：飞扬草的醇提取物具有抗炎活性。从飞扬草地上部分的正己烷提取物中分离得到的 β-香树脂醇、24-次甲基环阿屯醇、β-谷甾醇均有一定的抗炎作用。100mg/kg 飞扬草水提取物对角叉菜胶法急性炎症模型和佐药法慢性炎症模型有抗炎活性。用酵母诱发大鼠体温升高法研究飞扬草的解热作用，表明在致镇静剂量下（100 和 400mg/kg），其能降低高体温大鼠的直肠温度，而对体温正常大鼠亦有一过性降温作用。飞扬草的标准提取物（PM-251）有较好的抗炎作用，能明显抑制环氧合酶-2（COX-2）的活性。

（4）抗菌作用：飞扬草的甲醇提取物有抗菌活性，对金黄色葡萄球菌、枯草芽孢杆菌、相似型链球菌、大肠杆菌、铜绿假单胞菌及肺炎克雷伯菌的最低抑菌浓度分别为 6.25mg/mL、3.13mg/mL、3.13mg/mL、12.5mg/mL、3.13mg/mL 和 6.25mg/mL。飞扬草的正己烷提取物和双蒸水提取物对大肠杆菌、肺炎克雷伯菌、伤寒血清型沙门菌、奇异变形杆菌和痢疾志贺菌均有一定程度的抑菌和杀菌活性。飞扬草甲醇提取物的抗菌活性比水提物的抗菌活性强，提取物对革兰氏阳性菌比对革兰氏阴性菌活性强，水提物对枯草杆菌、表皮葡萄球菌、产碱假单胞菌等三种菌群无抑制作用，对普通变形杆菌、鼠伤寒沙门菌菌群抑制作用区域直径为 8mm 和 11mm，甲醇提取物对枯草杆菌、表皮葡萄球菌、产碱假单胞菌、普通变形杆菌和鼠伤寒沙门菌的菌群抑制作用区域直径分别为 14mm、11mm、23mm、24mm 和 24mm。产气肠杆菌和大肠杆菌 2 种菌群对飞扬草茎的水提取物和甲醇提取物均不敏感，水提取物对蜡状芽孢杆菌、金黄色葡萄球菌和肺炎克雷伯菌菌群的抑制作用区域直径为 13mm、9mm 和 11mm，甲醇提取物对这 3 种菌群的抑制作用区域直径为 24mm、16mm 和 21mm。

飞扬草地上部分的乙醇提取物对抗菌活性有较宽的菌谱，尤其是对大肠杆菌、普通变形杆菌、铜绿假单胞菌和金黄色葡萄球菌等几种菌群。飞扬草叶的乙醇提取物在 8 月中旬至 12 月末采收的叶提取物抗菌活性明显高于其他采收季节叶提取物的抗菌活性，且飞扬草的乙醇提取物既不促进金黄色葡萄球菌的生长，也不引起实验狗伤口的组织反应。

飞扬草叶和全草的乙醇提取物、甲醇提取物抗菌活性明显强于水提取物和氯仿提取物的抗菌活性，能明显抑制细菌的生长，但其抗菌活性要弱于对照物四环素的抗菌活性。飞扬草叶的水提取物和氯仿提取物对革兰氏阳性菌、枯草杆菌、铜绿假单胞菌、金黄色葡萄球菌及革兰氏阴性菌大肠杆菌、肺炎克雷伯菌有抗菌活性，且叶的水提取物的抗菌活性要强于氯仿提取物的抗菌活性。飞扬草乙酸乙酯和乙醇混合液提取物抑制大肠杆菌、金黄色葡萄球菌、苏云金芽孢杆菌的最低体积分数均为 0.156%，抑制根霉菌和青霉菌的体积分数均为 0.625%，抑制枯草芽孢杆菌、曲霉菌、酵母菌的最低体积分数分别为 0.078%、0.313%、1.25%；在相同时间内，飞扬草提取液浓度越高，抑菌率就越高，同一浓度提取液的作用时间越长，抑菌率也就越高，热处理对其抑菌效果有加强作用。飞扬草中的大戟素 C 对幽门螺杆菌的最低抗菌活性为 25μg/mL，对大肠杆菌的最低抗菌活性大于 100μg/mL。

（5）抗病毒作用：50% 甲醇提取液抗 HIV-1、HIV-2、SIVmac251 的活性大于水提取液；用二氯甲烷、乙酸乙酯和水对 50% 甲醇提取物进行液 - 液分配，只有剩余的水相表现出显著的抗病毒活性。

（6）降血糖作用：研究飞扬草叶、花和茎的乙醇提取物对正常大鼠和链脲佐菌素诱导的糖尿病大鼠的抗糖尿病活性，口服提取物 21 天后血糖明显下降，而且发现血胆固醇、甘油三酯、肌酐、尿素和碱性磷酸酶水平都有明显下降。

（7）抗过敏作用：飞扬草的乙醇提取物能抑制 C48/80 诱导的系统过敏，在同剂量时可抑制被动皮肤过敏反应（PCA）。飞扬草 95% 乙醇提取物能抑制 C48/80 诱导的系统过敏，促进 IL-4 和 IFN-γ 的释放，从而阐明了飞扬草预防早期和晚期过敏性反应的机制。飞扬草的乙醇提取物（EHA001）可以预防和治疗大鼠全身性与皮肤过敏反应。EHA001 可以抑制抗脱氧核糖核蛋白抗体复合物激活的大鼠腹腔肥大细胞释放的 TNF-α 和 IL-6。另外，飞扬草可改善小鼠血小板和纤维蛋白网络超微结构，从而缓解哮喘症状。

（8）其他作用：飞扬草甲醇提取物具有抗癌活性，其浓度在 10mg/kg 体重和 > 0mg/kg 体重时，对艾氏腹水癌细胞增长的抑制率分别为 45% 和 54.4%。飞扬草水提取物具有镇静、抗焦虑作用。飞扬草提取物具有抑制 ACE 的作用，抑制率达 90% 以上，其有效部位是低极性和极性部分。飞扬草水提取物具有治疗关节炎的作用，而且低剂量更有效。实验动物给予飞扬草提取物（腹腔注射，40mg/mL），其饮水量显著降低，并持续2h，表明飞扬草提取物具有止渴作用。

飞扬草正己烷提取物、氯仿提取物、甲醇提取物及水提取物对抗成纤维细胞增殖作用均有一定的活性。测定飞扬草水提取物发现有部分的抗组胺作用。飞扬草地上部分90%乙醇提取物能50%～70%降低寄生虫血症。从飞扬草地上部分的甲醇提取物中分离得到了阿福豆苷、槲皮苷及杨梅苷等几个黄酮苷类化合物，且它们具有恶性疟原虫增殖抑制作用。飞扬草水提取物和醇提取物在50mg/kg、100mg/kg能增加尿输出量，同时能增加电解质的排泄。飞扬草提取物在浓度为125μg/mL、250μg/mL、500μg/mL、1000μg/mL时具有抗结核药物诱发的细胞毒的保护作用。

（9）毒性：飞扬草6个不同的提取部位对大鼠有潜在的毒性，同时发现飞扬草的水提取物对小鼠睾丸及附属器官有害。

（10）驱虫作用：飞扬草的甲醇提取物对卤虫的半数致死量为37.07μg/mL，而其对照物三水氨苄西林对卤虫的半数致死量为16.87μg/mL。飞扬草的水提取物、乙酸乙酯提取物、正丁醇提取物和石油醚提取物均有杀虫活性，其中石油醚提取物的杀虫活性最强。

（11）诱变作用和抗突变活性：在有或无S-9代谢激活条件下，槲皮素对鼠伤寒沙门菌突变体TA98株有强的诱变作用，而无任何抗突变作用；在同样条件下，水和甲醇提取物质量浓度即使高达100μg/mL，对鼠伤寒沙门菌突变体TA98和TA100株也无诱变作用。在无S-9代谢激活条件下，水和甲醇提取物不能抑制2-硝基芴对鼠伤寒沙门菌突变体TA98的诱变性；而水提取物100μg/mL，甲醇提取物10μg/mL、100μg/mL且在有S-9代谢激活条件下，对2-氨基蒽的诱变性有强烈抑制作用。飞扬草水和甲醇提取物在较高质量浓度时，对肝脏中的异生物体代谢酶有调节作用。

【备注】

本品中药名为飞扬草，与中药飞扬草的区别主要有以下几方面。

1. 性味 飞扬草性凉，味辛、酸；有小毒。

2. 归经 飞扬草归肺、膀胱、大肠经。

3. 功效 飞扬草也有清热解毒的功效，同时还有利湿止痒、通乳的功效。

4. 主治 飞扬草也用于痢疾、泄泻、湿疹、皮肤瘙痒，同时还用于肺痈、乳痈、疔疮肿毒、牙疳、热淋、血尿、脚癣、产后乳少。

5. 用量 飞扬草6～9g。

6. 使用注意 飞扬草孕妇慎用。

四十五、凤尾草

Fongc dueiv miev

别名：井边草、阉鸡尾、井边茜。瑶医：若端咪。

本品为凤尾蕨科植物井栏边草 *Pteris multifida* Poir. 的全草。全年可采。

本品分布于河北、山东、河南、陕西、四川、贵州、广西、广东、福建、台湾、浙江、江苏、安徽、江西、湖南、湖北等省区。广西分布于南宁、玉林、梧州、富川、阳朔、临桂、兴安、全州、柳江、罗城、凌云、金秀等地。生于墙壁、井边及石灰岩缝隙或灌丛下。

【性味】性寒，味涩，微苦。

【分类】属打药。

【功效】清热解毒，利尿止痢，凉血止血。

【主治】肠炎痢疾，急性黄疸型肝炎，尿路感染，肾炎，淋浊，血尿，感冒发热，咽喉肿痛，带下，崩漏，产后流血过多，胎动不安，狂犬咬伤，疔疮，伤口感染。

【瑶医治疗经验】

1. 急性肠炎、痢疾　凤尾草 30g，马莲鞍 10g，黄柏 10g，黄连 5g，九层皮 10g。水煎服。

2. 伤口感染　凤尾草、白饭树各适量。水煎外洗。

3. 尿路感染　凤尾草 20g，石韦 20g，过塘藕 20g，车前草 15g，石莽草 10g，淡竹叶 6g，白纸扇 15g。水煎服。

【用法用量】内服：煎汤，15 ～ 30g。外用：适量，鲜品捣敷。

【现代研究】

1. 化学成分

（1）黄酮类：凤尾草总黄酮的含量约为 3.2%，包括槲皮素、dihydrochioidinin、木香素Ⅲ、5,5′-dihydroxy-3-methoxy-6,8,3″,3″-tetramethylpyran-（3′,4′）flavone-7-*O*-[β-D-apiofuranosyl-（1 → 6）]-β-D-glucopyranoside、芹菜素 -7-*O*-β-D- 葡萄糖 -4′-*O*-α-L- 鼠李糖、芹菜素 -7-*O*-β-D- 葡萄糖苷、芹菜素 -4′-*O*-α-L- 鼠李糖、芹菜素、木犀草素 -7-*O*-β-D- 葡萄糖苷、木犀草素 -3′-*O*-β-D- 葡萄糖苷、木犀草素、柚皮素和圣草酚等。

（2）倍半萜类：包括 pteroside P′、pterosin C、pterosin P、pterosin N、pteroside P、harinantenaina，pterosin C-3-*O*-β-D-glucopyranoside、pteroside C、pteroside A、wallichoside。

（3）二萜类：包括 licoagrochalcone D、5-（3″- 甲基丁基）-8- 甲氧基呋喃香豆素、7- 甲氧基鬼灯素、1-acetoxyl-2-piperonyl-6-[6-methoxyl-piperonyl]-3,7-dioxabicyclo-[3,3,0]-octane、saucerneol D、licoagrochalcone D 和 eusiderin 等。

（4）挥发油类：包括莰烯、己醛、α- 松油醇、γ- 杜松烯、丁香酚等。

（5）其他类：香草醛、β- 谷甾醇、扶桑甾醇、青蕨素Ⅰ、青蕨素Ⅱ、saucerneol D、dehydrogoniohtalamin、1-hydroxy-4,7-dimethoxy-8-（3-methyl-2-butenyl）-6-*O*-α-L-rhamnopyranosyl-（1 → 2）-*O*-β-D-glucopyranosyl-（1 → 3）-*O*-β-D-glucopyranosylxanthone、1,3-dihydroxy-7-methoxy-8-（3-methyl-2-butenyl）-6-*O*-α-L-rhamnopyranosyl-（1 → 2）-*O*-β-D-glucopyranosyl-（1 → 3）-*O*-β-D-glucopyranosylxanthone、vanillin、dehydrogoniothalamin、白花丹酸、1,5,8–trihydroxy–3–methoxyxanthone–8–*O*–*β*–D–glucopyranoside、neesiinoside B、isoneorautenol 等。

2. 药理作用

（1）抗肿瘤作用：有研究发现，凤尾草叶的甲醇提取物对 HeLa、NCI–H460 和 MCF–7 肿瘤细胞有一定的抑制活性，并且具有很强的抗氧化活性，而乙醇提取物仅对 HeLa 和 NCl–H460 表现出一定的活性。

（2）抗氧化作用：有研究发现，凤尾草水提取物对 DPPH 自由基和羟自由基等具有很强的清除活性和还原能力，具有很强的抗氧化活性以及清除超氧离子的活性，并且呈剂量依赖性。

（3）抗菌作用：相关研究发现，凤尾草水提取物对金黄色葡萄球菌、枯草芽孢杆菌、大肠杆菌、青霉、黑曲霉菌均有不同程度的抑菌效果。

（4）其他作用：相关研究发现，凤尾草水提取物对苦酮酸诱导的突变具有很强的抗突变活性。凤尾草冻干粉末的抗高血脂活性研究发现，凤尾草不仅可以降低血浆、肝脏胆固醇及甘油三酯的浓度，还可以通过肠道促进脂质及代谢产物的排泄，从而表现出抗高血脂活性。凤尾草 70％乙醇总提取物、水部位以及大孔树脂 95％乙醇洗脱部位均可以显著降低肝损伤小鼠血清 ALT、AST 水平，能对抗雷公藤甲素所致的小鼠急性肝损伤。凤尾草对四氧嘧啶致糖尿病小鼠有显著的降糖作用。不同剂量的凤尾草水煎液均有明显的止血作用和升高血小板作用，提示凤尾草升高血小板作用是其止血机制之一，也是其治疗血小板减少性出血的药理基础。凤尾草可明显提高 D– 半乳糖致衰老模型小鼠的胸腺系数和脾脏系数，对抗小鼠脑组织 NO，抑制 NOS 活性，起到抗衰老的作用。凤尾草水提取液可降低血液中的铅含量。

【备注】

本品中药名也为凤尾草，与中药凤尾草的区别主要有以下几方面。

1. 药用部位 凤尾草用全草或根茎。

2. 性味 凤尾草性寒，味淡、微苦。

3. 归经 凤尾草归大肠、肝、心经。

4. 功效 凤尾草也有清热解毒、凉血止血的功效，同时还有利湿、消肿的功效。

5. 主治 凤尾草也主治痢疾、泄泻、黄疸、淋浊、带下、尿血、咽喉肿痛、疔疮肿毒，同时还用于瘰疬、痄腮、乳痈、高热抽搐、蛇虫咬伤、吐血、衄血、便血及外伤出血。

6. 用量 凤尾草 9 ～ 15g。

7. 使用注意 凤尾草虚寒泻痢及孕妇禁服。

四十六、枫树皮

Mbuergh muir ndomqc

别名：枫香皮。瑶医：朋巫比。

本品为金缕梅科植物枫香树 *Liquidambar formosana* Hance 的茎皮。四季均可采，剥去树皮，洗净，晒干或烘干。

本品分布于秦岭及淮河以南各省区。广西各地均有分布。喜阳光，多生于平地、村落附近及低山的次生林。

【性味】性平，味涩。

【分类】属打药。

【功效】祛风除湿，止泻止痒，活血行气。

【主治】胃脘疼痛，腹痛，痢疾，泄泻，痈肿疮疡，湿疹，风疹，产后风，小儿脐风。

【瑶医治疗经验】

1. 湿疹 枫树皮 60g，毛冬青 50g，金银花 50g，苦参 50g，黄柏 30g。水煎外洗。

2. 荨麻疹 枫树皮 50g，山黄林 50g，五色梅 50g，南蛇勒 50g，忍冬藤 50g，盐肤木 50g。水煎外洗。

3. 泄泻 枫树皮 30g，石榴皮 15g，柿蒂 10g，地榆 15g，九层皮 15g。水煎服。

【用法用量】内服：煎汤，15 ～ 30g。外用：适量，煎水洗。

【备注】

本品中医分部位作为不同药材使用，药名分别为枫香脂（树脂）、路路通（果序）、枫香树皮（树皮）、枫香树叶（叶）、枫香树根（根），与它们的区别主要有以下几方面。

1. 性味 枫香脂性平，味辛、微苦。路路通性平，味苦。枫香树皮性平，味辛、微涩。枫香树叶、枫香树根性平，味辛、苦。

2. 归经 枫香脂归肺、脾经。路路通归肝、肾经。枫香树皮、枫香树叶归脾、肝经。枫香树根归肺、大肠经。

3. 功效 枫香脂的功效是活血止痛、解毒生肌、凉血止血。路路通的功效是祛风活络、利水、通经。枫香树皮的功效是除湿止泻、祛风止痒。枫香树叶的功效是行气止痛、解毒、止血。枫香树根的功效是解毒消肿、祛风止痛。

4. 主治 枫香脂主治跌打损伤、痈疽肿痛、吐血、衄血、外伤出血。路路通主治关节痹痛、麻木拘挛、水肿胀满、乳少、经闭。枫香树皮主治痢疾、泄泻、大风癞疾、皮肤痒疹。枫香树叶主治胃脘痛、伤暑腹痛、痢疾、泄泻、疮疡、湿疹、吐血、咯血、创伤出血。枫香树根主治疮疡、风湿痹痛、牙痛、湿热泻痢、小儿消化不良。

5. 用法用量 枫香脂 1 ～ 3g，宜入丸散服；外用适量。路路通 5 ～ 10g。枫香树皮内服，煎汤，鲜品 30 ～ 60g；外用适量。枫香树叶内服，煎汤，鲜品 15 ～ 30g，或鲜品捣汁；外用适量。枫香树根内服，煎汤，15 ～ 30g，或捣汁；外用适量。

四十七、爬络妹

Louc bah meil

别名：爬墙虎。瑶医：爬络美。

本品为卫矛科植物扶芳藤 *Euonymus fortunei*（Turcz.）Hand.–Mazz. 的全株。全年可采，洗净，切段，鲜用或晒干。

本品分布于广西、山西、山东、江苏、江西、湖南、湖北、贵州、云南等省区。广西各地均有分布。生于山谷、村边，攀缘于墙上、石上或树上。

【性味】性平，味微苦。

【分类】属风打相兼药。

【功效】舒筋活络，祛风除湿，活血散瘀，肾虚腰痛，止血止痛。

【主治】风湿痹痛，腰膝疼痛，腰肌劳损，坐骨神经痛，衄血，咯血，血崩，月经不调，子宫脱垂，跌打损伤。

【瑶医治疗经验】

1. 风湿麻痹　扶方藤 20g，四方钻 15g，黑九牛 20g，白九牛 20g，青风藤 20g，一刺两嘴 20g，茯苓 20g，金刚根 20g，鸟不占 20g。水煎服。

2. 腰痛　扶方藤 20g，牛大力 15g，千斤拔 10g，半枫荷 20g，黄花倒水莲 15g，九龙藤 20g，血风藤 15g，白毛蛇 10g。水煎服。

3. 腰肌劳损　扶方藤 20g，血风藤 20g，麻骨风 15g，龙骨风 15g，杜仲 15g，刺五加皮 10g。水煎服。

【用法用量】内服：煎汤，15～30g。外用：适量，煎水洗或用鲜品捣敷。

【现代研究】

1. 化学成分

（1）萜类及其衍生物：2α,3α- 二羟基 - 羽扇豆 -20（29）- 烯 -28- 羧酸、1α,2α,6β,9α,15- 五乙酰基 -8α- 苯甲酰基 - 二氢沉香呋喃、异乔木萜醇、木栓醇、表木栓醇、绿舒筋酮、齐墩果 -12- 烯 -3,29- 二醇、美登木酸、木栓酮、euoverrine B、3,4- 裂 - 木栓烷 -3- 酸、异山柑子萜醇、铁冬青酸、南五味子酸、3-*O*- 咖啡酰基白桦酯醇、3-*O*- 咖啡酰基羽扇豆醇。

（2）黄酮类：*d*- 儿茶素、去氢双儿茶素 A、表儿茶素、没食子儿茶素、3,4′,5,7-四羟基二氢黄酮、7-*O*-α-L-吡喃鼠李糖基山奈酚、kaempferol-3,7-*O*-α-dirhamnopyranoside、kaempferol-3-（4″-*O*-ace-tyl）-*O*-α-L-rhamnopyranoside-7-*O*-α-L-rhamnopyr-anoside、apigenin-7-*O*-α-D-glucopyranoside、kaempferol-3-*O*-β-D-glucopyranosyl-7-*O*-α-L-rhamnopyranoside、kaempferol-3-*O*-β-D-glucopyranosyl-（1→4）-α-L-rh-amnopyranosyl-7-*O*-β-D-glucopyranosyl-（1→4）-α-L-rhamnoyranoside。

（3）甾体类：谷甾醇 β-D- 吡喃葡萄糖苷、stigmas-tane-3β,5β,6β-triol、β- 谷甾醇。

（4）木脂素类：刺苞木脂素 A、丁香脂素。

（5）有机酸类：没食子酸、原儿茶酸、丁香酸、二十六酸、草酰乙酸。

（6）酚类：1,4- 二羟基 -2- 甲氧基苯、3,4- 二羟基苯甲酸。

（7）其他类：三十二烷醇、正三十三烷、卫矛醇、前番茄红素、前 -γ- 胡萝卜素、胡萝卜苷、syringin、acetamide。

2. 药理作用

（1）抗氧化、衰老作用：扶芳藤可消除兔心肌缺血再灌注损伤氧自由基，防止脂质体发生过氧化。

（2）凝血作用：扶芳藤具有凝血作用，其水煎液可缩短小鼠凝血时间和出血时间。扶芳藤醇提取液可明显提高纤维蛋白原含量，缩短凝血酶原时间、凝血酶时间、活化部分凝血活酶时间。扶芳藤水煎液、醇提取液能明显抑制血栓形成，延长凝血酶原时间，缩短小鼠凝血时间和出血时间。

（3）耐缺氧、保护脑组织作用：扶芳藤对大鼠急性脑缺血再灌注损伤起保护作用，其提取物可降低大鼠脑组织中 TNF-α 和 IL-1β 的表达。扶芳藤银杏叶合剂（扶芳藤、银杏叶）可降低急性脑缺血再灌注后 TNF-α 的表达水平，表明扶芳藤银杏叶合剂可能通过该机制对急性脑缺血后脑细胞起保护作用。扶芳藤正丁醇、乙醇提取物可显著提高缺氧损伤 ECV-304 细胞的存活率，显示扶芳藤提取物有减轻 $Na_2S_2O_4$ 诱导的血管内皮细胞缺氧的损伤作用。扶芳藤可提高人心内膜微血管内皮细胞中血管内皮生长因子（VEGF）、血管内皮生长因子受体 2（VEGFR-2）含量水平，而缺氧 / 复氧（H/R）后人心内膜微血管内皮细胞的 VEGF、VEGFR-2 含量水平相对下调，表明扶芳藤对缺氧状态下人心内膜微血管内皮细胞具有保护作用。

（4）增强免疫功能：扶芳藤乙醇提取物可增强小鼠免疫功能，通过腹腔注射中、高剂量的扶芳藤提取物后，小鼠脏器质量 / 体质量的比值、血清溶血素、淋巴细胞转化率和巨噬细胞吞噬率指标均明显提高。复方扶芳藤合剂（扶芳藤、黄芪和红参）可提高小鼠的脾脏指数、胸腺指数、淋巴细胞转化率和血清溶血素含量，且小鼠单核巨噬细胞吞噬功能增强，表明复方扶芳藤合剂对细胞免疫、体液免疫及非特异性免疫均具有免疫增强的作用。

（5）增强胰岛功能：扶芳藤可能通过阻断细胞 iNOS 的过表达，抑制 NO 大量生成，提高 GSH 含量，减轻细胞因子对胰岛的损害，即扶芳藤能通过提高 GSH、降低 iNOS 表达及 NO 产生，提高胰岛细胞存活率，增强胰岛功能。

（6）抗心肌缺氧作用：扶芳藤对心血管有良好的药理作用，其水煎醇沉液可明显延长小鼠心肌缺氧的存活时间，抑制血栓形成，改善去甲肾上腺素（NA）所致的肠系膜微循环障碍，并可扩张耳郭微血管。药理实验证明，扶芳藤中的卫矛醇能对抗垂体后叶素所致的心肌缺氧，增强腹腔对铯的摄取、心肌对铷的摄取，增加心肌营养性血流量，改善营养物质的供应，以减轻局灶性脑缺血后脑细胞的缺血性损伤。

（7）其他作用：研究扶芳藤一般药理和急性毒性作用，通过十二指肠给药方式发现扶芳藤对麻醉猫心血管系统及呼吸系统无明显影响，通过灌胃给药方式发现扶芳藤对小鼠的自主活动和一般行为也无明显影响，表明扶芳藤药物毒性较低。

【备注】

本品中药名为扶芳藤，与中药扶芳藤的区别主要有以下几方面。

1. 药用部位　扶芳藤用带叶茎枝。

2. 性味　扶芳藤性微温，味甘、苦、微辛。

3. 归经　扶芳藤归肝、肾、胃经。

4. 功效　扶芳藤也有舒筋活络、活血散瘀、止血的功效，同时还有益肾壮腰的功效。

5. 主治　扶芳藤也用于风湿痹痛、肾虚腰膝酸痛、腰肌劳损、咯血、血崩、月经不调、子宫脱垂、跌打骨折，同时还用于半身不遂、小儿惊风、吐血、创伤出血。

6. 使用注意　扶芳藤孕妇禁服。

四十八、古红藤

Guh siqc dangh

别名：癫拐藤。瑶医：故史党。

本品为茜草科植物流苏子 *Coptosapelta diffusa*（Champ. ex Benth.）Van 的地上部分。秋季采收，除去泥土、杂质，洗净，晒干。

本品分布于安徽、浙江、江西、福建、台湾、湖北、湖南、广东、香港特区、广西、四川、贵州、云南等省区。广西分布于灵山、宁明、靖西、乐业、罗城、融安、金秀、岑溪、昭平、贺州、钟山、全州、资源、龙胜等地。生于山地，或丘陵的林中，或灌丛中。

【性味】性平、微温，味辣、苦。

【分类】属打药。

【功效】燥湿止痒，活血通经。

【主治】疥疮，湿疹，皮炎，皮肤瘙痒，月经不调。

【瑶医治疗经验】

1. 疥疮　古红藤 50g，杠板归 50g，黄柏 50g，百部 50g，硫黄 10g（后下）。水煎外洗。

2. 疥疮　古红藤 200g，苦李根 200g，九里明 200g。水煎外洗。

3. 湿疹　古红藤 50g，硫黄 10g，冰片 5g。共捣匀，用纱布包，温开水浸湿，外擦患处。

【用法用量】50 ～ 100g，水煎外洗。

【备注】

本品中药名为流苏子根，与中药流苏子根的区别主要有以下几方面。

1. 药用部位　流苏子根用根。

2. 性味　流苏子根性凉，味辛、苦。

3. 功效　流苏子根也有止痒的功效，同时还有祛风除湿的功效。

4. 主治　流苏子根也用于湿疹、荨麻疹、皮炎、疥疮等皮肤病，同时还用于风湿痹痛。

5. 用量　流苏子根外用，适量；煎水熏洗或研末调涂。内服，煎汤，6 ～ 15g。

四十九、狐狸尾

Fuc lic dueiv

别名：狗尾草、兔尾草。瑶医：故堆。

本品为豆科植物狸尾豆 *Uraria lagopodioides*（Linn.）Desv. ex DC. 的全草。夏、秋季采收全草，洗净，鲜用或晒干。

本品分布于福建、江西、湖南、广东、海南、广西、贵州、云南及台湾等省区。广西各地均有分布。生于旷野坡地灌丛中。

【性味】性平，味淡。

【分类】属打药。

【功效】散结消肿，活血通经。

【主治】颈部淋巴结结核，小儿发育不良，腰痛，毒蛇咬伤，痈疮肿毒，月经不调。

【瑶医治疗经验】

1. 颈部淋巴结结核 狐狸尾 30g，夏枯草 20g，重楼 10g，半夏 10g，一点血 10g，三叶青 20g，甘草 10g，猫爪草 15g，肿节风 20g。水煎服。

2. 腰椎骨质增生 狐狸尾 50g，战骨（黄毛豆腐柴）50g。水煎服。

3. 腰痛 狐狸尾 30g，金樱根 30g，空桐树根 30g，杜仲 15g，臭牡丹根 15g，鸡爪 6 个。共炖，分 3 次内服。

【用法用量】内服：煎汤，15 ～ 30g。

【现代研究】

1. 化学成分 本品含多种黄酮，如 3,5- 二羟基 -7,4′- 二甲氧基黄酮、当药黄酮、当药黄酮 -2″-O-α-L- 鼠李糖苷等。

2. 药理作用 狐狸尾乙酸乙酯、丙酮和 95% 乙醇提取部位均具有较强 ABTS，DPPH 清除能力及还原能力，其中乙醇提取部位具有优异的抗氧化能力。

【备注】

本品中药名也为狐狸尾，与中药狐狸尾的区别主要有以下几方面。

1. 性味 狐狸尾性平，味甘、淡。

2. 功效 狐狸尾也有散结消肿的功效，同时还有清热解毒、利水通淋的功效。

3. 主治 狐狸尾主治感冒、小儿肺炎、黄疸、腹痛腹泻、瘰疬、痈疮肿毒、毒蛇咬伤、砂淋尿血、妇女月中劳伤。

五十、马蹄介

Mah deih nyaaix

别名：马蹄蕨、观音坐莲。瑶医：马蹄介。

本品为观音座莲科福建观音座莲 *Angiopteris fokiensis* Hieron. 的根、茎。全年均可采收，洗净，去须根，切片，晒干或鲜用。

本品分布于福建、湖北、贵州、广东、广西、香港特区等省区。广西分布于马山、武鸣、陆川、阳朔、金秀等地。生于林下溪沟边。

【性味】性凉，味涩。

【分类】属打药。

【功效】清热解毒，利湿治疟，凉血止血，止痛。

【主治】肠炎，痢疾，胃痛，胃、十二指肠溃疡，肺结核咯血，肾炎水肿，痈疮肿毒，功能性子宫出血，疟疾，风湿性关节炎，淋巴结结核，淋巴结炎，蛇虫咬伤。

【瑶医治疗经验】

1. 胃痛 观音座莲 20g，香附 20g，入山虎 5g，九层皮 15g，山菠萝 10g。水煎服。

2. 肾炎水肿 观音坐莲 20g，荷莲豆 20g，野六谷 10g，猫爪草 6g，车前草 10g。水煎服。

3. 功能性子宫出血 观音座莲 30g，鸡冠花 30g，红毛钻 15g，仙鹤草 20g，杜仲 15g，五指毛桃 30g。与鸡肉炖服。

【用法用量】内服：煎汤，15～30g。外用：适量，鲜品捣敷。

【现代研究】

1. 化学成分 马蹄介的主要成分为黄酮类、有机酸类、甾体类及变型二肽类化合物，其中以有机酸类和甾醇类化合物的含量较高，依次为 γ- 谷甾醇、棕榈酸、亚油酸、菜油甾醇、油酸和豆甾醇。其含有鼠李糖、果糖、D- 无水葡萄糖、β- 谷甾醇、二十烷酸、7β-hydroxysitosterol-3-O-β-D-glucoside、胡萝卜苷、sitosteryl-6'-O-undecanoate-D-glucoside、紫萁内酯苷、金色酰胺醇乙酸酯等。

2. 药理作用 通过测定还原能力、清除 DPPH 自由基能力，清除羟自由基能力，对马蹄介黄酮进行了体外抗氧化活性的研究，结果表明马蹄介黄酮有良好的抗氧化活性。

【备注】

本品中药名为马蹄蕨，与中药马蹄蕨的区别主要有以下几方面。

1. 药用部位 马蹄蕨用根茎。

2. 性味 马蹄蕨性凉，味微苦。

3. 功效 马蹄蕨也有清热凉血的功效，同时还有祛瘀止血、镇痛安神的功效。

4. 主治 马蹄蕨也用于风湿痹痛、痈肿疔疮、崩漏、毒蛇咬伤，同时还用于跌打肿痛、外伤出血、乳痈、痄腮、产后腹痛、心烦失眠等病证。

五十一、挪啊占

Simh miev

别名：亡肠草。瑶医：挪啊占。

本品为菊科植物鬼针草 Bidens pilosa L. var. radiata Sch. -Bip. 的全草。在夏、秋季开花盛期，收割地上部分，拣去杂草，鲜用或晒干。

本品分布于华东、华中、华南、西南各省区。广西各地均有分布。生于村旁、路边及荒地中。

【性味】性凉，味苦。

【分类】属打药。

【功效】疏风解表，清热解毒，平肝降压，凉血散瘀。

【主治】感冒发热，流感，乙脑，咽喉肿痛，肠炎痢疾，黄疸型肝炎，阑尾炎，小儿高热惊风，高血压病。

【瑶医治疗经验】

1. 阑尾炎 ①挪啊占 30g，马莲鞍 15g，金线风 15g，九层皮 15g，马齿苋 20g。水煎服。②挪啊占 50g。水煎服。

2. 黄疸型肝炎 挪啊占 30g，山栀子 10g，十大功劳 15g，黄泥草 15g，黄柏 10g，金钱草 20g，车前草 15g，白纸扇 15g。水煎服。

【用法用量】内服：煎汤，10 ~ 90g。外用：适量。

【现代研究】

1. 化学成分 挪啊占以黄酮类、酚酸类等化合物为主。全草含总黄酮（约 4.035%，主要分布在叶中）、蒽醌苷、生物碱、鞣质、挥发油、炔类、苦味质、胆碱等多种化学成分。

（1）聚炔类：1,2,13- 三羟基 -5（E),11（E）- 十三二烯 -7,9- 二炔、1-O-β-D- 葡萄糖基 -3- 酮基 -14- 羟基 -6（E),12（E）- 十四二烯 -8,10 二炔、鬼针聚炔苷、1,2,13- 三羟基 -3（E),11（E）- 十三烷二烯 -6,8,10- 三炔、1,3,14- 三羟基 -6（E),12（E）- 十四二烯 -8,10- 二炔、3-O-β-D- 葡萄糖 -1,14- 二羟基 -6（E), 12（E）- 十四二烯 -8,10- 二炔、（Z）-1,11- 十三碳 - 二烯 -3,5,7,9- 四炔、石竹烯、大牻牛儿烯 -D 等。

（2）甾醇类：β- 谷甾醇、豆甾醇、胡萝卜苷、豆甾醇 3-O- 葡萄糖苷。

（3）苯丙素类：E-4-O-（2″-O- 乙酰基 -6″-O- 对香豆酰基 -β-D- 吡喃葡萄糖）- 对香豆酸、6,7- 二羟基香豆素、3- 咖啡酸酰基 -2- 甲基 -D- 赤藓糖酸 -1,4 内酯、苯并二氢呋喃新木脂素 -4-O-β-D- 葡萄糖苷、丁香酚 -O-β-D- 呋喃芹糖 -（1″-6′）-O-β-D- 吡喃葡萄糖苷、丁香脂素 -4-O-β-D- 吡喃葡萄糖苷。

（4）橙酮类：Z-7-O-β-D- 葡萄糖苷 -6,7,3′,4′- 四羟基橙酮、E-6-O-（6″-O-p- 香豆酸 -β-D- 葡萄糖）-6,7,3′,4′- 四羟基橙酮。

（5）黄酮类：槲皮素 -3-O-β-D- 半乳糖苷、7,8,3′,4′- 四羟基黄酮、槲皮素 -3-O-α-L- 鼠李糖苷、紫云英苷、山奈酚 -3-O-α-L- 鼠李糖苷、5,3′- 二羟基 -3,6,4′- 三甲氧基 -7-O-β-D- 吡喃葡萄糖苷黄酮、异奥卡宁 -7-O-β-D- 葡萄糖苷（R/S）、异奥卡宁 -3′- 甲氧基 -7-O-β-D- 葡萄糖苷、6,7,3′,4′- 四羟基橙酮、海生菊苷、槲皮素。

（6）脑苷脂类：（2S,3S,4R,8E）-2-[（2′R）-2′- 羟基 - 硬脂酸酰胺]-8- 十八烯 -1,3,4- 醇、（2S,3S,4R,8E）-2-[（2′R）-2′- 羟基 - 棕榈酸酰胺]-8- 十八烯 -1,3,4-

醇、（2S,3S,4R,9Z）-2-[（2′R）-2′- 羟基 - 棕榈酸酰胺]-8- 二十二烯 -1,3,4- 醇、（2S,3S,4R,8E）-1-O-β- 葡萄糖 -2-[（2′R）-2′- 羟基 - 棕榈酸酰胺]-8- 十八烯 -1,3,4-醇、（2S,3S,4R,9Z）-1-O-β- 葡萄糖 -2-[（2′R）-2′- 羟基 - 棕榈酸酰胺]-8- 二十二烯 -1,3,4- 醇。

（7）其他类：okanin、luteolin、6,7,3′4′-tetrahydroxyauroe、（2S,3S,4R,8E）-2-[（2′R）-2′- 羟基 - 二十四碳烯酰氨基]-10- 十八烯 -1,3,4- 三醇、（2S,3S,4R,8E）-2-[（2′R）-2′- 羟基 - 二十三碳烯酰氨基]-10- 十八烯 -1,3,4- 三醇、异奥卡宁 -4′- 甲氧基 -7-O-β-D- 葡萄糖苷（2R）、异奥卡宁 -4′- 甲氧基 -7-O-β-D- 葡萄糖苷（2S）、异奥卡宁 -3′- 甲氧基 -7-O-β-D- 葡萄糖苷（2R）、异奥卡宁 -3′- 甲氧基 -7-O-β-D- 葡萄糖苷（2S）、3′,5- 二羟基 -3,6,4′- 三甲氧基 -7-O-β-D- 葡萄糖苷黄酮、8,3″- 二羟基 -3,7,4- 三甲氧基 -6-O-β-D- 葡萄糖苷黄酮、异槲皮苷、1-O-β-D- 吡喃葡萄糖基 -（2S,3S,4R,8E/Z）-2-[（2′R）-2′- 羟基 - 二十四碳烯酰氨基]-8- 十八烯 -1,3,4- 三醇、1-O-β-D- 吡喃葡萄糖基 -（2S,3S,4R,8E/Z）-2-[（2′R）-2′- 羟基二十三碳烯酰氨基]-8- 十八烯 -1,3,4- 三醇、1-O-β-D- 吡喃葡萄糖基 -（2S,3S,4R,8E/Z）-2-[（2′R）-2′- 羟基二十二碳烯酰氨基]-8- 十八烯 -1,3,4- 三醇、4-O-（6″-O- 对 - 香豆酰基 -β-D- 吡喃葡萄糖）- 对 - 香豆酸、枸橼苦素、4- 烯丙基 -2,6- 二甲氧基苯苷、咖啡酸、富马酸、尿嘧啶、1- 二十一醇、正二十四烷、咖啡酸乙酯、异奥卡宁、苏式 - 二羟基脱氢二松柏醇、正二十八烷、橙皮苷、柚皮素、芹菜素、山奈酚 -3-O-α-L- 鼠李糖苷、麦芽糖、没食子酸、金丝桃苷、木栓酮、正十三烷、木栓醇、21a- 羟基木栓烷 -3- 酮、羽扇豆醇、豆甾醇 -3-O-β-D- 葡萄糖苷、二十烷酸、木栓烷 -3β- 醇 -27- 酸、矢车菊黄素、没药烯、7α- 羟基 -β- 谷甾醇、豆甾 -4- 烯 -3β,6α- 二醇、豆甾醇 -7- 酮、7- 甲氧基 -6- 羟基香豆素、1- 棕榈酸甘油酯、3β-O-（6′- 十六烷酰氧基 -β- 吡喃葡萄糖基）-豆甾 -5- 烯、1-O-β-D- 吡喃葡萄糖 -（2S,3R,8E）-2-[（2′R）-2- 羟基棕榈酰胺]-8- 十八碳烯 -1,3- 二醇、葱木脑苷、（3S,5R,6S,7E）-5,6- 环氧 -3- 羟基 -7- 巨豆烯 -9- 酮、3- 羟基二氢猕猴桃内酯、2β,3β- 二羟基 -2α- 甲基 -γ- 内酯。

2. 药理作用

（1）抗纤维化作用：鬼针草及其有效成分通过维持小管基底膜的完整性，减少胶原、层粘连蛋白等细胞外基质（ECM）成分的表达，防止其在肾间质的过度沉积，下调间质细胞表型的表达水平，增加上皮细胞表型的表达水平，抑制细胞增殖，降低纤维化相关蛋白的表达，逆转 EMT 的过程，发挥抗纤维化作用。TGF-β 在肾小管 EMT的发生中起关键作用，血管紧张素Ⅱ（AngⅡ）可以通过诱导这种纤维化因子来促进高血压肾损害 EMT 的发生。基于这一结果我们认为，在高血压肾纤维化中，鬼针草及其有效成分可以通过上调上皮表型，减少胶原、层粘连蛋白等 ECM 成分的表达，维持ECM 合成 / 降解平衡，遏制高血压肾损害 EMT 过程，从而达到逆转肾纤维化的目的。

（2）抗肿瘤作用：白花鬼针草乙酸乙酯部位能通过降低线粒体膜电位，诱导 RKO细胞的凋亡，具有显著的抗肿瘤活性。鬼针草石油醚部位体外干预 A549 癌细胞后，Caspase-3、Bax 蛋白表达提升，Bcl-2 蛋白表达降低，且作用呈明显的剂量依赖性，即鬼针草石油醚部位可能通过细胞凋亡途径发挥抗癌药效作用。

（3）抑菌作用：鬼针草对产 ESBLs 大肠杆菌有抑菌作用，抑菌浓度为 0.5g/mL。鬼针草水煮液与抗生素头孢曲松钠、头孢他啶、头孢曲松钠＋舒巴坦、头孢地嗪、痢菌净、强力霉素、头孢他啶＋舒巴坦、阿米卡星、阿莫西林有相加作用。在联合诱导实验中，鬼针草与抗生素的联合抑菌效果为：乙酸乙酯提取液＞水煮液＞丙酮提取液＞三氯甲烷提取液。鬼针草醇提取物具有较宽的抑菌谱，对金黄色葡萄球菌、枯草芽孢杆菌、白色念珠菌、荔枝疫霉、水稻纹枯病原菌这 5 种供试菌均有不同程度的抑菌作用，对大肠杆菌、稻瘟菌无抑菌效果。鬼针草提取物的浓度与抑菌效果存在量效关系，提取物浓度越高，对供试菌的抑菌效果越显著。在最佳提取工艺条件下，鬼针草醇提取物对金黄色葡萄球菌的 MIC 值为 12.5mg/mL，对枯草芽孢杆菌的 MIC 值为 6.25mg/mL。

（4）抗氧化作用：鬼针草石油醚萃取物清除超氧阴离子作用最强，为维生素 C 的 68.9%。在总还原力、清除 ·OH 清除 DPPH 能力方面，鬼针草醇提正丁醇萃取物的抗氧化能力最强。当浓度为 1mg/mL 时，鬼针草正丁醇萃取物还原力为维生素 C 的 72.9%，清除 DPPH 能力为维生素 C 的 92.8%，清除 ·OH 能力是维生素 C 的 1.03 倍。鬼针草醇提乙酸乙酯萃取物清除 DPPH 和 ·OH 能力较强，分别是同浓度维生素 C 的 62.35% 和 70.6%。鬼针草总黄酮对大鼠局灶性脑缺血再灌注损伤有明显的保护作用，其机制可能与提高清除自由基能力、抗脂质过氧化损伤及减轻脑水肿有关。

（5）其他作用：鬼针草水提取物能有效改善雄激素缺乏性干眼大鼠的泪液分泌，稳定泪膜，并能抑制泪腺组织的炎症反应。

【备注】

本品中药名为盲肠草，与中药盲肠草的区别主要有以下几方面。

1. 性味 盲肠草性凉，味甘、微苦。

2. 功效 盲肠草也有清热解毒的功效，同时还有利湿、健脾的功效。

3. 主治 盲肠草也用于感冒发热、咽喉肿痛、黄疸型肝炎、肠炎、痢疾、肠痈。同时还用于暑湿吐泻、小儿疳积、血虚黄肿、痔疮、蛇虫咬伤。

4. 用量 盲肠草 10 ～ 30g。

五十二、劳荻丛

Hlauh diqc nzungh

别名：芦荻根、过江龙。瑶医：劳狄丛。

本品为禾本科植物卡开芦 *Phragmites karka*（Retz.）Trin. ex Steud. 的根状茎。全年均可采挖，洗净，切段，晒干。

本品分布于海南、广东、台湾、福建、广西和云南南部等省区。广西分布于南宁、横县及金秀等地。生于江河湖岸与溪旁湿地。

【性味】性凉，味淡。

【分类】属风打相兼药。

【功效】清热利尿，清肝明目，健胃止呕，润肺止渴。

【主治】急性热病烦渴，感冒发热，肺脓疡，尿路感染，肾炎水肿，牙龈出血，衄血，大便秘结。

【瑶医治疗经验】

1.尿路感染 过江龙 20g，土茯苓 20g，三白草 15g，车前草 20g，灯盏草 20g，海金沙草 20g。水煎服。

2.肺脓疡 过江龙 15g，鱼腥草 10g，少年红 10g，千年竹 10g，三白草 20g，十大功劳 10g，石上柏 10g，朝天罐 10g。水煎服。

3.肾炎水肿 过江龙 20g，车前草 15g，益母草 15g，金钱草 20g，过塘藕 15g，石韦 15g，白纸扇 15g。水煎服。

4.急性热病烦渴 过江龙 20g，石斛 15g，天花粉 15g，葛根 20g，淡竹叶 6g，白纸扇 15g。水煎服。

【用法用量】内服：煎汤，15～30g。

【备注】

本品中药名为水芦荻根，与中药水芦荻根的区别主要有以下几方面。

1.性味 水芦荻根性寒，味苦。

2.功效 水芦荻根的功效是清热解毒、利尿消肿。

3.主治 水芦荻根主治热病发狂、肺痈、泻痢、小便黄赤、肾炎水肿。

4.用量 水芦荻根 9～15g。

五十三、古篮来

Guh hiangl lail

别名：路边青。瑶医：古篮咪。

本品为爵床科植物狗肝菜 *Dicliptera chinensis*（L.）Juss. 的全草。夏、秋季采收，洗净，鲜用或晒干。

本品分布于福建、台湾、广东、海南、广西、香港特区、澳门特区、云南、贵州、四川等省区。广西分布于南宁、桂林、河池、凤山、百色、马山、龙州、凭祥、陆川、北流、容县、平南、岑溪、贺州、昭平、柳州等地。生于疏林下、溪边、路旁。

【性味】性凉，味微涩。

【分类】属风打相兼药。

【功效】清热解毒，凉血利尿，健脾消积。

【主治】感冒发热，咽喉肿痛，肺热咳嗽，肝炎，肠炎痢疾，肾炎，热淋，高血压，结膜炎，带状疱疹，疔肿，小儿疳积。

【瑶医治疗经验】

1.带状疱疹 古篮来、蛇梅、虎杖、半边莲。用鲜品适量，捣碎外敷患处。

2.头痛（肝阳头痛） 古篮来 10g，望江南 10g，木贼 10g，毛冬青 20g，白纸扇

20g，夏枯草 10g。水煎服。

3. 热淋　古篮来 20g，金锁匙 15g，桃仁 10g，车前草 15g，淡竹叶 10g，白纸扇 15g。水煎服。

4. 小儿疳积　鲜古篮来 30g。煮瘦肉食。

【用法用量】内服：煎汤，15 ～ 30g。外用：适量，鲜品捣烂敷患处。

【现代研究】

1. 化学成分

（1）萜类：羽扇烯酮、羽扇豆醇、谷甾烷 -4- 烯 -3- 酮、豆甾烷 -5- 烯 -7- 酮 -3β- 棕榈酸酯、β- 谷甾醇、齐墩果酸、3β,6β- 豆甾烷 -4- 烯 -3,6- 二醇、6β- 羟基 - 豆甾烷 -4- 烯 -3- 酮、3β- 羟基 - 豆甾烷 -5- 烯 -7- 酮、去氢催叶萝芙叶醇、催叶萝芙叶醇、开环异落叶松脂醇二甲醚二乙酸酯、5- 甲氧基 -4,4′- 二氧甲基开环落叶松脂醇二乙酸酯、黑麦草内酯、β- 谷甾醇葡萄糖苷、豆甾醇葡萄糖苷、薯蓣皂苷元、胡萝卜苷。

（2）挥发油类：石竹烯、1,4- 萘二酮、2- 羟基 -3-（1- 丙烯基）、植醇、柏木烯、紫苏醛、α- 萜品醇、二环（2,2,1）庚烷 -2- 酮、2- 甲基 -1,7,7- 三甲基二环（2,2,1）庚基 -2 巴豆酸酯、反式 -Z-α- 环氧甜没药烯。

（3）苯丙素类：绿原酸、阿魏酸、6- 羟基香豆素、西瑞香素、滨蒿内酯。

（4）黄酮类：表儿茶素、山柰苷。

（5）脂肪酸及其他类成分：棕榈油酸、油酸、反式亚油酸、2- 己烷基环丙烷辛酸、2- 辛烷基环丙烷辛酸、正三十六烷醇、硬脂酸、环八硫、羟基华远志内酯甲醚、正十八烷醇、栀子苷、乌苏酸、异土木香内酯。

2. 药理研究

（1）保肝作用：狗肝菜水部位和正丁醇部位组具有保肝降酶的作用，均可明显抑制小鼠血清中 ALT、AST 的升高，降低 MDA 含量，提高 SOD 活性。

狗肝菜多糖能抑制 D- 半乳糖胺诱导肝损伤大鼠肝组织中 GSH-Px 活力以及肝脏指数的下降和 MDA 含量的升高，并能抑制肝损伤大鼠血清中 ALT、AST 活性的升高，改善肝组织损伤程度。狗肝菜多糖 P2B、P1D、P2D 和 P4D 具有明显的体外抗 CCl₄ 致 L-02 肝细胞损伤的作用，能显著提高损伤肝细胞存活率、降低 ALT 水平，降低 MDA 含量，提高 SOD 活性，均存在剂量效应关系，即多糖浓度越高，效果越好。狗肝菜多糖可抑制大鼠乙醇性脂肪肝形成，其作用机制可能与抗氧化，清除自由基代谢产物，抑制脂质过氧化反应，抗炎及抑制 TGF-β1、NF-κB 的表达有关。

狗肝菜多糖可降低二甲基亚硝胺（DMN）诱导肝纤维化大鼠血清中 ALT、AST、TBIL 水平，提高白蛋白（ALB）水平，降低肝、脾湿重，肝组织炎症坏死和纤维化病变程度较模型组明显减轻，其作用机制可能与调节 TGF-β1/Smads 信号通路有关，可抑制肝纤维大鼠肝组织 α-SMA、TGF-β1、Smad2 和 Smad3 的表达，上调 Smad7 表达。狗肝菜多糖同样能减轻 D-GalN/LPS 诱导的肝损伤，可能是通过降低炎性介质 TNF-α、IL-1β 和 NO 的水平而发挥作用的。狗肝菜多糖对小鼠免疫性肝损伤具有保护作用，其机制可能与其抗氧自由基、抑制脂质过氧化作用有关。狗肝菜多糖对二甲基亚硝胺诱导的肝纤维化大鼠肝组织也具有显著的抗肝纤维化作用，其机制可能与通过降低 VEGF 蛋白的表达而调控细胞外基质的代谢有关。

（2）增强免疫功能：狗肝菜多糖对机体的细胞免疫、体液免疫和非特异性免疫均有明显的免疫增强作用，明显地增加免疫抑制小鼠免疫器官的重量及免疫器官指数，可提高小鼠巨噬细胞的吞噬功能，促进小鼠溶血素的抗体生成，增加脾淋巴细胞的增殖率。

（3）其他作用：狗肝菜多糖可以减轻腮腺损伤，上调 VEGF 表达；其可能对大鼠腮腺辐射性损伤有修复作用。狗肝菜多糖可通过降低放射后 SMG 细胞凋亡比例和缓解 SMG 细胞 S、G2 期阻滞来发挥辐射防护作用；可通过上调 MRN 复合体三个亚基表达量，从而促进 DNA 双链断裂（DSBs）修复功能，以减轻电离辐射所致的损伤。狗肝菜黄酮、多糖和多酚具有较强的清除 DPPH 自由基和 ˙OH 的能力，对 DPPH 自由基的清除率分别为 76.7%、88.2% 和 35.8%，对 ˙OH 的清除率分别为 90.8%、95.7% 和 80.9%。狗肝菜多糖对高脂饮食大鼠的糖脂代谢具有一定的调节作用，其作用机制可能与调控 AMPK/SREBP-1 通路有关。

【备注】

本品中药名为狗肝菜，与中药狗肝菜的区别主要有以下几方面。

1. 性味　狗肝菜性寒，味甘、微苦。

2. 归经　狗肝菜归心、肝、肺经。

3. 功效　狗肝菜也有清热、解毒、凉血、利湿的功效。

4. 主治　狗肝菜也用于感冒发热、咽喉肿痛、肺热咳嗽、目赤肿痛、痈肿疔疮，同时还用于吐衄下血、淋证、崩漏、带下、小儿惊风、带状疱疹、毒蛇咬伤。

5. 用量　狗肝菜 30 ～ 60g。

6. 使用注意　狗肝菜脾胃虚寒者慎服。

五十四、过塘藕

Gorx tangh ngouv

别名：水莲藕。瑶医：具港丛。

本品为三白草科植物三白草 *Saururus chinensis*（Lour.）Baill. 的全草。全年均可采，以夏、秋季为宜，收取地上部分，洗净，晒干。

本品分布于河北、山东、河南和长江流域及其以南各省区。广西分布于宁明、邕宁、武鸣、马山、那坡、隆林、乐业、天峨、南丹、全州、灵川、昭平、玉林、金秀等地。生于低湿沟边、塘边或溪旁。

【性味】性凉，味微苦。

【分类】属风打相兼药。

【功效】清热解毒，利尿通淋，祛腐生肌，固脱。

【主治】尿路感染，结石，肾炎水肿，脚气水肿，白带病，肺结核，咳嗽，消化不良，痢疾，胃下垂，胃、十二指肠溃疡，疔疮肿毒，湿疹。

【瑶医治疗经验】

1. 尿路感染 过塘藕 20g，车前草 20g，海金沙草 30g，白茅根 30g。水煎服。

2. 白带病 过塘藕 20g，白背桐 20g，白凡木 10g，鱼腥草 10g，九龙盘 10g，鼠曲草 10g。水煎服。

3. 输尿管结石 过塘藕 20g，瞿麦 10g，萹蓄 10g，桃仁 10g，鸡内金 15g，土牛膝 20g，车前草 15g，金钱草 15g。水煎服。

【用法用量】 内服：煎汤，15 ～ 30g。外用：适量。

【现代研究】

1. 化学成分 三白草含有挥发油类、黄酮类、木脂素类、生物碱类、鞣质类等成分，其中木脂素类、黄酮类是其主要活性成分。

（1）挥发油类：三白草全草含挥发油，油中主要成分为甲基正壬酮。三白草全草中主要成分为肉豆蔻醚，另外还含有硬脂酸、软脂酸、油酸、亚油酸、α- 蒎烯、莰烯、里哪醇、草烯、β- 丁香烯、黄樟脑、1- 烯丙基 -3,4- 亚甲二氧基 -5- 甲氧基苯等。

（2）黄酮类：三白草叶中含黄酮类化合物，总黄酮含量约为 1.5%。其中分离得到的成分包括槲皮素、异槲皮苷、槲皮苷、金丝桃苷、瑞诺苷、阿芙苷、芦丁、萹蓄苷、槲皮素 -3-O-β-D- 吡喃葡萄糖 -（1→4）-α-L- 吡喃鼠李糖苷、槲皮素 -3-O-β-D- 葡萄糖醛酸苷、槲皮素 -3-O-β-D- 吡喃葡萄糖醛酸甲酯、槲皮素 -7-O-β-D- 葡萄糖苷、槲皮素 -7-O-α-D- 葡萄糖苷、槲皮素 -3-O-β-D- 半乳糖 -7-O-β-D- 葡萄糖苷、槲皮素 -3-O-α-L- 鼠李糖 -7-O-α-D- 葡萄糖苷。从三白草的水溶性部位又分离得到 2 个黄酮醇葡萄糖醛酸苷。

（3）木脂素类：三白脂素、奥斯楚拜脂素 -5、三白脂素 -8、三白脂素 -7、三白草酮、三白草酮 A、2-O- 甲基四氢愈创木素 B、红楠素 D、4- 甲氧基红楠素 D、四氢呋喃型倍半木脂素、三白草醇 A、三白草醇、三白草醇 D、三白草醇 E、马纳萨亭 A、马纳萨亭 B、三白草素 A、8-O-4′-typeneolignan、virolin、saurufuran A、saurufuran B、saurucinolI、里卡灵 B、里卡灵 A、4-O- 马纳萨亭 B、马纳萨亭 B、新三白草酮、（-）- 三白草醇甲基醚、4′- 羟基 -3,3′,4,5,5′- 五甲氧基 -7,7′- 四氢呋喃木脂素、赤型 -（7R,8S）-（-）-3,4,5- 三甲氧基 -7- 羟基 -1′- 烯丙基 -3′,5′- 二甲氧基 -8-O-4′- 新木脂、映三白草酮、2′- 羟基二氢愈创木酯酸、木兰藤木脂素 -5、赤 - 木兰藤木脂素 -6、内消旋二氢愈创木酯酸、北美三白草酮、三白草醇 J、三白草醇 G、三白草醇 H、三白草醇 I、三白草醇 K、双 -O- 甲基四氢呋喃愈创木素、甘密树脂素 B、rel-（8R,8′R）- 二甲基 -（7S,7′R）-bis（3,4- 次甲基二甲氧苯基）四氢呋喃、瓣蕊花素、三白草醇 B、三白草醇 C、（-）- 三白草醇、三白草醇 F、苏 , 赤 - 马纳萨亭 A、赤, 赤 - 马纳萨亭 A、4-O- 去甲基马纳萨亭 A、4-O- 去甲基马纳萨亭 B、细辛醚、三白脂酮、三白脂酮 A、1′- 表 - 三白脂酮、5- 甲氧基 - 里卡灵 A、5,5′- 二甲氧基 - 三白脂素、nectandrin B、5,5′-dimethoxy-nectandrin B、3′,4′-methylenedioxy-3,4,5,5′-tetramethoxy-7,7′-epoxylignan、3′,4′-methylenedioxy-3,4,5-tetramethoxy-7,7′-epoxylignan、 machilin D、*rel*–（7*S*,8*R*,7′*R*,8′*R*）–3,3′,4,4′,5,5′–hexamethoxy–7–*O*–7′,8,8′–llignan、di–*O*–methyltetrahydrofuriguaiacin B、二氢愈创木酸。

（4）生物碱类：马兜铃内酰胺 A Ⅱ、10- 氨甲基 -3- 羟基 -4- 甲氧基 - 菲羧酸内酰胺、三白草内酰胺、马兜铃内酰胺 B Ⅱ。

（5）蒽醌类：大黄素、大黄素甲醚、大黄素甲醚 -8–*O*–*β*–D- 葡萄糖苷。

（6）酚类及鞣质类：没食子酸、鞣花酸、柯里拉京。

（7）其他类：三白草中还含有丙氨酸、缬氨酸、丝氨酸、苏氨酸、天冬氨酸、脯氨酸、色氨酸、谷氨酸以及胡萝卜苷、*β*- 谷甾醇、Δ^{5,22}- 豆甾二烯醇、三白草呋喃 A、三白草呋喃 B、棕榈酸、二十七烷酸、奥斯楚拜素 -5、Δ^{5,22}- 豆甾烯醇、三白脂、meio-carpin、4,5–dioxodehydroasimilobine、3-（2- 硝基）-1- 甲氧基 - 吲哚、elemicin、3,4,5- 三甲氧基 - 苯丙烯醛、邻苯二甲酸二丁酯、反式 -7,8- 二氢 -7-（3,4- 亚甲二氧基）苯基 -1′-（2- 氧丙基）-3′- 甲氧基 -8- 甲基苯并呋喃、4-（3- 甲氧基 -4- 羟基）苯基 -3- 甲基 -3- 丁烯 -2- 酮、（+）- 愈创木素、（+）- 反式 -1,2- 二氢脱氢愈创脂酸、异落叶松脂素 -4–*O*–*β*–D- 葡萄糖苷、异甘密树脂 B、perseal F、枯茗醇、姜黄烯、4-（1,5- 二甲基己基 -4- 烯）环己烯 -2- 酮、二十一烷、柠檬烯、柠檬醛（含顺式柠檬醛）、蒎烯（含 *α* 和 *β* 构型）、*β*- 月桂烯、大根香叶烯 D、姜黄烯、*β*- 红没药烯、*β*- 倍半水芹烯、熊果酸、木犀草素、山奈酚、*N*- 反式阿魏酸酪酰胺、原儿茶酸、咖啡酸、去氢吐叶醇、吐叶醇、尿嘧啶。

2. 药理作用

（1）保肝作用：三白草酮具有较为显著的保肝作用，可显著减弱 CCl₄ 所致的大鼠肝细胞损伤，降低 ALT 水平，抑制 GSH、SOD、GPx 水平的降低，改善脂质过氧化，抑制 MDA 的产生。三白草酮对映体也能显著降低 CCl₄ 诱导的小鼠急性肝损伤模型中 GPT 和 MDA 含量，说明其具有保肝作用。三白草酮对小鼠注射苯肼而形成的铁积累诱导的肝损伤有保护作用，它通过激活 AMP 活化蛋白激酶（AMPK）而减轻肝损伤，效果接近阳性药二甲双胍。三白草酮通过激活上游激酶 LKB1 而活化 AMPK，进而阻止线粒体功能紊乱和肝细胞凋亡。三白草酮还能保护肝细胞免受脂肪积累引起的氧化应激反应，能抑制高脂膳食引起的肝损伤和 AMPK 的下调，从而发挥保肝作用的。另外，三白草酮还能抑制肝癌细胞 HepG2 中叔丁酰过氧化氢诱导的氧化性损伤，它以浓度和时间依赖方式诱导肝脏血红素加氧酶 1（HO-1）的表达，抑制活性氧物种（ROS）的增生；且三白草酮促进了核因子 E2 相关因子 2（Nrf2）的核积聚作用，增加了抗氧化响应元件（ARE）的促进剂特性。如果用 p38MAPK 抑制剂（SB203580）处理细胞，则会减少三白草酮诱导 HO-1 的表达，可见三白草酮是通过 p38MAPK–Nrf2/ARE 途径诱导 HO-1 表达而起抗氧化作用的。三白草酮对正常小鼠高剂量对乙酰氨基酚（APAP）产生的肝脏毒性有减毒作用，而对 Nrf2 基因敲除小鼠高剂量 APAP 产生的肝脏毒性无减毒作用，进一步说明三白草酮是通过影响 Nrf2 而起作用的。体外实验表明，三白草酮、三白草酮 A、1′-Epi- 三白草酮的保肝作用与水飞蓟宾效果相当，其中三白草酮 A 效果稍强于水飞蓟宾。三白草酮是通过活化蛋白激酶 C（PKC）- δ、抑制糖原合成酶激酶

（GSK）–3β 的磷酸化、促进 Nrf2 的活化而起减毒作用的。除此，三白草酮还可以通过下调 TNF–α 和保肝作用来提高小鼠存活率。

三白草中的 2 个黄酮醇葡萄糖醛酸苷及 3 个非对映木脂素三白草酮、三白草酮 A 和 1′– 表 – 三白草酮能显著降低四氯化碳损伤大鼠肝细胞中 GPT 的分泌，即其具有明显的保肝作用。

（2）镇痛、抗炎作用：三白草能明显抑制二甲苯所致的小鼠耳郭肿胀、小鼠棉球肉芽肿增长以及醋酸所致的小鼠腹腔毛细血管通透性增加，同时能减少醋酸所致的小鼠扭体反应次数，提高热板法致痛小鼠痛阈时间。

三白草酮能通过抑制 I–κBα 磷酸化和 p65 核易位，抑制内质网应激相关因子 CAAT 区 / 增强子结合蛋白（C/EBP）和活化蛋白 –1（AP–1）的活化，从而抑制 LPS 诱导的巨噬细胞（RAW264.7 细胞）中 iNOS、TNF–α、COX–2 基因的表达。三白草酮还能抑制 LPS 诱导的 RAW264.7 细胞中一氧化氮的产生。电泳迁移率变动表明，三白草酮没有抑制 LPS 引起的 NF–κB 的 DNA 结合活性和 I–κBα 的降解，而是剂量依赖性地抑制 NF–κB 的亚基 RelA 的转活活性，即三白草酮是通过抑制 NF–κB 的亚基 RelA 的转活活性而抑制 LPS 诱导 NO 产生的。近来发现三白草酮减少了 LPS 诱导的 RAW264.7 细胞中 TNF–α 的产生，而非巨噬细胞炎症蛋白 2（MIP–2）的产生，减弱了 c– 丝裂原活化蛋白激酶 / 胞外信号调节激酶 1/2［c–Raf/（MEK/ERK）1/2］的磷酸化和 NF–κB 的活性，即三白草酮通过 c–Raf/（MEK/ERK）1/2 途径抑制了 NF–κB 的活性，从而抑制了 LPS 诱导的巨噬细胞中 TNF–α 的表达，这可能就是三白草酮抗炎作用的机制。

三白草酮不但能抑制巨噬细胞中炎症因子的产生，而且对其他炎症反应也具有抑制作用。研究发现，三白草酮对老鼠小神经胶质细胞中双链 RNA（dsRNA）诱导的主要促炎反应酶 iNOS 表达有抑制作用；dsRNA 促进了主要炎症转录因子即信号转导及转录激活因子（STAT）1/3 的表达，也活化了 c– 氨基末端激酶（c–JunJNK），即三白草酮的抗炎作用是通过阻断小神经胶质细胞中 JNK–STAT1/3–iNOS 信号途径而实现的。另外，三白草酮能强烈抑制支气管肺泡灌洗液（BALF）中被标记的嗜酸性粒细胞和淋巴细胞的渗透性，能改善支气管中的黏液分泌型杯状细胞超常增生和胶原沉淀。与之对应的体外实验表明，三白草酮剂量依赖性地抑制了辅助性 T 细胞（Th2 细胞）的发育和由之产生的 IL–4，以及转录因子 GATA–3 介导的 IL–5，即三白草酮对过敏源诱导的气管炎改善很有可能是因为抑制了促进 Th2 细胞发育的 GATA–3 的活性。

三白草所含的金丝桃苷具有明显的抗炎作用。三白脂素 –8 对角叉菜胶所致的大鼠急性炎症和棉球肉芽肿均具有明显的抗炎活性。双木脂素马纳萨亭 A、B 均有抑制 NF–κB 活性的作用。三白草甲醇提取物对脂多糖诱导的鼠巨噬细胞 RAW164.7 生成 NO 和 PGE$_2$ 具有抑制作用。从三白草地上部分分离得到的内消旋二氮愈创木脂酸能抑制 COX–2 的活性，此成分有望开发成为新型的抗炎药物。

（3）神经保护作用：三白草酮可剂量依赖性地抑制十字孢碱诱导的 C6 大鼠神经胶质瘤细胞中细胞凋亡蛋白酶——Caspase 尤其是 Caspase–3 的表达，上调 Bcl–2 的活性，进而抑制细胞凋亡。此外，三白草酮能显著降低皮质神经元在氧糖剥夺（OGD）– 再灌注过程中的损伤；而三白草酮并不通过抑制 N- 甲基 -D- 天冬氨酸（NMDA）诱导的细胞膜去极化和细胞内钙内流，直接清除活性氧和氮物种如 H_2O_2 和过氧化亚硝酸盐实现，而是通过大幅减少 OGD- 再灌注过程中神经元中的活性氧和氮物种的形成，抑制 OGD- 再灌注诱导的线粒体跨膜电位的去极化，恢复 CAT 和 SOD 的活性实现，这显示三白草酮具有神经保护作用。

从美洲三白草中分离得到的马纳萨亭 A、B 有较强的中枢神经抑制作用，可阻止安他非明引起的刻板症和功能亢进。小鼠脑内注射该化合物，可降低体温，能治疗各类的精神病、精神分裂症等，但此后未见报道。

（4）抑菌作用：三白草水提取物和醇提取物质量浓度 ≤ 250mg/mL 时对大肠杆菌均无抑制作用，水提取物和醇提取物质量浓度 ≥ 31.25mg/mL 时对金黄色葡萄球菌均有不同程度的抑制作用。三白草提取物仅对金黄色葡萄球菌有明显的抑制作用，且水提取物抑菌效果优于醇提物。

（5）对心血管系统的作用：三白草根部的乙醇提取液对大鼠动脉具有血管扩张作用，EC_{50} 值为 9.1μg/mL；其可降低离体大鼠心脏左心房压力，长期口服给药可降低高血压大鼠的血压（约 20mmHg）；其降压作用源自直接的血管舒张及减弱心脏收缩力。从三白草中分离得到的木脂素对大鼠离体主动脉环可产生浓度相关的松弛作用，其中三白草醇、三白草醇 D 及红楠素 D 的作用尤为明显。三白草木脂素具有心血管松弛活性和负性肌力作用。

（6）调脂作用：三白草热水浸出物对喂食高脂食物大鼠有降脂作用。三白草的乙醇提取物可降低鼠的血清胆固醇、组织中脂质的量以及胆固醇的蓄积。

（7）降血糖作用：三白草提取物的氯仿萃取部分可拮抗肾上腺素的升血糖作用。三白草水提液、总黄酮类化合物和多糖均可明显降低四氧嘧啶糖尿病小鼠或兔的血糖水平，提高 SOD 活性，降低 MDA 水平，即三白草能降低四氧嘧啶对胰岛 β 细胞的损伤或改善受损伤的胰岛 β 细胞的功能。

三白草所含的槲皮素和槲皮苷等为醛糖还原酶抑制剂，能抑制葡萄糖和半乳糖还原成相应的多元醇，对于阻止由糖尿病引起的白内障、神经病和血管类疾病的发生具有重要作用。三白草用 95% 乙醇提取后配成的 1g/mL 的水溶液，可拮抗肾上腺素的升血糖作用；对四氧嘧啶型糖尿病动物 1 次或连续给药均可明显降低其血糖水平，给药 3h 后出现持续的降血糖作用，并维持 7h 以上。体外实验表明，其还可抑制二磷酸腺苷（ADP）诱导的家兔血小板聚集，提示可能会改善糖尿病患者的凝血异常。三白草酮对 IL-1β 和 IFN-γ 诱导的胰腺 β 细胞损伤具有抑制作用，预先给予三白草酮能提高胰腺 β 细胞瘤细胞（RIN-M5F）的活性，其机制是三白草酮抑制了胰腺 β 细胞中 STAT1、STAT3 和 STAT5 的磷酸化，NF-κB 的活性，iNOS 基因的表达，从而抑制 NO 的产生；体内实验也证实了其胰腺保护作用。

（8）抑制骨代谢作用：三白草的多种浸出物在离体实验中能抑制破骨细胞的分化，该作用可能是多种促分裂原活化蛋白质（MAP）激酶的活性所致。从三白草中分离出的三白草酮可抑制破骨细胞的分化和骨吸收。三白草酮可以通过抑制破骨母体细胞分化的关键转录因子 NF-κB、活化 T 细胞核因子（NFATc-1）和活化蛋白 -1（AP-1）的转录，从而抑制破骨母体细胞的分化；同时体内实验表明，三白草酮可以抑制 LPS 导致的骨损伤。

（9）抗氧化作用：三白草的抗氧化作用研究较多，尤其是水提取物对离体 HepG2 细胞吸收氧自由基的能力、金属螯合能力以及细胞内的抗氧化活性，结果表明三白草提取物有可能作为抗氧化的功能性食品。三白草的地上部分通过活性检测，发现其中 3 个黄酮醇化合物具清除自由基的活性。三白草根醋酸乙酯提取物中 2'- 羟基 - 二氢愈创木脂酸及红楠素 D 是抗氧化作用的活性成分。

三白草乙醇提取物经不同溶剂萃取所得的各部分对 DPPH 自由基、羟自由基和超氧自由基都具有清除能力，且随着提取物浓度的增加，清除能力逐渐增高；其中乙酸乙酯部分对 DPPH 自由基、羟自由基和超氧自由基的清除作用最强。

（10）免疫抑制作用：通过生物活性筛选，三白草有 5 个木脂素类成分具免疫抑制作用，其活性依次为：马纳萨亭 A、B>（−）- 三白草醇 > 三白草醇 C> 三白草酮。

（11）细胞毒及抗肿瘤活性：三白草的地上部分在体外对人体肿瘤细胞 AGS、A549、HCT-15、SKOV3 和 Hep-3B 显示出潜在的抗细胞毒作用，以细胞毒性从正己烷提取物中筛选出了有效成分 10- 氨甲基 -3- 羟基 -4- 甲氧基 - 菲羧酸内酰胺。研究发现，三白草根中的三白醇 F ～ I 以及三白草醇 D 对 HT-29、MCF-7 及 HepG2 细胞株呈细胞毒作用；三白草中的三白草酮对十字孢碱诱导的大鼠神经胶质瘤 C6 细胞凋亡具有抑制作用，表明三白草酮以 Caspase-3 依赖方式抑制 C6 细胞发生凋亡。最新研究发现，三白草酮还具有活化前列腺癌细胞和乳腺癌细胞中 Caspase-3 的作用，具有治疗癌症的潜力。其化合物马纳萨亭 B 和 4-O- 去甲基马萨亭 B 是具有分子靶向作用的抗肿瘤活性成分，两者均为缺氧诱导因子（HIF）中 HIF-1 的抑制剂。从三白草地上部分分离得到的新木脂素马纳萨亭 A 及其 2 个差向异构体对 SK-Hep-1、PC-3、DU-145、BT-20、SK-BR-3、T-47D、HeLa、T98G 及 SK-MEL-28 人体肿瘤细胞株有抑制作用，提示这些新木脂素可进一步开发成为抗肿瘤药。三白草脂素 -7 体外能有效抑制 HL-60 细胞的增殖，并呈剂量和时间依赖关系。

三白草提取物可抑制 H22、S480 实体瘤的生长，并具有一定的免疫促进作用；可延长 H22 腹水瘤小鼠的生存时间，提高生命延长率。三白草水提取物可以抑制单纯疱疹病毒Ⅱ型（HSV-2）病毒复制，其机制与抑制病毒复制所需的 NF-κB 通路活化有关。三白草水提取液在体外具有抗肠道病毒 71 型（EV71）复制的活性，并且可能通过抑制 NF-κB 核转移抑制炎症因子的产生。（ESH）三百草提取物具有明显的抗乳腺癌转移作用，抑制细胞内成骨转录因子 Runx2 磷酸化可能是其发挥抗转移作用的机制之一。

（12）中枢抑制作用：三白草氯仿提取部位单次给药对小鼠的协调运动和自主活动有显著的抑制作用，其抑制作用剂量依赖性增强，且在给药后 60min 和 120min 时作用最为明显。其说明在该实验条件下，受试药对小鼠的神经系统有抑制作用，表现在不同时间点受试药对小鼠的神经系统的影响不同。

（13）其他作用：三白草氯仿部位可缓解尼古丁依赖小鼠戒断症状。

【备注】

本品中药名为三白草，与中药三白草的区别主要有以下几方面。

1. 药用部位　三白草用地上部分。

2. 性味　三白草性寒，味甘、辛。

3. 归经　三白草归肺、膀胱经。

4. 功效　三白草也有清热解毒的功效，同时还有利尿消肿的功效。

5. 主治　三白草主治水肿、小便不利、淋沥涩痛、带下；外治疮疡肿毒、湿疹。

五十五、荷　叶

Linh ngouv nomh

别名：莲藕叶。瑶医：莲藕挪。

本品为睡莲科植物莲 *Nelumbo nucifera* Gaertn. 的干燥叶。6～9月花未开放时采收，除去叶柄，晒至七八成干，对折成半圆形，晒干。

本品分布于我国南北各省区。广西各地区均有分布。自生或栽培在池塘或水田内。

【性味】性凉，味微涩。

【分类】属风打相兼药。

【功效】清热解毒，凉血止血，健脾利湿，升发清阳。

【主治】中暑热致头昏脑胀，胸闷烦渴，小便短赤，暑热烦渴，暑湿泄泻，脾虚泄泻，血热吐衄，便血崩漏，并可减肥、降血压、降血脂。

【瑶医治疗经验】

降血脂　①荷叶 10g，山楂 20g，决明子 10g，石崖茶 15g，白纸扇 15g。水煎服。②荷叶 10g，红天葵 6g。泡开水当茶喝。③荷叶 9g，山楂叶 10g，丹参 15g，野葛根 15g，白纸扇 15g。水煎当茶饮。

【用法用量】内服：煎汤，3～9g。

【现代研究】

1. 化学成分

（1）生物碱类：原荷叶碱、N-去甲基荷叶碱、荷叶碱、莲碱、亚美罂粟碱、N-去甲基亚美罂、衡州乌药碱、去甲基衡州乌药碱、N-甲基衡州乌药碱、N-甲基异衡州乌药碱、莲心碱、甲基莲心碱、异莲心碱、鹅掌楸碱、降荷叶碱、N-降荷叶碱、O-降荷叶碱、番荔枝碱、睡莲碱、去氢番茄枝碱、去氢荷叶碱、去氢莲碱。

（2）黄酮类：芦丁、金丝桃苷、紫云英苷、槲皮素、山奈酚、异鼠李素、异槲皮苷、槲皮-3-O-β-D-葡萄糖醛酸苷、槲皮素-3-丙酯、槲皮素-3-O-β-D-吡喃木糖（1→2）-β-D-吡喃葡萄糖苷、quercetin-3-O-β-D-xylopyranosyl-（1→2）-β-D-galactopyranoside、quercetin-3-O-α-arabinopyranosyl-（1→2）-β-galactopyranoside、异鼠李素-3-O-β-D-葡萄糖苷、柯伊利素-7-O-β-D-葡萄糖苷、（+）-儿茶素、myricetin-3′-O-（6′-p-coumaroyl）-glucoside、nympholide A、nympholide B。

（3）挥发性成分：乙酸、（±）柠檬烯、己酸、苯乙醇、正壬醛、苯酚、丙酸、苯乙酸乙酯、苯甲醛、顺 -3- 己烯醇、反 -2- 戊烯醇、1- 戊烯 -3- 醇、反 -2- 己烯醛、1- 乙基 -1H- 吡咯 -2- 甲醛、反式石竹烯、反式异柠檬烯、白菖油萜、十六酸、11,14- 二烯二十酸甲酯、3,7,11,15- 四甲基 -2- 十六烯一醇、β- 法呢烯、1- 莰醇、律草烯、4- 甲基 -1- 异丙基 -3- 环己烯 -1- 醇、环辛烯、樟脑、2- 炔 -1- 醇。

（4）有机酸类：酒石酸、苹果酸、没食子酸、苯甲酸、正十八烷酸、邻羟基苯甲酸。

（5）其他类：β- 谷甾醇、胡萝卜苷、β- 胡萝卜素、维生素 C、荷叶多酚、原花青素、儿茶素、表儿茶素、表儿茶素没食子酸酯、原花青素 B_2。

2. 药理作用

（1）抑菌作用：荷叶、艾叶提取液对大肠杆菌、枯草芽孢杆菌、金黄色葡萄球菌都有较强的抑制效果。煮制鸡爪经等体积的浓缩比为 1 : 10（g/mL）荷叶提取液与浓缩比为 1 : 7.5（g/mL）艾叶提取液的复配液浸泡处理 8h，显示出较好的保鲜特性。目前的结果表明荷叶和艾叶醇提取液及其复配物在泡脚凤爪保鲜中具有潜在的应用价值。在储藏过程中，荷叶提取物可有效降低肉肠产品的硫代巴比妥酸（TBA）值、挥发性盐基氮（TVB-N）值和总菌落总数，具有一定的抑制脂肪氧化、减缓蛋白质分解和抑制细菌繁殖的作用。荷叶提取物添加量在 12 ～ 16g/kg 之间时，对肉肠的保鲜效果最好。

通过层柱分离荷叶提取物有效成分，鉴定其化学结构，以及药理筛选致口腔的病菌，发现荷叶的乙醇提取物不仅对黑曲霉和酵母菌有抑菌作用，对青霉和红酵母也有一定的抑菌作用。随着提取物浓度的不断增大，其抑菌作用不断增强，其有效抑菌质量浓度为 5mg/mL，对牙龈炎等致病菌有较强的抑制作用，因此可将荷叶的提取物正丁醇应用于牙膏产品中。

荷叶乙醇提取物对青霉、酵母菌、黑曲霉和红酵母都有一定的抑菌作用，但对酵母菌和红酵母的抑菌效果好于对青霉和黑曲霉的抑菌效果，并且随着提取物浓度的增大而抑菌作用增强。有研究探讨了不同极性溶剂分离得到的荷叶各提取物的抑菌效果，结果表明，乙醇、正丁醇和乙酸乙酯部分具有很好的抑菌活性，进一步验证了黄酮及其苷元、生物碱及其盐类是荷叶的主要抑菌活性成分，其对细菌、霉菌和酵母菌都有抑制作用；同时也得出，乙醇部分提取率最高，抑菌活性最强。

（2）抗癌作用：以 HepG2.2.15 细胞为模型、MTT 法检测荷叶对细胞增殖的影响，以光学显微镜观察药物对细胞形态的影响，以流式细胞仪检测细胞凋亡的情况，以 ELISA 法检测细胞上清中 HBsAg 和 HBeAg 的含量，发现如下结果：当荷叶给药浓度为 2000μg/mL 时，对细胞的增殖具有抑制作用；当荷叶浓度达 1000μg/mL 时，可使细胞形态发生病理性改变，显著促进 HepG2.2.15 细胞的凋亡；在（125 ～ 1000）μg/mL 浓度范围内，荷叶提取物均可显著降低细胞上清中 HBsAg 和 HBeAg 的含量。以上结果表明，荷叶提取物具有体外抗肝癌和抗 HBV 活性。

（3）调节血脂：荷叶超临界 CO_2 萃取物能显著降低血清 TC、TG、LDL-C 及提高 HDL-C 含量，增强 SOD、GSH-Px 活性，表明荷叶超临界 CO_2 萃取物具有明显的降脂作用。荷叶黄酮类成分对高脂血症大鼠可明显降低血清 TC、TG 及体重，升高血清 HDL-C，提高脂蛋白脂酶的活力。而荷叶提取物能降低机体消化能力，减少脂肪和碳水化合物的吸收，加强油脂代谢及能量损耗的调节，从而有效改善肥胖症。

多种实验证明，荷叶中的生物碱、黄酮、多糖等成分均具有较好的降脂减肥活性，如有研究发现荷叶的生物碱成分对 CYP2D6 同工酶活性具有很强的抑制作用，并利用大鼠体内模型进一步验证了其活性，表明荷叶是一种对于降血脂、控制体重极为有效的中药材。有研究以荷叶水提物添加牛磺酸喂养高脂肥胖大鼠，4 周后大鼠脂肪重量显著降低，证明了荷叶提取物对高脂人群有降脂减肥的效果。有研究从荷叶中分离出一种含硒多糖，即荷叶硒多糖，同时研究了荷叶硒多糖对妊娠期糖尿病大鼠的氧化酶活性和胰岛素抵抗的影响，实验结果表明，荷叶硒多糖能显著降低大鼠体重及血糖含量，是一种治疗糖尿病很有前途的候选药物。有研究将荷叶水提取物用于高血脂人群，实验周期40 天后，发现荷叶水提物治疗对血脂有明显降低，且无任何毒副作用。

（4）抗惊厥作用：荷叶碱对由氨基酸引起的神经兴奋无选择性抑制。有研究以家鸽顶盖脑片中的神经元为介质，用电离子透入疗法考查荷叶碱对不同氨基酸诱导的神经兴奋的抑制作用，结果证实，荷叶碱对谷氨酸引起的神经兴奋具有抑制作用，但对由天门冬氨酸引起的神经兴奋的抑制作用较弱，对乙酰胆碱诱导的兴奋作用没有抑制作用。

（5）止血作用：实验证明，荷叶生品具有止血作用，其炭品止血作用亚于其生品。新老荷叶，只要呈生品状态，均具有相当的止血作用。相对于新荷叶炭，老荷叶制炭后的炭品对小鼠的出血时间明显缩短。相比新荷叶生品，新荷叶制炭后产出的炭品对小鼠出血时间没有缩短，反而有延长的趋势。小鼠口服新老荷叶 2g/kg 的生药与小鼠口服云南白药组 0.4g/kg，它们的凝血时间相当。从而得知，荷叶具有明显的止血功能，只是生品与炭品疗效有所不同。

（6）抑制脂肪肝作用：相关实验表明，荷叶饮、荷叶合剂等可以降低红细胞压积与全血黏度，从而抑制脂肪肝的发生。

荷叶对实验性非乙醇性脂肪性肝病具有较好的拮抗作用，荷叶能改善肝脂肪变程度，降低血清 TC、TG、AST 及肝脏 3- 羟基 -3- 甲基戊二酸单酰辅酶 A 还原酶（HMG-CoA）水平，升高肝脏 GSH、LPL 水平，调节 TXB2/6-Keto-PGF1α 比值，下调肝组织 CYP2E1 和 SREBP-1c mRNA 及 CYP2E1 蛋白表达水平。该作用与上调 AdipoR2 表达水平，改善胰岛素抵抗及抑制炎症因子分泌有关。

（7）抗氧化作用：有研究者针对荷叶的成分特点，深入地研究了其不同有机溶剂提取物的抗氧化活性，从而开发出了一种有效的天然抗氧化剂。相关结果表明，荷叶的甲醇提取物抗氧化活性强，可抑制约 74% 的亚麻酸发生氧化反应，其抗氧化性相当于 BHA，还略高于 α- 生育酚。另外，荷叶的甲醇提取物还具有抗血色素诱导的亚油酸过氧化的能力。由此可知，低浓度、无需特别精制的荷叶水提取物可显示出非常强的抗氧化能力，是一种优质价廉的抗氧化剂。

荷叶黄酮对高脂血症大鼠有明显的抗氧化作用，升高 SOD、GSH -Px，降低 MDA。有研究分别采用 1,1- 二苯基 -2- 三硝基苯肼（DPPH）、硫氰酸铁（FTC）及硫代巴比妥酸（TBA）等方法，评价荷叶总黄酮的抗氧化效果，结果表明，荷叶总黄酮具有良好的 DPPH 自由基清除能力，并能有效抑制亚油酸的氧化，且在浓度较低时就能达到半数清除。

荷叶粗多酚能够不同程度地清除羟自由基、DDPH 自由基和 ABTS 自由基。在实验浓度范围内，荷叶粗多酚对自由基的清除效果随着浓度的增大而增强，具有明显的浓度依赖性。但在同等浓度下，荷叶粗多酚清除这 3 种自由基的效果较弱于抗坏血酸。

（8）抗病毒作用：对荷叶的活性提取物进行层析，确认荷叶中的苄基喹啉生物碱及 2 种黄酮糖二苷具有抗 HIV 活性；荷叶中主要生物碱的 6 个主要成分可以作为抗 AIDS 因子进行更深一步的研究；荷叶中的 18 种阿朴啡类的生物碱具有抗人脊髓灰质炎病毒的作用，在体外荷叶碱具有非常显著的抗脊髓灰质炎病毒的活性。

（9）抗疲劳作用：有研究使用超声提取法提取荷叶黄酮类化合物，灌胃雄性大鼠 1 周，1 周后通过游泳实验发现荷叶黄酮类化合物具有明显的抗疲劳作用。

（10）抗 HIV 作用：荷叶的抗免疫缺陷病毒活性早在 1997 年就有部分研究记载，但其具体活性成分还未明确。近年来有研究从荷叶中提取了 3 种抗氧化剂组分，分别为没食子酸、儿茶素和一种多糖蛋白复合物，这 3 种组分可以强烈抑制 HIV-1 逆转录酶和整合酶，其中多糖蛋白复合物对 HIV-1 抑制活性最高，IC_{50} 值为 5.28μmol/L。

（11）保护细胞应激损伤作用：荷叶提取物还具有保护细胞应激损伤的作用。有研究使用荷叶提取物处理通过 H_2O_2 氧化应激损伤的鼠胚胎成纤维细胞，发现荷叶提取物可以使氧化应激损伤的细胞生长增加约 25%，结果表明荷叶提取物可以抑制 H_2O_2 诱导的细胞毒性，对小鼠胚胎成纤维细胞具有抗氧化保护作用。有研究表明荷叶生物碱与茶多酚有协同作用，可以保护结肠癌细胞氧化损伤，更进一步说明了荷叶保护细胞应激损伤成分可能集中在荷叶生物碱组分中。

（12）抗动脉粥样硬化作用：荷叶碱能够降低血脂异常及血清炎症，并减少血管壁炎症，这一作用可能与调控 NF-κB 有关；同时荷叶碱可能通过调控 MMP-2、MMP-9 及 TIMP-2 进一步影响动脉粥样硬化的发生发展。

（13）镇静催眠作用：有研究利用空场实验、戊巴比妥钠阈下催眠剂量实验和延长戊巴比妥钠睡眠时间实验，给予小鼠灌胃荷叶 50% 乙醇提取物（150mg/kg、450mg/kg）和不同分离组分（30mg/kg、90mg/kg）后，观察其对小鼠的镇静催眠作用，结果显示高剂量荷叶乙醇提取物和低、高剂量荷叶生物碱均能显著抑制小鼠的自主活动，增加阈下剂量戊巴比妥钠引起的小鼠入睡率，缩短戊巴比妥钠阈上剂量的小鼠入睡潜伏期，延长睡眠时间。该结果表明荷叶乙醇提取物具有显著的镇静催眠作用，生物碱是其主要活性成分。

【备注】

本品中药名也为荷叶，与中药荷叶的区别主要有以下几方面。

1. 性味　荷叶性平，味苦。

2. 归经　荷叶归肝、脾、胃经。

3. 功效　荷叶也有凉血止血、升发清阳的功效，同时还有清暑化湿的功效。

4. 主治 荷叶也用于暑热烦渴、暑湿泄泻、脾虚泄泻、血热吐衄、便血崩漏。

五十六、黄皮照

Dangh zouc ndiangx

别名：土厚朴。瑶医：档走亮。

本品为胡桃科植物黄杞 *Engelhardia roxburghiana* Wall. 的树皮。夏、秋季剥取树皮，洗净，鲜用或晒干。

本品分布于台湾、广东、海南、广西、湖南、贵州、四川、云南等省区。广西各地均有分布。生于林中。

【性味】性凉，微苦。

【分类】属打药。

【功效】祛风散寒，行气导滞，燥湿止痒。

【主治】胸腹胀闷，疝气腹痛，湿热泄泻，感冒发热，皮肤瘙痒。

【瑶医治疗经验】

1. 皮肤瘙痒 黄皮照 50g，苦李根 50g，苦楝树皮 50g，毛冬青 50g，飞扬草 50g。水煎外洗。

2. 湿疹 黄皮照 30g，飞扬草 30g，盐肤木 30g，构树 30g，杨梅皮 30g，苦李根 30g。水煎外洗。

3. 感冒发烧 黄皮照 10g，鬼针草 10g，六月雪 10g，金银花 10g，紫苏叶 10g，鱼腥草 10g，枸杞根 10g。水煎服。

【用法用量】内服：煎汤，10 ～ 15g。外用：适量，煎水洗。

【现代研究】

1. 化学成分 本品主要含有紫罗兰酮、$1\beta,6\alpha$- 二羟基桉烷 -4（15）- 烯、（4S）-4- 羟基 -1- 四氢萘酮、（4S）-4,8- 二羟基 -1- 四氢萘酮、对羟基苯甲酸、山奈酚、异甘草黄酮醇、8,3′- 二异戊烯基山奈酚、6,5′- 二异戊烯基槲皮素、山奈酚 -3-O-α-L- 鼠李糖苷、槲皮素 -3-O-α-L- 鼠李糖苷。

2. 药理作用

（1）防治糖尿病及其并发症作用：黄杞总黄酮可降低空腹血糖、LDL、TG、TC 水平，抑制去甲肾上腺素介导的主动脉收缩，改善主动脉损伤，下调 NF-κB p65、ICAM-1 mRNA 表达，差异均有统计学意义（$P<0.05$，$P<0.01$）。黄杞总黄酮可通过抑制主动脉收缩和 NF-κB 信号通路、降低炎性因子表达来对 2 型糖尿病合并动脉粥样硬化大鼠主动脉损伤起到保护作用。

（2）对脑缺血再灌注损伤的改善作用：黄杞总黄酮对脑缺血再灌注损伤具有改善作用，这可能与其抗氧化活性有关。

（3）其他作用：黄杞总黄酮具有抗凝、降脂和增强机体免疫力的作用。

【备注】

本品中医分部位作为不同药材使用，药名分别为黄杞皮（树皮）、黄杞叶（叶），与它们的区别主要有以下几方面。

1. 性味 黄杞皮性平，味微苦、辛。黄杞叶性凉，味微苦。

2. 功效 黄杞皮也有行气、导滞的功效，同时还有化湿的功效。黄杞叶的功效是清热、止痛。

3. 主治 黄杞皮主治脾胃湿滞、脘腹胀闷、泄泻。黄杞叶主治感冒发热、疝气腹痛。

五十七、仅 羊

Jiemh yangh

别名：红孩儿。瑶医：仅羊。

本品为薯蓣科植物薯莨 *Dioscorea cirrhosa* Lour. 的块根。5 ～ 8 月采挖，洗净，捣碎鲜用或切片晒干。

本品分布于浙江南部、江西南部、福建、台湾、湖南、广东、广西、贵州、四川、云南、西藏等省区。广西分布于岑溪、宁明、邕宁、宾阳、隆安、那坡、田阳等地。生于山坡、路旁、河谷边的杂木林、阔叶林、灌丛中或林边。

【性味】 性凉，味涩；有小毒。

【分类】 属风打相兼药。

【功效】 清热解毒，养血止血，收敛固涩，行气止痛。

【主治】 内伤吐血，痢疾，肠炎，风湿关节痛，月经不调，血崩，产后腹痛，痈疮肿毒，毒蛇咬伤。

【瑶医治疗经验】

1. 痢疾 仅羊 10g，马莲鞍 15g。研粉冲开水服。

2. 血崩 仅羊 10g，桃金娘根 30g，羊开口 15g，地榆 10g，仙鹤羊 10g，茅莓 10g。水煎服。

3. 肠炎 仅羊 10g，过江龙 10g，十大功劳 15g，地胆草 10g，九层皮 10g，野葛根 20g。水煎服。

【用法用量】 内服：煎汤，9 ～ 15g。外用：适量，磨醋涂；或研粉冷开水调敷。

【现代研究】

1. 化学成分 薯莨化学成分主要是鞣质及苷类，此外还含有酚类、蛋白质类、糖类、苷类、黄酮类、蒽醌类、三萜类、甾醇类、有机酸类等成分。

（1）黄酮类：薯莨黄酮 A。

（2）酚性糖苷类：3,4- 二羟基苯乙醇葡萄糖苷、根皮酚葡萄糖苷等。

（3）鞣质类：右旋儿茶精、左旋表儿茶精。

（4）原花青色素类：原矢车菊素 B-1、原矢车菊素 B-2、原矢车菊素 B-5、原矢车菊素 C-1、儿茶精（4α-6）- 表儿茶精 -（4β-8）- 表儿茶精、表儿茶精 -（4β-6）- 表儿茶精（4β-8）- 儿茶精、表儿茶精 -（4β-8）- 表儿茶精 -（4β-8）- 表儿茶精 -（4β-8）- 表儿茶精。

2. 药理作用

（1）抗氧化作用：薯莨水洗脱物具有显著的抗 H_2O_2 致 H9C2 细胞氧化损伤的作用，是薯莨抗 H9C2 细胞氧化损伤的主要活性部位。

（2）抗病原微生物的作用：薯莨鞣质能与蛋白质作用，凝固微生物体内的原生质。此外，其又具有抑菌作用。据报道，薯莨酊剂或煎剂在试管内对金黄色葡萄球菌有抑制作用，对皮肤浅部真菌也有较好的治疗效果。也有报道称薯莨对病毒性乙型肝炎具有一定疗效。薯莨提取物可能通过降低培养基的 pH 值抑制人型支原体，薯莨正丁醇部位 25% 乙醇洗脱流分具有较好的体外抑制人型支原体的作用，其 MIC 范围是（16/32 ～ 128）mg/mL，而 MIC_{50} 为 32mg/mL。

（3）促进子宫收缩作用：随着薯莨水提液浓度的增加，小鼠子宫平滑肌最大收缩强度和平均收缩强度也随之增加，高剂量薯莨水提液使子宫活动力增强，即薯莨水提液对小鼠子宫平滑肌有显著的收缩作用，且存在剂量依赖性，作用效果与缩宫素相当。

【备注】

本品中药名为薯莨，与中药薯莨的区别主要有以下几方面。

1. 性味 薯莨性凉，味苦；有小毒。

2. 功效 薯莨也有理气止痛、清热解毒、止血的功效，同时还有活血的功效。

3. 主治 薯莨也用于痢疾、泄泻、风湿关节痛、月经不调、痛经、经闭、产后腹痛、崩漏、痈疮肿毒等病证，同时还用于咯血、呕血、衄血、尿血、便血、外伤出血等多种出血证，以及脘腹胀痛、痧胀腹痛、跌打肿痛、带状疱疹等病证。

4. 用量 薯莨 3 ～ 9g。

5. 使用注意 薯莨孕妇慎服。

五十八、斗炭瑞

Ddouh tanh sunl

别名：火炭头。瑶医：斗炭瑞。

本品为蓼科植物火炭母 *Polygonum chinense* L. 的全草。夏、秋季采收，鲜用或晒干。

本品分布于陕西南部、甘肃南部、华东、华中、华南和西南。广西各地均有分布。生于山谷湿地、山坡草地。

【性味】性凉，味酸、涩。

【分类】属打药。

【功效】清热解毒，利湿止痒，消食化滞，明目退翳。

【主治】痢疾，肠炎泄泻，消化不良，咽喉炎，扁桃体炎，宫颈炎，白带多，头晕耳鸣，跌打损伤，皮炎，湿疹，皮肤瘙痒，痈疖肿毒。

【瑶医治疗经验】

1. 湿疹 斗炭瑞、杠板归、苦参、熊胆木、苦李根各适量。水煎外洗。

2. 肠炎 斗炭瑞 10g，凤尾草 10g，红痧症 10g，枫树叶 10g。水煎服。

3. 皮炎 斗炭瑞 80g，穿心莲 50g，熊胆木 50g，盐肤木 50g，毛冬青 50g，忍冬藤 50g。水煎外洗。

【用法用量】内服：煎汤，15～30g。外用：适量，捣敷。

【现代研究】

1. 化学成分 火炭母的主要化学成分以黄酮类和酚酸类为主，还含有挥发油类等化学成分。

（1）黄酮类：异鼠李素、芹菜素、广寄生苷、木犀草素、槲皮素、山奈酚、槲皮苷、异槲皮苷、柚皮素、巴达薇甘菊素、山奈酚 –7–*O*– 葡萄糖苷、山奈酚 –3–*O*– 葡萄糖醛酸苷、金丝桃苷等。

（2）酚酸类：没食子酸、没食子酸甲酯、丁香酸、咖啡酸、原儿茶酸、3–*O*– 甲基并没食子酸、鞣质类有鞣花酸、3,3′– 二甲基鞣花酸、3– 甲氧基 –4– 鼠李糖鞣花酸、corilagin、并没食子酸。

（3）挥发油类：邻苯二甲酸、6,10,14– 三甲基 –2– 十五烷酮、邻苯二甲酸二异丙基酯。

（4）甾体类及其他成分：胡萝卜苷、正三十二烷醇、*β*– 谷甾醇、stigmast-4-ene-3,6-dione、stigmastane–3,6–dione、hecogenin、25*R*–spirost-4-ene-3,12-dione、aurantiamide-acetate、对羟基苯甲酸甲酯、异补骨脂素、2,3,4,6,7– 五甲氧基 –9,10– 二氢菲、1,5,7– 三羟基 –3– 甲基蒽醌、正二十一烷酸、正十九烷酸、花生酸、三十烷酸、正二十四烷酸、棕榈酸、正三十二烷酸、3,4,8,9,10–pentahydoroxy-dibenzo［b,d］pyran-6-one。

2. 药理作用

（1）抗氧化作用：当以体积比 1∶1 甲醇与水混合液为提取溶剂，火炭母提取液具有较高的抗氧化活性，40g 原材料提取液对羟自由基的清除效果与 6.29g 维生素 C 作用相当，而对超氧阴离子的清除效果与 9.82g 维生素 C 作用相当。以 80% 甲醇提取火炭母药材，采用改良的 ABTS 法测定其抗氧化活性，并用水溶性维生素 E 标定，结果表明其抗氧化活性相当于水溶性维生素 E 的 57.5%；采用去氧核糖的方法测定其清除羟自由基的活性，以抗氧化剂二丁基羟基甲苯（BHT）做阳性对照，结果显示，其清除羟自由基的能力相当于抗氧化剂 BHT 能力的 21.6%。

（2）抗病原微生物作用：火炭母的抑菌活性物质存在于叶和茎中，且叶的提取液抑菌活性更高；火炭母超声提取物抑菌效果较索氏提取物稍强；不同火炭母提取物的抑菌强度为：65% 乙醇提取物 > 无水甲醇提取物 >95% 乙醇提取物 > 蒸馏水提取物；不同火炭母萃取物的抑菌强度为：乙醚萃取物 > 石油醚萃取物；火炭母提取物对金黄色葡萄球菌、痢疾杆菌、枯草杆菌、藤黄球菌、白色念珠菌的 MIC 分别为 0.6g/mL、0.6g/mL、0.8g/mL、1.0g/mL、0.6g/mL，MBC 均为 1.0g/mL。火炭母煎剂对禽大肠杆菌也有明显的抑菌效果。火炭母煎剂对脱氧核糖核酸聚合酶（DNAP）的抑制率高于50%，HBV-DNA的降解率高于25%，提示火炭母有较好的抗乙型肝炎病毒作用。

火炭母乙酸乙酯供试液能抑制人结肠癌HCT-116细胞增殖并诱导细胞凋亡。火炭母乙酸乙酯供试液对HCT-116的细胞增殖抑制作用较强且呈剂量和时间依赖关系，作用48h后其IC_{50}值为120.04mg/L；凋亡染色显示有细胞凋亡形态变化；流式细胞仪检测火炭母乙酸乙酯供试液能诱导HCT-116细胞凋亡并呈剂量依赖关系。火炭母在无细胞毒浓度下对激发条件下培养的B95-8细胞具有明显抑制其壳抗原（VCA）表达的作用，并呈现出药量依赖性；此外，当火炭母药量增加1000倍后，对B95-8细胞有明显的细胞毒性作用，呈显著药量依赖性。

（3）抗炎、镇痛、解热作用：火炭母水提物对酵母致大鼠体温升高有抑制作用。用二甲苯致小鼠耳郭肿胀，并以醋酸致小鼠腹腔毛细血管通透性增高，对小鼠连续7天灌胃给予火炭母16g/kg，观察火炭母水提取物的抗炎作用，结果显示火炭母对变质性炎症和渗出性炎症均有显著的抑制作用。用甲醇提取火炭母根，采用抑制肥大细胞超氧化阴离子方法测定其抗炎活性，结果显示其抗炎活性较好。

火炭母能明显减少醋酸所致小鼠扭体的反应次数，并促使热刺激所致小鼠疼痛的痛阈值明显提高，提示其对外周性疼痛和中枢性疼痛均具有镇痛作用。

（4）抗腹泻作用：火炭母75%乙醇提取物有显著的抗腹泻活性，并呈现剂量依赖性。有研究利用系统溶剂萃取法得到4个不同的极性部位，分别为石油醚部位、乙酸乙酯部位、正丁醇部位以及剩余水部位，通过体内活性筛选实验，发现正丁醇部位和剩余水部位有显著的抗腹泻作用，并发现鞣花酸和corilagin具有抗腹泻作用。

（5）对平滑肌和骨骼肌的作用：有实验研究认为火炭母煎剂对离体豚鼠回肠无明显影响，对离体大鼠子宫有抑制作用。另有实验研究认为本品水提取物对离体豚鼠回肠有收缩作用，对离体兔十二指肠可轻度增强其张力。本品煎剂对蟾蜍腹直肌，本品水提物对大鼠膈肌、膈神经均无作用。

（6）保肝作用：火炭母醇提取物各剂量均可抑制急性肝损伤大鼠血清中ALT、AST活性，降低MDA水平，升高SOD活性。火炭母总黄酮具有显著的护肝作用，其作用机制可能与抗氧化及调节肝组织Th1/Th2细胞平衡有关。火炭母水提取物能降低异硫氰酸-1-萘酯（ANIT）致黄疸性肝损伤大鼠血清ALT、AST、ALP、TBIL、DBIL及肝组织中MDA的含量，并能降低肝指数，提高肝组织SOD活性，改善肝脏组织病理学损伤。

（7）其他作用：火炭母煎剂在大鼠后肢灌流实验中无明显作用，给麻醉犬静脉注射0.1g（生药）/kg有降血压作用。火炭母可对抗肝癌HepG2细胞增殖活性。当火炭母稀释度为1∶100时，对肝癌细胞呈现出明显的抑制作用。给小鼠腹腔注射火炭母水提取物10g（鲜生药）/kg有中枢抑制作用，表现为运动失调，并能延长环己巴比妥钠的催眠时间。

（8）毒性：静脉注射火炭母水提取物5g（鲜生药）/kg，使小鼠中枢抑制，运动失调，呼吸加深加快，头部轻度震颤，24h后5只中有1只死亡。每只小鼠腹腔注射火炭母煎剂 1g（生药），24h 内小鼠全部死亡。

【备注】

本品中医分部位作为不同药材使用，药名分别为火炭母草（地上部分）、火炭母草根（根），与它们的区别主要有以下几方面。

1. 性味　火炭母草性凉，味辛、苦；有毒。火炭母草根性平，味辛、甘。

2. 功效　火炭母草、火炭母草根均有清热解毒、平抑肝阳、活血化瘀的功效，同时火炭母草还有利湿、凉血、明目、舒筋的功效，火炭母草根还有补益脾肾、消肿的功效。

3. 主治　火炭母草、火炭母草根均用于眩晕耳鸣、肺热咳嗽、肺痈、乳痈、痈肿疮疡、带下、跌打损伤，同时火炭母草还用于痢疾、泄泻、咽喉肿痛、肝炎、中耳炎、湿疹、角膜云翳，火炭母草根还用于体虚乏力、耳鸣耳聋。

4. 用量　火炭母草、火炭母草根均 9～15g。

五十九、介端榜

Jaih donl bangv

别名：黄花参、鸡仔莲。瑶医：介端榜。

本品为远志科植物黄花倒水莲 *Polygala fallax* Hemsl 的全株。秋、冬季采收，洗净，鲜用或切片，晒干。

本品分布于福建、广东、广西、湖南、四川、云南等省区。广西分布于龙胜、灌阳、兴安、平乐、恭城、桂平、靖西、金秀等地。生于山谷、溪旁或灌丛中、竹林下或石灰山常绿林下。

【性味】性平、微温，味甜、微苦。

【分类】属风药。

【功效】健脾益气，利湿退黄，活血调经。

【主治】气虚，病后贫血，产后虚弱，肺结核咳嗽，黄疸型肝炎，肾炎水肿，贫血，月经不调，痛经，白带多，子宫脱垂，腰酸腿痛，神经衰弱。

【瑶医治疗经验】

1. 黄疸型肝炎　介端榜 30g，水石榴 30g，虎杖 15g，田基王 20g，白纸扇 20g，山栀子 15g。水煎服。

2. 产后虚弱　①介端榜 15g，五指牛奶 10g，大力王 10g，十全大补 10g，土党参 20g。煲猪脚服。②介端榜 30g，五指毛桃 30g，鸡血藤 20g，血风藤 15g，当归藤 15g，保暖风 10g。与鸡炖服。

【用法用量】内服：煎汤，15～60g；或炖鸡和猪脚。

【现代研究】

1. 化学成分

（1）皂苷类：豆甾 -7,22- 二烯 -3-O-β- 吡喃葡萄糖苷、远志皂苷、reinioside C、

reinioside A、豆甾 –7,22– 二烯 –3– 醇、raliacerebro side 等。

（2）口山酮类：1,3– 二羟基口山酮、1,3– 二羟基 –2– 甲氧基口山酮、1– 甲氧基 –2,3– 亚甲二氧基口山酮、1,7– 二羟基 –2,3– 亚甲二氧基口山酮等。

（3）其他类：包括多糖类成分，以及对羟基苯甲酸、原儿茶酸甲酯、对羟基苯甲酸甲酯、苯甲酸甲酯、3,5– 二甲氧基 –4– 羟基苯甲醛、3,5– 二甲氧基 –4– 羟基苯乙酮等。

2. 药理作用

（1）调脂作用：研究表明，黄花倒水莲所含的皂苷类成分具有明显的降血脂作用。黄花倒水莲总皂苷能显著降低高脂血症实验大鼠血清 TC、TG、MDA 水平，且与剂量有关，提示黄花倒水莲总皂苷可有效调脂并具有一定的抗氧化作用。

（2）抗氧化作用：口山酮类成分是黄花倒水莲的主要成分之一。药理活性研究表明，口山酮类成分具有不同程度的抗氧化作用，推测其活性作用可能与酚羟基位置及数量等因素有关。

（3）抗病毒作用：研究表明，黄花倒水莲水煎液及其口山酮类成分具有不同程度的体外抗病毒作用。采用黄花倒水莲水煎液对乙肝病毒表面抗原（HBsAg）进行的体外观察实验表明，黄花倒水莲水煎液具有明显抑制 HBsAg 的作用。

（4）其他作用：黄花倒水莲尚具有一定的抗炎、抗血栓及提高免疫力等作用。

【备注】
本品中药名为黄花倒水莲，与中药黄花倒水莲的区别主要有以下几方面。

1. 药用部位 黄花倒水莲用根或茎、叶。

2. 性味 黄花倒水莲性平，味甘、微苦。

3. 功效 黄花倒水莲也有补虚健脾、活血调经的功效，同时还有散瘀通络的功效。

4. 主治 黄花倒水莲也用于体虚劳倦乏力、月经不调、痛经、子宫脱垂、腰痛，同时还用于小儿疳积、脾虚水肿、带下清稀、风湿痹痛、跌打损伤。

5. 用量 黄花倒水莲 15 ～ 30g。

六十、红痧症

Sah ndieh siq

别名：红沙草、刹列使。瑶医：痧的史。

本品为唇形科植物铁轴草 *Teucrium quadrifarium* Buch. –Ham. 的全草。全年均可采收，洗净，鲜用或晒干。

本品分布于福建、湖南、贵州、江西、广东、广西、云南等省区。广西分布于南宁、天峨、南丹、罗城、融水、三江、来宾、金秀、苍梧、富川、平乐、阳朔、桂林、临桂、兴安、全州、资源、龙胜等地。生于山地阳坡、林下及灌丛中。

【性味】 性微寒，味苦。

【分类】 属打药。

【功效】 清热解毒，消肿止痛。

【主治】感冒头痛，痧气腹痛，肠炎，痢疾，便血，毒蛇咬伤，皮肤瘙痒，沙虫脚。

【瑶医治疗经验】

1. 痧气腹痛　①红痧症 30g，香鸡兰 10g，紫苏 20g，藿香 20g，苎麻 15g。水煎服。②红痧症 50g，土砂仁 10g，金耳环 2g，枫树皮 30g，厚朴果 15g。水煎服。

2. 肠炎痢疾　红痧症 20g，枫树叶 20g。水煎服。

【用法用量】内服：煎汤，30～60g。外用：适量，捣敷或煎水外洗。

【现代研究】

化学成分　该植物含有金合欢素、5,4′,5- 三羟基 -6,2′- 二甲氧基黄酮、teucvidin、12-epi-teucvidin、teufiin、19-acetyl-tetmpinin、tcucvin、teuquadrin B、5,4′,5′- 三羟基 -6,2′- 二甲氧基黄酮、柳穿鱼新苷、洋芹素等。

【备注】

本品中药名为铁轴草，与中药铁轴草的区别主要有以下几方面。

1. 药用部位　铁轴草用全草、根或叶。

2. 性味　铁轴草性凉，味辛、苦。

3. 功效　铁轴草的功效是祛风解暑、利湿消肿、凉血解毒。

4. 主治　铁轴草也用于瑶药红痧症的主治病证，同时还用于中暑无汗、肺热咳喘、肺痈、水肿、风湿痹痛、乳痈、无名肿毒、风疹、湿疹、跌打损伤、外伤出血、蜂蜇伤等病证。

5. 用量　铁轴草 6～15g。

六十一、六月雪

Luor hIax mbuonx

别名：土牛膝、华泽兰。瑶医：痧的否。

本品为菊科植物多须公 *Eupatorium Chinense* L. 的全草。夏、秋季采收，洗净，鲜用或晒干。

本品分布于我国东南及西南部各省区。广西各地均有分布。生于山谷、山坡林缘、林下、灌丛或山坡草地上。

【性味】性凉，味微苦。

【分类】属打药。

【功效】清热解毒，利咽化痰。

【主治】白喉，扁桃体炎，咽喉炎，感冒发热，麻疹，肺炎，支气管炎，风湿性关节炎，痈疖肿毒，毒蛇咬伤。

【瑶医治疗经验】

1. 扁桃体炎　①六月雪 20g，白纸扇 20g，金线风 15g，九节风 20g，金银花 20g。水煎服。②六月雪 15g，金锁匙 10g，朱砂根 10g。水煎服。

2. 咽喉炎 六月雪 20g，毛冬青 20g，白英 15g，金锁匙 10g，白纸扇 20g。水煎服。

【用法用量】内服：煎汤，15 ～ 30g。外用：适量，鲜叶捣烂敷患处。

【现代研究】

1. 化学成分 广东土牛膝含有 12,13- 二羟基泽兰素、2- 异丙烯基 -5- 乙酰基 -2,3-二氢苯并呋喃、2,3- 二氰基 -5 甲基 -7- 苯基 -1,4,6H- 二氮杂卓、2- 异丙基 -5- 乙酰基 -6- 羟基苯并呋喃、泽兰素、1-[2-（1-acetoxymethylvinyl）-6-hydroxy-benzofuran-5-yl]-ethanone、6-hydroxy-3β-methoxytrematone、euparone、8-methoxy-9-hydroxythymol、dehydroespeleton、8-methoxy-9-hydroxythymol3-oangelate、9-hydroxythymol、4-hydroxycinnamic acid methyl ester、对羟基苯甲醛、8,9-dehydro-10-hydroxythymol、邻苯二甲酸二异丁基酯、邻苯二甲酸二正丁酯、对香豆酸、dihydrocoumarin、methylcaffeate、2,5-dimethylphenol、1H- 吲唑、（Z）-3-（hydroxymethyl）-7-methylocta-2,6-dienyl1 acetate、达玛二烯醇乙酸酯、（2R,3S）-5- 乙酰基 -6- 羟基 -2- 异丙烯基 -3-乙氧基苯并二氢呋喃、豆甾醇、12,13-dihydroxyeuparin、5- 乙酰 -6- 羟基 -2- 异丙烯基苯并呋喃、2,5- 二乙酰基 -6- 羟基苯并呋喃、ruscodibenzofuran、2- 乙酰 -5-（1-炔丙基）- 噻吩 -3-O-β-D- 吡喃葡萄糖苷、3- 乙酰 - 羽扇豆 -12,20（29）- 二烯、齐墩果 -12- 烯 -3,11- 二醇、3β-（ 辛烷氧基 ）-11- 氧代烯烃 -12- 烯 -28- 酸、β- 香树脂醇、山奈酚 -3-O-β-D- 半乳糖苷、咖啡酸乙酯、5- 甲基 -2（1- 甲基乙基 ）苯基 -β-D- 吡喃葡萄糖苷、eupali-nolide K、11- 羟基 -10,11- 二氢泽兰素、dieupachinin E、eupalinilide G、8β-（4′-hydroxytigloyloxy）-5-desoxy-8-desacyleuparotin、3-（hydroxymethyl）-1,13,14,15-tetrahydroxy-7,11,15-trimethyl-2,6,10-hexadecatriene、3-（hydroxymethyl）-1,13,15-trihydroxy-7,11,15-trimethyl-2,6,10-hexadecatrien-14-ylacetate、eupafolin、hiyodorilactone B、icariside C4、longifloroside A、cis-me-lilotoside 3′-methyl ester、2-hydroxy-5-methoxyphenyl-1-O-glucoside。

2. 药理作用

（1）抗菌作用：采用试管稀释法，六月雪煎剂 1∶8 ～ 1∶16 浓度对豚鼠接种的白喉杆菌有抑制作用。将已灭菌之圆形小块滤纸在土牛膝原液中浸湿，置于已行划线接种白喉杆菌的血液平板培养基中，然后置于 37℃孵育 24h，次晨观察结果，可看出有狭窄的抑菌圈。将六月雪 100% 酊剂 1mL 与白喉毒素 2 个最小致死量混合后给豚鼠皮下注射，发现有一定的保护作用，酊剂中和白喉毒素作用强于煎剂。酊剂 1∶32 ～ 1∶64 对白喉杆菌、1∶32 对溶血性链球菌、1∶16 对金黄色葡萄球菌具有抑制作用，酊剂抑菌作用强于煎剂。

采用牛津杯法评价六月雪部分化合物对 5 种病原菌的抑菌活性，并用肉汤稀释法测定各自的 MIC 值，结果显示，测试化合物对 5 种菌具有不同程度的抑菌活性，其中达玛二烯醇乙酸酯、5- 乙酰 -6- 羟基 -2- 异丙烯基苯并呋喃和 ruscodibenzofuran 对肺炎克雷伯菌有较强的抑菌活性，MIC 值分别为 0.98μg/mL、0.98μg/mL 和 0.49μg/mL，2,5-二乙酰基 -6- 羟基苯并呋喃对大肠埃希菌有较强的抑菌活性（MIC ≤ 3.91μg/mL），达玛二烯醇乙酸酯、（2*R*,3*S*）-5- 乙酰基 -6- 羟基 -2- 异丙烯基 -3- 乙氧基苯并二氢呋喃、5- 乙酰 -6- 羟基 -2- 异丙烯基苯并呋喃、ruscodibenzofuran 和 2,5- 二乙酰基 -6- 羟基苯并呋喃对铜绿假单胞菌有较强的抑菌活性，MIC 值均为 7.81μg/mL。

（2）抗炎作用：对蛋清致大鼠足肿胀的实验结果表明，广东土牛膝乙醇提取液 6g/kg、8g/kg、10g/kg 体重 3 个剂量组，对蛋清致大鼠足跖肿胀均有明显的抑制作用，其中低、中剂量组比高剂量组疗效好，也比阿司匹林的疗效好。对二甲苯致小鼠耳郭炎症的实验结果表明，广东土牛膝 6g/kg、8g/kg、10g/kg 体重 3 个剂量范围均有较强的抑制作用，其抑制强度比阿司匹林好。对醋酸所致小鼠腹腔毛细血管通透性增高影响的实验结果表明，广东土牛膝 12g/kg、16g/kg 体重灌胃给药，对醋酸致小鼠腹腔毛细血管通透性增高有明显的抑制作用，但其抑制率较阿司匹林小。对大鼠棉球肉芽肿增生影响的实验结果表明，广东土牛膝对大鼠肉芽组织增生有非常显著的抑制作用，其抑制作用较阿司匹林强。

（3）镇痛作用：对热板法小鼠痛阈影响的实验结果表明，广东土牛膝有显著的镇痛作用，其镇痛效果与阿司匹林相似。对醋酸致小鼠扭伤反应影响的实验结果表明，广东土牛膝对醋酸致小鼠扭体反应有非常显著的抑制作用，其抑制强度与阿司匹林相似。

（4）抗癌作用：从广东土牛膝中分得的 1 种单体化合物具有体内抑制人宫颈鳞癌（HeLa）细胞活性。华泽兰中化合物 8β-（4′-hydroxytigloyloxy）-5-desoxy-8-desacyleuparotin 对人胃癌 HGC-27 细胞及小鼠黑色素瘤 B16 细胞的 IC_{50} 分别为 4.29μg/mL、5.53μg/mL。

（5）毒性：小鼠实验用改进寇氏法计算，结果 LD_{50} 为 208175，LD_{50} 的 95% 平均可信度为 183136 ～ 234114。

【备注】
本品中医分部位作为不同药材使用，药名分别为广东土牛膝（根）、华泽兰（全草），与它们的区别主要有以下几方面。

1. 性味　广东土牛膝性凉，味苦、甘；有毒。华泽兰性平，味苦、辛；有毒。

2. 功效　广东土牛膝、华泽兰均有清热解毒的功效，同时广东土牛膝还有利咽、凉血散瘀、消肿的功效，华泽兰还有疏肝活血的功效。

3. 主治　广东土牛膝、华泽兰均用于痈疮肿毒、毒蛇咬伤、跌打损伤，同时广东土牛膝还用于咽喉肿痛、白喉、吐血、血淋、赤白下痢、水火烫伤，华泽兰还用于风热感冒、胸胁痛、脘痛腹胀。

4. 用量　广东土牛膝、华泽兰 10 ～ 20g。

5. 使用注意　广东土牛膝、华泽兰孕妇禁服。

【附注】另有茜草科植物六月雪 *Serissa japonica*（Thunb.）Thunb. Nov. Gen.，株高达 90cm；叶革质，卵形或倒披针形，长 0.6 ～ 2.2cm，宽 3 ～ 6mm，先端短尖或长尖，全缘，无毛；叶柄短；花单生或数朵簇生小枝顶部或腋生；苞片被毛，边缘浅波状；花萼裂片呈锥形，被毛；花冠淡红或白色，长 0.6 ～ 1.2cm，花冠筒比萼裂片长，花冠裂片扩展，先端 3 裂；雄蕊伸出冠筒喉部；花柱长，伸出，柱头 2，直，略分开；生长在河溪边或丘陵的杂木林内。

六十二、石上虾

Mbengx qial

别名：果上叶、麦斛。瑶医：扁虾。

本品为兰科植物广东石豆兰 *Bulbophyllum kwangtungense* Schltr. 的全草。夏、秋采收，鲜用或蒸后晒干。

本品分布于浙江、福建、江西、湖北、湖南、广东、香港特区、广西、贵州、云南等省区。广西分布于融水、恭城、环江、贺州、象州、金秀等地。生于山坡林下岩石上。

【**性味**】性凉，味甜、微苦。

【**分类**】属风打相兼药。

【**功效**】滋阴清热，化痰止咳，除烦安神。

【**主治**】肺结核咳嗽，慢性气管炎咳嗽，咯血，肺炎恢复期，慢性咽痛，慢性胃炎，胃酸缺乏，食欲不振，遗精。

【**瑶医治疗经验**】

1. 肺结核咳嗽　石上虾 30g，金钗石斛 20g，红天葵 15g，牛大力 30g，朝天罐 20g，金荞麦 20g，红毛毡 10g，麦冬 20g，不出林 30g。水煎服。

2. 慢性气管炎　石上虾 10g，千年竹 10g，不出林 10g，红毛毡 10g，水杨柳 10g，牛尾菜 10g，石油菜 10g，鱼腥草 10g。水煎服。

3. 咯血　石上虾 20g，红毛钻 15g，红铁树叶 15g，千年竹 10g，少年红 10g。水煎服。

【**用法用量**】内服：煎汤，15 ～ 30g。

【**现代研究**】

化学成分　黄酮、多糖是其主要药用成分。其含有 bulbophyllanthrin、2,3,4- 三甲氧基 -5- 羟基菲、2,3,4,5- 四甲氧基菲、coelonin、2,4,7- 三甲氧基 -9,10- 二氢菲、5-（2,3- 二甲氧苯乙基）-6- 甲基苯并［d］［1,3］二氧戊环、10,11- 二氢 -2,7- 二甲氧基 -3,4- 亚甲二氧基二苯并［b,f］噁庚英等。

【**备注**】

本品中药名为广石豆兰，与中药广石豆兰的区别主要有以下几方面。

1. 药用部位　广石豆兰用假鳞茎或全草。

2. 性味　广石豆兰性凉，味甘、淡。

3. 功效　广石豆兰也有清热滋阴的功效，同时还有消肿的功效。

4. 主治　广石豆兰也用于咽痛、肺热咳嗽，同时还用于阴虚内热、热病口渴、风湿痹痛、跌打损伤、乳痈。

5. 用量　广石豆兰 6 ～ 12g。

6. 使用注意　广石豆兰虚寒者慎服。

六十三、田皂角

Lingh gorq miev

别名：水皂角。瑶医：令果咪。

本品为豆科植物合萌 *Aeschynomene indica* Linn. 的全株。9～10月采收，齐地割取地上部分，鲜用或晒干。

除草原、荒漠外，全国林区及其边缘均有分布。广西分布于凌云、武鸣、南宁、贵港、玉林、昭平、钟山、富川、全州、三江、柳江、金秀等地。生于低山区的湿润地、水田边或溪河边。

【性味】性凉，味苦、涩。

【分类】属打药。

【功效】清热解毒，利尿消肿，平肝明目，祛风化痰，拔毒生肌，通乳。

【主治】感冒发热，尿路感染或结石，小便不利，血尿，胆囊炎，水肿，痢疾，乳汁不通，夜盲症，白内障，痈疮，湿疹，皮肤瘙痒。

【瑶医治疗经验】

1. 结石　田皂角 20g，穿破石 20g，猫须草 20g，桃仁 5g，鸭内金 8g，牛膝风 20g，海金沙 5g。水煎服。

2. 肾积水　田皂角 30g。水煎服。

3. 乳汁不通　田皂角 20g，通草 6g，王不留行 10g，路路通 15g，五指毛桃 20g。水煎服。

【用法用量】内服：煎汤，15～30g。外用：适量，煎水外洗。

【现代研究】

1. 化学成分

（1）黄酮及其苷类：demethytorosaflavone C、demethytorosafla–vone D、（±）7,3′4′–三羟基黄酮、牡荆素、木犀草素、木犀草素 –7– 葡萄苷、黄酮木犀草素 –7–O–β–D– 葡萄苷。

（2）黄烷醇及其苷类：（+）– 儿茶素、（2S）–3′,4′,7′– 三羟基黄烷 –（4β→8）– 儿茶素、（2S)–3′,4′,7′– 三羟基黄烷 –(4α→8)– 儿茶素、（–)–fisetinidol–(4α→8)–cate-chin、（+）–fisetinidol–(4β→8)–catechin、原花青素 B$_3$。

（3）蒽醌及其苷类：1,8– 二羟基 –3– 甲基 –6– 甲氧基恩醌酮。

（4）其他类：棕榈酸、亚油酸、1– 甲基茚满、萘、α– 古芸烯、石竹烯、β– 桉叶烯、2,4– 二叔丁基苯酚、月桂酸、豆蔻酸、9– 十二碳烯酸、十五烷酸、6,10,14– 三甲基 –2– 十五烷酮、9– 十六烯酸、十七酸、9,12,15– 十八碳三烯酸、9– 十八烯酸、7– 十八烯酸、硬脂酸、花生酸、二十四烷、二十一烷酸、二十五烷、山嵛酸、二十六烷、二十三烷酸、十六基环氧乙烷、二十四烷酸、鲨烯、二十五烷酸、二十六烷。

2. 药理作用

（1）抗菌作用：有研究取合萌醇提取物用水配制成实验药液，对各类菌种进行体外抑菌实验，计算合萌水提取物的 MIC，结果表明：合萌醇提取物对金黄色葡萄球菌、枯草芽孢杆菌有较强的抗菌作用，对白色念珠菌、大肠杆菌、表皮葡萄球菌具有中度的抗菌作用，对乙型副伤寒沙门菌、福氏志贺菌、铜绿假单胞菌具有低度的抗菌作用。

（2）抗过敏及抗炎镇痛作用：有研究通过观察合萌对天花粉致小鼠皮肤过敏的影响，对照息斯敏的抗过敏作用，验证了合萌水提取物的抗皮肤过敏作用；通过观察合萌水提取物对巴豆油所致小鼠耳郭肿胀的抑制作用，表明合萌水提取物能明显降低小鼠耳郭肿胀度，提示合萌水提取物具有抗炎作用；通过观察合萌水提取物对醋酸所致小鼠扭体次数的影响，表明合萌水提取物可明显减少小鼠扭体次数，提示合萌水提取物具有一定的镇痛作用，且毒副作用小。另有研究采用二甲苯致小鼠耳肿胀、角叉菜胶致小鼠足跖肿胀、醋酸致小鼠腹腔毛细血管通透性增加及醋酸致小鼠扭体实验、热板实验模型，观察合萌水提取物的抗炎镇痛作用，并测定 MDA、NO 的含量及 SOD 的活性，发现合萌水提取物可抑制二甲苯所致的小鼠耳肿胀，减轻小鼠足跖肿胀，降低小鼠毛细血管通透性，减少醋酸所致的小鼠扭体次数，增加热板小鼠痛阈值，降低血清 MDA、NO 含量，提高血清 SOD 活性，表明合萌水提取物具有抗炎镇痛作用，作用机制可能与降低血管通透性、抑制 NO 等炎症介质产生及增强清除自由基、抗脂质过氧化能力有关。

（3）抑制螺类生长作用：胡彦龙等通过实验观察不同浓度合萌苷对钉螺糖原和钉螺蛋白含量的影响，发现高浓度合萌苷处理钉螺可影响钉螺的能量代谢而抑制其生长。

（4）抑制脂肪酶作用：有研究对民间用于减肥和现代药理证实有减肥作用的不同种植物进行了比较研究，实验结果表明合萌对脂肪酶的抑制能力最强。

（5）抗诱变、抗癌变作用：有研究对合萌水浸出液的抗诱变性和抗染色体畸变能力进行了考察，发现合萌水提取液能有效防止红裂酶素引起的细胞的诱裂和对细胞的生理损害，表明了合萌水提取液在抗诱变、抗癌变等方面具有一定的作用。

（6）促进皮肤创面愈合作用：合萌提取物及其活性成分所在组相具有明显的促进大鼠皮肤创面愈合及抗瘢痕生成的功效。这是通过加速创面组织中巨噬细胞有 M1 型向 M2 型转化及其抑制 EMT 过程来实现的。

【备注】

本品中医分部位作为不同药材使用，药名分别为合萌（地上部分）、梗通草（茎中的木质部）、合萌根（根）、合萌叶（叶），与它们的区别主要有以下几方面。

1. 性味 合萌性微寒，味甘、苦。梗通草性凉，味淡、微苦。合萌根性寒，味甘、苦。合萌叶性微寒，味甘。

2. 功效 合萌、梗通草均有清热、利湿、明目、通乳的功效，同时合萌还有祛风的功效。合萌根的功效是清热利湿、消积、解毒。合萌叶的功效是解毒、消肿、止血。

3. 主治 合萌、梗通草均用于热淋、小便不利、水肿、产后乳少、夜盲、目赤肿痛等病证，同时合萌还用于泄泻、痢疾、痈疮肿毒、关节疼痛。合萌根主治血淋、泄泻、痢疾、疳积、目昏、牙痛、疮疖。合萌叶主治痈肿疮疡、创伤出血、毒蛇咬伤。

4. 用量　合萌 15～30g。梗通草 6～15g。合萌根 9～15g。合萌叶内服，捣汁，60～90g。

六十四、九层皮

Linh zaiz ndomq

别名：林寨皮、救必应。瑶医：林寨亮。

本品为冬青科植物铁冬青 *Ilex rotunda* Thunb. 的树皮。夏、秋季剥采，鲜用，或晒干。

本品分布于江苏、安徽、浙江、江西、福建、台湾、湖北、湖南、广东、香港特区、广西、海南、贵州、云南等省区。广西分布于南宁、龙胜、桂林、罗城、大苗山、苍梧、容县、博白、柳州、金秀、上思、防城、百色、德保等地。生于山坡常绿阔叶林中和林缘。

【性味】性寒，味苦。

【分类】属打药。

【功效】清热解毒，消肿止痛，止血生肌。

【主治】感冒发热，咽喉肿痛，扁桃体炎，急性胃肠炎，痢疾，胃、十二指肠溃疡，肾炎水肿，盆腔炎，急慢性肝炎，风湿关节痛，湿疹，皮炎，烧烫伤。

【瑶医治疗经验】

1. 烧烫伤　九层皮、毛冬青树皮、黄柏皮、地榆、虎杖各适量。研粉外撒患处。

2. 胃、十二指肠溃疡　①九层皮 20g，杨梅皮 20g，大钻 20g，白英 10g。水煎服。②九层皮 20g，野荞麦 30g，地胆草 15g，猪肚木 15g，红痧症 20g，土砂仁 10g。水煎服。

【用法用量】内服：煎汤，15～30g。外用：适量，煎水外洗或捣敷。

【现代研究】

1. 化学成分　救必应的活性成分主要为皂苷类、多糖类和黄酮类。

（1）三萜皂苷类：3-*O*-[α-L-rhamnopyranosyl-（1→2）-β-D-glucopyranosyl-（1→2）-y9-D-arabinopyranosyl]-3β,19α-dihydroxyurs-12-en-28-oic-*O*-β-D-glucopyranosyl ester、3-*O*-[α-L-rhamnopyranosyl-（1→2）-β-D-glucopyranosyl-（1→2）-β-D-arabinopyranosyl]-3β,19α-dihydroxyurs-12-en-28-oic-*O*-β-D-glucopyranosyl ester、ilexoside K、3-*O*-β-D-glucopyranosyl-（1→2）-β-D-xylopyranosylsiaresin olic acid28-*O*-β-D-glucopyra-noside、ilexoside O、ilexpublesnin E、3β-*O*-β-D-glucopyranosyl-（1→2）-α-L-arabinopyranosyl-19-hydroxyl-20α-urs-12-en-28-oic acid28-*O*-β-D-glucopyranosyl ester、19α,23-dihydroxyurs-12-en-28-oic acid3-*O*-[β-D-glucuronopyranoside-6-*O*-methyl ester]-28-*O*-β-D-glucopyranosyl ester、oblonganoside I、3-*O*-[β-D-glucopyranosyl-（1→2）-β-D-xylopyranosyl]-3β,19α-dihydroxyurs-12-en-28-oic-*O*-β-D-glucopranosyl ester、chikusetsusaponin V methyl ester。

（2）三萜类：铁冬青酸、具栖冬青苷、苦丁冬青苷 H、3- 乙酰基熊果酸、苦丁茶冬青苷 D、3-O-α-L- 阿拉伯糖基 -19α- 羟基 - 熊果酸、28-O-β-D- 葡萄糖基 - 齐墩果酸、齐墩果酸、铁冬青酸 28-O-α-D- 吡喃葡萄糖基 -（1→6）-β-D- 吡喃葡萄糖苷、23- 氧 -rotungenic acid 28-O-β-D- 吡喃葡萄糖苷、10- 羟基铁冬青酸 28-O-β-D- 吡喃葡萄糖苷、3-O-β-D- 吡喃葡萄糖苷、24- 羟基铁冬青酸 28-O-β-D- 吡喃葡萄糖苷、间苯三酚、3-O-β-D- 吡喃葡萄糖醛酸基 -28-O-β-D- 吡喃葡萄糖苷 ilexosapogenin A、3-O-β-D- 吡喃葡萄糖醛酸基 -28-O-β-D- 吡喃葡萄糖基 spathodic acid、3-O-β-D- 吡喃葡萄糖醛酸基 -28-O-β-D- 吡喃葡萄糖基常春藤皂苷元、3-O-β-D- 吡喃半乳糖基 -（1→2）-β-D- 吡喃葡萄糖醛酸基 -28-O-β-D- 吡喃葡萄糖基常春藤皂苷元、28-O-β-D- 吡喃葡萄糖基 bredeolic acid、3-O-β-D- 吡喃半乳糖基 -（1→2）-β-D- 吡喃葡萄糖醛酸基 -28-O-β-D 吡喃葡萄糖基泰香脂酸。

2. 药理作用

（1）抑菌作用：以救必应药材浸提液做体外抑菌实验，发现其对绿脓杆菌、大肠杆菌、金黄色葡萄球菌、伤寒杆菌有明显的抑制作用，且鲜品比干品活性强。救必应的抗菌作用与成分有关，其中水提取部位和乙醇提取部位表现较强的抗菌作用，其他提取部位抑菌效果不显著。

（2）镇痛抗炎作用：救必应乙醇提取物在剂量 10g/kg 下能够显著提高小鼠的痛阈值，对二甲苯诱导的急性炎症和棉球诱导的慢性炎症表现出抗炎作用。但在同等剂量下，救必应水提取物未表现出镇痛和抗炎作用。

（3）对心血管的作用：铁冬青叶水提取物对离体豚鼠心脏有增加冠脉流量的作用，能显著提高小鼠耐氧能力和减轻垂体后叶素诱发的大鼠急性心肌缺血，且作用强度和剂量呈线性关系。另外，研究注入救必应醇提取物后对大鼠心血管的影响，发现救必应醇提取物具有降低冠脉流量、减慢心率及使心肌收缩力减弱的药理活性，同时还发现救必应正丁醇提取物对夹闭颈总动脉升压大鼠有明显降压作用和降低心率作用。

（4）保肝作用：救必应酸通过降低高脂血症大鼠血清中 TC、TG 和 LDL-C 含量，升高 HDL-C 含量，有效地清除肝组织中的 MDA 和提高 SOD 活力，抑制脂肪肝发展并逆转脂肪肝，表现出治疗高脂血症及高血脂引起的脂肪肝的作用。

（5）抗肿瘤作用：采用噻唑蓝（MTT）比色法测定体外抗肿瘤活性，发现铁冬青酸对 CNEI、CNE-2、SW620、HeLa、A549 肿瘤细胞株有体外抑制；3β,19α-dihydroxyurs-12-en-24,28-dioic acid 对 SW620、Hep3B、LoVo 肿瘤细胞株有抑制；两者对 MDA-MB-435 均有抑制。用超声波辅助甲醇提取救必应得到的提取物对 C57 小鼠有明显的抗肿瘤效果。

【备注】

本品中药名为救必应，与中药救必应的区别主要有以下几方面。

1. 归经　救必应归肺、胃、大肠、肝经。

2. 功效　救必应也有清热解毒的功效，同时还有利湿止痛的功效。

3. 主治　救必应也用于咽喉肿痛、湿热泻痢、脘腹胀痛、风湿痹痛、湿疹、皮炎，同时还用于暑湿发热、疮疖、跌打损伤。

六十五、金樱根

Jiemh yinl goonl

别名：金樱蔃。瑶医：紧关。

本品为蔷薇科植物金樱子 *Rosa laevigata* Michx. 的根。全年均可采收。挖取根部，切段，晒干。

本品分布于陕西、安徽、江西、江苏、浙江、湖北、湖南、广东、广西、台湾、福建、四川、云南、贵州等省区。广西分布于南宁、凌云、那坡、武鸣、邕宁、桂平、阳朔、金秀等地。生于向阳的山野、田边、溪畔灌木丛中。

【性味】性平，味涩。

【分类】属风药。

【功效】固精缩尿，固崩止带，涩肠止泻，益肾壮腰。

【主治】滑精，遗尿，痢疾，泄泻，崩漏，带下，子宫脱垂，痔疮，烧烫伤。

【瑶医治疗经验】

1.子宫脱垂 金樱根 15g，红九牛 13g，桃金娘根 20g。水煎炖鸡肉，服汤食肉。

2.崩漏 金樱根 20g，酸藤根 20g，地桃花 20g，苎麻根 20g，地榆 15g。水煎服。

3.遗尿 金樱根 12g，桑螵蛸 10g，杜仲 10g，升麻 6g，五倍子 6g。与猪小肚炖服。

【用法用量】内服：煎汤，6 ～ 12g。

【现代研究】

1.化学成分 其含有儿茶素类化合物和五环三萜类化合物，主要为儿茶素、表儿茶素、rosamultin、sericoside、2α,3α,19α,23-tetrahydroxy-urs-12-en-28-oic acid-3-O-β-D-glucopyranosyl ester、kaji-ichigoside F1、β-D-glucopyranosyl、3β,19α-dihydroxy-2-oxo-urs-12-en-28-oate、胡萝卜苷、β- 谷甾醇等。

2.药理作用

（1）镇痛、抗炎作用：金樱子根提取物对急、慢性炎症模型均有显著的抗炎作用，还具有一定的解热作用。金樱子根能够有效抑制炎症反应，减少液体渗出和组织增生，对由炎症引起的急慢性炎症疾病具有一定的治疗作用。金樱子根注射液能抑制小鼠二甲苯耳郭肿胀模型、琼脂肉芽组织增生模型释放的炎症因子 NO，起到较好的抗炎作用。金樱子根提取物能够抗皮肤炎症，实验研究发现其提取物局部应用可以抑制 RM-2mRNA 的诱导型一氧化氮合酶（iNOS）和环氧合酶 -2（COX-2）因子的释放，且辅助 Th2 细胞免疫反应。

金樱子根可抑制小鼠扭体反应，具有一定的抗炎作用及不同程度的镇痛作用。金樱子叶提取物对 NO、TNF-α、IL-1β、IL-6 和 IL-10 具有抗炎活性，在治疗创伤的实验中对烧伤引起的损伤有强烈的治愈效果。

（2）抑菌作用：金樱子根、茎多糖能抑制白色葡萄球菌、柠檬色葡萄球菌、金黄色葡萄球菌、肺炎克雷伯菌、痢疾杆菌，并且与其剂量呈依赖关系。金樱子根、茎多糖对正常小鼠肠道菌群失调有一定的调整作用，但金樱子根多糖效果优于茎多糖。对盐酸林可霉素引起的小鼠肠道菌群失调，连续6d灌胃金樱子根多糖后，可使小鼠肠道主要菌群的数量基本恢复，其中肠球菌、肠杆菌、双歧杆菌优于自然恢复，可作为微生态调节剂，用于防治肠道菌群失调。

从金樱子根乙酸乙酯的萃取物中分离得到的化合物 $2\alpha,3\alpha,23$-tri-hydroxyurs-12,19（29）-dien-28-oic acidβ-D-glucopyr-anosylester 和 $2\alpha,3\beta,19\alpha,23$-tetrahydroxyurs-12-en-28-oic acidβ-D-glucopyranosy lester 具有抗真菌活性。

金樱子根、茎不同炮制品对金黄色葡萄球菌、枯草芽孢杆菌等10种菌有抗菌作用。金樱子根用醋泡后对枯草芽孢杆菌、金黄色葡萄球菌和大肠杆菌具有明显的抑制作用，且金樱子根用醋炮制比用蜂蜜加工的抗菌效果更加突出。金樱根炮制品（醋炙品、盐炙品、黑豆汁炙品及蜜炙品）的抑菌作用强于茎炮制品，尤其是金樱子根蜜炙品抑菌作用明显。

（3）抗肿瘤作用：金樱子根水提取物、乙醇提取物、乙酸乙酯提取物、三氯甲烷提取物对宫颈癌细胞均具有一定的抑制作用，其中乙醇提取物体外对宫颈癌 HeLa 细胞的杀伤作用最强，能显著抑制 HeLa 细胞的生长。

（4）抗氧化作用：金樱子根乙醇提取物及其不同极性萃取部位均有一定的抗氧化活性，且在一定浓度范围内呈显著的剂量 – 效应关系，但不同部位的抗氧化活性有差异；在 DPPH 和 ABTS 自由基清除实验中，阳性药维生素 C 和各部位抗氧化能力的排序为：乙酸乙酯部位 > 维生素 C> 正丁醇部位 > 乙醇提取物 > 水部位 > 二氯甲烷部位；总抗氧化能力测定（FRAP 法）实验中乙酸乙酯部位的活性弱于维生素 C，其他次序不变。

（5）其他作用：金樱根醇提取液具有多方面的耐缺氧作用，对小鼠常压缺氧、脑缺氧和异丙肾上腺素引起心肌耗氧增加所致的心肌缺血有改善作用，也可显著延长小鼠游泳存活时间，表明该药有明显的抗疲劳作用，其对外周组织的缺氧也具有改善作用。

【备注】

本品中医分部位作为不同药材使用，药名分别为金樱子（成熟果实）、金樱根（根或根皮）、金樱叶（叶）、金樱花（花），与它们的区别主要有以下几方面。

1.性味 金樱子性平，味酸、甘、涩。金樱根性平，味酸、涩。金樱叶性凉，味苦。金樱花性平，味酸、涩。

2.归经 金樱子归肾、膀胱、大肠经。金樱根归脾、肝、肾经。金樱叶归肺、心经。金樱花归肺、肾、大肠经。

3.功效 金樱子、金樱根、金樱花均有固精、缩尿、固崩止带、涩肠止泻的功效，同时金樱根还有止血敛疮、祛风活血、杀虫的功效，金樱花还有杀虫的功效。金樱叶的功效是清热解毒、活血止血、止带。

4.主治 金樱子、金樱根、金樱花均主治遗精滑精、遗尿尿频、崩漏带下、久泻久痢，同时金樱根还用于咯血、便血、脱肛、子宫脱垂、风湿痹证、跌打损伤、疮疡、烫伤、牙痛、胃痛、蛔虫症、诸骨鲠喉、乳糜尿等病证，金樱花还用于绦虫、蛔虫、蛲虫等肠道寄生虫病，以及须发早白。金樱叶主治痈肿疔疮、烫伤、痢疾、闭经、崩漏、带下、创伤出血。

5. 用量 金樱子 6 ~ 12g。金樱根 15 ~ 60g。金樱叶 9g。金樱花 3 ~ 9g。

六十六、空桐木

Dongh gongh ndiangx

别名：得骨亮、空桐树。瑶医：德共亮。

本品为玄参科植物台湾泡桐 *Paulownia kawakamii* Ito 的根皮、茎皮。全年均可采，剥取树皮，鲜用或晒干。

本品分布于湖北、湖南、江西、浙江、福建、台湾、广东、广西、贵州等省区。广西分布于龙胜、全州及金秀等地。生于山坡灌丛、疏林及荒地。

【性味】性平，味苦。

【分类】属打药。

【功效】清热解毒，散瘀消肿，行气止痛，化痰止咳。

【主治】感冒发热，咳嗽，气管炎，慢性肝炎，早期肝硬化，热淋，白浊，带下，风湿骨痛，跌打骨折，痈疮肿毒。

【瑶医治疗经验】

1. 慢性肝炎 空桐木 20g，鸡骨草 20g，田基王 15g，茵陈 15g，鸡仔莲 30g。水煎服。

2. 耳鸣 空桐木 15g，磨盘草 10g，石菖蒲 10g，苍耳子 10g。水煎服。

3. 风湿骨痛 空桐木根 20g，棕树根 20g，茶子树根 20g，松树根 20g，金樱根 20g。与猪龙骨炖服。

【用法用量】内服：煎汤，15 ~ 30g。外用：适量。

【备注】

本品中医分部位作为不同药材使用，药名分别为台湾泡桐（树皮）、台湾泡桐叶（叶），与它们的区别主要有以下几方面。

1. 性味 台湾泡桐性寒，味苦、涩。台湾泡桐叶性寒，味苦。

2. 功效 台湾泡桐的功效是祛风解毒、接骨消肿。台湾泡桐叶的功效是解毒消肿、止血。

3. 主治 台湾泡桐主治风湿痹证、疮痈肿毒、跌打骨折。台湾泡桐叶主治痈疽、疔疮、外伤出血。

4. 用量 台湾泡桐 15 ~ 30g。台湾泡桐叶 10 ~ 15g。

六十七、石缕络

Sic louc lor

别名：石劳落、蚂蚱刺。瑶医：石缕络。

本品为蓼科植物杠板归 *Polygonum perfoliatum* L. 的全草。秋季采收，洗净，鲜用或晒干。

全国大多数地区有分布。广西各地均有分布。生于田边、路旁、山谷湿地。

【性味】性凉，味酸。

【分类】属打药。

【功效】清热解毒，利水消肿，收敛止痒。

【主治】咽喉肿痛，气管炎，肠炎，痢疾，食积腹胀，腹痛，尿路感染，肾炎水肿，疮疖肿毒，湿疹，脓疱疮，带状疱疹，蛇虫咬伤。

【瑶医治疗经验】

1. 带状疱疹 石缕络 100g，蛇莓 50g，九层皮 50g，马齿苋 60g，半边莲 60g。水煎洗。

2. 月经过多 石缕络 30g。水煎服。

3. 食积腹胀 石缕络 15g，厚朴果 10g，土砂仁 10g，莱菔子 10g，小钻 10g，鸡内金 10g，陈皮 6g。水煎服。

【用法用量】内服：煎汤，15 ~ 30g。外用：适量，捣敷或煎水洗。

【现代研究】

1. 化学成分 杠板归含有糖类、酚羧基类、蒽醌类、黄酮类等多种化合物。

（1）黄酮类：黄酮醇类，如槲皮素、槲皮素 –3–*O*–*β*–D– 葡萄糖醛酸正丁酯、槲皮素 –3–*O*–*β*–D– 葡萄糖醛酸甲酯、槲皮素 –3–*O*–*β*–D– 葡萄糖醛酸、槲皮素 –4′–*O*–*β*–D– 葡萄糖醛酸、槲皮苷、异鼠李素、山奈酚、山奈酚 –3–*O*– 芸香糖苷、芦丁、萹蓄苷、viviparum A、金丝桃苷；二氢黄酮醇类，如二氢槲皮素、二氢槲皮素 –3–*O*–*β*–D– 木吡喃糖苷；黄酮类，如 3′,5– 二羟基 –3,4′,5′,7– 四甲氧基黄酮、5,7– 二羟基 –4′– 甲氧基异黄酮、5– 羟基 –7,8– 二甲氧基黄酮、2,2′– 二甲氧基 –6,7– 亚甲二氧基黄酮、perfoliatumin A、perfoliatumin B；二氢黄酮类生松素；黄烷醇类儿茶素；异黄酮类，如 3′,7– 二羟基 –2′,4′– 二甲氧基异黄酮。

（2）蒽醌类：苯醌类，如 α– 托可醌；蒽醌类，如大黄素、大黄素甲醚、芦荟大黄素。

（3）苯丙素类：香豆素类，如 3,4– 二氢 –4–（4′– 羟基苯基）–5,7– 二羟基香豆素、3,4– 二氢 –5– 羟基 –7– 甲氧基 –4–（4′– 甲氧基苯基）香豆素、3,4– 二氢 –5– 羟基 –4–（4′– 羟基苯基）–7– 甲氧基香豆素、3,4– 二氢 –5,7– 二羟基 –4–（4′– 羟基苯基）香豆素、香豆素 –7–*O*–*β*–D– 葡萄糖苷、七叶内酯；苯丙酸类，如咖啡酸、咖啡酸甲酯、咖啡酸乙酯、原儿茶酸、阿魏酸、3,3′,4,4′– 四甲基鞣花酸、鞣花酸、3,3′– 二甲氧基鞣花酸、6'- 乙酰基 -3,6- 二阿魏酰蔗糖、2',4',6'- 三乙酰基 -3,6- 二阿魏酰蔗糖、1',2',4',6'- 四乙酰基 -3,6- 二阿魏酰蔗糖、1',4',6'- 三乙酰基 -3,6- 二阿魏酰蔗糖、2',6'- 二乙酰基 -3,6- 二阿魏酰蔗糖、helonioside B；苯丙素类似物，如 vanicosides B、vanicosides C、vanicosides F、氢胡椒脂；木脂素类，如 7'- 二羟基罗汉松脂素、8- 氧 - 松脂醇。

（4）萜类：二萜类，如贯叶蓼素 I 、贯叶蓼素 II 、3α- 羟基 -13β- 呋喃 -11- 酮 - 阿派 -8- 二烯 -（20,6）- 内酯；四环三萜类，如 β- 谷甾醇、豆甾 -4- 烯 -3- 酮、胡萝卜苷、（24S）-24- 乙基胆甾 -3β,5α,6α- 三醇、植物甾醇 -β-D- 葡萄糖苷、葫芦素 IIa、葫芦素 U；五环三萜类，如软木三萜酮、白桦脂醇、白桦脂酸、熊果酸、asteryunnaoside F、柴胡皂苷 M。

（5）生物碱类：iotroridoside A、pokeweedcerebroside、bonaroside。

（6）没食子酸类：如 1-O- 没食子酰基 -β-D- 葡萄糖、2-O- 没食子酰基 - 黏酸二甲酯。

（7）挥发性成分：共 37 个成分，主要为 2- 己醛（22.99%）、2- 十一烷酮（15.10%）、3- 甲基 - 环戊烯（11.78%）、苯甲醛（7.98%）、n- 十六酸（6.90%）、n- 癸酸（4.01%）等。

（8）其他类：香草酸、齐墩果酸、3,4- 二羟基苯甲酸、8- 羰基 - 松脂酚、正十五烷酸、正丁基 -β-D- 呋喃果糖苷、果糖、5- 羟甲基糠醛、阿魏酸甲酯、13- 羟基半日花 -8-（17),14- 二烯 -19- 醛、黏酸二甲酯、原儿茶醛、香豆酸甲酯、丁香酸。

2. 药理作用

（1）抗病毒作用：杠板归药液对乙型肝炎表面抗原和乙型肝炎 e 抗原分泌物均有抑制作用，且呈一定的量效关系。杠板归能够提高流感病毒感染鼠的抗体水平，降低炎症因子含量以及肺指数，减轻肺部炎症。

杠板归的醇提部位和大孔树脂醇洗部位抗单纯疱疹病毒 I 型（HSV-1）的作用最强，当药物浓度大于 8g/mL 时，对 HSV-1 的抑制可达 50% 以上。从杠板归中分离得到的黄酮类化合物能有效抑制病毒的复制和病毒在细胞与细胞间的传递，体内能够有效地治疗复发性 HSV-1 感染。杠板归的总单宁对烟草花叶病毒有明显的抑制作用，烟草花叶病毒（TMV）外壳蛋白（CP）与丹宁混合后，在蛋白质的聚丙烯酰胺凝胶电泳中表现为结合现象，其可能原因是 MTV-CP 结合而引起病毒侵染力下降或影响病毒 CP 对侵染位点的识别。

（2）止咳化痰作用：杠板归能够延长 SO$_2$ 引起的咳嗽潜伏期，减少咳嗽的次数，促进排痰量。对于氨水引咳法小鼠，杠板归水溶液高、低剂量组均有显著的止咳作用；酚红法祛痰实验表明杠板归高剂量组有祛痰作用；小鼠的肺部病理切片检查显示杠板归止咳糖浆还具有抗炎解毒、化瘀通络的作用。

（3）抗炎作用：杠板归的醇提液能够显著抑制二甲苯导致的小鼠耳郭肿胀程度，抑制醋酸导致的小鼠腹腔毛细血管通透性增加，降低角叉菜胶导致的组织肿胀、大鼠血清和足爪局部炎症组织中的 PGE$_2$、MDA 的含量。杠板归总提部位、正丁醇部位均具有一定的抗炎活性。杠板归乙醇提取物抗炎机制可能与降低 PGE$_2$ 表达、抑制脂质过氧化有关，其能显著降低血清及炎症反应组织中 PGE$_2$、MDA 的水平。杠板归中的化合物槲皮素 –3-O-β-D- 葡萄糖醛酸及其甲酯对二甲苯致炎模型和醋酸致小鼠腹腔毛细血管通透性增高模型均显示出良好的抗炎作用，并且槲皮素 –3-O-β-D- 葡萄糖醛酸甲酯的抗炎作用具有剂量相关性。

（4）抑菌作用：杠板归 75% 乙醇提取部分对金黄色葡萄球菌、枯草杆菌、变形杆菌和绿脓杆菌有抑制作用；乙酸乙酯提取物和正丁醇提取物对枯草杆菌和绿脓杆菌有较强的抑制作用。杠板归的乙酸乙酯部位对金黄色葡萄球菌、粪链球菌、大肠杆菌、铜绿假单胞菌有明显的抑制作用，对白色链球菌有一定的抑制作用。杠板归水提液对金黄色葡萄球菌、链球菌、巴氏杆菌、沙门菌、大肠埃希菌等都有较强的抗菌作用。杠板归在体外可抑制幽门螺杆菌的生长，抑菌圈直径为 10 ～ 15mm。

（5）保肝作用：杠板归可拮抗肝纤维化（HF）大鼠血清中的透明质酸（HA）、LN、PCⅢ 以及 TGF-β1 水平，明显降低 TGF-β1 的表达，对二甲基亚硝胺诱导的大鼠肝纤维化有抑制作用，即杠板归具有抗肝纤维化的作用，其机制可能与通过保肝、降低 TGF-β1 表达有关。杠板归提取物可降低 DMN 诱导的肝纤维化大鼠组织中 HIF-1α、VEGF、TGF-β1 的表达，认为杠板归具有良好的抗肝纤维化作用。杠板归提取物能不同程度地下调 CCl$_4$ 所致肝损伤模型动物血清中 ALT、AST 的水平，升高 SOD 的活性，降低 MDA 的含量，并能减轻肝组织变性、坏死的程度，有一定的保肝作用，其机制可能与抗脂质过氧化有关。杠板归乙醇提取物高剂量组可以较好地减轻 TNF-α 的生成和释放，缓解肝脏急性炎症。杠板归总黄酮可保护异烟肼和利福平联用导致的肝损伤小鼠，其机制可能与抑制 Fas 通路和抗炎作用有关；对小鼠急性乙醇性肝损伤具有保护作用，其机制是通过抗脂质过氧化、抑制肝脏炎症反应来实现保肝作用的；能够抗二甲基亚硝胺诱导的大鼠 HF，其机制可能与抗氧化，抑制 TGF-β1 表达，调控 JAK2/STAT3 信号通路，并抑制炎症反应有关。

（6）抗肿瘤作用：杠板归提取物对人胃腺癌 SGC-7901 细胞、人结肠腺癌 Colo320 细胞、人前列腺癌 PC-3 细胞、人急性髓性白血病 HL-60 细胞等的增殖有抑制作用。杠板归的乙酸乙酯提取部分对小鼠 S180 肉瘤有明显的抑制作用。杠板归多糖对人非小细胞肺癌细胞株 A549 有显著的增殖抑制作用，并呈现浓度和时间依赖性，其机制可能涉及线粒体介导的细胞凋亡途径。杠板归对小鼠肝癌 H22 细胞有抑制作用，能减轻荷瘤小鼠炎症，其作用与活性成分参与"泛素化介导蛋白水解""NF-κB 信号转导""Janus 激酶 / 信号转导与转录激活子（JAK-STAT）信号转导"等通路有关。

（7）其他作用：杠板归的石油醚萃取物在供试质量浓度为 1mg/mL 时，对乙酰胆碱酯酶（AChE）活性的抑制率大于 90%，表现出较强的 AChE 抑制活性。杠板归的乙酸乙酯提取物和甲醇提取物有一定的抗氧化作用，对 ABTS 自由基、DPPH 自由基的清除能力随浓度的增大而增强。杠板归具有降血糖作用，其乙酸乙酯提取物、甲醇提取物、石油醚提取物对 α- 葡萄糖苷酶的活性均有抑制作用。

【备注】
本品中药名为杠板归，与中药杠板归的区别主要有以下几方面。

1.药用部位　杠板归用地上部分。

2.性味　杠板归性微寒，味酸。

3.归经　杠板归归肺、膀胱经。

4.功效　杠板归也有清热解毒、利水消肿的功效，同时还有止咳的功效。

5.主治　杠板归也用于咽喉肿痛、水肿尿少、湿疹、疖肿、蛇虫咬伤，同时还用于肺热咳嗽、小儿顿咳、湿热泻痢。

六十八、六耳棱

Luor linh miev

别名：六耳铃。瑶医：古林嗳。

本品为菊科植物六耳铃 *Blumea laciniata*（Roxb.）DC. 的全草。夏、秋季采收，洗净，鲜用或晒干。

本品分布于云南、贵州、广西、广东、福建及台湾等省区。广西分布于隆安、金秀等地。生于田畦、草地、山坡及河边、林缘。

【性味】性凉，味苦、辣。

【分类】属打药。

【功效】祛风除湿，通经活络，散瘀消肿，拔毒止痛，止血。

【主治】风湿骨痛，风湿性关节炎，感冒发热，口腔炎，胃肠炎，肝炎，肺结核，食欲不振，小儿惊风，肾炎水肿，热淋，白浊，带下。

【瑶医治疗经验】

1.风湿骨痛　六耳棱 100g，老鹳草 100g，九节风 100g。水煎外洗。

2.肾炎　六耳棱 15g。与黄牛肉水煎服。

3.白浊　六耳棱 15g，络石藤 15g，粳米 10g。共捣碎，装入一大碗内，倒入开水，再盖上一小碗，待出味后内服。

【用法用量】内服：煎汤，9～15g。外用：适量，捣敷或煎水外洗。

【现代研究】

化学成分　六耳铃含有原儿茶酸、香叶木素、芹菜素、4-羟基-3,5-二甲氧基苯甲酸、东莨菪素。

【备注】

本品中药名为走马风，与中药走马风的区别主要有以下几方面。

1.性味　走马风性微温，味苦、辛。

2.功效　走马风的功效是祛风除湿、通络止痛。

3.主治　走马风也用于风湿痹痛、感冒、蛇伤，同时还用于头风头痛、跌打损伤、疮疡疖肿、湿疹等病证。

4.用量　走马风 30～60g。

六十九、磨盘草

Moc bieth miev

别名：耳响草。瑶医：莫扁咪。

本品为锦葵科植物磨盘草 *Abutilon indicum*（Linn.）Sweet. 的全草。夏、秋季采收，切碎晒干。

本品分布于台湾、福建、广东、广西、贵州和云南等省区。广西分布于东兰、凌云、龙州、隆安、上林、桂平、博白、岑溪等地。生于平原、海边、砂地、旷野、山坡、河谷、路旁等处及村边。

【性味】性凉，味淡。

【分类】属打药。

【功效】疏风清热，化痰止咳，益气通窍，利尿。

【主治】感冒，久热不退，流行性腮腺炎，耳鸣，耳聋，肺结核，小便不利。

【瑶医治疗经验】

1. 耳鸣　①磨盘草 50g。与猪耳朵 1 个共煮，食肉喝汤。②磨盘草 15g，响铃草 15g，空桐木根 15g。与猪耳朵炖服。

2. 耳聋　磨盘草 10g，苍耳子 10g。配猪耳朵水煎服。

【用法用量】内服：煎汤，10～15g；或炖肉。外用：适量，捣敷。

【现代研究】

1. 化学成分　其全草含有齐墩果酸、对羟基苯甲酸、对羟基反式肉桂酸、阿魏酰酪胺、硬脂酰胺、二十二烷酰胺、东莨菪内酯、异嗪皮啶、8- 羟基 -5,6,7- 三甲氧基香豆素、棕榈酰胺、豆甾醇、邻苯二甲酸二丁酯、硬脂酸、丁糖苷、木香内酯、异土木香内酯、没食子酸、香草酸、对 - 香豆酸、对 - 羟基苯甲酸、咖啡酸、延胡索酸、对 -β-D- 葡萄糖氧基苯甲酸、葡萄糖基 - 香草酰基葡萄糖、果糖、半乳糖、葡萄糖、β- 谷甾醇、黏液质、C22～C44 烷烃、棉花皮素 -8- 葡萄糖苷、棉花皮素 -7- 葡萄糖苷、矢车菊素 -3- 芦丁苷、β- 蒎烯、丁香烯、丁香烯氧化物、桉叶素、牻牛儿醇、牻牛儿醇乙酸酯、榄香烯、金合欢醇、龙脑、桉叶醇、三十二烷醇、三十二烷酸、豆甾醇 -3-O-β-D- 吡喃葡萄糖苷、β- 胡萝卜苷、胡萝卜苷、正三十五烷醇、苯甲酸、三山嵛酸甘油酯、24R-5α 豆甾烷 -3,6- 二酮、2,6- 二甲氧基对苯醌。

2. 药理作用

（1）抗炎作用：磨盘草乙醇提取物对二甲苯所致的小鼠耳郭炎症及醋酸引起的小鼠腹膜炎症具有明显的抑制作用；正丁醇提取物对二甲苯所致的小鼠耳郭肿胀有显著抑制作用，对小鼠棉球肉芽肿慢性炎症模型有抑制作用，即磨盘草正丁醇部位提取物对急、慢性炎症均有一定的抑制作用。

（2）抗氧化作用：磨盘草乙醇提取物和甲醇提取物均具有较强的抗氧化活性，且与浓度呈现良好的量效关系。在一定质量浓度下，其乙醇提取物清除 DPPH 的能力比甲醇提取物强，甲醇提取物的还原 Fe^{3+} 能力比乙醇提取物强。

（3）改善异丙肾上腺素（ISO）所致的心衰：磨盘草石油醚部位可改善 ISO 所致的大鼠心衰，其机制可能与降低血清中的心房肽（ANP）、血管紧张素 II（Ang II）、醛固酮（Ald）的水平相关。

（4）利尿作用：磨盘草乙酸乙酯部位可以引起大鼠尿量增加，具有利尿作用，且利尿作用与药量呈现量效关系。磨盘草乙酸乙酯部位高剂量和中剂量具有消退腹水的作用，可以降低 ALT 和 AST 水平，对肝具有保护作用。磨盘草乙酸乙酯部位各给药组不会造成低钾血症，氢氯噻嗪组可使大鼠造成低血钾症。

【备注】

本品中药名也为磨盘草，与中药磨盘草的区别主要有以下几方面。

1. 性味　磨盘草性凉，味甘、淡。

2. 功效　磨盘草也有疏风清热、化痰止咳功效，同时还有消肿解毒的功效。

3. 主治　磨盘草也用于瑶药磨盘草的主治病证，同时还用于咽喉疼痛、淋证、疮疡肿毒、跌打损伤等病证。

4. 用量　磨盘草 30 ~ 60g。

七十、马蹄金

Mah deih jieml

别名：小马蹄金。瑶医：麻的紧。

本品为旋花科植物马蹄金 *Dichondra repens* Forst. 的全草。全年可采，洗净晒干，或鲜用。

本品分布于我国长江以南各省及台湾省。广西分布于靖西、罗城及金秀等地。生于山坡草地、路旁或沟边。

【性味】性凉，味微苦。

【分类】属打药。

【功效】清热利湿，解毒消肿，行气破积，活血止痛。

【主治】肝炎，胆囊炎，痢疾，肾炎水肿，泌尿系统感染，泌尿系统结石，扁桃体炎，跌打损伤。

【瑶医治疗经验】

1. 肾炎水肿　马蹄金 20g，车前草 20g，白茅根 30g，石油菜 20g，老头姜 15g。水煎服。

2. 胆囊炎　①马蹄金 10g，过路黄 10g，刺苋麻 10g，野六谷 15g，白纸扇 20g。水煎服。②马蹄金 15g，黄柏 10g，山栀子 10g，黄泥草 10g，虎杖 10g，苦李根 10g，白纸扇 15g。水煎服。

【用法用量】内服：煎汤，5 ~ 30g。

【现代研究】

1. 化学成分　马蹄金主要含有黄酮类、黄酮醇类、异黄酮类等多种黄酮成分，总黄酮含量为 0.937%，另外还含有挥发油类、糖类及微量元素等。其包含委陵菜酸、尿嘧啶、茵芋苷、甘油、（N- 苯甲酰基 -L- 苯丙氨酰基 ）-O- 乙酰基 -L- 苯丙氨醇、（2R,3R）-2,3- 二羟基 -2- 甲基 -γ- 丁内酯、3,5- 二羟基 -γ- 戊内酯、（2S,3R）-1,2,3,4- 四羟基 -2- 甲基丁烷、（3R）-2- 羟甲基 -1,2,3,4- 四羟基丁烷、甘油三乙酸酯、反式丁香烯、异杜香烯、2-pentylfuran、limonene、trans-β-ocimene、trans-ocimene、terpinoline、linalool、trans-pinocarveol、β-vinylanisole、[+]-α-terpineol、myrtenol、trans-geraniol、α-citral、α-cubebene、cyclo-isosativene、copaene、trans-β-damascenone、β-elemene、cis-caryophyllene、trans-caryophyllene、5-epi-aristolochene、β-selinene、isoledine、eremophilene、β-chamigrene、junipene、δ-cadinene、α-calacorene、d-nerolidol、2-tetradecanone、spathulenol、caryophylleneoxide、heptadecane、6,10,14-trimethyl-2-pentadecanone、tetradecanal、n-hexadecanoic acid、β- 谷甾醇、香英兰醛、正三十八烷、麦芽酚、乌苏酸、东莨菪素等。

2. 药理作用

（1）保肝降酶作用：马蹄金提取物对 CCl_4 所致的动物急性肝损伤有一定的治疗保护作用，可明显降低 1 周及 3 周内肝损伤引起的小鼠血清转氨酶升高，可使肝脏病理改变减轻，亦可使肝脏损伤后倒置的白球比（A/G）升高。

马蹄金鲜草汁可呈剂量依赖性地降低 CCl_4 中毒性小鼠血清 ALT、血清及肝组织中 MDA 的含量，使 SOD 水平显著增高，明显减轻肝细胞的变性和坏死，因此对 CCl_4 所致的急性肝损伤具有明显的保护作用。马蹄金能降低细胞膜的通透性，抑制细胞内酶的释放，从而改善肝损伤，促进肝功能的恢复。MDA 的含量反映组织过氧化的程度，SOD 是机体内的抗氧化酶，能清除自由基，防止自由基对细胞结构的损伤。马蹄金鲜汁能降低 MDA 含量，提高 SOD 活性，降低肝内脂质过氧化而达到保护肝脏的作用。对 D- 半乳糖胺（D-GlaN）、硫代乙酰胺（TAA）、异硫氰酸 -1- 萘酯（ANIT）所致的小鼠肝损伤，马蹄金可明显降低 D-GlaN 所致肝损伤小鼠的血清转氨酶及肝脏中的甘油三酯（TG），并减轻肝组织病理改变；可降低肝损伤小鼠的血清 ALT，降低胆汁郁积型黄疸小鼠升高的血清 TBIL、ALT、AST，改善实验性黄疸型肝损伤，促进肝功能恢复，使胆红素排泄正常，起到保肝退黄的作用；亦明显降低肝组织中 TG 的含量。在抗乙肝病毒的实验中，化合物（2R,3R）-2,3- 二羟基 -2- 甲基 -γ- 丁内酯的最大无毒浓度为 0.4μmol/mL，对 HBsAg 的抑制率为 22.4%，对 HBeAg 的抑制率为 19.6%，有一定的抑制乙肝病毒的作用。马蹄金保肝作用的有效成分及其具体的细胞分子生物学机制有待进一步研究。

（2）镇痛作用：马蹄金提取物有较好的镇痛作用。采用扭体法、热板法、电刺法刺激小鼠，用不同剂量马蹄金提取物给药，测定小鼠的痛阈值，马蹄金提取物各剂量组痛阈提高率均达到 50% 以上，潜伏期明显延长。

（3）抗炎作用：小剂量马蹄金提取物对醋酸所致的毛细血管通透性增加就有明显的

抑制作用；对角叉菜胶所致的大鼠足趾炎症性肿胀有抑制作用。马蹄金提取物及其石油醚提取物均可明显抑制二甲苯所致的小鼠耳郭急性炎症性水肿，但是马蹄金石油醚提取物的抗炎作用无明显剂量依赖关系，对于不同的炎症模型，中剂量始终具有较好的药理活性。

（4）抗菌作用：马蹄金提取物对金黄色葡萄球菌、乙型溶血性链球菌等革兰氏阳性致病球菌的抗菌作用较强；对大肠杆菌、伤寒杆菌、变形杆菌、产气杆菌等革兰氏阴性杆菌的作用较弱，主要为抑制作用；对福氏痢疾杆菌无效。

（5）解热利胆作用：大剂量马蹄金提取物（32.5g/kg）能明显降低蛋白胨所致的发热大鼠体温，且持续时间较长，有较好的解热作用。用小剂量马蹄金提取物（8.2g/kg）注入大鼠十二指肠，120min内胆汁流量明显增加，表明该药有较强的利胆作用。

（6）增强免疫作用：小剂量的马蹄金即可明显增加动物免疫器官胸腺和脾脏的重量，增强单核巨噬细胞的吞噬功能，提高血清溶血素的水平，说明该药有促进细胞免疫和体液免疫的作用。

（7）抗癌作用：马蹄金中硒（Se）含量较高，元素Se具有较高的抗氧化活性，是维生素E的50～500倍，能清除体内自由基，防止器官老化和病变，延缓衰老，能增强人体免疫力，抵抗有毒重金属的毒害。研究证明，元素Se能抑制癌细胞生长及其DNA、RNA和蛋白质的合成，抑制癌基因的转录，干扰致癌物质在人体内的代谢过程，从而有效抗癌。

（8）抗脂质过氧化作用：马蹄金鲜汁可明显降低无损伤小鼠和由CCl_4诱导的急性肝损伤小鼠血清、肝组织中MDA的生成量，明显升高血清及肝组织中SOD的活性，具有抗脂质过氧化的作用，对于保护细胞免受过氧化损伤、维持细胞正常的生理功能、抗衰老具有积极意义。

【备注】

本品中药名为小金钱草，与中药小金钱草的区别主要有以下几方面。

1. 性味　小金钱草性凉，味苦、辛。

2. 主治　小金钱草也用于瑶药马蹄金的主治病证，同时还用于毒蛇咬伤。

3. 用量　小金钱草6～15g。

4. 使用注意　小金钱草忌盐及辛辣食物。

七十一、山莲藕

Ngungh domh kaq

别名：大力薯、牛大力。瑶医：得丁龙。

本品为豆科植物美丽崖豆藤 *Millettia speciosa* Champ. 块根。全年可采，洗净，晒干。

本品分布于广东、广西等省区。广西分布于梧州、玉林、钦州、南宁、百色、河池等地。生于山谷、路旁、疏林和灌丛中。

【性味】性平，味甜。

【分类】属风药。

【功效】补虚润肺，强筋活络。

【主治】腰肌劳损，风湿性关节炎，肺热、肺虚咳嗽，肺结核，慢性支气管炎，慢性肝炎，遗精，白带多。

【瑶医治疗经验】

1. 肺结核 山莲藕 30g，走马风 20g，朝天罐 20g，红毛毡 15g，紫背金牛 15g，少年红 20g，百部 20g，金钗石斛 20g。水煎服。

2. 腰肌劳损 山莲藕 20g，狸尾草 20g，千斤拔 20g，麻骨风 20g，扶方藤 20g，红杜仲 10g，走马胎 10g。水煎服。

3. 慢性肝炎 山莲藕 20g，五指毛桃 20g，黄花倒水莲 15g，当归藤 15g，丹参 15g，白花蛇舌草 10g，黄花菜根 20g，狗肝菜 15g，鸡骨草 10g。水煎服。

【用法用量】内服：15 ~ 30g，水煎或浸酒服。

【现代研究】

1. 化学成分 山莲藕含有刺桐碱、芒柄花素、高丽槐素、2,2-dimethyl-3-（3,7,12,16,20-pentamethyl-3,7,11,15，19-heneicosapentaenyl）-oxirane、cycloartenol、bis[（2S）-2-ethylhexyl]benzene-1,2-dicarboxylate、mandenol、ethyl linolenate、supraene、stigmast-4-en-3-one24-epicampesterol、stigmasterol、pterocarpin、medicarpin、sulfuretin、amentoflavone、quercetin、isoquercitrin、bavachin、liquiritigenin、3',7-dihydroxy-2',4'-dimethoxyisoflavone、formononetin、calycosin、isolicoflavonol、tectorigenin、isoliquiritigenin、licochalcone-A、2',4-Dihydroxy-4'-methoxychalcone、aurantiamide acetate、nardosinone、shionone、lupeol、glycyrrhizic acid、daucosterol、beta-sitosterol、hypaphorine、6-methoxydihydrosanguinarine、N-methylcytisine、syringic acid、vanillic acid、bisdemethoxycurcumin、8-hydroxypinoresinol、vanillin、schisandrol B、psoralen、3,4,2',4'- 四羟基查尔酮、2',4,4'- 三羟基查耳酮、3',7- 二羟基 -2',4'- 二甲氧基异黄酮、4,2',4'- 三羟基查耳酮、4'- 羟基 -7- 甲氧基二氢黄酮、谷甾 -5- 烯 -3,7- 二醇、pyracrenic acid、豆甾醇、豆甾醇 -3-O-β-D- 葡萄糖苷、β- 谷甾醇、胡萝卜苷、异甘草素、紫檀素、美迪紫檀素、高紫檀素、圆齿火棘酸、（-）- 丁香脂素、dihydrodehydrodiconiferyl alcohol、5- 羟甲基糠醛、α- 甲氧基 -2,5- 呋喃二甲醇、2,5- 二羟基苯甲酸、7- 羰基 -β- 谷甾醇、橙黄胡椒酰胺乙酸酯、紫菀酮、顺丁烯二酸、补骨脂素、3β,11α- 二羟基 -6（7），12（13）- 二烯 - 乌苏烷、3β,11α- 二羟基 -12（13）- 烯 - 乌苏烷、2',4,4',α- 四羟基二氢查耳酮、2',4- 二羟基 -4'- 甲氧基查耳酮、3',4'- 二羟基 -7- 甲氧基异黄酮、4- 羟基 -2',4- 二甲氧基查耳酮、2',4',α- 三羟基 -4- 甲氧基二氢查耳酮、毛蕊异黄酮、甘草异黄醇、3',4',7- 三羟基异黄酮、琥珀酸甲酯。

2. 药理作用

（1）抗疲劳作用：有研究制备亚健康小鼠的疲劳模型，通过对比给药前后小鼠的力竭游泳时间，并结合生化指标综合评价牛大力水提物和牛大力醇提物的抗疲劳作用，发现牛大力能提高亚健康小鼠的力竭游泳时间，醇提物中剂量组和水提物低剂量组的尿素氮含量明显降低，表明牛大力对亚健康小鼠具有抗疲劳作用。另有研究表明，牛大力水提物能够显著延长小鼠在负重游泳试验、耐缺氧试验、耐低温试验、耐高温试验中的存活时间，显示牛大力具有一定的抗运动性疲劳和抗应激作用。

（2）提高免疫作用：牛大力有较强的免疫调节功能，有增强免疫的作用。药理实验证明，牛大力对小鼠 B 淋巴细胞分泌的特异性抗体及 T 淋巴细胞产生的 IL-2 有免疫调节作用；牛大力多糖对小鼠 T 淋巴细胞的增殖呈双向调节作用，且可增强吞噬细胞的吞噬功能，促进淋巴细胞转化。另外，牛大力水提液能显著提高醋酸泼尼松所致免疫低下小鼠的廓清指数、血清溶血素含量，并能抑制二硝基氯苯（DNCB）引起的小鼠迟发型皮肤过敏反应。

牛大力能提高大鼠脾细胞培养上清中 IgG 和 IgM 的含量，并能明显增强免疫抑制大鼠脾细胞产生 IgG 和 IgM 的能力，可见牛大力可改善免疫力低下状态，对体液免疫有一定的提高作用。

（3）保肝作用：牛大力能诱导急性肝损伤模型小鼠血清中 AST、ALT 的活性，减少肝匀浆中 MDA 的含量，降低肝脏指数，提高胸腺指数，具有保肝作用。牛大力水提物对药物性肝纤维化损伤的保护作用可通过抑制肝细胞凋亡、减少胶原纤维沉积实现。

（4）祛痰、镇咳及平喘作用：牛大力能显著增加小鼠气管酚红的排泌量，促进家鸽气管内墨汁的运动，减少氨水引发小鼠和枸橼酸引发豚鼠咳嗽反应的次数，延长咳嗽潜伏期，对抗组胺 - 乙酰胆碱引起的豚鼠支气管哮喘，具有一定的祛痰、镇咳及平喘作用。

（5）抗氧化作用：药理实验证明，牛大力根部油脂具有较好的抗氧化活性。牛大力具有抗脂质过氧化的作用，其水提物对羟自由基和 DPPH 自由基的清除能力较醇沉物和粗多糖强。牛大力乙醇提取物中石油醚、氯仿、乙酸乙酯萃取物均有很好的抗氧化活性，且稳定性、重复性好。牛大力总黄酮对 DPPH、O^{2-}、羟自由基的清除能力，对铁离子的还原力以及对金属离子的螯合能力均表现出较好的抗氧化活性。

（6）抗炎作用：牛大力水提物能减轻二甲苯所致的小鼠耳郭肿胀度，抑制醋酸所致的腹腔毛细血管通透性增高，对大鼠棉球肉芽肿有明显的抑制作用，能减少醋酸所致的小鼠扭体次数和提高小鼠对热刺激的痛阈值，说明牛大力水提物对急、慢性炎症均有抑制作用，对热和化学刺激引起的疼痛反应有明显的镇痛作用。有研究结果提示，牛大力能够抑制 LPS 介导的 NF-κB 信号通路的激活。有研究采用小鼠炎症模型对牛大力、溪黄草、凤尾草的抗炎效果进行比较，实验结果显示：3 种中药提取液对小鼠耳郭肿胀和腹腔毛细血管通透性增高均有一定的抑制效果，其中牛大力提取液整体抗炎效果最为显著。药理实验表明，甜牛大力总黄酮和苦牛大力总黄酮均具有明显的抗炎作用，苦牛大力总黄酮和甜牛大力总黄酮作用效果相似，其抗炎作用机制可能是通过干扰小鼠肺组织中核转录因子途径，减少肺组织中 IL-6、TNF-α mRNA 表达，从而抑制肺组织中 IL-6 和 TNF-α 炎症介质的生成。

（7）抗肿瘤作用：牛大力的乙酸乙酯萃取物对 SPCA-1 细胞的增殖有较好的抑制

作用；牛大力的氯仿萃取物对 K562 细胞的增殖有较好的抑制作用。

（8）抗辐射作用：牛大力处理过的小鼠的外周血红细胞数目、白细胞数目、血小板数目、淋巴细胞数目、脾指数和胸腺指数均比辐射模型组升明显增高（$P<0.01$ 或 $P<0.05$），且随着牛大力质量浓度的增加，其数值呈逐渐升高趋势，脾、骨髓细胞尾部DNA百分率和尾矩却明显比辐射模型组降低（$P<0.01$ 或 $P<0.05$），表明牛大力能减轻辐射对小鼠造血组织 DNA 的急性损伤，对损伤有一定的保护和修复作用，但在此剂量范围内不能完全拮抗 60Co γ 射线对造血组织的损伤。在一定剂量下，中药牛大力对60Co γ 射线诱导的小鼠 DNA 损伤有不同程度的保护和修复作用。

（9）降血糖作用：牛大力多糖可以显著降低 STZ 诱导的糖尿病小鼠空腹血糖水平（$P<0.01$），提高模型小鼠空腹胰岛素水平和肝糖原含量（$P<0.01$），其作用机制可能与增加胰岛素分泌，促进糖原合成有关。

（10）其他作用：牛大力能显著降低血尿酸水平，并保护腺嘌呤和氧嗪酸诱导的高尿酸血症大鼠免于相关肾损害，其作用机制可能与抑制肝黄嘌呤氧化酶（XOD）的活性有关。

【备注】
本品中药名为牛大力，与中药牛大力的区别主要有以下几方面。
1. 性味 牛大力性平，味甘。
2. 功效 牛大力的功效是补肺滋肾、舒筋活络。
3. 主治 牛大力也用于风湿痹痛、肺虚咳嗽、遗精、带下，同时还用于肾虚腰膝酸痛、跌打损伤。

七十二、牛尾菜

Mah dueiv nyaaix

别名：马尾蕨。瑶医：麻堆艾。

本品为百合科植物牛尾菜 *Smilax riparia* A. DC. 的根。夏、秋季采挖，洗净，晾干。除内蒙古、新疆、西藏、青海、宁夏、四川、云南高山地区外，本品全国都有分布。广西各地均有分布。生于林下、灌丛、山沟或山坡草丛中。

【性味】性平，味涩。
【分类】属风打相兼药。
【功效】润肺止咳，祛风除湿，舒筋活络，活血止血，补肾益气。
【主治】支气管炎，支气管扩张，咳嗽带血，吐血，哮喘性气管炎，风湿痹痛，筋骨疼痛，肾虚腰痛，小腿抽筋，跌打损伤。

【瑶医治疗经验】
1. 支气管炎 牛尾菜 15g，鸡矢藤 20g，千年红 15g，少年红 20g，瓜子金 15g。水煎服。
2. 小腿抽筋 牛尾菜 30g，四方钻 20g。煲猪脚服。

3. 肾虚腰痛　牛尾菜 15g，黄花倒水莲 15g，牛大力 15g，千斤拔 10g，刺五加皮 10g，龙骨风 15g，血风藤 15g。与猪龙骨炖服。

【用法用量】内服：煎汤，10 ～ 15g。

【现代研究】

1. 化学成分　其含有 erythro-4′,5′,7,9,9′-pentahydroxy-3-methoxy-8-O-4′-neolignan-3′-O-β-glucopyranoside、smilaside A、（7S,8S）-3-methoxyl-3′-O-β-D-glucopyrannosyl-4′,8,5′,7-diepoxyneolignan-4,9′-diol、伞形花内酯、phlorigidoside B、7-O-methyl-10-oxy-thymolgentiobioside、降桂木生黄亭、香叶木素、里立脂素 B二甲醚、（+）-syringaresinol-4-O-β-D-glucopyranosyl-（1→6）-β-D-glucopyranoside、（+）-pinoresinol-4-O-β-D-glucopyranosyl-（1→6）-β-D-glucopyranoside、 丁香苷、4-羟基苯甲酸、3,4-二羟基苯甲醛、（Z）-6-hydroxy-4,5-dimethoxy-2-（3,4,5-trimethoxybenzylidene）benzofuran-3（2H）-one、26-O-β-D- 吡喃葡萄糖基 -（25S）-5α- 呋甾 -20（22）- 烯 -3β,26- 二醇 -3-O-α-L- 吡喃鼠李糖基 -（1→2）-［α-L- 吡喃鼠李糖基 -（1→6）]-β-D- 吡喃葡萄糖苷、5β-（6,7-dihydroxyethyl）-4-（5′-hydroxy methyl-furan-2-ylmethylene）-2α-methoxy-dihydrofuran-3-one、5a-（6,7-dihydroxyethyl）-4-（5′-hydroxy methyl-furan-2-ylmethylene）-2a-methoxy-dihydrofuran-3-one、（1R,2R,4S）-trans-2-hydroxy-1,8-cineole-β-D-glucopyranoside、zansimuloside A、马钱子素、鸡屎藤苷酸、4-［Formyl-5-（methoxy methyl）-1H-pyrrol-1-yl］butanoate、5- 甲氧基 -［6］- 姜酚、脱氢松香酸、北美芹素、2- 甲基苯基 -1-O-β-D- 吡喃葡萄糖苷、3,5- 二甲氧基 -4- 羟基苯甲酸、异香草醛、香草酸、对羟基桂皮酸、对羟基桂皮酸甲酯、对羟基苯甲醛、阿魏酸甲酯、苯甲酸、5- 羟甲基糠醛、豆甾烷 -5- 烯 -3β- 醇 -7- 酮、3β- 羟基豆甾 -5,22- 二烯 -7- 酮、β- 谷甾醇、豆甾醇、β- 胡萝卜苷。

2. 药理作用　牛尾菜乙醇提取物具有抗类风湿关节炎的作用。牛尾菜乙醇提取物 0.6g/kg 剂量组、0.3g/kg 剂量组可显著抑制大鼠弗氏佐剂性关节炎的继发性炎症，且可明显降低血清中 IL-6、IL-1β 和 TNF-α 含量；0.8g/kg 剂量组和 0.4g/kg 剂量组可显著抑制醋酸扭体模型小鼠的疼痛反应；不同剂量组均可显著抑制福尔马林模型大鼠疼痛反应的 2 个时相。

【备注】

本品中药名也为牛尾菜，与中药牛尾菜的区别主要有以下几方面。

1. 药用部位　牛尾菜用根及根茎。

2. 性味　牛尾菜性平，味甘、微苦。

3. 归经　牛尾菜归肝、肺经。

4. 功效　牛尾菜的功效是祛风湿、通经络、祛痰止咳。

5. 主治　牛尾菜主治风湿痹痛、劳伤腰痛、跌打损伤、咳嗽气喘等病证。

七十三、莶 子

Biouh nimx ndiangx

别名：岗稔、桃金娘。瑶医：表莶。

本品为桃金娘科植物桃金娘 *Rhodnryrtus tomentosa*（Ait.）Hassk. 的根、叶或果。根全年可采，洗净，切片晒干；秋季采摘成熟果实，用沸水烫过或蒸透，晒干。

本品分布于福建、台湾、广东、广西、云南、贵州、湖南等省区。广西分布于百色、南宁、河池、柳州、桂林等地。生于丘陵地黄土坡上，或松林下，或旷野间。

【性味】性平，味甜、涩。

【分类】属风药。

【功效】祛风活络，收敛止泻。果：补血，滋养，安胎。

【主治】急慢性肠胃炎，胃痛，消化不良，肝炎，痢疾，风湿性关节炎，腰肌劳损，功能性子宫出血，脱肛。外用治烧烫伤。果：贫血，病后体虚，神经衰弱，耳鸣，遗精。

【瑶医治疗经验】

1. 脱肛 桃金娘根生鲜品 100g。炖鸡肉，服汤食肉。

2. 痔疮出血 桃金娘 30g，刺苋菜 10g，地榆 10g，磨盘草 10g，卷柏 6g，酸藤根 15g，白背桐 10g，金樱根 20g，忍冬藤 20g，当归藤 10g。水煎服。

3. 脱肛 桃金娘根 30g，苎麻根 10g，杜仲 10g。与猪大肠（或猪尾）炖服。

【现代研究】

1. 化学成分

（1）黄酮类：杨梅素 -3-*O*-α-L- 鼠李糖苷、杨梅素 -3-*O*-α-L- 呋喃阿拉伯糖苷、杨梅素 -3-*O*-β-D- 葡萄糖苷、四角风草子素。

（2）鞣质类：pedunculagin、casuariin、tomentosin、castalagin。

（3）挥发性成分：3- 甲基 -α- 蒎烯、反 - 石竹烯、香橙烯、杜松烯、石竹烯、香橙烯、1,2- 二甲苯、十二烷、十三烷、右旋香芹酮、黄樟素、α- 柏木烯、十五烷、瑟林烯、正葵酸、去氢白菖烯、2,6- 二特丁基甲酚、α- 二去氢菖蒲烯、榄香醇、1,2,3,4,4a,7-hexahydro-1,6-dimethyl-4-（1-methylethyl）-cedrene、月桂酸、1,2,3-trimethyl-4-（1*E*）-1-propen-1-yl-9-Undecen-2-one、蒽、二十烷、phalic acid、benzoic acid、邻苯二甲酸二丁酯、棕榈油酸、棕榈酸、2*H*-1,4-benzodiazepin-2-one-9,12-tetradecadien-1-ol、（*Z,E*）-（9*E*,12*Z*）-9,12- 十四碳二烯 -1- 醇。

（3）多糖类：半乳糖醛酸、鼠李糖、阿拉伯糖、木糖、甘露糖、葡萄糖、半乳糖。

（4）醌类：1,4,7- 三羟基 -2- 甲氧基 -6- 甲基蒽 -9,10- 二酮、2-（1′,3′,5′- 三羟基 -7- 甲基蒽 -9,10- 二酮）-1′,3′,5′- 三羟基 -7- 甲基蒽 -9,10- 二酮。

（5）花青素类：矢车菊 -3-*O*- 葡萄糖苷、芍药素 -3-*O*- 葡萄糖苷、锦葵素 -3-*O*- 葡萄糖苷、矮牵牛素 -3-*O*- 葡萄糖苷、飞燕 -3-*O*- 葡萄糖苷、花葵素 -3- 葡萄糖苷。

（6）酚类：rhodomyrtosones A ～ D、rhodomyrtone、3,3,4- 三甲氧基鞣花酸、α- 生育酚。

（7）萜类：1,8- 桉叶素、D- 柠檬烯、α- 蒎烯、23-O- 顺式 - 对 - 香豆酰基 -2α,3β- 二羟基齐墩果烷 -12- 烯 -28- 酸、23-O- 反式 - 对 - 香豆酰基 -2α,3β- 二羟基齐墩果烷 -12- 烯 -28- 酸、3β-O- 反式 - 阿魏酰基 -2α,23- 二羟基齐墩果烷 -12- 烯 -28- 酸、3β-O- 反式 - 对 - 香豆酰基 -2α,23- 二羟基齐墩果烷 -12- 烯 -28- 酸、3β-O- 顺式 - 对 - 香豆酰基 -2α,23- 二羟基齐墩果烷 -12- 烯 -28- 酸、山楂酸、阿江榄仁酸、2α,3β- dihydroxytaraxer-20-en-28-oic acid。

（8）其他类：8α- 羟基 -3,6,6,8,8- 六甲基 -8,8α- 二氢 -1,2- 苯并二噁烷 -5,7（3H,6H）- 二酮、（6R,7E,9R）-9- 羟基 -4,7- 巨豆二烯 -3- 酮、杨梅苷、鸢尾苷、3,3′- 二去甲基 -9- 羰基 - 松脂醇、maslinic acid、没食子酸乙酯、没食子酸、白藜芦醇、白皮杉醇、鞣花酸、山柰酚 -3-O-α-L- 呋喃阿拉伯糖苷、rhodomyrtone、2α,3β,19α,23- 四羟基乌苏 -12- 烯 -28- 酸、23- 羟基委陵菜酸、laricitrin、豆甾醇、杨梅素、2α,3β,23- 三羟基齐墩果烷 -11,13（18）- 二烯 -28- 酸、3β,23- 二羟基齐墩果烷 -18- 烯 -28- 酸、thero-2,3-bis-（4-hydroxy-3-methoxypheyl）-3-methoxy-propanol、evafolin B、β-hydroxypropiovanillone、没食子酸甲酯、新生育酚、生育酚 - 对苯醌、生育酚 A、（-）-α-tocospirone、2,6- 二羟基 - 苯甲酸苯甲酯、肉桂酸甲酯、柚皮素、槲皮素、3,7,3′- 三甲氧基 -5,4′,5′- 三羟基黄酮、5,7,3′,5′- 四羟基黄酮、艾纳香素、7,4′- 二甲氧基二氢槲皮素、4′- 二甲氧基二氢槲皮素、豆甾醇。

2. 药理作用

（1）抗病原微生物作用：桃金娘 4 种酚类成分均有不同程度的抗猪流行性腹泻病毒的药理活性，鞣花酸、白藜芦醇、没食子酸、白皮杉醇的治疗指数（TI）分别为 65.48、32.59、14.58、3.74；抗病毒效应鞣花酸最好，白藜芦醇优于没食子酸，白皮杉醇最弱。

（2）抗氧化作用：桃金娘粗多糖对·OH 和 DPPH 均有一定的清除作用，但清除能力明显低于维生素 C。桃金娘粗多糖对 DPPH 的清除能力显著高于对·OH 的清除能力。桃金娘根提取物具有较强的抗氧化活性，尤其是乙酸乙酯提取物、正丁醇提取物及水提粗多糖；它们对 DPPH 的清除作用与维生素 C 相当，其中乙酸乙酯提取物 IC_{50} 值为 2.8μg/mL，活性高于维生素 C，同时以上提取物对 Fe^{3+} 也具有很强的还原能力。综上而得，桃金娘根提取物抗氧化活性大小为：乙酸乙酯提取物 > 维生素 C ≈ 正丁醇提取物 > 水提粗多糖 > 乙醇提取物 > 氯仿提取物 > 碱提粗多糖 > 石油醚提取物。

有研究用不同浓度的桃金娘提取溶液预先处理原代培养的脾淋巴细胞悬液，并加入 H_2O_2，H_2O_2 染毒组直接加入相同浓度的 H_2O_2，空白对照组加入等量的磷酸盐缓冲溶液（PBS 溶液），细胞同时进行单细胞凝胶电泳，计算 DNA 迁移的细胞率和总彗星长度，得到 H_2O_2 可致原代培养脾淋巴细胞的 DNA 严重损伤，桃金娘提取物可不同程度地降低 H_2O_2 诱导产生的 DNA 损伤。

（3）保肝作用：桃金娘多糖具有保肝降酶和抗氧化功能，对大鼠急性肝损伤有较好的保护作用。有研究采用 D- 半乳糖胺诱导大鼠急性肝损伤模型，并随机分为空白对照组、模型组、联苯双酯阳性组及桃金娘多糖高、中、低剂量组，每天灌胃一次，于 7 日后取材，检测各组大鼠血清中 ALT、AST、MDA、SOD 及 GSH-Px 等生化指标的变化，结果发现：模型组大鼠血清中 ALT、AST 和 MDA 水平显著升高，SOD 和 GSH-Px 水平显著降低；药物各剂量组 ALT、AST 和 MDA 水平低于模型组，SOD 和 GSH-Px 水平升高。该结果证明桃金娘多糖具有保肝降酶和抗氧化功能，对大鼠急性肝损伤有较好的保护作用。

（4）调节免疫作用：桃金娘多糖可提高乳鸽生长性能，促进免疫器官生长发育，提高血清溶菌酶、酚氧化物酶活性，增强机体非特异性免疫；添加浓度以 2% ～ 3% 为宜。

（5）乙酸乙酯酶活性抑制作用：桃金娘的多酚含量较高，达 2.45mg/g 干物质，其对 DPPH 自由基、ABTS 自由基和羟自由基均具有显著的清除作用，并且随着浓度的增加，其清除能力也随之增强，其 IC_{50} 分别为 120.78μg/mL、25.44μg/mL、194.09μg/mL；桃金娘果实多酚对乙酰胆碱酯酶也显示出较强的抑制活性，IC_{50} 为 15.07μg/mL，且随着浓度的增加，其抑制活性呈上升趋势。

【备注】

本品中医分部位作为不同药材使用，药名分别为桃金娘（果实）、桃金娘花（花）、山稔叶（叶）、山稔根（根），与它们的区别主要有以下几方面。

1. 性味 桃金娘、桃金娘花的性味与瑶药葵子相同。山稔叶性平，味甘。山稔根性平，味辛、甘。

2. 归经 桃金娘归肝、脾经。桃金娘花归肺经。山稔叶、山稔根无归经记载。

3. 功效 桃金娘、桃金娘花、山稔叶、山稔根均有止血的功效。其中桃金娘偏于养血止血，还有涩肠固精的功效；桃金娘花偏于收敛止血；山稔叶偏于止血生肌，还有利湿止泻的功效；山稔根偏于化瘀止血，还有理气止痛、利湿止泻、益肾养血的功效。

4. 主治 桃金娘、桃金娘花、山稔根均可用于咯血、吐血、鼻衄、崩漏、外伤出血等出血证；山稔叶主要用于外伤出血；桃金娘、山稔叶、山稔根均可用于泄泻、痢疾、痔疮、脱肛、烧烫伤等病证。同时，桃金娘、山稔根还均用于血虚体弱证、遗精、带下；山稔叶、山稔根也均用于消化不良、脘腹疼痛、黄疸、疮疡等病证；山稔叶兼治毒蛇咬伤；山稔根兼治癥瘕痞块、瘰疬、疝气、水肿、尿频、白浊、肾虚腰膝酸痛无力等病证。

5. 用量 桃金娘、桃金娘花 6 ～ 15g。山稔叶 10 ～ 20g。山稔根 15 ～ 60g。

6. 使用注意 桃金娘、桃金娘花、山稔叶、山稔根便秘者忌服。

七十四、火球花

Cinl hnonl siq

别名：千日红。瑶医：亲耐史。

本品为苋科植物千日红 *Gomphrena globosa* L. 的花序。夏、秋采摘花序，鲜用或晒干。

本品原产于美洲热带，我国南北各省均有栽培。

【性味】性平，味咸。

【分类】属打药。

【功效】止咳平喘，平肝明目，化痰散结。

【主治】支气管哮喘，急、慢性支气管炎，百日咳，肺结核咯血，头晕，视物模糊，痢疾，小儿惊风，瘰疬。

【瑶医治疗经验】

1. 百日咳　①千日红 15g，百部 15g，石仙桃 20g，枇杷叶 20g，不出林 20g，鱼腥草 20g。水煎服。②千日红 15g，红背丝绸 6g，马兜铃 10g，冰糖 50g。水煎服。

2. 支气管炎　千日红 10g，少年红 10g，一箭球 10g，天胡荽 10g，鱼腥草 10g。水煎服。

【用法用量】内服：煎汤，9 ～ 15g。

【现代研究】

1. 化学成分

（1）挥发油类：棕榈酸、14- 甲基三十二烷、二十七烷。

（2）酚类：对香豆酸、阿魏酸、槲皮素、山柰酚、异鼠李素。

（3）黄酮及其苷类：千日红素Ⅰ、千日红素Ⅱ、羟基苯乙烯醛基千日红素Ⅰ、羟基苯乙烯醛基千日红素Ⅱ、千日红素Ⅲ、千日红素Ⅴ、千日红素Ⅵ、乙酰化 -β- 花青苷、绿原酸、金丝桃苷、槲皮素、木犀草素、异鼠李素。

（4）其他类：对羟基苯甲酸、3- 甲基 -5,7- 二羟基 -3′,5′- 二甲氧基黄酮、香草酸、对羟基肉桂酸、麦黄酮、对甲氧基肉桂酸、千日红糖苷、β- 谷甾醇 -β-D- 甘露糖、1- 三十烷醇。

2. 药理作用　千日红的水 / 醇提物可显著降低乙酰氨基酚诱导肝损伤小鼠血清中 AST、ALT 的活性，减少肝组织中 TNF-α、IL-6 的表达水平，并呈现一定的剂量依赖性，同时下调 MPO 含量，上调肝组织中 SOD、GSH-Px 及 GSH 水平，可通过激活 AMPK/Nrf2 通路，上调肝内 AMPK 磷酸化水平，Nrf2 蛋白入核，以及上调 HO-1、谷氨酰半胱氨酸连接酶修饰亚基（GCLM）与催化亚基（GCLC）基因表达。

【备注】

本品中药名为千日红，与中药千日红的区别主要有以下几方面。

1. 药用部位　千日红用花序或全草。

2. 性味　千日红性平，味甘、咸。

3. 归经　千日红归肺、肝经。

4. 功效　千日红也有止咳平喘、明目的功效，同时还有清肝、解毒的功效。

5. 主治　千日红也用于瑶药火球花的主治病证，同时还用于小儿夜啼、肝热头晕头痛、疮疡。

6. 用量　千日红花 3 ～ 9g，全草 15 ～ 30g。

七十五、裙头当

Jnuh dauh dioongx

别名：奶藤。瑶医：裙头当。

本品为萝藦科植物刺瓜 *Cynanchum corymbosum* Wight 的全草。全年可采，晒干。

本品分布于福建、广东、广西、四川和云南等省区。广西分布于天峨、宾阳、北流及富川等地。生长于山地溪边、河边灌木丛中及疏林潮湿处。

【性味】性平，味微甜。

【分类】属风药。

【功效】益气，催乳，解毒。

【主治】乳汁不足，神经衰弱，慢性肾炎，睾丸炎，血尿，闭经，肺结核，肝炎。

【瑶医治疗经验】

乳汁不足　①裙头当 20g，五爪风 20g，土党参 20g。炖猪脚，喝汤食肉。②裙头当 10g，五指牛奶 15g。煲猪蹄黄豆服。③裙头当 20g，鹞鹰风 15g，王不留行 10g，黄豆 50g，猪蹄爪 1 只。共炖服。

【用法用量】内服：煎汤，10～20g。

【备注】

本品中药名为刺瓜，与中药刺瓜的区别主要有以下几方面。

1. 药用部位　刺瓜用全草或果实。

2. 性味　刺瓜性平，味甘。

3. 主治　刺瓜也用于产后乳汁不足、神经衰弱、慢性肾炎、肺结核，同时还用于慢性胃炎、疮疖。

七十六、杨梅皮

Yangh muih ndomq

别名：小杨梅。瑶医：汪梅菀。

本品为杨梅科植物杨梅 *Myrica rubra*（Lour.）S. et Zucc. 的树皮。全年均可采收，多在栽培整修时趁鲜剥取茎皮、根皮，鲜用或晒干。

本品分布于江苏、浙江、台湾、福建、江西、湖南、贵州、四川、云南、广西和广东等省区。广西分布于南宁、隆林、乐业、南丹、灵川及资源等地。生长于山坡或山谷林中，喜酸性土壤。

【性味】性凉，味苦、酸、涩。

【分类】属打药。

【功效】收敛止泻，止血，解毒。

【主治】痢疾，泄泻，脱肛，崩漏，消化道出血，外伤出血，黄水疮，疥疮，湿疹，梅毒，水火烫伤。

【瑶医治疗经验】

1. 痢疾　杨梅皮 10g，酸吉风 20g，地榆 15g。水煎服。

2. 湿疹　杨梅皮、苦李根、构树、五色花、臭牡丹各适量。水煎外洗。

3. 水火烫伤　杨梅皮 50g，地榆 50g，黄柏 50g。共研细粉，撒患处。

【用法用量】内服：煎汤，9～15g。外用：适量，煎水洗或研粉外敷。

【现代研究】

1. 化学成分　其含有二苯基庚烷类化合物 4 个：3,5- 二甲氧基 -4- 羟基杨梅醇、杨梅醇、杨梅酮、myricanol 11-sulfate；黄酮类化合物 3 个：杨梅苷、槲皮素、槲皮苷；三萜及甾醇类化合物 7 个：柽柳醇、熊果醇、熊果酸、蒲公英赛醇、杨梅萜二醇、β- 谷甾醇、胡萝卜苷。

2. 药理作用

（1）抗肿瘤作用：杨梅树皮氯仿萃取物对 C57BL/6J 小鼠 Lewis 肺癌有一定的抑制作用，抑瘤率在 16.3%，其中高、中剂量组的瘤重与模型组比较有显著性差异（$P<0.05$）；同时能明显增高血清 TNF-α、TIMP-1 表达，降低 MMP-9 表达。杨梅树皮提取物对 A549 细胞有很好的抑制作用，其中杨梅树皮醇提取物和氯仿萃取层部位对人肺腺癌 A549 细胞的抑制作用最明显，抑制率分别为 3.5%～97.0%、38.7%～99.4%，并且具有较好的量效关系。

（2）其他作用：杨梅树皮和杨梅果提取物均具有明显的抗细胞凋亡作用。相关氧化应激指标检测表明：杨梅树皮和杨梅果提取物能够显著地抑制 H_2O_2 引起的 PC12 细胞内 ROS 的增多和 MDA 的形成，并增加 H_2O_2 引起 PC12 细胞内 SOD 的降低。化学和细胞体外抗氧化活性评价均证明杨梅树皮具有良好的抗氧化作用。

【备注】

本品中医分部位作为不同药材使用，药名分别为杨梅树皮（树皮、根皮和根）、杨梅（果实）、杨梅核仁（种仁）、杨梅叶（叶），与它们的区别主要有以下几方面。

1. 性味　杨梅树皮性温，味苦、辛、微涩。杨梅性温，味酸、甘。杨梅核仁性微温，味辛、苦。杨梅叶性温，味苦、微辛。

2. 归经　杨梅树皮归肝、胃经。杨梅归脾、胃、肝经。杨梅核仁、杨梅叶无归经记载。

3. 功效　杨梅树皮的功效是行气活血、止痛、止血、解毒消肿。杨梅的功效是生津除烦、和中消食、解酒、涩肠、止血。杨梅核仁的功效是利水消肿、敛疮。杨梅叶的功效是燥湿祛风、止痒。

4. 主治　杨梅树皮也用于瑶药杨梅皮的主治病证，同时还用于腹痛、胁痛、牙痛、牙疳、疝气、跌打损伤、骨折、感冒、痄腮、臁疮等病证。杨梅主治烦渴、呕吐、呃逆、胃痛、纳呆、食积腹痛、酒醉、泄泻、痢疾、衄血、头痛、跌打损伤、骨折、烧烫伤。杨梅核仁主治脚气、牙疳。杨梅叶主治皮肤湿疹。

5. 用量　杨梅树皮用量与瑶药杨梅皮相同。杨梅 15～30g。杨梅核仁 6～9g。杨梅叶外用，适量。

七十七、仅岸乓

Jiemh nyanh biangh meil

别名：山银花藤。瑶医：仅崖乓美。

本品为忍冬科植物华南忍冬 *Lonicera confusa*（*Sweet*）*DC.*、菰腺忍冬 *Lonicera hypoglauca* Miq. 等的干燥茎枝。秋、冬两季割取，除去杂质，捆成束或卷成团，晒干。

本品除黑龙江、内蒙古、宁夏、青海、新疆、海南和西藏外，全国各省均有分布。广西分布于全州、龙胜、临桂及桂林等地。生于山坡灌丛或疏林中、乱石堆、山脚路旁及村庄篱笆边，常栽培。

【性味】性寒，味微苦。

【分类】属打药。

【功效】清热解毒，祛风通络。

【主治】温病发热，热毒血痢，痈肿疮疡，风湿热痹，关节红肿热痛。

【瑶医治疗经验】

1. 痛风 山银花藤 20g，黄柏 10g，苍术 10g，茯苓 20g，大黄 5g，车前草 30g，泽泻 10g，防己 10g，白九牛 20g。水煎服。

2. 带状疱疹 山银花藤、南蛇勒各适量。水煎外洗。

3. 关节红肿热痛 山银花藤 100g，毛冬青 80g，三叉苦 80g，鸭仔风 80g，九节风 50g，入山虎 50g。水煎外洗。

【用法用量】内服：煎汤，10～30g；或入丸、散，或浸酒。外用：适量，煎水熏洗、熬膏贴或研末调敷。

【现代研究】

化学成分 山银花藤中含 4 种黄酮类成分，即芦丁、金丝桃苷、木犀草苷及木犀草素，另外还含有绿原酸、异绿原酸 A、异绿原酸 B、异绿原酸 C、咖啡酸及当药苷等。

【备注】

本品中药名为忍冬藤，与中药忍冬藤的区别主要是瑶药无归经，忍冬藤归肺、胃经。

七十八、皮 亮

Mbih ndiangx

别名：五倍子树、盐肤木。瑶医：皮亮。

本品为漆树科植物盐肤木 *Rhus chinensis* Mill. 的根、树皮、叶、果实。根全年均可采；树皮夏、秋季剥取，去掉栓皮层，留韧皮部；叶夏、秋采收；果成熟时采收，鲜用或晒干。

本品除东北、内蒙古和新疆外，全国其他省区均有分布。广西各地均有分布。生于向阳山坡、沟谷、溪边的疏林或灌丛中。

【性味】性凉，味酸、咸、涩。

【分类】属打药。

【功效】活血散瘀，消肿软坚，清热利湿。

【主治】感冒发热，咳嗽，腹泻，水肿，风湿痹痛，蛇伤。

【瑶医治疗经验】

1. 颈癣　盐肤木 100g，百部 100g，蛇床子 50g，白鲜皮 50g，苦李根 100g。水煎外洗。

2. 蛇伤　盐肤木、葛麻藤各适量。水煎外洗。

3. 感冒发热　盐肤木皮 100g，忍冬藤 100g，紫苏 50g，鱼腥草 50g，黄荆叶 50g。水煎外洗。

【用法用量】内服：煎汤，9～15g。外用：适量，捣敷或煎水外洗。

【现代研究】

1. 化学成分　盐肤木含有黄酮类、酚酸类、鞣质类、脂肪酸类和三萜类等成分。

（1）黄酮类：槲皮素、漆黄素、3′,4′,7- 三羟基黄酮、二氢漆黄素、盐肤木查尔酮 A、梨根苷、盐肤木双黄酮 A、3′,4′,7- 三羟基黄酮、3,7- 二甲氧基 –5,3′,4′– 三羟基黄酮、芹菜素、山柰酚。

（2）多酚类及酚酸类：没食子酸乙酯、没食子酸甲酯、没食子酸、原儿茶酸、盐肤木内酯 A、5- 羟基 –7–（3,7,11,15– 四甲基 –2,6,10,11– 十六碳四烯）–2（3H）– 苯并呋喃酮、2–[2,3– 二羟基 –1–（4– 羟苯基）丙基]–5– 甲基苯 –1,3– 二醇、3– 羟基 –5– 甲基苯酚 1–O–β–D–（6′– 没食子酰）葡萄糖呋喃苷、3– 羟基 –5– 甲基苯酚 1–O–β–D– 葡萄糖、3,4,5– 三甲氧基苯基 1–O–β–D– 葡萄糖吡喃苷、莽草酸甲酯、没食子酸丙酯、间二没食子酸、间二没食子酸乙酯。

（3）三萜类：半翅盐肤木内酯、异刺树酮过氧化物、刺树酮、白桦酮酸、桦木醇、3– 酮 –6β– 羟基 – 齐墩果烷 –12– 烯 –28– 酸、3– 酮 –6β– 羟基 – 齐墩果烷 –18– 烯 –28– 酸、maslinic acid、sernjmorollic acid、lantabeculic acid。

（4）其他类：（+）– 异落叶松树脂醇和（–）–1yoniresinol、甲基新南美牛奶菜三糖苷、3,5- 二羟基甲苯、二甲基咖啡酸、梨根苷、β– 谷甾醇、胡萝卜苷、lynoiresinol、2,3–bis（4–hydroxy–3–methoxybenzyl）tetrahydrofuran、棕榈酸、（2S）–1–O–heptatriacontanoylglycerol、槲皮苷、山柰酚 –3–O– α –L– 鼠李糖苷、杨梅苷、quercetin–3–O–（4″–methoxy）– α –L–rahmnopyranosy、模绕酸、（2S）–1–O–heptatriacontanoylglycerol、α– 棕榈精、苔黑酚葡萄糖苷、鞣花酸、五没食子酰葡萄糖、根皮苷、桦木酸。

【备注】

本品中医分部位作为不同药材使用，药名分别为盐肤子（果实）、盐肤叶（叶）、五倍子苗（幼嫩枝苗）、盐肤木花（花）、盐肤木根（树根）、盐肤木根皮（根皮）、盐肤木皮（树皮）、盐肤叶（叶），与它们的区别主要有以下几方面。

1. 性味　盐肤木根的性味与瑶药皮亮相同。盐肤子、盐肤木根与根皮的性味均是性凉，味酸、咸。盐肤叶性凉，味酸、微苦。五倍子苗性微温，味酸。盐肤木花性微寒，味酸、咸。盐肤木皮性微寒，味酸。

2. 功效　盐肤子的功效是生津润肺、降火化痰、敛汗、止痢。盐肤叶的功效是止咳、止血、收敛、解毒。五倍子苗的功效是解毒利咽。盐肤木花的功效是清热解毒、敛疮。盐肤木根的功效是祛风湿、利水消肿、活血散毒。盐肤木根皮的功效是清热利湿、解毒散瘀。盐肤木皮的功效是清热解毒、活血止痢。

3. 主治　盐肤子、盐肤叶均用于咳嗽、盗汗、痈疮肿毒，同时盐肤子还用于喉痹、黄疸、痢疾、顽癣、头风白屑，盐肤叶还用于便血、血痢、湿疹、蛇虫咬伤。五倍子苗主治咽痛喉痹。盐肤木花主治疮疡久溃不敛，小儿鼻下两旁生疮，色红瘙痒，渗液浸淫糜烂。盐肤木根、盐肤木根皮均用于风湿痹痛、水肿、跌打肿痛，同时盐肤木根还用于咳嗽、乳痈、癣疮，盐肤木根皮还用于黄疸、小儿疳积、疮疡肿毒、毒蛇咬伤。盐肤木皮主治血痢、痈肿、疮疥、蛇犬咬伤。

4. 用量　盐肤子、盐肤木根、盐肤叶、五倍子苗的用量均与瑶药皮亮相同。盐肤木根皮、盐肤木皮 15 ～ 60g。盐肤木花外用，适量。

七十九、天青地白

Lungh cingl ndeic baer

别名：细叶鼠曲草。瑶医：龙刀对别。

本品为菊科植物细叶鼠曲草 *Gnaphalium japonicum* Thunb. 的全草。春季开花后采收，晒干或鲜用。

本品分布于长江流域以南各省区。广西分布于百色、凌云、东兰、南丹、河池、都安、武鸣、玉林、容县、金秀、平乐、灌阳、临桂及龙胜等地。生于低海拔的草地或耕地上。

【**性味**】性凉，味微苦。

【**分类**】属打药。

【**功效**】清肝明目，解毒消肿，止血生肌，利尿通淋，祛痰镇咳。

【**主治**】感冒发热，咳嗽，咽喉肿痛，支气管炎，肺炎，烦躁失眠，月经不调，白带过多，热淋，白浊，小儿发热惊风，疳积，无名肿毒。

【**瑶医治疗经验**】

1. 白带病　天青地白 20g，翻白草 20g，白背桐 20g，茜草 15g，马莲鞍 10g。水煎服。

2. 白浊　天青地白 15g，蔷薇莓 20g。水煎服。

3. 烦躁失眠　天青地白 20g，灯心草 10g，麦冬 15g，夜交藤 15g，淡竹叶 10g。水煎服。

【**用法用量**】内服：煎汤，15 ～ 30g。外用：适量，捣敷。

【现代研究】

药理作用　天青地白水煎剂对二甲苯致小鼠耳郭肿胀和小鼠肉芽肿形成具有明显的抑制作用，并呈量效关系。

【备注】

本品中药名也为天青地白，与中药天青地白的区别主要有以下几方面。

1. 性味　天青地白性微寒，味甘、淡。

2. 功效　天青地白的功效是疏风清热、利湿、解毒。

3. 主治　天青地白也用于感冒发热、咳嗽、咽喉肿痛、带下、热淋、白浊等病证，同时还用于目赤肿痛、疮痈肿毒、蛇伤、跌打损伤等病证。

八十、藤　茶

Meih zah

别名：甜茶藤、田婆茶。瑶医：梅茶。

本品为葡萄科植物显齿蛇葡萄 *Ampelopsis grossedentata*（Hand–Mazz）W. T. wang 的全株。全年可采，除去杂质，洗净，切段，鲜用或晒干。

本品分布于广东、广西、福建、江西、湖南、贵州、云南等省区。广西各地均有分布。生于山坡、沟边、路边灌丛中。

【性味】　性凉，味微甜。

【分类】　属风打相兼药。

【功效】　清热解毒，祛风除湿，强壮筋骨，降压降脂。

【主治】　感冒发热，咽喉肿痛，黄疸型肝炎，痈疮肿毒，皮肤过敏，疥疮，癣症，肾虚风湿骨痛，高血压病，高脂血症。

【瑶医治疗经验】

1. 黄疸型肝炎　藤茶 30g，田基王 20g，山栀子 15g，黄花菜根 10g，虎杖 13g，白纸扇 20g。水煎服。

2. 皮肤过敏　藤茶 50g，忍冬藤 50g，九里明 50g，毛冬青 50g，苦参 30g，黄柏 30g。水煎外洗。

3. 咽喉肿痛　藤茶 20g，毛冬青 20g，鱼腥草 10g，白英 10g，白纸扇 15g。水煎服。

【用法用量】　内服：煎汤，15 ～ 60g。外用：适量，煎水洗。

【现代研究】

1. 化学成分　显齿蛇葡萄的主要有效成分是以二氢杨梅素（DMY）为主的黄酮类化合物，其提取物中总黄酮化合物含量约为 86%。

（1）黄酮类：二氢杨梅素、（2*R*,3*S*）–5,7,3′,4′,5′– 五羟基二氢黄酮醇、杨梅素、杨梅素 –3–*O*–L– 鼠李糖苷、杨梅素 –3′–*O*–*β*–D– 吡喃木糖苷、杨梅素 –3–*O*–*β*–D– 半乳糖苷、杨梅素 –3–*O*–*β*–D– 葡萄糖苷、槲皮素、槲皮素 –3–*O*–*α*–L– 吡喃鼠李糖苷、山奈酚、紫云英苷、阿福豆素、芹菜素、二氢山奈酚、5,7,3′,4′,5′- 五羟基二氢黄酮、橙皮素、旗松素、芦丁。

（2）酚类：没食子酸、没食子酸乙酯、没食子酸甲酯、儿茶素、表儿茶素等。

（3）甾体及萜类：豆甾醇、齐墩果酸、β- 谷甾醇、龙涎香醇。

（4）挥发油类：α- 萜品醇、β- 环梓檬醛、芳樟醇、壬酸、癸酸、橙花醇、香叶基丙酮、β- 紫罗兰酮、2,4- 二叔丁基苯酚、橙花叔醇、柏木脑、邻苯二甲酸异丁基辛基酯、金合欢基丙酮、氯二苯甲酮、香叶醇、水杨酸甲酯、6,10,14- 三甲基 -2- 十五烷酮、柏木脑、β- 毕橙茄醇、邻苯二甲酸二异丁酯。

2. 药理作用

（1）抗病原微生物作用：其具有抗乙型病毒性肝炎的活性。以黄酮类化合物为主的显齿蛇葡萄提取物对 2215 细胞分泌的 HBeAg 和 HBsAg 有显著的抑制作用。除此，显齿蛇葡萄总黄酮能够降低细菌表面的疏水性，增强细菌细胞的通透性，使细胞壁形态发生异常，且能抑制细菌脱氢酶活性，削弱细菌新陈代谢，因此对金黄色葡萄球菌、枯草芽孢杆菌、链球菌、大肠杆菌等均有抗菌效果；其对耐甲氧西林金黄色葡萄球菌（MRSA）、肺炎克雷伯菌和大肠埃希菌均有一定的抑菌作用，而且当其与 β- 内酰胺类抗菌药物联合使用时对 MRSA 的抗菌作用更强。显齿蛇葡萄的黄酮类化合物对球菌、杆菌、革兰氏阳性菌、革兰氏阴性菌、酵母菌和霉菌等都有抑制作用。

（2）降血糖作用：显齿蛇葡萄黄酮类化合物可能通过提高外周组织利用葡萄糖的效率来改善模型大鼠的胰岛素抵抗指数（IR），通过提高血清胰岛素 C 肽水平来修复受损的胰岛 B 细胞。而其改善 IR 的机制是通过上调磷酸化蛋白激酶 B（p-Akt）、促进成纤维细胞生长因子（FGF21）表达，继而激活了磷酸化腺苷酸活化蛋白激酶（p-AMPK）来实现的。但显齿蛇葡萄黄酮类化合物作用于糖代谢的具体机制还不清楚。

（3）降血脂作用：显齿蛇葡萄黄酮类化合物能够改善模型小鼠的高脂血症，具有纠正糖脂代谢紊乱的作用；能通过提高血清中的 SOD 活性和降低 MDA 含量，来减轻脂质过氧化的程度，从而保护心血管。

（4）降血压作用：显齿蛇葡萄黄酮类成分具有降压作用，且对心率无明显影响。采用显齿蛇葡萄总黄酮分别对自发性高血压模型大鼠和正常大鼠进行灌胃，10 周后检测显示，模型大鼠的血压明显降低，而正常大鼠的血压没有明显变化。这表明，显齿蛇葡萄总黄酮有望开发为预防和治疗高血压的天然药物。其潜在降压机制包括：一是通过调节肾素、血管紧张素 II 的含量，进而调节肾素 - 血管紧张素 - 醛固酮（RAAS）系统，从而降低血压；二是通过增加血管内一氧化氮水平、减少血管内皮细胞分泌的内皮素，进而扩张血管、调节血压；三是通过增强抗氧化系统功能来调节血压。

（5）抗氧化作用：以黄酮类化合物为主的显齿蛇葡萄提取物清除 1,1- 二苯基 -2- 三硝基苯肼（DPPH）的 IC_{50} 为 0.338mg/mL，清除羟自由基的 IC_{50} 为 18.713mg/mL，抑制超氧阴离子的最大活性为 263.1U/L，总抗氧化能力为 19.76mmol/L，说明该提取物具有显著的体外抗氧化活性。含有黄酮类化合物的显齿蛇葡萄提取物可能通过提高 CAT、SOD、GSH-Px 活性，抑制体内脂质过氧化，改善自由基平衡，改善肠道菌群结构，进而降低小鼠腹泻率。

（6）抗动脉粥样硬化作用：显齿蛇葡萄中黄酮类化合物不仅可以调节血液脂蛋白含量，提高 SOD 活性以清除有害的氧自由基，还可以改善血液流变环境，表现出对动脉粥样硬化的多环节作用；且该天然化合物来源广泛，有望比化学合成药物的成本更低。显齿蛇葡萄中的二氢杨梅素（DMY）可以通过减少细胞活性氧的产生，抑制血管紧张素Ⅱ诱导的成纤维细胞增殖，达到抗动脉粥样硬化的效果。显齿蛇葡萄总黄酮可以抑制模型大鼠 LDL、TG 和 TC 水平的升高，提高 HDL 水平，并抑制全血黏度、血浆黏度和红细胞聚集指数的升高，从而达到抗动脉粥样硬化的效果。

（7）保肝作用：将含显齿蛇葡萄总黄酮和 DMY 的血清作用于肝癌细胞株 HepG2，HepG2 细胞增殖均受到抑制，且总黄酮作用后能诱导 HepG2 细胞发生早期凋亡。显齿蛇葡萄总黄酮能抑制免疫性肝损伤模型小鼠的血清 ALT、AST 活性，增强 SOD 活性，改善肝损伤小鼠肝组织的病理学变化，进而保护免疫性肝损伤小鼠的肝功能；能降低肝纤维化模型大鼠血清 ALT、AST、AKP 活性与肝组织羟脯氨酸（Hyp）、MDA 含量，提高血清 ALB 水平和肝组织 GSH-Px 活性，改善肝组织病理损伤程度，从而保护大鼠肝损伤细胞，改善肝纤维化。

将显齿蛇葡萄黄酮类化合物的提取物作用于非乙醇性脂肪性肝病（NAFLD）模型小鼠，结果发现小鼠血清中 ALT、AST、TC、TG 水平和肝组织中 TC、TG 水平均明显下降，提示该黄酮类化合物具有治疗 NAFLD 的潜力。

显齿蛇葡萄 DMY 可以通过降低 IR 和 TNF-α、CK-18、FGF21 水平，改善 NAFLD 患者的糖脂代谢及各项实验室指标，进而发挥治疗 NAFLD 的作用。显齿蛇葡萄中的黄酮类化合物保肝护肝作用主要表现为：一是抑制肝癌细胞增殖并诱导其凋亡；二是抑制 ALT、AST、AKP 产生，增强 SOD 活性，抗肝纤维化；三是改善 IR，降低 TNF-α、CK-18 和 FGF21 水平，进而改善糖脂代谢，对肝脏起到保护和治疗作用。用显齿蛇葡萄植物水煎剂进行解酒实验，结果显示随其水煎剂浓度的加大，跌倒反应百分率和步态不稳百分率下降，证实其具缓解酒醉反应，促进醒酒的作用。

（8）抗肿瘤作用：将含黄酮类化合物的显齿蛇葡萄提取物作用于人前列腺癌 LNcaP 细胞，可明显提高细胞凋亡率。将显齿蛇葡萄复方作用于肝癌 HEPA1-6 细胞，可明显抑制肝癌细胞的增殖，并推测该复方在体内具有抑制肝癌肿瘤生长的作用。

体外研究还证实，显齿蛇葡萄黄酮类化合物能有效抑制卵巢癌细胞和恶性黑色素瘤细胞生长，诱导胃癌细胞凋亡。显齿蛇葡萄中的黄酮类化合物具有广泛的抗肿瘤活性，其主要是通过抑制癌细胞增殖、诱导癌细胞凋亡实现的，但是体外和体内实验具有很大的差异，所以仍需要进一步研究其抗肿瘤的合适剂量和对正常细胞的影响。

（9）增强免疫作用：显齿蛇葡萄总黄酮能通过提高正常小鼠单核巨噬细胞的吞噬功能，促进血清溶血素和补体 C3 的生成，增加总补体活性，增强正常小鼠的免疫功能。

（10）镇痛作用：显齿蛇葡萄对小鼠醋酸扭体实验和热板实验显示有一定的镇痛作用，能提高小鼠的痛阈水平。

（11）其他作用：显齿蛇葡萄中的黄酮类化合物可以抑制炎症介质的释放。显齿蛇葡萄总黄酮能使表皮葡萄球菌性、乙酸性口腔黏膜溃疡模型的溃疡直径明显缩小，炎症指数降低，能够减轻模型兔口腔溃疡炎症，促进溃疡愈合。通过大鼠足趾肿胀实验观察以黄酮类化合物为主的显齿蛇葡萄水提物的消炎作用，显示其具有较强的抗炎作用，其可能的作用机制是降低了组织中 PGE_2 水平。

【备注】

本品中药名为甜茶藤，与中药甜茶藤的区别主要有以下几方面。

1. 药用部位 甜茶藤用茎叶或根。

2. 性味 甜茶藤性凉，味甘、淡。

3. 功效 甜茶藤也有清热解毒的功效，同时还有利湿、解毒的功效。

4. 主治 甜茶藤也用于感冒发热、咽喉肿痛、黄疸型肝炎，同时还用于目赤肿痛、痈肿疮疖等病证。

5. 用量 甜茶藤 15 ～ 30g。

八十一、钟乓咪

Tuv yinl cinh

别名：阴行草。瑶医：钟乓咪。

本品为玄参科植物阴行草 *Siphonostegia chinensis* Benth. 的全草。8 ～ 9 月间割取全草，晒干。

本品分布于我国东北、内蒙古、华北、华中、华南、西南等省区。广西分布于隆林、罗城、桂林、兴安、灌阳及全州等地。生于山坡与草地中。

【性味】性凉，味苦。

【分类】属打药。

【功效】清热解毒，利湿退黄，利尿通淋，凉血止血。

【主治】湿热黄疸，肠炎痢疾，小便淋浊，痈疽丹毒，尿血，便血，外伤出血，肾炎水肿，尿路结石。

【瑶医治疗经验】

1. 湿热黄疸 阴行草 15g，水石榴 20g，薏苡仁 30g，田基王 20g，十大功劳 15g，白纸扇 20g，藤茶 20g。水煎服。

2. 慢性肺炎 阴行草 10g，白马骨 10g，山栀根 20g，三叶葱 20g，铁包金 15g，半枝莲 10g。水煎服。

3. 湿热黄疸 阴行草 15g，十大功劳 15g，山栀子 10g，水石榴 15g，白纸扇 15g。水煎服。

【用法用量】内服：煎汤，9 ～ 15g；鲜品 30 ～ 60g；或研末。外用：适量，研末调敷。

【现代研究】

1. 化学成分

（1）黄酮类：5,3′- 二羟基 -6,7,4′- 三甲氧基黄酮、5,7- 二羟基 -3′,4′- 二甲氧基黄酮、木犀草素、芹菜素、木犀草苷、芹菜苷、木犀草素 -7-O-β-D- 葡萄糖苷、槲皮素 -3-O-β-D- 葡萄糖苷、槲皮素 -3-O-α-L- 鼠李糖苷、isocutellarein-8-glucu-ronide、大豆素。

（2）奎尼酸脂类：二咖啡肽基奎尼酸、灰毡毛忍冬素 F、3,4,5- 三咖啡肽基奎尼酸甲酯。

（3）苯乙醇苷类：acteoside、isoacteoside、crenatoside、β-oxoacteoside、syringalide-A3′-α-L-rh-amnopyranoside、去咖啡酰基类叶升麻苷。

（4）挥发油类：香树烯、十八烷、十九烷、1- 碘代十三烷、α- 柠檬烯、己醇 -1、辛醇 -3、正葵醛、薄荷酮、苯甲醛、1- 辛烯 -3- 醇、芳樟醇、l- 薄荷醇、胡薄荷酮、α- 松油醇、苯甲醇、苯乙醇、l- 苯氧基 -2,3- 丙二醇、6,10- 二甲基十一烷 -2- 酯、愈创醇、桉叶油醇、4-(1,1- 二甲基乙基)-1,2- 苯二酚、2,3- 二氢苯并呋喃、1,8- 桉叶素、3- 甲基二环 -[2.2.2]- 辛酮、1- 顺 -2- 反 -4- 三甲基环戊烷、6- 甲基 -(E)-3,5- 庚二烯 -2- 酮、二氢猕猴桃内酯、努特卡花柏酮、柏木醇、驱蛔素、茴香醛、丁香油酚、戊基环丙烷、反 - 石竹烯。

（5）其他类：丁香脂素、isocantleyine、loliolide、黑麦草内酯、反式对羟基肉桂酸、rubinaphthin A、β- 谷甾醇、7- 甲氧基香豆素、异阿魏酸、胡萝卜苷、毛蕊花糖苷、异毛蕊花糖苷、马钱子苷、D- 甘露糖、对香豆酸、咖啡酸、紫丁香素、(7S,8R)-dehydrodiconiferyl alcohol 9′-O-β-D-glucopyranoside、vanillyl alcohol-4-O-β-D-gluco-pyranoside、2,6- 二甲氧基 -4- 羟基苯酚 -1-O- 葡萄糖苷、3,5-dimethoxy-4-hydroxybenzyl alcohol 4-O-β-D-glucopyranoside、rubinaphthin A、rel-5-（3S,8S-dihydroxy-1R,5S-dimethyl-7-oxa-6-oxobicyclo[3,2,1]-oct-8-yl）-3-methyl-2Z,4E-pentadienoic acid、(6S,9R)-roseoside。

2. 药理作用

（1）抗肝纤维化作用：阴行草水煎液对 CCl_4 诱导肝纤维化大鼠的肝纤维化有明显的防治作用，其主要机制是抑制了 DNAM-1 的表达。阴行草水煎液治疗实验性肝纤维化有一定的疗效，能明显降低细胞因子信号传导抑制蛋白 -3（SOCS-3）与 TNF-α 的含量。

（2）保肝作用：阴行草水煎剂（2.5 ～ 5.0）g/kg，皮下注射 7 天，对 CCl_4 肝损伤大鼠均有明显降低转氨酶的作用，CCl_4 肝损伤组 ALT 为 707.94 ± 44.92，阴行草组 ALT 分别为 369.17 ± 138.20（2.5g/kg 组）、327.78 ± 103.65（5.0g/kg 组）。其降酶作用较奇蒿水煎剂（475.00 ± 190.12 及 488.89 ± 228.41）好。

（3）抗血小板聚集作用：体外实验表明，阴行草水煎剂 7mg/mL 对 ADP 诱导兔血小板聚集的抑制百分率为 5.5%。体内实验表明，阴行草水煎剂 14.4g/kg 灌胃给药，对大鼠血小板聚集的抑制率为 13.4%。

（4）抗菌作用：阴行草水煎剂在试管内对金黄色葡萄球菌、炭疽杆菌、乙型链球菌、白喉杆菌、伤寒杆菌、绿脓杆菌和痢疾杆菌有不同程度的抗菌作用。

（5）其他作用：从阴行草醇溶液中分离得到的对–香豆酸有抑菌、降血脂作用；β–谷甾醇可降低血胆固醇，并有止咳、抗炎、抗癌作用，临床用于治疗慢性气管炎、宫颈癌、皮肤癌及皮肤溃疡等病；D–甘露醇具有降低颅内压、眼内压，以及利尿、止咳、祛痰、平喘等作用。南刘寄奴和阴行草均有活血化瘀的功效，且其作用强弱亦无明显差别。阴行草水煎剂由十二指肠给药，有明显的利胆作用。阴行草煎剂有明显的降低大鼠血清胆固醇的作用。

（6）毒性：对阴行草进行急性毒性实验，阴行草一次性给药 130g/kg，2 天后少量小鼠出现轻度腹泻，观察 7 天，无死亡现象。实验结果表明，小鼠对阴行草的最大耐受量为成人临床用量的 206.6 倍（成人平均体重以 50kg 计算，阴行草以临床常用剂量 30g 计算）。阴行草对人体的最大耐受量为成人临床用量的 100 倍以上，证明临床用药安全。

【备注】
本品中药名为北刘寄奴，与中药北刘寄奴的区别主要有以下几方面。
1. 性味　北刘寄奴性寒，味苦。
2. 归经　北刘寄奴归脾、胃、肝、胆经。
3. 功效　北刘寄奴也有活血止痛、凉血止血的功效，同时还有通经的功效。
4. 主治　北刘寄奴也用于湿热黄疸、泄泻、痢疾、水肿、尿血、外伤出血、痛经、瘀血经闭等病证，同时还用于跌打损伤、月经不调、产后瘀痛、癥瘕积聚、白带过多等病证。

八十二、黄泥草

Neih wiangh miev

别名：黄汁草、溪黄草。瑶医：双汪咪。
本品为唇形科植物线纹香茶菜 *Rabdosia lophanthoides*（Buch. –Ham. ex D. Don）Hara. 的全草。夏、秋季采收，除去杂质，干燥。

本品分布于广东、广西、海南、福建、江西、湖南、湖北、浙江、四川、云南、贵州和西藏等省区。广西分布于龙胜、临桂、罗城、柳州、金秀、苍梧、贺州等地。生于沼泽地、林下或溪边潮湿处。

【性味】性寒，味苦。
【分类】属打药。
【功效】清热解毒，利湿退黄。
【主治】湿热黄疸，胆囊炎，泄泻，疮肿。
【瑶医治疗经验】
1. 胆囊炎　①黄泥草 30g，虎杖 15g，山栀子 13g，白纸扇 20g，白钻 15g，马蹄金 20g。水煎服。②黄泥草 15g，龙胆 10g，板蓝根 30g，土茵陈 15g，金银花 20g，山栀子 10g，虎杖 15g，蒲公英 20g。水煎服。

2. 黄疸型肝炎 黄泥草 10g，野茵蒿 10g，过路黄 10g，黄花菜根 10g，土茵陈 10g，车前草 10g，金钱草 15g。水煎服。

【用法用量】内服：煎汤，15 ～ 30g。外用：适量，捣敷；或研末搽。

【现代研究】

1. 化学成分 其含有迷迭香酸、咖啡酸、新西兰牡荆苷 2、异夏佛塔苷、坡模酸、山楂酸、科罗索酸、齐墩果酸、熊果酸、3β- 乙酰基齐墩果酸、3β- 乙酰基乌苏酸、油酸、花柏酚、山楂酸、夏佛塔苷、线纹香茶菜酸、gerardianin A、gerardianin B、2- 异丙基 -5- 甲基 - 苯甲醚、2- 甲基 -5-（1- 甲基乙烯基）-2- 环己烯 -1 酮、百里香酚、香荆芥酚、石竹烯、1- 甲基 -4-（5- 甲基 -1- 亚甲基 -4- 己烯基）- 环己烯、氧化石竹烯、顺式薄荷脑、β- 谷甾醇、棕榈酸、胡萝卜苷、乌苏酸等。

2. 药理作用

（1）保肝作用：研究表明，溪黄草水提物对醋氨酸、四氯化碳等诱导的肝损伤均具有保护作用。溪黄草黄酮及二萜提取物的保肝作用亦有报道。溪黄草黄酮对乙醇性和非乙醇性肝损伤小鼠具有预防保护作用，而线纹香茶菜来源的溪黄草黄酮可对抗多种因素（胆总管结扎、腹腔注射猪血清、皮下注射四氯化碳复合因素）所致的大鼠肝纤维化，并对四氯化碳、卡介苗联合脂多糖干预引起的小鼠急性肝损伤具有预防保护作用，其机制与增强肝脏抗氧化能力、降低脂质过氧化水平有关。

（2）抗肿瘤作用：溪黄草提取物对多种癌症均具有抑制作用，如肝癌、结肠癌、鼻咽癌等，其中对肝癌的研究较多。

（3）抗病毒作用：溪黄草具有体外抑制乙型肝炎病毒（HBV）的作用。将植物溪黄草 50% 乙醇提取物与 HepG2.2.15 细胞共孵育 9 天后，测得其半数中毒浓度（TC_{50}）为 4.275mg/mL， 对 HBsAg、HBeAg 的半数效应浓度（EC_{50}） 分别为 2.250mg/mL、2.150mg/mL，且治疗指数（TI）均＜ 2，表明其在体外具有抑制 HBV 的作用。

（4）抗氧化作用：研究发现，溪黄草提取物具有抗氧化作用。溪黄草植物的水提取物和乙醇提取物均具有明显的抗脂质过氧化作用，且水提取物活性高于乙醇提取物。

（5）抗菌作用：采用二倍稀释法测定不同来源溪黄草的醇提物与水提物的抗菌、抗真菌作用，结果表明，醇提物对供试的革兰氏阳性菌（金黄色葡萄球菌、表皮葡萄球菌和枯草芽孢杆菌）均有较强的抑菌活性，而对阴性菌（大肠杆菌和绿脓杆菌）抑制较弱或无抑制。

（6）免疫调节作用：溪黄草具有调节免疫的功能。其成分 oridonin 通过抑制 B 细胞活化因子（BAFF）启动子的转录激活，进而抑制小鼠巨噬细胞 RAW264.7 中 BAFF 的表达与分泌。其 9mg/kg oridonin 体内给药能够抑制 BAFF 的表达和分泌，降低 B 细胞成熟和分化的速度，从而有效改善系统性红斑狼疮小鼠的狼疮症状和组织损伤。

（7）抗炎作用：溪黄草对糖尿病肾病细胞模型具有保护作用。溪黄草水提取物（5mg/mL、10mg/mL、20mg/mL）可显著抑制高糖诱导的大鼠肾小球细胞 HBZY-1 的增殖，抑制细胞氧化应激和炎症反应，并下调 Toll 样受体 4（TLR4）、核因子 -κB（NF-κB）等蛋白的表达水平。

（8）其他作用：溪黄草还具有利胆作用。溪黄草水煎剂可显著增加大鼠胆汁流量，降低胆汁中的胆固醇含量，但对胆红素和胆汁酸含量无影响。

【备注】

本品中药名为溪黄草，与中药溪黄草的区别主要有以下几方面。

1. 归经　溪黄草归肝、胆、大肠经。

2. 使用注意　溪黄草脾胃虚寒者慎服。

八十三、仅堂端

Nqimh domgh doml

别名：小鹰不扑、小鸟不站。瑶医：仅堂端。

本品为五加科植物秀丽楤木 *Aralia elegans* C. N. Ho 的根、枝叶。春、夏季采收枝叶，秋后采收根或根皮，鲜用或切段晒干。

本品分布于广东、广西。广西分布于金秀及桂平。生于山谷中。

【性味】性凉，味微苦。

【分类】属风打相兼药。

【功效】凉血止血，祛风除湿，强腰补肾，消肿止痛，利水。

【主治】血崩，产后或流产出血过多，跌打损伤，胃痛，头痛，风湿痹痛，前列腺炎。

【瑶医治疗经验】

1. 产后或流血过多　取仅堂端新鲜嫩叶适量，煎水煮鸡蛋汤，冲百草霜 10g，内服。

2. 胃痛　仅堂端 20g，橄榄树根 30g。水煎服。

3. 产后或流产出血过多　仅堂端 30g，卷柏 20g，慢惊风 20g，不出林 15g，杜仲 15g，仙鹤草 20g。水煎服。

【用法用量】内服：煎汤，10～30g；或鲜品 30～60g，捣烂滚酒冲取汁服。外用：适量，捣敷。

【备注】

本品中药名为小鹰不扑，与中药小鹰不扑的区别主要有以下几方面。

1. 药用部位　小鹰不扑用茎叶及根。

2. 性味　小鹰不扑性凉，味苦、辛。

3. 功效　小鹰不扑的功效是行气活血、清热解毒、止痛。

4. 主治　小鹰不扑也用于跌打损伤、胃痛、风湿痹痛，同时还用于腹痛腹泻、痛经、毒蛇咬伤、热毒疮疡等病证。

5. 用量　小鹰不扑 9～15g。

八十四、仅胆亮

Gemr damv ndiangx

别名：苦胆木、熊胆木。瑶医：仅胆亮。

本品为苦木科植物苦树 *Picrasma quassioides*（D. Don）Benn. 的干燥茎枝。全年均可采，切段，晒干。

本品分布于黄河流域及其以南各省区。广西分布于龙州、宁明、宾阳、隆林、天峨、金秀、罗城等地。生于山地杂木林中。

【性味】性寒，味苦；有小毒。

【分类】属打药。

【功效】清热解毒，除湿止痒，消肿止痛。

【主治】风热感冒，咽喉肿痛，腹泻下痢，湿疹，疮疖，皮肤急性化脓性感染，烧烫伤，毒蛇咬伤。

【瑶医治疗经验】

1. 皮肤急性化脓性感染 仅胆亮 50g，九层皮 100g，金骨风 50g，黄柏 50g，肿节风 50g。水煎外洗。

2. 白泡疮 仅胆亮 100g，白饭树 200g。水煎外洗。

3. 湿疹 仅胆亮 50g，盐肤木 50g，穿心莲 50g，杠板归 30g，三叉苦 50g，臭牡丹 50g，忍冬藤 50g。水煎外洗。

【用法用量】内服：煎汤，3～9g。外用：适量。

【现代研究】

1. 化学成分

（1）生物碱类：quassidine E、quassidine F、quassidine G、quassidine H、铁屎米 –6– 酮 –14– 丁酸、3–（1,1– 二甲氧基甲基）–β– 咔巴啉、6,12– 二甲氧基 –3– 甲酰基 –β– 咔巴啉、6– 羟基 –β– 咔巴啉 –1– 羧酸、4– 羟甲基 – 铁屎米并［4,5–b］呋喃 –6– 酮、11– 羟基 –5– 甲氧基 – 铁屎米 –6– 酮、1– 羟甲基 –8– 羟基 –β– 咔巴啉、6– 羟基 –1– 乙氧甲酰基 –β– 咔巴啉等。

（2）苦木苦味素（苦木内酯）类：nigakilactone P、picraqualide F、nigakilactone Q、kumulactone A、kumulactone B、kumulactone C、kumulactone D、kumulactone E、picrasinoside I、picrasinoside J、picrasinoside K、nigakilactone R、nigakilactone S、nigakilactone T。

（3）三萜类：picraquassin A 以及 apotirucallane 型三萜类化合物、甘遂烷型三萜类化合物。

（4）其他类：高丽槐素 –3–*O*–β–D– 葡萄糖苷、高丽槐素、3′,7– 二羟基 –4– 甲氧基异黄酮、7– 羟基香豆素、大黄素、10α–hydroxycadin–4–en–al、canangaterpenes Ⅲ、15–oxo–T–cadinol、androsta–1,4–diene–3,17–dione、nigakialcohol A。

2. 药理作用

（1）抗肿瘤作用：苦木三萜类化合物对 MKN-28 肿瘤细胞具有良好的抑制活性 [IC_{50} 为（2.5～9.1）μmol/L]，与阳性对照顺铂（IC_{50} 为 5.2μmol/L）相当。正丁醇萃取物对 NCI-N87 胃癌细胞具有明显的抑制作用，而对人肾上皮细胞系 293 细胞无毒性作用。苦木生物碱 kumujian G、1- 甲氧基 -β- 咔巴啉、4- 甲氧基 -1- 乙烯基 -β- 咔巴啉对人卵巢癌 A2780、SKOV3 细胞具有显著的抑制活性，与阳性对照顺铂活性相当。

（2）抗炎作用：苦木脂素 A、buddenol A、buddenol C 以及黄颜木素对 NO、TNF-α、IL-6 这 3 种炎症因子的释放具有很强的抑制活性。苦木生物碱 4- 甲氧基 -5- 羟基铁屎米 -6- 酮能减轻大鼠足部水肿症状以及弗氏完全佐剂诱导的大鼠慢性关节炎症状，这与化合物抑制 NO 以及 TNF-α 的释放，下调诱导型一氧化氮合成酶（iNOS）的表达有关。苦木总生物碱提取物对小鼠结肠损伤具有修复作用，能有效抑制 2,4,6- 三硝基苯磺酸（TNBS）诱导的小鼠结肠炎的发生，其作用机制可能是抑制 IL-8、TNF-α、iNOS 等促炎性细胞因子基因的表达，阻断 NF-κB 的转录激活。

（3）抗病毒作用：苦木生物碱具有抗烟草花叶病毒的作用，部分化合物的抗病毒作用与对照药宁南霉素相当。研究还发现当苦木生物碱与苦木内酯 B 联用使用时具有协同效应。

（4）对心血管系统的作用：苦木总生物碱提取物各剂量组对自发性高血压（SHR）大鼠具有降压作用。口服给药后，能有效降低 SHR 大鼠收缩压和舒张压，并升高血清 NO 以及 SOD 水平。

【备注】

本品中药名为苦木，与中药苦木的区别主要有以下几方面。

1. 归经 苦木归肺、大肠经。

2. 功效 苦木的功效是清热解毒、祛湿。

3. 用量 苦木枝 3～4.5g。苦木叶 1～3g。

八十五、一点红

Yietr diemv hongh

别名：野芥兰。瑶医：卜昂虎咪。

本品为菊科植物一点红 *Emilia sonchifolia*（L.）DC. 的全草。夏、秋季采收，洗净或趁鲜切段，晒干。

本品分布于云南、贵州、四川、湖北、湖南、江苏、浙江、安徽、广东、海南、福建、台湾、广西等省区。广西各地均有分布。生于山坡荒地、田埂、路旁。

【性味】 性凉，味苦。

【分类】 属打药。

【功效】 清热解毒，散瘀消肿。

【主治】 上呼吸道感染，咽喉肿痛，口腔溃疡，肺炎，急性肠炎，细菌性痢疾，妇科炎症，泌尿系统感染，睾丸炎，乳腺炎，疖肿疮疡，皮肤湿疹，跌打扭伤。

【瑶医治疗经验】

1. 咽喉肿痛　一点红 30g，石斛 20g，金银花 20g，九节风 20g，金线风 10g。水煎服。

2. 口腔溃疡　①一点红（鲜品）适量。捣汁含服。②一点红 30g，虎耳草 20g，毛冬青 30g。水煎含服。

【用法用量】内服：煎汤，10 ～ 30g。外用：适量，鲜品捣敷。

【现代研究】

1. 化学成分

（1）黄酮类：芦丁、鼠李素、异鼠李素、槲皮素、木犀草素、小麦黄 –7–O–β–D– 吡喃葡萄糖苷、8–（2″– 吡咯烷酮基）– 槲皮素、5,2′,6′– 三羟基 –7,8– 二甲氧基 – 黄酮 –2′–O–β–D– 吡喃葡萄糖苷、异鼠李素 –3–O–α–L– 鼠李糖苷、阿福豆苷、槲皮素 –7–O–α–L– 鼠李糖苷、5,2′,6′– 三羟基 –7– 甲氧基 – 黄酮 –2′–O–β–D– 吡喃葡萄糖苷、槲皮素 –3–O–α–L– 鼠李糖苷、香叶木苷、异鼠李素 –3–O– 芸香糖苷、蒙花苷、牡荆素、槲皮 –7–O–β–D– 葡萄糖苷、芹菜素 –6,8– 二 –C–β–D– 葡萄糖苷、槲皮苷、异槲皮苷、新西兰牡荆苷、金丝桃苷、5,7,3′– 三羟基 –4′– 甲氧基黄酮 –3–O–α–L– 吡喃鼠李糖苷、山奈酚 –3–β–D– 半乳糖苷。

（2）生物碱类：吡咯里西啶类生物碱、2,6–dimethyl indolizine、尿嘧啶、掌叶半夏碱戊、喘宁酰胺、橙酰胺乙酸酯。

（3）甾醇类：cholesta–22,24–dien–5–ol、campesterol、1,5,9,9– 四甲基 –1,4,7,– 三烯 – 环十一烷、豆甾醇、β– 谷甾醇、胡萝卜苷。

（4）羰基类：主要有酸类、酮类、醛类和酯类等。其中酸类化合物种类丰富，酮类和醛类化合物有十五烷醛、苯基乙醛、2– 甲基 – 十一醛、2–furancarboxaldehyde、2（4H）–benzofuranone、2,7–octanedione；酯类化合物有 2–cyclohexen–1–one、3–hydroxy–4–methoxy mandelate、9,12–octa–decad ienoic acid methyl ester、（Z）–3–hexenyl–1–ol acetate、七叶内酯、对羟基苯乙酸甲酯、绿原酸甲酯、异去甲蟛蜞菊酯；烯类和炔类化合物为 1–undecene、4–tert–butoxystyrene、3– 十七醛烯、1–（2,6,6– 三甲基 –1– 环己烯基）乙醛、cis–3–hexenol；其他类还有黄酮、甾醇和萜类化合物，以及 benzene、1,4–bis（1–methylethyl）、1,3–benzodioxole、cyclohexane、1,1,3–trime、（2–methoxyethyl）benzene、2–naphthalenol、2–（2–propenyloxy）phenol、2,6–dimethoxyphenol、4–[（1E）–3–hydroxy–1–propen–1–yl]–2–methoxyphe–nol、1– 甲基 –2–（1– 甲基）– 苯、2,3,5– 三甲基癸烷、十二烷、环辛烷、1– 乙烯基 –1– 甲基 –2,4– 二甲基醚 – 环己烷、二十七烷、二十九烷、短叶苏木酚等。

2. 药理作用

（1）抗氧化作用：一点红中含有丰富的黄酮类化合物，黄酮类化合物具有清除自由基的能力。

（2）抗炎镇痛作用：一点红水提物和醇提物能明显改善小鼠的腹腔毛细血管通透

性，减轻小鼠的发炎程度。一点红醇提物对小鼠的神经系统、呼吸系统及心血管系统的影响，证实一点红醇提物对小鼠的自主活动有一定的镇静作用，对呼吸系统有轻微的抑制作用。一点红乙醇提取物比吗啡具有更强的抗伤害作用，有良好的镇痛效果。

（3）抗病原微生物作用：一点红中的黄酮类成分对金黄色葡萄球菌有较好的抗菌作用。一点红丙酮提取物能够抑制 VP19 基因和 ORF1b 基因转录水平，有效减少白斑综合征病毒和黄头病毒的复制，提高淋巴细胞的存活率，可见一点红具有较好的抗病毒活性。

（4）抗肿瘤作用：一点红可有效地抑制黑色素肿瘤细胞和人结肠直肠癌细胞的生长。一点红中含有的 γ- 律草烯可显著促进人结肠直肠癌 HT29 细胞的死亡和抑制该细胞活性。

（5）降血糖作用：一点红能降低 STZ 致糖尿病大鼠血清 TG、TC、LDL-C 水平，升高 HDL-C 水平，同时可提高血清 SOD 活性，降低血清 MDA 及血脂水平，对胰岛细胞具有一定的保护作用。其水提物还可修复受损胰岛细胞使其再生，显著改善糖尿病模型大鼠消瘦现象。

（6）免疫调节作用：一点红甲醇提取物可显著提高总白细胞计数、骨髓细胞活性、α- 酯酶活性、淋巴器官质量，使促细胞分裂素的生理作用被激发至显著水平；同时可增强 T 淋巴细胞的杀伤活性和增强 IL-2、IFN-γ 的产生，进而增强细胞介导的免疫应答，提高机体免疫应答调节作用。

【备注】

本品中药名为羊蹄草，与中药羊蹄草的区别主要是：瑶药一点红无使用注意，羊蹄草孕妇慎用。

八十六、一支香

Yietr duih hungl

别名：杏香兔耳风。瑶医：吧吊洪。

本品为菊科植物杏香兔儿风 *Ainsliaea fragrans* Champ. 的全草。夏、秋采收，洗净，鲜用或晒干。

本品分布于台湾、福建、浙江、安徽、江苏、江西、湖北、四川、湖南、广东、广西等省区。广西分布于龙胜、资源、全州、兴安、灌阳、恭城、平乐、富川、钟山、贺州、昭平、蒙山、岑溪、鹿寨、金秀、平南、桂平及博白等地。生于山坡灌木林下或路旁、沟边草丛中。

【性味】性凉，味苦、辣。

【分类】属打药。

【功效】清热解毒，消积散结，化痰止咳，舒筋活络，活血止痛。

【主治】咽喉肿痛，咯血，哮喘，小儿疳积，肺脓疡，风湿骨痛，跌打损伤，瘰疬，骨髓炎，外阴瘙痒，蛇伤，虫咬。

【瑶医治疗经验】

1. 哮喘 一支香 13g，地胆草 20g，不出林 20g，少年红 20g，瓜子金 15g。水煎服。

2. 外阴瘙痒 一支香 30g，香蓼 30g，头花蓼 30g。水煎外洗。

3. 瘰疬 一支香 10g，夏枯草 30g，蒲公英 20g，地胆头 15g，六月雪 20g，白花蛇舌草 15g。水煎服。

【用法用量】内服：煎汤，6～15g。外用：适量，捣敷。

【现代研究】

1. 化学成分

（1）倍半萜及其苷类：①吉玛烷型：taraxinic acid、taraxinic acid-14-O-β-D-glucopyranoside、ainsliolide、ainslioside、ainsliaside B。②桉烷型：ainsliaside F、ainsliaside G、reynosin、ainsliaside C、ainsliaside D、ainsliaside E、α-eudesmo、7-epi-β-eudesmo、β-elemol、1β-hydroperoxygermacra-4（15）,5,10（14）-triene。③愈创木烷型：diglucozaluzanin C、ainsliaside A、dehydrocostuslactone、diaspanolide A、diaspanolide B、disapanoside A、disapanoside B、diaspanoside C、mokkolactone、zaluzanin C、8α-hydroxy-11α-13-dihydrozaluzanin C、11α,13-dihydrozaluzanin、4β,14-dihydrozaluzanin C、4β,14,11β,13-tetrahydro-3-dehydrozaluzanin C、estafiatone、glucozaluzanin C、1α-H-guai-4（15）-en-6-12-olide-10-O-β-D-glucopyranoside、ainsliaolide A。

（2）三萜类：白桦酯酮酸、白桦酯酸、乌索酸、木栓酮、表木栓醇、羊齿烯醇、α-香树脂醇、β-香树脂醇、山海棠萜酸。

（3）黄酮类：黄酮、黄酮醇及其苷类、槲皮素、柽柳素、芹菜素、木樨草素、柯伊利素、氧苷。

（4）酚酸类：丁香苷、云杉苷、异香草酸、熊果苷、原耳茶醛、邻苯二酚、原耳茶酸、对羟基苯甲醛、绿原酸及其咖啡酰衍生物、木脂素柄果脂素、丁香树脂酚。

（5）挥发油类：2-（3-异丙基-4-甲基-戊-3-烯-1-炔）-2-甲基-环丁酮、四环十二烷类化合物、倍半萜类化合物、三萜类化合物。

（6）其他类：谷甾醇、胡萝卜苷、正二十六醇、正三十二酸、甘油醇单酸酯。

2. 药理作用

（1）抗病原微生物作用：杏香兔耳风水煎液对金黄色葡萄球菌有明显的抑菌作用，其抑菌圈清晰透明，直径有 17mm（纸片法）。披针叶兔耳风 100% 煎液对白色葡萄球菌、卡他球菌、金黄色葡萄球菌、绿脓杆菌和大肠杆菌均有抑制作用。采用空斑形成法对 HSV-1、脊髓灰质炎病毒和麻疹病毒进行体外筛选，杏香兔耳风对上述 3 种病毒具有不同程度的抑制作用。

（2）抗炎作用：杏香兔耳风治疗对苯酚所致的大鼠宫颈炎有较好的疗效，它能减轻宫颈及阴道的黏膜坏死、充血水肿，促进黏膜鳞状上皮增生，其调节大鼠 T 细胞亚群紊乱及早期降低宫颈局部 PGE_2 的表达水平是可能的作用途径。从兔耳风属植物中分离得到的倍半萜内酯 zaluzanin-c 和 estafiatone 可抑制 NF-κB 的活性，NF-κB 是表达 LPS/

IFN-γ 的 iNOS 和 COX-2 所必需的转录因子。但是，这种抑制作用可以被 cysteine 所阻断，表明 zaluzanin-C 和 estafiatone 可能通过介导 NF-κB 或 NF-κB 上游分子的烷基化，最终引起对 iNOS 和 COX-2 表达的抑制，这两个酶在炎症信号转导途径中发挥着重要作用。

【备注】
本品中药名为金边兔耳，与中药金边兔耳的区别主要有以下几方面。
1. 性味 金边兔耳性凉，味甘、微苦。
2. 归经 金边兔耳归肺、肝经。
3. 功效 金边兔耳也有清热解毒、凉血止血的功效，同时还有补虚、利湿的功效。
4. 主治 金边兔耳也用于跌打损伤、瘰疬、蛇虫咬伤，同时还用于虚劳骨蒸、肺痨咯血、湿热黄疸、水肿、妇女崩漏等病证。
5. 用法 金边兔耳内服入汤剂宜包煎。

八十七、黄花草

Biangh wangh miev

别名：蛇头王。瑶医：呲吊汪乓。

本品为菊科植物一枝黄花 *Solidago decurrens* Lour. 的全草。9 ～ 10 月开花盛期割取地上部分，洗净，鲜用或晒干。

本品分布于江苏、浙江、安徽、江西、四川、贵州、湖南、湖北、广东、广西、云南及陕西南部、台湾等省区。广西各地均有分布。生于阔叶林缘、林下、灌丛中及山坡草地上。

【性味】性凉，味苦；有小毒。

【分类】属打药。

【功效】疏风清热，解毒消肿。

【主治】上呼吸道感染，扁桃体炎，咽喉肿痛，支气管炎，肺炎，肺结核咯血，急慢性肾炎，小儿疳积。外用：跌打损伤，毒蛇咬伤，疮疡肿毒，乳腺炎。

【瑶医治疗经验】
1. 肺炎 黄花草 9g，不出林 15g，少年红 15g，一点红 15g，九节风 20g，百部 15g。水煎服。
2. 上呼吸道感染 黄花草 10g，忍冬藤 20g，山芝麻 10g，百解 20g，鱼腥草 10g，白纸扇 20g。水煎服。
3. 乳腺炎 黄花草 10g，蒲公英 10g，夏枯草 15g，金银花 15g，板蓝根 15g，六月雪 15g，王不留行 10g。水煎服。

【用法用量】内服：煎汤，9 ～ 15g。外用：适量，鲜品捣敷；或水煎浓汁搽。

【现代研究】

1. 化学成分

（1）黄酮类：芦丁、山奈酚 -3- 芦丁糖苷、异槲皮苷、山奈酚 - 葡萄糖苷。

（2）皂苷类：一枝黄花酚苷。

（3）苯甲酸苄酯类：2,3,6 - 三甲氧基苯甲酸 -（2- 甲氧基苄基）酯、2,6- 二甲氧基苯甲酸 -（2- 甲氧基苄基）酯、2- 羟基 -6- 甲氧基苯甲酸苄酯、2,6- 二甲氧基苯甲酸苄酯。

（4）当归酸桂皮酯类：当归酸 -3,5- 二甲氧基 -4- 乙酰氧基桂皮酯、当归酸 -3- 甲氧基 -4- 乙酰氧基桂皮酯。

（5）炔类：（2E-8Z）- 癸 - 二烯 -4,6- 二炔酸甲酯、（2Z-8Z）- 癸 - 二烯 -4,6- 二炔酸甲酯。

（6）苯丙酸类：咖啡酸、绿原酸。

（7）其他类：谷甾醇、δ- 杜松萜烯，以及 Ca^{2+}、Mg^{2+} 等。

2. 药理作用

（1）抗菌作用：一枝黄花煎剂对金黄色葡萄球菌、伤寒杆菌有不同程度的抑制作用，对红色癣菌及禽类癣菌有极强的杀菌作用。一枝黄花水煎醇提液有抗白色念珠菌作用，其疗效与制霉菌素相当。

（2）平喘祛痰作用：一枝黄花对家兔实验性支气管炎平喘的作用，亦有祛痰的作用。

（3）降压作用：一枝黄花煎剂能显著降低麻醉兔血压，抑制蟾蜍心收缩力，降低蟾蜍心率和心输出量，其降压幅度和降压持续时间与异丙肾上腺素相当。

（4）胃黏膜保护作用：给消炎痛前2h腹腔注射一枝黄花煎剂，6h 后处死动物，发现和对照组比较，溃疡得分显著低于对照组。

（5）对平滑肌的作用：一枝黄花煎剂对炭末在小鼠小肠内的推进率有明显增强作用；用不同浓度的一枝黄花煎剂均能提高大鼠回肠平滑肌的活动，且随浓度增加，活动也增加。

（6）其他作用：动物实验证明一枝黄花能促进白细胞的吞噬功能；对急性（出血性）肾炎有止血作用，提取物经小鼠皮下注射有利尿作用，但大剂量反可使尿量减少。

【备注】

本品中药名为一枝黄花，与中药一枝黄花的区别主要有以下几方面。

1. 性味　一枝黄花性凉，味苦、辛。

2. 归经　一枝黄花归肺、肝经。

3. 主治　一枝黄花主治风热感冒、咽喉肿痛、疮疡肿毒等病证。

八十八、野荞麦

Hieh njuoh maer

别名：苦荞麦。瑶医：吧求灭。

本品为蓼科植物金荞麦 *Fagopyrum dibotrys*（D. Don）Hara 的根茎。冬季采挖，除去茎及须根，洗净，晒干。

本品分布于陕西、华东、华中、华南及西南。广西分布于金秀、梧州等地。生于山谷湿地、山坡灌丛中。

【性味】性凉，味酸、涩。

【分类】属打药。

【功效】清热解毒，消肿排脓，祛风除湿，散瘀止痛。

【主治】肺脓疡，麻疹肺炎，扁桃体周围脓肿，胃腹痛，胃、十二指肠溃疡，产后腹痛，痛经，风湿性关节炎，地方性甲状腺肿，甲状腺功能亢进，痈疮肿毒。

【瑶医治疗经验】

1. 肺脓疡 野荞麦 30g，鱼腥草 30g，朝天罐 20g，紫背金牛 15g，薏苡仁 30g。水煎服。

2. 甲状腺肿 野荞麦 20g，黄药子 10g，大散骨风 20g，九节风 10g，三叶青 10g。水煎服。

3. 胃腹痛 野荞麦 30g，土砂仁 10g，厚朴 15g，救必应 15g，猪肚木 15g，地胆草 15g，小钻 10g。水煎服。

【用法用量】内服：15～45g，用水或黄酒隔水密闭炖服。

【现代研究】

1. 化学成分

（1）鞣质类：(–) 表儿茶素、(+) 表儿茶素、(–) 表儿茶素 -3- 没食子酸、(+) 表儿茶素 -3- 没食子酸、原矢车菊素 B-2、原矢车菊素 C-4、原矢车菊素 B-4、双聚原矢车菊苷元。

（2）黄酮类：芸香苷、木犀草素、槲皮素、红车轴草黄酮、木犀草素 -7,4′- 二甲醚、3,6,3′,4″- 四羟基 -7- 甲氧基黄酮、鼠李素、异鼠李素、槲皮素 3-*O*-α-L- 鼠李糖苷、圣草酚、槲皮苷、橙皮、昔芫花素、金圣草黄素。

（3）甾类：海柯皂苷元、*β*- 谷甾醇、*β*- 胡萝卜素。

（4）苷类：赤利地苷、正丁醇 -*β*-D- 吡喃型甲糖苷。

（5）有机酸类：3,4- 二羟基苯甲酸、没食子酸、原儿茶酸、原儿茶酸甲酯、反式对羟基肉桂酸甲酯、3,4- 二羟基苯甲酰、胺棕榈酸、单甘油酯苯甲酸、对羟基苯甲酸琥珀酸、3,5- 二甲氧基苯甲酸 -4-*O*- 葡萄糖苷、丁香酸、阿魏酸。

（6）萜类：赤杨酮、赤杨醇。

（7）其他类：大黄素、5,5- 二呋喃醛基二甲醚、3,4- 二羟基苯甲酸酯、棕榈酸单甘油酯、对羟基苯甲醛、N- 反式香豆酰酪胺、挥发油。

另外，对其地上部分的甲醇提取物进行分离和纯化，得到了苯甲酸、对羟基苯甲酸、对羟基苯甲醛、3,4- 二羟基苯甲酸、琥珀酸、咖啡酸、咖啡酸甲酯、槲皮素、木犀草素、 苜蓿素、afzelin A、$2\alpha,3\beta,29$–trihydroxyolean–12–en–28–oic acid、yarumic acid、3α–hydroxy–urs–12,15–dien 等。

2. 药理研究

（1）降低血糖作用：金荞麦合剂能够明显降低血脂、血糖、糖化血红蛋白，起到治疗早期糖尿病的作用，并可以明显改善早期糖尿病肾病的临床症状。

（2）抗癌作用：金荞麦提取物能够抑制人食管癌细胞株 CaEs-17 细胞的增殖并且能促进其凋亡，起到抗癌作用。其中多酚类成分金荞麦提取物 4（Fr4）可以通过下调 MMP-9 的表达，起到明显抑制小鼠 lewis 肺癌的生长，达到抗肿瘤的作用。黄酮类成分红车轴草黄酮（RCFGB）通过抑制 IL-6 蛋白的表达，抑制人胃癌 SGC-7901 细胞的迁移能力，起到抗癌作用。野荞麦通过下调 Tiam-1 基因和上调 nm23-H1 基因的表达，抑制肝癌细胞 HepG2 的生长，起到抗肿瘤侵袭的作用。野荞麦不仅对以上癌细胞具有抑制作用，同时对 HCT116（结肠）及 U2OS（骨骼）等癌细胞具有明显的抑制作用，对 HeLa（子宫颈）、OVCAR-3（卵巢）癌细胞具有轻微的抑制作用，当浓度达到一定值时，对前列腺癌 DU145 细胞与脑癌 T98G 细胞的生长也具有抑制作用。

（3）抗氧化作用：野荞麦是一种药食两用的植物，具有较强的总抗氧化能力，其 FRAP 值 >2.35mmol/g，DPPH 的清除率 >85%。金荞麦的总酚以及黄酮含量均较高，总酚含量 >85mg/g，黄酮含量 >30mg/g。同时通过 Fe^{2+}–ADP–NADPH 体外氧化实验可知，金荞麦乙醇提取物具有抗脂质过氧化的作用，其 IC_{50} 为 0.324mg/mL。

（4）抗菌作用：通过管碟法和试管稀释法研究可知，金荞麦根状茎和茎叶提取物对细菌和真菌均有一定的抑制作用，各提取物对大肠杆菌、苏云金芽孢杆菌、金黄色葡萄球菌、卡拉双球菌、枯草芽孢杆菌等细菌均具有明显的抑制作用，对松赤枯病菌、白色念珠菌、油菜菌核病菌、鞭毛菌、玉米弯孢杆菌、玉米纹枯病菌、绿色木霉、小麦赤霉病菌等真菌也具有显著的抑制作用。同时从金荞麦的根、茎、叶、花中分离得到的内生真菌菌株 KQH-01（炭角菌属）、KQH-02（球毛壳菌）和 JQY-1（葡萄座腔菌）的发酵醇提取物对大肠杆菌、金黄色葡萄球菌、枯草芽孢杆菌、黄瓜枯萎病菌、小麦赤霉病菌、绵腐病菌具有很好的抗菌作用。金荞麦中的黄酮以及酚酸类化合物对乙型溶血性链球菌、肺炎球菌具有抑制作用，并且可以保护由肺炎球菌菌株所致的小鼠感染。

（5）祛痰抗炎作用：通过采用小鼠耳肿胀法、氨水引咳法及气管酚红排泌动物实验法研究小鼠的镇咳、抗炎和祛痰作用，结果表明，金荞麦浸膏能够明显抑制二甲苯导致的小鼠耳肿胀，减少氨水引起的小鼠咳嗽次数以及增加小鼠气管酚红的排泌作用，进而起到祛痰抗炎的作用。通过小鼠耳郭肿胀、大鼠足跖肿胀、大鼠 CMC 背囊中白细胞游走以及大鼠肿胀足跖炎性组织中 PGE_2 含量测定实验，对金荞麦不同提取部位的抗炎活性进行了研究，结果表明氯仿和水液为抗炎活性部位，具有显著的抗炎作用。

（6）免疫调节作用：金荞麦通过促进鸡脾淋巴细胞增殖，以及促进外周血 T 淋巴细胞分泌 IL-2、IFN-γ，起到较强的免疫调节作用，并具有较好的量效关系，为日后进一步研究金荞麦的免疫调节作用提供了科学的理论基础。

（7）其他作用：金荞麦可以通过下调 ICAM-1、TNF-α、巨噬细胞炎症蛋白 -2 和核转录因子的表达，起到保护肺炎大鼠肺组织、心肌组织损伤的作用，并揭示了其对克雷伯菌肺炎模型大鼠肺损伤的保护作用机制。通过采用蛋白印迹法检测 5-HT1A、5-HT3A 受体的表达以及免疫组织化学法观察 5-HT 免疫染色，可知金荞麦提取物可以通过调节脊髓内 5-HT 及其受体来干预和改善肠易激综合征（IBS）样大鼠的镇痛作用，同时金荞麦总黄酮可以通过下调致敏中枢上脊髓后角和海马的 NR2B 表达，起到改善 IBS 样脑缺血（CI）大鼠痛觉过敏的作用。金荞麦粉可以通过降低血清细胞因子 IFN-γ、IL-4 和 IL-8 水平，起到治疗溃疡性结肠炎的作用。

【备注】

本品中医分部位作为不同药材使用，药名分别为金荞麦（根茎）、金荞麦茎叶（茎叶），与它们的区别主要有以下几方面。

1. 性味　金荞麦性寒，味酸、苦。金荞麦茎叶性凉，味苦、辛。

2. 归经　金荞麦归肺、胃、肝经。金荞麦茎叶归肺、脾、肝经。

3. 功效　金荞麦、金荞麦茎叶均有清热解毒、祛风除湿的功效，同时金荞麦还能活血消痈，金荞麦茎叶还能健脾、通络。

4. 主治　金荞麦、金荞麦茎叶均用于肺痈、咽喉肿痛、痢疾、风湿痹痛、痈疮肿毒、蛇虫咬伤，同时金荞麦还用于肺热咳喘、跌打损伤，金荞麦茎叶还用于肝炎腹胀、头风痛等病证。

5. 用量　金荞麦 15 ～ 30g。金荞麦茎叶 9 ～ 15g。

八十九、叶下珠

Nomh zol miev

别名：珍珠草。瑶医：若底周。

本品为大戟科植物叶下珠 *Phyllanthus urinaria* L. 的全草。夏、秋采收，去杂质，晒干。

本品分布于河北、山西、陕西、华东、华中、华南、西南等省区。广西分布于南宁、河池、灌阳、恭城、贺州、昭平、平南、贵港、陆川、博白、金秀等地。生于旷野平地、旱田、山地路旁或林缘。

【性味】性凉，味微苦。

【分类】属打药。

【功效】清热利尿，清肝明目，消积消肿。

【主治】肾炎水肿，泌尿系统感染、结石，肠炎，痢疾，小儿疳积，眼角膜炎，黄疸型肝炎，肝硬化腹水。外用：青竹蛇咬伤。

【瑶医治疗经验】

1. 泌尿系统感染 ①叶下珠 30g，三白草 20g，灯盏草 20g，车前草 20g。水煎服。②叶下珠 30g，石莽草 20g，车前草 15g，过塘藕 15g，六月雪 15g，白纸扇 15g。水煎服。

2. 尿路感染 叶下珠 20g，金钱草 10g，车前草 10g，忍冬藤 20g，六月雪 10g，半枝莲 10g，牛筋草 20g。水煎服。

【用法用量】内服：煎汤，30～60g。外用：适量，鲜草捣烂敷伤口周围。

【现代研究】

1. 化学成分 从叶下珠中已发现的化合物包括黄酮类、鞣质类、香豆素类、甾体类、木脂素类、三萜类、酚酸类、有机酸类等多种类型。

（1）黄酮类：槲皮素、芸香苷、山奈酚、quercetin-3-O-α-L-（2,4-di-O-acetyl）-rhamnopyranoside-7-O-α-L-rhamnopy-ranoside、quercetin-3-O-α-L-（3,4-di-O-acetyl）-rhamnopyranoside-7-O-α-L-rhamnopy-ranoside、异泽兰黄素、木犀草素、山奈素、槲皮苷、黄芪苷、quercetin-3-O-β-D-glucoside、7-甲氧基山奈酚、urinatetralin、叶下珠素珠子草素、叶下珠新素、叶下珠次素、珠子草次素、lintetralin、isolintetralin、phylurine、ninplyllin、dextro-bursehernin、heliobuphthalmin lactone。

（2）酚酸及有机酸类：绿原酸、阿魏酸、咖啡酸、syringin、邻苯三酚、没食子酸、没食子酸乙酯、4-乙氧基没食子酸、原儿茶酸、原儿茶醛、gentisic acid4-O-β-D-glucopyranoside、3,3′,4-三甲氧基鞣花酸、鞣花酸、甲氧基鞣花酸、短叶苏木酚酸甲酯、短叶苏木酚酸乙酯、短叶苏木酚、短叶苏木酚酸、三十烷酸、正三十二烷酸、丁二酸、phyllanthuri-nolactone、dendranthe-moside B、去氢诃子次酸三甲酯、neonirtetralin。

（3）木脂素类：urinaligran、virgatusin、5-去甲氧基珠子草素、（1R,2R）-methyl-β-D-glucopyranosyl epituberonate、去氢诃子次酸甲酯。

（4）其他类：hippomanin A、furosin、excoecarianin、acetonylgeraniin D、叶下珠素 B、叶下珠素 C、叶下珠素 A、mallotinin、老鹳草素、repandusinic acid A、叶下珠素 G、macatannin A、叶下珠素 U、柯里拉京、叶下珠素 E、repandinin B、叶下珠素 F、羽扇豆醇、豆甾醇-3-O-β-D-葡萄糖苷、豆甾醇、β-谷甾醇、胡萝卜苷、urinariaflavone。

2. 药理作用

（1）抗病原微生物作用：叶下珠具有较强的抗 HBV 的作用，总黄酮组分为其抗病毒的主要有效成分之一。叶下珠提取物作用于急性 HBV 感染的小鼠并观察 HBV 复制及抗原表达，研究显示，各剂量提取物均能明显降低感染小鼠血清中 HBsAg、HBeAg 含量，明显抑制急性 HBV 感染模型小鼠的 HBV 的复制与表达，具有直接、明确的抗病毒作用。此外，有关叶下珠抗新城疫毒、抗烟草花叶病毒和单纯疱疹病毒等也有报道。叶下珠含有的原儿茶酸、鞣花酸、没食子酸、阿魏酸、老鹳草素、柯里拉京等化学成分具有很强的抗菌作用。

（2）抗肿瘤作用：叶下珠中的柯里拉京对多种肿瘤有明显的抑制作用。叶下珠可通过抑制肝癌移植瘤血管内皮生长因子受体 3 进而达到对肝癌移植生长的抑制作用。叶下珠中的多酚类化合物能显著抑制 A549 肺癌细胞和路西斯肝癌细胞（LLC）的转移，研究表明，其是通过抑制 MMP-2 等的表达以及抑制 MMP-2 mRNA 的合成等作用来抗癌细胞转移的。此外，叶下珠诱导人的骨肉瘤 143B 细胞凋亡的研究表明，叶下珠通过外源性和内源性诱导线粒体膜通透性的改变、诱导骨肉瘤细胞线粒体功能障碍等途径发挥抗肿瘤作用。

（3）抗血栓形成作用：叶下珠含柯里拉京的有效部位具有明显的抗血栓形成作用，其作用机制与阻抑血小板 – 中性粒细胞间的黏附作用密切相关。

（4）免疫调节作用：叶下珠能有效地抑制脂多糖诱导小鼠脾细胞 TNF-α、FIN-γ 因子的过度释放，使免疫系统恢复平衡状态，从而发挥免疫系统对病毒的清除作用。

（5）保肝作用：无论是化学性肝损伤还是免疫性肝损伤，叶下珠均有显著的保肝活性。叶下珠抑制细胞色素 P450CYP2E1 酶的活性可能是其抑制对乙酰氨基酚诱导的肝脏毒性反应的主要机制。

（6）抗氧化作用：通过测定叶下珠乙酸乙酯提取物和正丁醇提取物对 1,1- 二苯基 –1- 苦肼基（DPPH）自由基的清除率来评价其抗氧化作用。叶下珠的乙酸乙酯提取物和正丁醇提取物在较低浓度下即有较高的清除率；叶下珠的水提取物对清除羟自由基、抑制 H_2O_2 诱导红细胞氧化溶血作用以及清除超氧阴离子均有很强的作用。

（7）抑制 α- 淀粉酶作用：叶下珠提取物对 α- 淀粉酶有显著的抑制作用，50% 甲醇 – 水提乙酸乙酯萃取物对 5mg/mL 的 α- 淀粉酶抑制率达 97%；用色谱方法对乙酸乙酯萃取物进行分离得到没食子酸、柯里拉京和 macatannin B 这 3 个化合物，并对其抑制 α- 淀粉酶（1mmoL/L）的活性进行研究，抑制率分别为 23%、21%、33%。

（8）其他作用：叶下珠提取物对盐酸氮芥损伤小鼠睾丸组织有一定的保护作用。此外，有关叶下珠的镇痛作用、抑制脾细胞产生 NO 作用、抗肝纤维化作用、对不同部位肌肉舒张的影响等也有报道。

【备注】

本品中药名也为叶下珠，与中药叶下珠的区别主要有以下几方面。

1. 性味 叶下珠性凉，味微苦。

2. 归经 叶下珠归肝、脾、肾经。

3. 功效 叶下珠也能清热利尿、明目、消积，同时还有清热解毒的功效。

4. 主治 叶下珠也用于瑶药叶下珠的主治病证，同时还用于疮疡。

5. 用量 叶下珠 15 ～ 30g。

九十、五色花

Bal sietq biangh

别名：五色梅。瑶医：巴选兵。

本品为马鞭草科植物马缨丹 *Lantana camara* L. 的全株入药。全年均可采，鲜用或晒干。

本品原产于美洲热带地区，我国台湾、福建、广东、广西等省区有逸生。广西分布于南宁、环江、百色、田阳、平果、武鸣、宁明、龙州、贵县、平南、苍梧、昭平、金秀等地。生于海边沙滩和空旷地区。

【**性味**】性凉，味苦、微涩；有小毒。

【**分类**】属打药。

【**功效**】清热解毒，活血止血。

【**主治**】感冒高热，久热不退，颈淋巴结结核，肺痨吐血，风湿骨痛，胃痛，跌打损伤。外用：湿疹，皮炎，皮肤瘙痒，疖肿，跌打损伤。

【**瑶医治疗经验**】

1. 皮肤瘙痒 ①五色花 150g，苦参 50g，飞扬草 100g。水煎外洗。②五色花、藤茶各适量。水煎外洗。

2. 皮炎 五色花 100g，苦楝树皮 100g，熊胆木 100g，穿心莲 60g，忍冬藤 100g。水煎外洗。

【**用法用量**】内服：9～15g。外用：适量，煎水洗或用鲜叶捣烂外敷。

【**现代研究**】

1. 化学成分

（1）挥发性化学成分：主要成分有 β 和 α- 石竹烯（40%）、L-α-phellandrene、香叶醇、β- 松萜、γ-terpinene、 杜松萜烯、aromadendrene Ⅳ、 异丁香烯、α- 丁香烯、［＋］-Aromadendrence、junipene、β- 榄香素、β- 榄香烯、衣兰油烯、子丁香烯、大牻牛儿烯 -D、α- 石竹烯。气味当中含 1-otcen-3-ol 和 β-caryo-phyllene。

（2）非挥发性化学成分：主要的非挥发性化学成分是萜类（五环三萜、四环三萜），其中以五环三萜类含量最高。此外，其还有黄酮、呋喃萘醌、苯乙醇苷和酚酸类化合物。其包括马缨丹烯 A、马缨丹烯 B、马缨丹烯、类缨丹酸、马缨丹异酸、马缨丹酸、硬脂酸、软脂酸、 二十二烷酸、β- 谷甾醇、3-O-β-D 吡喃葡糖苷、camaryolic acid、methylcamaralate、camangeloyl acid、齐墩果酸酮、icterogenin、马缨丹黄酮苷、 马缨丹诺酸、 齐墩果酸、22β-O- 当归酰基 - 齐墩果酸、22β-O- 异戊烯酰基 - 齐墩果酸、22β- 羟基 - 齐墩果酮酸、19α- 羟基 - 熊果酸、马缨丹熊果酸、3- 甲氧基槲皮素、槲皮素 -3-O-β-D- 葡萄糖苷、3,7- 二甲氧基槲皮素、木犀草素 -7-O-β-D- 葡萄糖苷、5,6,7- 三羟基 -4′- 甲氧基二氢黄酮、胡麻素、高车前素、异野樱素等。

2. 药理作用

（1）抗病原微生物作用：呋喃萘醌不仅具有抗革兰氏阳性菌和真菌活性，还能抑制日本脑炎病毒的活性。五色梅植物里因含有呋喃萘醌、毛蕊花苷等成分，也表现出抗菌抗病毒的作用。也有研究证明其具有抗 HIV 活性，分离出来的毛蕊花苷也有抑制假狂犬病病毒活性的作用。

（2）抗炎作用：普遍认为五色梅的三萜类化合物具有抗炎活性，以齐墩果酸和熊果酸为例，其抗炎机制可能与抑制人白细胞弹性蛋白酶有关。

（3）镇痛镇静作用：采用热板法和扭体法研究五色梅根水煮液和水煮醇提取液的镇

痛镇静作用，结果表明五色梅水煮醇提部位对小鼠具有明显的镇痛镇静作用。采用扭体法和二甲苯致炎小鼠法观察五色梅根三萜类物质的镇痛和抗炎作用，发现五色梅三萜类物质具有显著的镇痛抗炎作用。

（4）抗肿瘤作用：马缨丹烯 A、马缨丹烯 B 可以抑制由 TPA 诱导的 Raji 细胞中 EB 病毒的活化，也可以抑制小鼠皮肤乳头瘤的发生，是良好的肿瘤抑制剂。此外，马缨丹烯 B 还能延缓小鼠皮肤乳头瘤的形成，从而降低荷瘤率和肿瘤数。其叶片中发现的两个化合物 3,5-dihydroxy-4′,6-dimethoxyflavonol-7-O-glucopyranoside 和 3,4-dihydroxy-β-phenylethyl-O-α-L-rhamnopyranosyl（1 → 3）-4-O-cis-caffeoyl-β-D-glucopyranoside 也具有抗肿瘤活性，是潜在的抗肿瘤制剂。

（5）其他作用：对五色梅内生真菌进行分离后发现内生真菌 YJ-11，其属青霉菌属，体外抑菌实验结果表明，该菌菌丝体甲醇提取物和发酵培养液乙酸乙酯提取物有抑制金黄色葡萄球菌的作用。民间用五色梅的根治疗毒蛇咬伤，相关药理实验表明其对眼镜蛇毒的有效率达 100%。毛蕊花苷具有免疫调节作用，能明显加强 L- 多巴的抗震颤作用。临床上还有人用马缨丹代替免疫抑制剂治疗难治性肾病综合征，降低免疫抑制剂的不良反应，取得了较为满意的疗效。有研究显示，在马缨丹中发现的 5,5-$trans$-lactone 对 α- 凝血酶有抑制作用，在预防和治疗血栓栓塞性疾病方面大有可为。

【备注】

本品中医分部位作为不同药材使用，药名分别为五色梅（花）、五色梅叶（叶）、五色梅根（根），与它们的区别主要有以下几方面。

1. 性味 五色梅性凉，味苦、微甘；有毒。五色梅叶性凉，味辛、苦；有毒。五色梅根性寒，味苦。

2. 功效 五色梅、五色梅叶、五色梅根均有清热的功效，同时五色梅还有止血的功效，五色梅叶还有解毒、祛风止痒的功效，五色梅根还有解毒散结的功效。

3. 主治 五色梅、五色梅叶均用于湿疹、皮炎，同时五色梅还用于肺痨咯血、腹痛吐泻，五色梅叶还用于疮疡肿毒、跌打损伤。五色梅根主治感冒发热、伤暑头痛、胃火牙痛、痄腮、风湿骨痛、瘰疬痰核。

4. 用法用量 五色梅煎服 9 ~ 15g；外用适量，捣敷。五色梅叶煎服 15 ~ 30g；外用适量，煎水洗或捣敷，或绞汁涂。五色梅根煎服 15 ~ 30g；外用适量，煎水含漱。

5. 使用注意 五色梅、五色梅叶、五色梅根内服不宜过量；孕妇及体弱者忌用。

九十一、望江南

Mangc goongl namh

别名：假决明。瑶医：芒港南。

本品为豆科植物望江南 *Cassia occidentalis* L. 的全株。夏季生长旺盛时采收，阴干或鲜用。

本品分布于我国东南部、南部及西南部各省区。广西分布于天峨、南丹、凤山、田阳、田东、德保、天等、龙州、邕宁、南宁、武鸣、上林、桂平、博白、北流、岑溪、金秀等地。生于河边滩地、旷野，或丘陵的灌木林或疏林中，为村边荒地常见植物。

【性味】性凉，味苦；有小毒。

【分类】属打药。

【功效】清热解毒，清肝明目，健胃润肠。

【主治】高血压头痛，目赤肿痛，口腔糜烂，习惯性便秘，痢疾腹痛，慢性肠炎，解毒。外用：蛇、虫咬伤。

【瑶医治疗经验】

1. 高血压头痛 望江南新鲜嫩叶 50g。煎水煮猪瘦肉，加食盐少许内服。

2. 头痛 望江南 10g，夏枯草 10g，钩藤 20g，旱田草 10g，土牛七 10g，毛冬青 20g，白纸扇 20g。水煎服。

3. 习惯性便秘 望江南 10g，生何首乌 20g，厚朴 15g，虎杖 15g。水煎服。

【用法用量】内服：煎汤，9～15g。茎、叶外用：适量，捣烂敷患处。

【现代研究】

1. 化学成分

（1）蒽醌类：大黄酚、大黄酸、大黄素、大黄素甲醚、芦荟大黄素、决明素、橙黄决明素、7- 甲基大黄素甲醚、1,8- 二羟基蒽醌、1,8- 二羟基 -2- 甲基蒽醌、1,4,5- 三羟基 -3- 甲基 -7- 甲氧基蒽醌、计米大黄蒽酮、甲基计米决明蒽酮、色素 E、金钟伯醇 - Ⅰ、金钟伯醇 - Ⅱ、番泻苷。

（2）糖类：①半乳甘露聚糖。②多糖，主要以植物胶的形式存在，是天然多糖聚合物，主骨架结构多为 β-（1→4）键连接 D 型吡喃甘露糖，支链为 α-（1→6）键连接 D 型吡喃半乳糖，两者比例约为 1:3.1。③木糖。④麦芽糖。⑤乳糖。⑥蔗糖。⑦棉子糖。

（3）脂肪酸及挥发油类：脂肪酸类有亚油酸、亚麻酸、十八烯酸等。而挥发油类主要有香叶基丙酮、β- 紫罗兰酮、6- 甲基 -5- 庚烯 -2- 酮、叶绿醇、6,10,14- 三甲基 -2- 十五烷酮、法尼基丙酮、正己醛、α- 紫罗酮。

（4）其他类：槲皮素、芹黄素、山奈酚、金圣草黄素、黄酮、倍半木脂素 A、倍半木脂素 B、谷甾醇、菜油甾醇。

2. 药理作用

（1）抗炎及气管松弛作用：早期研究表明，望江南叶能抑制大鼠角叉菜胶诱导的足肿胀和棉球肉芽肿慢性炎症，降低肉芽肿渗出物中过氧化脂质、磷脂酶 A2 等含量，增加碱性磷酸酶含量等，还能增加低渗状态下的红细胞膜稳定性。在进一步的研究中发现，望江南的甲醇提取物具有抗过敏、抗炎和抗脂质氧化的作用，从而能减少水肿的形成和肥大细胞脱粒。另外，实验表明望江南甲醇提取物具有气管松弛作用。以上结果在一定程度上表明望江南具有潜在的抗炎和哮喘抑制作用，推断可能是其主要有效成分蒽醌在起作用。

（2）抗微生物作用：望江南的叶、根、种子中所含的挥发油对多种细菌有抑制作用。有研究表明，望江南叶的提取物对各种不同的微生物，如白喉杆菌、毛霉菌种、奈瑟氏菌种、沙门菌种、黑曲霉菌等均有抑制作用。其可以通过控制钾、钠离子的选择性释放来控制酶的激活，从而调控生化反应来达到抑菌作用。

（3）抗氧化、保肝作用：望江南的水提取物和有机溶剂提取物在一定程度上均具有抗氧化活性。望江南叶的水提取物抗自由基能力最强，之后依次是甲醇、氯仿、石油醚、苯提取物。实验发现，望江南的抗氧化能力可能与其总酚含量相关。关于望江南植物不同部位的抗氧化能力，研究者发现望江南子甲醇提取物的抗羟自由基、超氧自由基和β-胡萝卜素-亚油酸清除能力较其茎和叶强。实验通过望江南叶的50%乙醇提取物证明了望江南对大鼠肝损伤的保护作用。

（4）免疫调节作用：望江南子中的大黄酸能抑制有丝分裂原（ConA）和脂多糖（LPS）刺激的脾细胞增殖及IL6、IL10、IFN-γ、TNF-α的表达，能降低T细胞内的CD3e、CD4、CD8、CD28、CD29、CD69分子的表达，具有免疫调节活性。望江南中含有活性成分蒽醌苷（AG），其能显著促进正常机体的胸腺和脾脏淋巴细胞的增殖，这说明AG可以提高胸腺和脾淋巴细胞的增殖活性，同时表明AG作为望江南中主要的活性成分之一，能显著增强机体的免疫功能。另外，望江南也可能通过影响环磷酰胺的免疫毒性反应而增强动物体液免疫反应。

（5）其他作用：望江南种子含有的大黄素、柯桠素及毒蛋白等可直接破坏肿瘤细胞，在一定程度上有降低血压并有致泻、解热作用；民间常用望江南子治疗高血压头痛、目赤肿痛、习惯性便秘、痢疾腹痛等；另外，望江南还有抗肿瘤、抗糖尿病等功效。

【备注】

本品中医分部位作为不同药材使用，药名分别为望江南（茎叶）、望江南子（种子），与它们的区别主要有以下几方面。

1. 性味 望江南性寒，味苦；有小毒。望江南子性凉，味甘、苦；有小毒。

2. 归经 望江南归肺、肝、胃经。望江南子归肝、胃、大肠经。

3. 功效 望江南、望江南子均有清热解毒、清肝明目、润肠通便的功效，同时望江南还有肃肺、利尿的功效，望江南子还有健胃的功效。

4. 主治 望江南、望江南子均用于头痛头胀、目赤肿痛、便秘、疮疡肿毒，同时望江南还用于咳嗽气喘、淋证、蛇虫咬伤，望江南子还用于消化不良、胃痛。

5. 使用注意 望江南、望江南子体虚者慎服。

九十二、杉树寄生

Camh ndiangx buex

别名：杉木寄生。瑶医：残亮变。

本品为桑寄生科植物鞘花 *Macrosolen cochinchinensis*（Lour.）Van Tiegh. 的茎枝。全年均可采收，扎成束，或切碎，晒干。

本品分布于西藏、云南、四川、贵州、广西、广东、福建等省区。广西分布于靖西、那坡、隆林、乐业、天峨、东兰、罗城、都安、宾阳、武鸣、龙州、凭祥、宁明、上思、博白、陆川、北流、桂平、平南、昭平、贺州等地。寄生于常绿阔叶林中壳斗科、山茶科、桑科植物或枫香、油桐、杉树等多种植物上。

【性味】性平、微温，味微苦、涩。

【分类】属风打相兼药。

【功效】祛风除湿，补益肝肾，止咳，止痢。

【主治】胃痛，风湿痹痛，腰膝酸痛，头晕目眩，脱发，跌打损伤，痔疮肿痛，咳嗽，咯血，痢疾。

【瑶医治疗经验】

1. 腰膝酸痛 杉树寄生 15g，红牛藤 15g，当归藤 20g，杜仲 15g，地钻 20g，牛尾荣 20g。水煎服。

2. 胃痛 杉树寄生 30g，救必应 10g，田皂角 10g，野荞麦 10g，水田七 10g，华泽兰 10g。水煎服。

3. 胃气痛 杉树寄生 15g，土砂仁 10g，过山风 10g，厚朴果 10g，金耳环 2g，陈皮 6g。水煎服。

【用法用量】内服：煎汤，9～15g。

【现代研究】

1. 化学成分 杉树寄生含有羽扇豆醇、环桉烯醇、木栓醇、（23Z）-9,19-cycloart-23-ene-3α,25-diol、木栓酮、正三十二烷醇、β-谷甾醇、三十二烷酸、芦丁、荭草苷、落新妇苷、β-香树素乙酸酯、3-氧代-乌苏-12-烯-24-酸、羽扇烯酮、十四烷酸、蒽、6,10,14-三甲基-十五烷-2-酮、十六烷酸、十八碳二烯酸、十八碳烯酸、十八烷酸、二十烷酸、二十二烷酸、二十七烷、二十四烷酸、二十七烷醇、角鲨烯、二十九烷、二十九烷醇、三十二烷、三十二烷醛、β-香树素、α-香树素、β-香树素、蒲公英甾醇乙酸酯、4,4,6a,6b,8a,11,11,14b-Octamethyl-1,4,4a,5,6,6a,6b,7,8,8a,9,10,11,12,12a,14,14a,14b-octadecahydro-2H-picenr-3-one、4,4,6a,6b,8a,11,12,14b-Octamethyl-1,4,4a,5,6,6a,6b,7,8,8a,9,10,11,12,2a,14,14a,14b-octadecahydro-2H-picen-3-one。

2. 药理作用 鞘花（杉树寄生）中多个化合物对 A549 细胞均有不同程度的抑制作用（IC_{50}=9.3～42.2μg/mL），以鞣花酸-3,3′-二甲醚-4-O-β-D-木糖苷作用最强，其细胞周期被阻滞在 G1 期，细胞凋亡率显著增加。其能抑制 A549 肺癌细胞增殖，机制可能是通过阻滞细胞周期从而诱导细胞凋亡。

【备注】

本品中医分部位作为不同药材使用，药名分别为杉寄生（茎枝）、杉寄生叶（叶），与它们的区别主要有以下几方面。

1. 性味 杉寄生性平，味甘、苦。杉寄生叶无性味记载。

2. 功效 杉寄生的功效与瑶药杉树寄生相同。杉寄生叶的功效是祛风解表、利水消肿。

3. 主治　杉寄生的主治与瑶药杉树寄生相同。杉寄生叶主治感冒发热、水肿。

九十三、石上柏

Mbuengh nzangc nyaaix

别名：地侧柏、龙鳞草。瑶医：扁藏别。

本品为卷柏科植物深绿卷柏 *Selaginella doederleinii* Hieron. 的全草。全年均可采收，洗净，鲜用或晒干。

本品分布于安徽、重庆、福建、广东、贵州、广西、湖南、江西、四川、台湾、香港特区、云南、浙江等省区。广西分布于南宁、昭平、北流、玉林、防城、上思、梧州、马山、隆安、隆林、凤山、龙胜、罗城、金秀、大苗山等地。林下土生。

【性味】性凉，味淡。

【分类】属打药。

【功效】清热解毒，软坚散结，凉血止血。

【主治】癌症，肺炎，急性扁桃体炎，眼结膜炎，乳腺炎，痔疮出血。

【瑶医治疗经验】

1. 肺癌　石上柏 30g，白花蛇舌草 30g，重楼 10g，青天葵 10g，紫背金牛 20g，甘草 10g。水煎服。

2. 咯血　石上柏 10g，石仙桃 10g，朝天罐 10g，红铁树 10g，地苓 10g，红毛毡 10g。水煎服。

3. 急性扁桃体炎　石上柏 15g，毛冬青 20g，桔梗 12g，金银花 15g，一枝黄花 10g，金锁匙 10g。水煎服。

【用法用量】内服：煎汤，9～30g；鲜品 15～60g。

【现代研究】

1. 化学成分

（1）黄酮类：穗花杉双黄酮、粗贝壳杉黄酮 -4′- 甲醚、5,5″,7,7″,4′,4‴ - 六羟基 -（2′,8″）- 双黄酮、7,4″,7″,4‴ - 四甲氧基穗花杉双黄酮、5,5″,7,7″,4′,4‴ - 六羟基 -（2′,6″）- 双黄酮、4′- 甲氧基罗伯斯特酮、橡胶树双黄酮、银杏双黄酮、异银杏双黄酮、扁柏双黄酮、槲皮素 -3-*O*-α-D- 阿拉伯糖苷、川陈皮素、没食子酸、莽草酸。

（2）生物碱类：小檗碱、巴马汀、大麦芽碱 -*O*-α-L- 吡喃鼠李糖苷、*N*- 甲基酪胺 -*O*-α-L- 吡喃鼠李糖苷、（*E*）- 大麦芽碱 -（6-*O*- 肉桂酰 -*β*-D- 吡喃葡萄糖基）-（1→3）-α-L- 吡喃鼠李糖苷、（*E*）- 大麦芽碱 -［6-*O*-（4- 羟基肉桂酰）-*β*-D- 吡喃葡萄糖基］-（1→3）-α-L- 吡喃鼠李糖苷。

（3）其他类：深绿卷柏酸、芹菜素、异茴芹素、*β*- 谷甾醇、硬脂酸、棕榈酸、咖啡酸等。

2. 药理作用　石上柏是很好的抗肿瘤中药，极具开发前景。本品所含的生物碱对小鼠肉瘤 S180 有较好的抑制作用。将石上柏制剂给实验性肝癌小鼠灌胃，能明显延长动物的生存日数。石上柏水提取物对小鼠的逆病毒反转录酶的 IC_{50} 值为 10μg/mL，对 DNA 聚合酶的 IC_{50} 值为 9.0μg/mL。石上柏醇提取物对蛋白激酶 C 有强烈的抑制作用，IC_{50} 值为 2.2μg/mL。石上柏的水提取液有阻断 EB 病毒在细胞内抗原的表达作用。石上柏的甲醇提取物有细胞毒性。

【备注】
本品中药名也为石上柏，与中药石上柏的区别主要有以下几方面。
1. 性味 石上柏性凉，味甘、微苦、涩。
2. 功效 石上柏也有清热解毒的功效，同时还有祛风除湿的功效。
3. 主治 石上柏也用于肺热咳嗽、咽喉肿痛、目赤肿痛、乳痈，同时还用于湿热黄疸、风湿痹痛、外伤出血。

九十四、石油菜

Mbuengh yoh lail

别名：波缘冷水花。瑶医：扁油来。

本品为荨麻科植物石油菜 *Pilea cavaleriei* Levl. subsp. *valida* C. J. Chen 的全草。全年均可采收，洗净，鲜用或晒干。

本品分布于福建、浙江西南部、江西、广东、广西、湖南、贵州、湖北西部和四川东部。广西分布于上林、马山、罗城、柳城、融水、龙胜、兴安、灵川、临桂、恭城、富川及北流等地。生于林下石上湿处。

【性味】性凉，味淡。
【分类】属打药。
【功效】清热解毒，润肺止咳，利水消肿。
【主治】肺热咳嗽，肺结核，肾炎水肿，小儿疳积。外用：跌打损伤，烧烫伤，疮疖肿毒。

【瑶医治疗经验】

肾炎水肿 ①石油菜 15g，老头姜 13g，山菠萝 13g，黄芪 20g，白茅根 20g。水煎服。②石油菜 10g，荷莲豆 10g，野六谷（根）20g，金钱草 10g，猫须草 10g。水煎服。③石油菜 15g，马鞭草 15g，益母草 15g，过塘藕 15g，车前草 15g，金钱草 15g，石韦 15g，白纸扇 15g。水煎服。

【用法用量】内服：煎汤，10～15g。外用：适量，鲜品捣敷。
【现代研究】
1. 化学成分
（1）酚酸类：苯甲酸、对羟基苯甲酸、香豆酸、原儿茶酸、没食子酸、对羟基苯甲醛。

（2）含氮化合物：3-吲哚甲醛、3-吲哚甲酸、4-甲基-（1,2,3）-三唑、尿嘧啶，菸酰胺、（2S,E）-N-[2-羟基-2-（4-羟基苯）乙酯]阿魏酰胺。

（3）倍半萜类：①蛇麻烷型倍半萜。②5并8元环倍半萜新化合物。③双环吉马烷型倍半萜新化合物。④石竹烷型倍半萜类新化合物。⑤倍半萜骨架类型的新化合物。⑥桉叶烷型倍半萜类化合物：6-O-α-E-p- 对香豆酰基 -1α,4β-dihydroxyeudesmane、6-O-α-E-p- 对香豆酰基 -1β-hydroxy-eudesm-4（15）-ene、6-O-α-E-p- 对香豆酰基 -1β- 羟基 -eudesm-3(4)- 烯、6-O-α-E-p- 对香豆酰基 -1α-（E）-7Ah-Germacra-4,10（14）- 二烯 -1,6- 二醇、6-O-α-E-p- 对香豆酰基 -1α,4β-dihydroxyeudesmane。⑦杜松烷型倍半萜类新化合物：8β-O-E-p- 对香豆酰基 -Oplopanone。⑧ copaborneol 型倍半萜类新化合物：1-O-p- 对香豆酰基 -copaborneo。⑨倍半萜苷：（1R,3S,6R,7S,8R,10S）-3- 羟基 -α- 杜松醇 -8-O-β-D- 吡喃葡萄糖苷、（1R,6R,7S,8R,10S）-11- 羟基 -α- 杜松醇 -8-O-β-D- 吡喃葡萄糖苷、（1S,3R,4S,5S）-isodauc-6- 烯 -11,14- 二醇 -3-O-β-D- 吡喃葡萄糖。⑩其他：石油菜阴干处理后的挥发油部位和 SPF 部位中含有 β- 蒎烯、3- 亚甲基 -6-（1- 甲基乙基）环己烯、右旋萜二烯、（3R-trans）-4- 乙烯基 -4- 甲基 -3-（1-methylethenyl）-1-（1-methylethyl）- 环己烯、α- 荜澄茄烯、乙酸香叶酯、（+）- 环苜蓿烯、（1aR,7R,7aR,7bS）-1H- 二亚乙基三胺萘、石竹烯、α- 石竹烯、古芸烯、杜松烯、橙花叔醇、古烯、桉油烯醇、β- 环氧石竹烷、桉叶油醇等。

（4）木脂素类：（7S,8R,8'R）-（-）- 落叶松树脂醇 -9-O-α-L- 鼠李糖 -（1→2）-β-D- 吡喃葡萄糖苷、阿曼木苷、落叶松树脂醇 -4-O-β-D- 吡喃葡萄糖苷、异柠檬酚 -4-O-β-D- 吡喃葡萄糖苷、dehydrodiconiferyl alcohol 4-O-β-D-glucopyranoside、dihydrodiconiferyl alcohol 4-O-β-D-glucopyranoside、citrusin A、alaschanioside A、citrusin B、（7R,8R）- 反式 -7,9,9'- 三羟基 -3,3'- 二甲氧基 -8-O-4'- 新木脂素 -4-O-β-D- 吡喃葡萄糖苷、（7R,8S）- 顺式 -7,9,9'- 三羟基 -3,3'- 二甲氧基 -8-O-4'- 新木脂素 -4-O-β-D- 吡喃葡萄糖苷、（7S,8S）- 顺式 -7,9,9'- 三羟基 -3,3'- 二甲氧基 -8-O-4'- 二甲氧基 -4-O-β-D- 吡喃葡萄糖苷、（7S,8R）- 顺式 -7,9,9'- 三羟基 -3,3'- 二甲氧基 -8-O-4'- 新木脂素 -4-O-β-D- 吡喃葡萄糖苷、（7S,8R）- 反式 -7,9,9'- 三羟基 -3,6'- 二甲氧基 -8-O-4'- 新木脂素、（7R,8S）- 顺式 -7,9,9'- 三羟基 -3,3'- 二甲氧基 -8-O-4'- 新木脂素、（7R,8R）- 反式 -4,7,9- 三羟基 -3,3'- 二甲氧基 -8-O-4'- 新木脂素 -9'-O-β-D- 吡喃葡萄糖苷、（7R,8S）- 顺式 -4,9,9'- 三羟基 -3,3'- 二甲氧基 -8-O-4'- 新木脂素 -7-O-β-D- 吡喃葡萄糖苷、（7S,8R）- 反式 -7,9,9'- 三羟基 -3,3',5'- 三甲氧基 -8-O-4'- 新木脂素 -4-O-β-D- 吡喃葡萄糖苷。

（5）酚苷类：2- 羟基 -（2'E）- 苯甲酸异戊酯 -2,4'-di-O-β-D- 吡喃葡萄糖苷、2- 羟基 -（2'E）- 苯甲酸异戊酯 -2-O-α-L- 阿拉伯吡喃糖基 -（1→6）-β-D- 吡喃葡萄糖苷、4- 甲基苯酚 -1-O-α-L- 鼠李吡喃糖基 -（1→6）-β-D- 吡喃葡萄糖苷、4- 甲基苯酚 -1-O-α-L- 阿拉伯吡喃糖基 -（1→6）-β-D- 吡喃葡萄糖苷、3,5- 二甲氧基苯酚 -1-O-β-D- 呋喃阿拉伯糖基 -（1→2）-β-D- 吡喃葡萄糖苷、水杨酸甲酯 -2-O-β-D- 吡喃葡萄糖苷、对甲基苯基 -1-O-β-D- 吡喃葡萄糖苷、苯乙基吡喃葡萄糖苷、苯乙基芸香糖苷、苄基吡喃葡萄糖苷、（E）-2- 己烯基 -1-O-β-D- 吡喃葡萄糖苷、蛇葡萄紫罗兰酮糖苷、淫羊藿 B2、（3S,5R）-（-）- 萝内酯 3-O-β-D- 吡喃葡萄糖苷、3R,9R,7E-

巨穗藻素 -5,7- 二烯 -3,9- 二醇 3,9- 二 -O-β-D- 吡喃葡糖苷。

（6）甘油葡糖苷类：（2R）-O-（4′- 甲氧基羰基 -2′- 甲氧基苯基）-3-O-β-D- 吡喃葡萄糖基 -sn- 甘油、（2S）-O-（4′- 甲氧基羰基 -2′- 甲氧基苯基）-1-O-β-D- 吡喃葡萄糖基 -sn- 甘油、（2R）-O-[4′-（3″- 羟基丙基）-2′,6′- 二甲氧基苯基]-3-O-β-D- 吡喃葡萄糖基 -sn- 甘油。

（7）生物碱类：3-（2-O-β-D- 吡喃葡萄糖基乙酰基）- 吲哚、pilealkaloid A。

（8）其他类：aristolone、生育酚、棕榈酸、油酸乙酯、亚油酸乙酯、二十五烷、谷甾醇、6- 油酸。

2. 药理作用 石油菜具有较强的灭虫（柑桔粉虱、萝卜蚜）活性。

【备注】

本品中药名也为石油菜，与中药石油菜的区别主要有以下几方面。

1. 性味 石油菜性凉，味微苦。

2. 归经 石油菜归肺、脾经。

3. 功效 石油菜也有瑶药石油菜的功效，同时还有利水消肿的功效。

4. 用量 石油菜 15 ～ 30g。

九十五、十大功劳

Wangh linh ndiangx

别名：木黄连。瑶医：往林亮。

本品为小檗科植株阔叶十大功劳 Mahonia bealei（Fort.）Carr. 及十大功劳 Mahonia fortunei（Lindl.）Fedde 的全株。根、茎全年可采收，洗净，除去须根，切段，晒干或鲜用；叶全年可采摘，晒干。

阔叶十大功劳：分布于浙江、安徽、江西、福建、湖南、湖北、陕西、河南、广东、广西、四川等省区。广西分布于宾阳、靖西、凤山、融水、全州、平乐、昭平、平南等地。生于阔叶林、竹林、杉木林及混交林下、林缘，草坡，溪边，路旁或灌丛中。十大功劳：分布于广西、四川、贵州、湖北、江西、浙江等省区。广西分布于马山、隆林、临桂、兴安及钟山等地。生于山坡沟谷林中、灌丛中、路边或河边。

【性味】性寒，味苦。

【分类】属打药。

【功效】清热燥湿，泻火解毒。

【主治】细菌性痢疾，急性肠胃炎，传染性肝炎，肺炎，肺结核，支气管炎，咽喉肿痛。外用：眼结膜炎，痈疖肿毒，烧烫伤。

【瑶医治疗经验】

肺结核 ①十大功劳 20g，朝天罐 20g，不出林 30g，青天葵 13g，牛大力 30g，百部 20g，白花蛇舌草 20g。水煎服。②十大功劳 10g，石仙桃 20g，不出林 20g，穿破石 15g，铁包金 20g，五指牛奶 20g，土党参 10g，黄花倒水莲 10g。水煎服。③十大功劳

20g，石仙桃 20g，不出林 15g，桔梗 12g，百部 12g，丹参 15g，白花蛇舌草 15g，枸杞根 20g。水煎服。

【用法用量】内服：煎汤，10 ～ 30g。外用：适量。

【现代研究】

1. 化学成分

（1）生物碱类：药根碱、氧化小檗碱、黄连碱、尖刺碱、阿莫灵、药根碱、原小檗碱型、双苄异喹啉型、阿朴啡、小檗碱、巴马汀、木兰碱、异粉防己碱。

（2）非生物碱类：4- 松油醇、α- 松油醇、叶醇、芳樟醇、棕榈酸、二十九烷 -10- 醇、亚麻酸甲酯、β- 谷甾醇、富马酸、柏木烯、壬二酸、14- 甲基十五烷酸、9,17- 十八碳二烯醛、反 -8,11- 十八碳二烯酸、十六烷酸、反 -9,12- 十八碳二烯酸、2,3- 二羟基 -1-（4- 羟基 -3,5- 二甲氧基）-1- 苯丙酮、丁香酯素、丁香脂素 -4-O-$β$-D- 葡萄糖苷、胡萝卜苷、硬脂酸、erythro-syringoylglycerol8-O-$β$-D-glucoside、3,4,5- 三甲氧基苯酚 -1-O-$β$-D- 葡萄糖苷、表丁香脂素、5,5′- 二甲氧基落叶松脂醇、4′-O-$β$-D- 葡萄糖苷、1-O-$β$-D- 葡萄糖 -（2S,3S,4R,5E,9Z）-2-N-（2′- 羟基二十四碳酰氨基）-1,3,4- 三羟基十八碳 -5,9- 二烯、大豆脑苷 Ⅰ、大豆脑苷 Ⅱ。

2. 药理作用 阔叶十大功劳叶的水提物（Wml）对蛋白质氧化性损伤能够起到保护作用，能有效地抑制由 Fe^{3+}/H_2O_2/ 抗坏血酸体系引起的对牛血清白蛋白的氧化作用。Wml 显示了极强的抗氧化性能，其清除 DPPH 自由基的 IC_{50} 为 60.46μg/mL；在浓度为 500μg/mL 时，其能消除 71.9% 的超氧自由基。十大功劳具有清除超氧阴离子和羟自由基的能力。其对过氧自由基的清除可能与十大功劳中所含的生物碱（如药根碱、木兰花碱）分子骨架中的酚羟基有关。

【备注】

本品中医分部位作为不同药材使用，药名分别为功劳木（茎）、十大功劳根（根）、十大功劳叶（叶）、功劳子（果实），与它们的区别主要有以下几方面。

1. 归经 功劳木归肝、胃、大肠经。十大功劳根归脾、肝、大肠经。十大功劳叶归肺、肝、肾经。功劳子归肺、肾、脾经。

2. 功效 功劳木的功效与瑶药十大功劳的功效相同。十大功劳根的功效是清热燥湿、消肿解毒。十大功劳叶、功劳子均有清虚热、燥湿的功效，同时十大功劳叶还有解毒的功效，功劳子还有补肾的功效。

3. 主治 功劳木、十大功劳根的主治与瑶药十大功劳的主治基本相同，同时功劳木还用于风热感冒、目赤肿痛、痈肿疮疡等病证。十大功劳叶、功劳子均可用于骨蒸潮热、头晕耳鸣、腰膝酸软、湿热泻痢、带下等病证。

4. 用量 功劳木 9 ～ 15g。十大功劳根 6 ～ 15g。十大功劳叶、功劳子 6 ～ 9g。

5. 使用注意 功劳木、十大功劳根脾胃虚寒者慎服。

九十六、蛙腿草

Guengh zuih miev

别名：石橄榄。瑶医：蛙腿草。

本品为兰科植物石仙桃 *Pholidota chinensis* Lindl. 全株。秋季采收，鲜用，或开水烫过、晒干。

本品分布于湖北、湖南、四川、贵州、广西及云南等省区。广西分布于天峨、都安、那坡、田林、昭平、金秀等地。附生于林中树上和林下及沟旁石上。

【性味】性凉，味微苦。

【分类】属风打相兼药。

【功效】养阴清热，化痰止咳。

【主治】肺热咳嗽，肺结核咯血，淋巴结结核，小儿疳积，胃、十二指肠溃疡。外用：慢性骨髓炎。

【瑶医治疗经验】

1. 慢性骨髓炎　蛙腿草（生鲜）适量。捣碎外敷患处。

2. 肺热咳嗽　①蛙腿草 20g，三叉苦 15g，少年红 20g，不出林 20g。水煎服。②蛙腿草 10g，鱼腥草 10g，水蜈蚣 10g，过江龙 10g，水东哥 10g，不出林 10g，千年竹 10g。水煎服。

3. 淋巴结结核　①蛙腿草 20g，夏枯草 20g，蒲公英 20g，桔梗 15g，橘核 15g。水煎服。②蛙腿草适量，食盐少许。捣碎外敷。

【用法用量】内服：煎汤，10 ～ 30g。外用：适量，鲜品捣敷。

【现代研究】

1. 化学成分　本品含有环石仙桃萜醇、环石仙桃萜酮、虫漆蜡醇、环石仙桃醇、环石仙桃酮等。

2. 药理作用

（1）镇静催眠和抗惊厥作用：本品提取液可明显减少小鼠的自发活动，延长小鼠戊巴比妥钠的催眠时间，增强阈下催眠剂量戊巴比妥钠的作用，并有一定的抗惊厥作用。

（2）镇痛作用：本品水提取物及水提取物的乙酸乙酯萃取部位能明显提高热板引起的小鼠痛阈值，减少冰醋酸所致的小鼠扭体次数。

（3）抗疲劳和耐缺氧作用：石仙桃提取液能显著延长 5 种缺氧模型小鼠的存活时间，且呈剂量依赖性，这种作用可能与影响 Na^+–K^+–ATP 酶或提高肺泡液清除作用有关。

（4）局麻作用：本品水提取液能阻断蟾蜍神经干的动作电位，具有局麻作用；还有与地卡因相似的对角膜表面的麻醉作用。豚鼠皮内注射 100% 石仙桃水提取液 0.2mL，有浸润麻醉作用。在家兔第七腰椎间隙注入 100% 石仙桃水提取液 0.2mg/kg 后，家兔的后肢截瘫，15min 后药物作用消除，家兔恢复正常。

【备注】
本品中药名为石枣子，与中药石枣子的区别主要有以下几方面。

1. 药用部位 石枣子用假鳞茎或全草。

2. 归经 石枣子归肺、肝经。

3. 功效 石枣子的功效是润肺止咳、散瘀止痛、清热利湿。

4. 主治 石枣子也用于肺热咳嗽、肺痨咯血，同时还用于胸胁痛、脘腹痛、风湿痹痛、疮疡肿毒。

5. 使用注意 石枣子孕妇慎服。

九十七、水石榴

Sueiv sic liouh

别名：华风车子、水番桃。瑶医：温石榴。

本品为使君子科植物风车子 *Combretum alfredii* Hance 的全株。秋冬采收，洗净，鲜用或阴干。

本品分布于江西、湖南、广东、广西等省区。广西分布于金秀、来宾、柳州、三江、龙胜、兴安、临桂、阳朔、荔浦等地。生于河边、谷地。

【性味】性凉，味涩、微苦。

【分类】属打药。

【功效】清热解毒，利湿退黄，收敛止泻，驱虫。

【主治】黄疸型肝炎，泄泻，蛔虫病，烧烫伤。

【瑶医治疗经验】

黄疸型肝炎 ①水石榴30g，山栀子10g，田基王20g，鸡骨草20g，黄花参20g，虎杖10g。水煎服。②水石榴20g，山栀子15g，虎杖10g，十大功劳15g，小叶田基黄15g，白纸扇15g。水煎服。③水石榴30g，铁包金20g，黄花菜根10g，土茵陈10g，水浸木10g，过路黄15g，山栀根20g，金钱草10g。水煎服。

【用法用量】内服：煎汤，15～30g。

【现代研究】

1. 化学成分 水石榴中含有正三十三烷醇、正二十四烷酸、芫草素、异芫草素、异牡荆苷、3,3′,4′-tri-*O*-methylellagic acid、3,3′-di-*O*-methylellagic acid、hederagenin、白桦脂酸、6*R*,9*R*-blumenol B、6*S*,9*R*-blumenol B、2*α*,3*β*,23-trihydroxyolean-12-en-28-oic、4-hydroxycinnamic acid、2-（4-Hydroxy-3-methoxyphenyl）-3-（2-hydroxy-5-methoxyphenyl）-3-oxo-1-propanol、5-轻甲基糠醛、咖啡酸、vomifoliol、3,4-dihydroxyl benzois acid、2-butene-1,4-dione、syringic acid、coniferaldehyde、cochinolide、（8,8*R*）-（-）-DMSLR、2,4-dihydroxybenzaldehyde、3′-*O*-methyl-3,4-di-*O*-methylenedioxyellagic acid、*β*-hydroxypropio vanillone、L-pyroglutamic acid、3-*O*-*trans*-caffeoylbetulinic acid、反式肉桂酸、对羟基苯甲酸、香草酸、反式对羟基肉桂酸乙酯、*β*-谷甾醇、齐墩果酸、

熊果酸、β-胡萝卜苷、槲皮素。

2. 药理作用

（1）抗炎作用：研究发现水石榴的生物碱提取物具有抑制前列腺素 D2 合成酶的作用，具有潜在的抗炎活性。

（2）抗糖尿病作用：研究表明，水石榴根的生物碱成分中含有能使糖尿病小鼠模型降糖的作用，其成分包括 echinulin、arestrictin B、arjunolic acid、4′-dihydrophaseic acid、ellagic acid、3,4,3′-tri-*O*-methylellagic acid。这为生物碱类降糖药物提供了一个新的植物来源。

（3）抗菌作用：风车子叶提取的 2,3-dimethyl-4-（4-methoxyphenyl）-6,7-di-hydroxynaphthalene 对 6 种病原菌均有显著的抗菌活性。实验研究发现，水石榴的丙酮粗提取物中可能含有用于合成抗幽门螺杆菌感染新药物的化合物，为治疗幽门螺杆菌感染的传统用药提供了初步的科学依据。

（4）抗肿瘤作用：水石榴可逆转神经胶质瘤细胞的分化，证明 Combreta statin A 具有选择性较好的抗有丝分裂的作用。有研究发现 combretastatin A-2、A-4 也有抗肿瘤的作用。根据已发现的 combretastatin A-4 的抗肿瘤活性进行深入研究，已成功合成了一系列新的 CA-4 衍生物，并研究其对 4 种肿瘤细胞株的抗肿瘤活性，结果表明具有高水平的抗肿瘤活性。

（5）止泻作用：水石榴叶具有止泻的作用。

【备注】

本品中医分部位作为不同药材使用，药名分别为华风车子叶（叶）、华风车子根（根），与它们的区别主要有以下几方面。

1. 性味 华风车子叶性平，味甘、微苦。华风车子根性微寒，味甘、微苦。

2. 功效 华风车子叶的功效是健胃、驱虫、解毒。华风车子根的功效是清热利湿。

3. 主治 华风车子叶也用于蛔虫病、烧烫伤，同时还用于鞭虫病。华风车子根主治黄疸型肝炎。

4. 用量 华风车子根的用量与瑶药水石榴相同。华风车子叶 9 ～ 15g。

九十八、叶　撒

Hieh satq

别名：山油麻。瑶医：吙撒。

本品为梧桐科植物山芝麻 *Helicteres angustifolia* L. 的全株。全年可采，洗净鲜用，或切段晒干。

本品分布于湖南、江西、广东、广西、云南、福建和台湾等省区。广西分布于南宁、宁明、武鸣、贵县、陆川、平南、梧州及桂林等地。生于山地、丘陵及草坡上。

【性味】性寒，味苦；有小毒。

【分类】属打药。

【功效】清热解毒，祛风解表，解痧。

【主治】感冒高热，扁桃体炎，咽喉炎，腮腺炎，麻疹，咳嗽，疟疾，痧气，肠炎痢疾。外用：毒蛇咬伤，外伤出血，痔疮，痈肿疔疮。

【瑶医治疗经验】

1. 感冒高热 叶撒 15g，三叉苦 20g，白纸扇 20g。水煎服。

2. 痧症 叶撒 20g，红痧症 10g，忍冬藤 20g。水煎服。

3. 痧气 叶撒 15g，红痧症 15g，土砂仁 10g，六月雪 15g，小钻 15g。水煎服。

【用法用量】内服：煎汤，9～15g。外用：适量，干根研粉外敷，或米酒调敷患处。

【现代研究】

1. 化学成分 山芝麻根含山芝麻酸甲酯、山芝麻宁酸甲酯、山芝麻宁酯、山芝麻内酯、白桦脂醇 -3- 乙酸酯、3β-acetoxy-27-（p-hydroxy1）benzoyloxylup-20（29）-en-28-oic acid-methyl ester、313-acetoxy-27-benzoyloxylup-20（29）-en-28-oic acid、3β-acetoxybetulinic acid、pymcrenic acid、葫芦素 D、葫芦素 B、异葫芦素 D、β- 谷甾醇、2a,7b,20a-tri-hydroxy-3p,21-dimethoxy-5-pregnene、十六烷酸、胡萝卜苷、葫芦素 E、小麦黄素、2,6- 二甲氧基对醌、乌苏酸、3-O-[p-D- 吡喃葡萄糖]- 谷甾 -5- 烯 -3p-醇苷、麦角甾醇。

2. 药理作用

（1）抗病毒作用：山芝麻含药血清在 HepG2.2.15 细胞培养中可有效地抑制细胞 HBV-DNA 的复制，其作用呈明显的量效和时效反应关系，表明山芝麻在体外能明显抑制 HBV。山芝麻水提液对 HepG2.2.15 细胞 HBsAg 和 HBeAg 的分泌还有抑制作用，其对 HepG2.2.15 细胞的 TC_{50} 为 482.1ms/L； 对 HepG2.2.15 细胞分泌 HBsAg 的 IC 为 7.3ms/L，治疗指数（TI）为 66；对 HBeAg 的 IC 为 14.6ms/L，TI 为 33，表明山芝麻水提液在体外有显著的抗 HBV 的作用，且毒性较低。也有研究表明山芝麻在鸭体内有一定的抑制鸭乙型肝炎病毒 DNA 的作用，其作用有明显的量效和时效反应关系。

（2）抗炎镇痛作用：山芝麻能显著抑制二甲苯引起的小鼠耳郭肿胀，抑制醋酸引起的小鼠腹腔毛细血管通透性增高，并降低小鼠热板痛阈值，减少醋酸引起的扭体次数，表明山芝麻具有抗炎镇痛作用。山芝麻正丁醇部位在抑制小鼠耳肿胀和大鼠足肿胀、减少小鼠扭体次数和延长痛阈值时间、缩短小鼠凝血和止血时间等方面，与空白对照组相比，均有统计学意义，且其止血作用与云南白药相当。

（3）抗肝纤维化和脂质过氧化作用：山芝麻中、高剂量具有抗脂质过氧化及护肝作用。山芝麻水提物可抑制大鼠肝脏纤维组织的形成，其机制可能为降低 α-SMA、TIMP-1 蛋白表达。山芝麻能保护 CCl_4 所致的小鼠肝损伤，使血清 ALT、AST 和 MDA 含量下降，SOD 活性和总抗氧化能力提高。山芝麻还能提高肝组织 SOD 活性和总抗氧化能力，降低 MDA、NO 水平，表明山芝麻具有抗脂质过氧化作用。

（4）毒性：研究表明山芝麻有小毒，内服量不宜过大。

【备注】

本品中药名为山芝麻，与中药山芝麻的区别主要有以下几方面。

1. 药用部位 山芝麻用全株或根。

2. 性味 山芝麻性凉，味苦；有小毒。

3. 使用注意 山芝麻内服不宜过量；孕妇及脾胃虚寒者慎服。

九十九、箭杆风

Laih gorqc buerng

别名：山姜、假砂仁、华良姜。瑶医：来各崩。

本品为姜科植物山姜 *Alpinia japonica*(Thunb.)Miq. 的根和茎。3～4月采挖，洗净，晒干。

本品分布于广东、广西、湖南、江西、四川、贵州、云南等省区。广西分布于桂中、桂北一带，金秀、恭城等瑶族地区也有分布。多生长于林下阴湿处。

【性味】性温，味辣、微苦。

【分类】属风打相兼药。

【功效】祛风散寒，理气健脾，温经通络，消肿止痛。

【主治】风寒咳喘，胃寒痛，风湿关节疼痛，跌损瘀血停滞，月经不调，无名肿毒。

【瑶医治疗经验】

1. 胃寒痛 箭杆风 15g，入山虎 5g，仙鹤草 20g，山菠萝子 5g，九层皮 10g。水煎服。

2. 产后腹痛 箭杆风根 15g，马莲鞍 10g，一身保暖 15g，九层风 15g，香附 13g，过墙风 1g，红顶风 15g。水煎服。

3. 跌打扭伤 箭杆风根（生鲜品）50g，香鸡兰叶（生鲜品）50g，石猴子（生鲜品）30g。混合捣碎，炒米酒外敷患处。

【用法用量】内服，煎汤：15～20g。外用：适量，外敷或浸酒外擦。

【现代研究】

箭杆风水提取物中可能含有糖类、苷类、皂苷类、有机酸类、鞣质类等物质，醇提取物可能含有黄酮类、生物碱类、酚类等物质，石油醚提取物可能含有甾体类、三萜类、挥发油类等物质。

【备注】

本品中药名为山姜，与中药山姜的区别主要有以下几方面。

1. 药用部位 山姜药用部位为根茎。

2. 归经 山姜归胃、肺经。

一百、来 救

Hieh laaih njoux

别名：假菠萝、野菠萝、露兜簕。瑶医：来救。

本品为露兜树科植物露兜草 *Pandanus austrosinensis* T. L. Wu 的根、果实。根全年可采；果实于冬季采收，鲜用或晒干。

本品分布于广东、海南、广西等省区。广西分布于金秀、苍梧、环江等地。生于林中、溪边或路旁。

【性味】性平、微凉，味淡。

【分类】属打药。

【功效】清热解毒，辛凉解表，化痰止咳，利尿。

【主治】感冒发热，肾炎水肿，尿路感染，结石，肝炎，肝硬化腹水，眼结膜炎。

【瑶医治疗经验】

1. 肾炎水肿 来救 15g，石油菜 20g，老头姜 10g，黄芪 20g，茅根 20g。水煎服。

2. 肾炎水肿 来救 20g，野六谷 10g，金钱草 10g，马鞭草 10g，肾茶 10g，葫芦茶 10g，六耳棱 10g，一枝黄花 10g。水煎服。

3. 尿路感染 来救 15g，车前草 15g，络石藤 15g，马鞭草 15g，金锁匙 10g。水煎服。

【用法用量】内服：煎汤，9 ～ 15g。

【使用注意】孕妇忌服。

【现代研究】

1. 化学成分

（1）生物碱类：2-acetyl-1-pyrroline、6E-pandanamine、6Z-pandanamine、6Z-pandamarilactonine-A、6E-pandamarilactonine-C、6Z-pandamarilactonine-B、6E-pandamarilactonine-D、pandamarilactonine-C、pandamarilactonine-D、pandamarilactonine-A、pandamarilactonine-B、pandamarilactone-1、pandamarilactone-32、pandamarilactone-31、（±）-pandamarine、norpandamarilactonine-A、norpandamarilactonine-B。

（2）挥发油类：2-phenylethyl methyl ether、dipentene、α-linalool、phenylethyl acetate、citral、phenylethyl alcohol、caproic acid、stearoptene、terpinen-4-ol、*p*-cymene、α-pinene、β-pinene、γ-terpinene、α-terpineol、4-hydroxyphenol、2-phenethylalc、3-acetyanisole、*p*-benzoquinone、cineole、nerol、nerylacetate、citronellyacetate、farnesol、nerolidol。

（3）萜类：（+）-vomifolinol、（6S,9R）-roseoside、24,24-dimethyl-5β-tirucall-9-（24S）-24-methyl-25,32-cyclo-5α-lanosta-9（11）-en-3β-ol、（24S）-24-methyl-25,32-cyclo-cy-cloartane-3β-ol。

（4）有机酸类、酯类：1,2,3-propanetriyltrioleate、oleic acid、α-monopalmitin、4-hydroxybenzoic acid、palmitic acid、stearic acid。

（5）木脂素类：（＋）-syringaresinol、（＋）-pinoresinol、（＋）-pinoresinol-4′-O-β-D-glusco-pyranoside、（－）-lyoniresinol、（－）-secoisolariciresinol。

（6）其他类：lectin、cirsilineol、triacontanol-1、pinoresinol、physcion、β-sitosterol、stigmasterol、stigmast-4-en-3,6-dione、squalene、campesterol、daucostero、维生素 E、羽扇豆醇、（22E,24R-ergosta-4,7,22-triene-3-one、胆固醇、β-谷甾酮、胡萝卜苷、松柏醛、邻苯二甲酸二异丁酯。

2. 药理作用 山菠萝根的水提液对正常小鼠和链唑霉素导致的糖尿病小鼠均有降血糖作用。糖尿病小鼠口服 0.5g/kg 此浸出物，能明显降低血糖；腹腔注射大鼠的 LD_{50} 为 1.87g/kg（1.26～2.76g/kg），小鼠的 LD_{50} 为 1.62g/kg（1.18～2.24g/kg）；口服给药，大鼠和小鼠的 LD_{50} 均超过 8g/kg。山菠萝根中的成分 4-羟基苯甲酸口服能降低链唑霉素导致的糖尿病小鼠的血糖，但是不影响其血清胰岛素水平和肝糖原含量。

【备注】

本品中医分部位作为不同药材使用，药名分别为露兜簕簜（根）、橹罟子（果）、露兜簕心（嫩叶）、露兜簕花（花），与它们的区别主要有以下几方面。

1. 性味 露兜簕簜、橹罟子的性味均是性凉，味淡、辛。露兜簕心、露兜簕花均是性寒，味甘。

2. 功效 露兜簕簜、橹罟子均有行气止痛、利湿的功效，同时露兜簕簜还有发汗解表、清热的功效，橹罟子还有补脾益血、化痰、明目的功效。露兜簕心、露兜簕花均有清热的功效，其中露兜簕心偏于清热凉血解毒，露兜簕花偏于清热利湿。

3. 主治 露兜簕簜的主治与瑶药来救相同，同时还用于风湿痹痛、疝气、跌打损伤等病证。橹罟子主治睾丸炎、痔疮、痢疾、胃痛、咳嗽、疝气、小便不利、目生翳障等病证。露兜簕心、露兜簕花均主治感冒，同时露兜簕心还用于中暑、麻疹、发斑、丹毒、心烦尿赤、牙龈出血、阴囊湿疹、疮疡，露兜簕花还用于湿热淋证、热泻、疝气、对口疮等病证。

4. 使用注意 露兜簕簜、橹罟子孕妇禁服。

一百零一、汪龙关

Wiangh longz goonl

别名：山栀根。瑶医：往龙关。

本品为茜草科植物栀子 *Gardenia jasminoides* Ellis 的根。全年可采，洗净，鲜用或切片晒干。

本品分布于山东、江苏、安徽、浙江、江西、福建、台湾、湖北、湖南、广东、香港特区、广西、海南、四川、贵州、云南；河北、陕西和甘肃有栽培。广西各地均有分布。生于旷野、丘陵、山谷、山坡、溪边的灌丛或林中。

【性味】性寒，味苦。

【分类】属打药。

【功效】清热解毒，泻火除烦，凉血止血，利湿。

【主治】感冒高热，黄疸型肝炎，吐血，鼻衄，菌痢，淋病，肾炎水肿，疮痈肿毒。

【瑶医治疗经验】

1. 黄疸型肝炎 山栀根 20g，白纸扇 20g，黄花菜根 13g，黄花参 20g，田基王 20g。水煎服。

2. 鼻衄 ①山栀根 30g，仙鹤草 10g，茅根 10g，六月雪 10g，酢浆草 10g，南板兰 10g。水煎服。②山栀根 30g，狗肝菜 20g，雷公根 20g，鸡冠花 20g，黄糖（块糖）50g。水煎服。

【用法用量】内服：煎汤，9～30g。

【现代研究】

1. 化学成分

（1）苷类：山栀根中含有 garjasmine、dunnisin、β-gardiol、α-gardiol、6-O- 反 -p- 香豆酰基京尼平苷、diffusoside A、diffusoside B、京尼平苷、去乙酰车叶草甘酸甲酯、鸡屎藤次苷酸甲酯、栀子苷、京尼平龙胆二糖苷、genameside C、山栀子苷、去乙酰车叶草苷酸、1,3,6- 三羟基 -2- 甲基蒽醌 -3-O-α- 鼠李糖 -（1→2）-β-D- 葡萄糖苷、丁香树脂醇双葡萄糖苷、1,3,6- 三羟基 -2- 甲基蒽醌 -3-O-α- 鼠李糖 -（1→2）-β-D-（6'-O- 乙酰基）- 葡萄糖苷、$C_{39}H_{62}NO_{10}$、$C_{30}H_{46}O_5$、丁香脂素 -4,4'- 双 -O-β-D- 葡萄糖苷、紫丁香苷、3,4,5- 三甲氧基苯 -1-O-β-D- 呋喃芹糖 -β-D- 吡喃葡萄糖苷、丁香脂素 -4-O-β-D- 吡喃葡萄糖苷、异落叶松树脂醇 -9'-O-β-D- 吡喃葡萄糖苷、南烛木树脂酚 -9'-O-β-D- 吡喃葡萄糖苷、芥子醛葡萄糖苷、β- 胡萝卜苷。

（2）黄酮类：5- 羟基 -7,3,4,5- 四甲氧基黄酮、5- 羟基 -6,7,3,4,5- 五甲氧基黄酮、5,2- 二羟基 -7,3,4,5- 四甲氧基黄酮、5,7,3- 三羟基 -6,4,5- 三甲氧基黄酮、5,7,3,5- 四羟基 -6,4- 二甲氧基黄酮、山奈酚、槲皮素。

（3）蒽醌类：5-3β,23- 二羟基 -12- 烯 -28- 乌苏酸、3β,19a- 二羟基 -12- 烯 -28- 乌苏酸、3β,19a,23- 三羟基 -12- 烯 -28- 乌苏酸、大黄素、大黄素甲醚、西红花苷 -1、3α- 羟基 -20- 脱甲异木油树 -14（15）- 烯 -28,30- 二酸、3- 二羟基蒽醌、1,3,6- 三羟基 -2- 甲基蒽醌。

（4）其他类：β- 谷甾醇、硬脂酸、棕榈酸、油酸、甘露醇、大叶茜草素、豆甾醇、十六烷酸、亚油酸、E-11- 十八碳二烯酸、硬脂酸、花生酸、十二醛、顺式马鞭草烯酮。

2. 药理作用

（1）抗抑郁作用：山栀的水提物和醇提物均具有一定的抗抑郁作用，山栀的水提物和醇提物的高、低剂量组均能不同程度地缩短小鼠强迫游泳和小鼠悬尾实验的静止时间，其活性成分主要分布在正丁醇和乙酸乙酯萃取的部位。

（2）镇痛作用：在提取山栀茶根的化学成分时，分别采用三氯甲烷、乙酸乙酯、正丁醇等不同有机萃取剂得到的不同提取部位均对小鼠的口腔溃疡有显著的治疗作用，其中以乙酸乙酯萃取组的治疗效果最为明显。

【备注】

本品中医分部位作为不同药材使用，药名分别为栀子根（根）、栀子（栀子）、栀子花（花）、栀子叶（叶），与它们的区别主要有以下几方面。

1. 性味 栀子根性寒，味甘、苦。栀子、栀子花的性味均是性寒，味苦。栀子叶性寒，味苦、涩。

2. 归经 栀子根归肝、胆、胃经。栀子归心、肺、三焦经。栀子花归肺、肝经。栀子叶无归经记载。

3. 功效 栀子根也有清热、凉血的功效，同时还有利湿、止血的功效。栀子的功效是泻火除烦、清热利湿、凉血解毒；外用消肿止痛。栀子花的功效是清肺利湿、凉血止血。栀子叶的功效是活血消肿、清热解毒。

4. 主治 栀子根也用于感冒高热、黄疸型肝炎、吐血、鼻衄、痢疾、淋证、肾炎水肿、疮痈肿毒等病证，同时还用于胆囊炎、风火牙痛、跌打损伤等病证。栀子主治热病心烦、湿热黄疸、淋证、血热吐衄、目赤肿痛、火毒疮疡；外用治扭挫伤痛。栀子花主治肺热咳嗽、鼻衄。栀子叶主治跌打损伤、疔毒、痔疮、下疳。

5. 用量 栀子根 15～30g。栀子、栀子花 6～10g。栀子叶 3～10g。

一百零二、哈底西

Hiah ndieh sitq

别名：观音茶。瑶医：哈底西。

本品为茜草科剑叶耳草 *Hedyotis caudatifolia* Merr. et Metcalf 的全草。夏、秋季采收，鲜用，或切碎晒干。

本品分布于广东、广西、福建、江西、浙江、湖南等省区。广西分布于玉林、北流、容县、桂平、平南、岑溪、苍梧、昭平、贺州、钟山、富川、永福及临桂等地。生于丛林下比较干旱的砂质土壤上，或见于悬崖石壁上。

【性味】性凉，味微苦。

【分类】属风药。

【功效】化痰止咳，健脾消积。

【主治】支气管哮喘，支气管炎，肺痨咯血，小儿疳积。

【瑶医治疗经验】

1. 肺痨咯血 哈底西 15g，紫珠 20g，红毛毡 15g，翠云草 20g，走马风 20g，白芷 20g。水煎服。

2. 支气管炎 哈底西 10g，水蜈蚣 10g，红毛毡 10g，鱼腥草 10g，石仙桃 20g，石上柏 10g。水煎服。

3. 支气管炎 哈底西 15g，颠茄根 10g，红背丝绸 6g，猪瘦肉 50g。共炖汤，食肉喝汤。

【用法用量】内服：煎汤，9～15g。外用：适量，捣敷或煎水洗。

【现代研究】

1. 化学成分 本品含有 β- 谷甾醇、9- 羟基 -2,3- 二甲氧基 -1,4- 蒽醌、1,6- 二羟基 -2- 甲基 -9,10- 蒽醌、1,4- 二羟基 -2- 羟甲基 -9,10- 蒽醌、5α- 豆甾烷 -3,6- 二酮、1- 羟基 -2- 羟甲基 -9,10- 蒽醌、7- 羟基 -6- 甲氧基香豆素、齐墩果酸、乌苏酸、坡模酸、1,4,7- 三羟基 -2- 羟甲基 -9,10- 蒽醌、3α,19α- 二羟基 -12- 烯 -24,28- 乌苏酸、2α,3β,24- 三羟基 -12- 烯 -28- 齐墩果酸、1,6- 二羟基 -2,5- 二甲氧基 -9,10- 蒽醌、胡萝卜苷、2α,3α- 二羟基 -12- 烯 -28- 齐墩果酸、3β,24- 二羟基 -12- 烯 -28- 齐墩果酸、剑叶耳草苷 A、3β,19,24- 三羟基 -12- 烯 -28- 乌苏酸等。

2. 药理作用

（1）抗肿瘤作用：剑叶耳草水提取物对 HL-60（人早幼粒白血病细胞）、Bcap-37（乳腺癌细胞）、SMMC-7721（人肝癌细胞）、P388（小鼠白血病细胞）均具有一定的抑制活性（$13.71\mu mol/L < IC_{50} < 50.21\mu mol/L$）。

（2）保肝作用：剑叶耳草水提物能显著降低因 CCl_4、D-GalN 所致急性肝损伤小鼠血清 ALT、AST 的升高；对急性肝损伤小鼠肝匀浆 SOD 的活性有明显的升高作用，并能降低 MDA 的含量（$P<0.01$ 或 $P<0.05$）；能够减轻肝细胞的损伤程度。剑叶耳草水提物和乙酸乙酯萃取物对大鼠慢性肝纤维化具有一定的保护作用，其机制可能是清除自由基，抑制脂质过氧化和胶原的合成与沉积，减少细胞外基质（ECM）的沉积并促进其进行降解。

（3）抑制乙型肝炎病毒作用：剑叶耳草多糖具有显著抑制乙型肝炎病毒的作用，其机制与激活 JAK/STAT 信号转导通路、促进抗病毒蛋白表达有关。研究表明，50mg/L、100mg/L、200mg/L 剑叶耳草多糖能够明显抑制 HepG2.2.15 细胞分泌和表达 HBV-DNA，有效抑制 HBsAg 和 HBeAg 分泌；100mg/L、200mg/L 剑叶耳草多糖能明显上调细胞因子 JAK1、STAT1、STAT2、干扰素刺激基因因子 3（ISGF3）、依赖双链 RNA 的蛋白激酶（PKR）mRNA 以及抗病毒蛋白 2'-5' 寡聚腺苷酸合成酶（OAS）的表达。

【备注】

本品中药名为剑叶耳草，与中药剑叶耳草的区别主要是剑叶耳草性平，味甘。

一百零三、三叉苦

Famh ciax guv

别名：三叉虎。瑶医：翻叉因。

本品为芸香科植物三桠苦 *Evodia lepta*（Spreng.）Merr 的全株。全年可采，洗净，切片，晒干或鲜用。

本品分布于台湾、福建、江西、广东、海南、广西、贵州及云南等省区。广西各地均有分布。生于阴蔽的山谷湿润处。

【性味】性寒，味苦。

【分类】属打药。

【功效】清热解毒，泻火除湿，散瘀止痛。

【主治】流行性感冒，流行性脑脊髓膜炎，乙型脑炎，中暑，感冒高热，扁桃体炎，咽喉炎，肺脓疡，肺炎，疟疾，风湿性关节炎，坐骨神经痛，腰腿痛，胃痛，黄疸型肝炎，断肠草（钩吻）中毒。外用：跌打扭伤，虫蛇咬伤，痈疖肿毒，外伤感染，湿疹，皮炎。

【瑶医治疗经验】

1. 流行性感冒　三叉苦 20g，急惊风 20g，白芝麻 10g，马鞭草 20g，九节风 20g，金银花 20g。水煎服。

2. 坐骨神经痛　三叉苦 20g，葛根 20g，七叶莲 20g，麻骨风 20g，两面针 10g，小钻 10g，血风藤 20g，大散骨风 15g，伸筋藤 10g。水煎服。

3. 风湿性关节炎　三叉苦 15g，威灵仙 10g，过山风 10g，麻骨风 15g，血风藤 15g，十大功劳 15g，假死风 15g，入山虎 6g。水煎服。

【用法用量】内服：煎汤，15～30g。外用：适量，鲜叶捣烂或煎汤洗患处；也可阴干研粉调制成软膏搽患处。

【现代研究】

1. 化学成分

（1）挥发性成分：十六酸、十六酸十八烷基酯、δ- 杜松油烯、新植二烯、邻苯二甲酸二丁酯、叶绿醇、邻苯二甲酸二丁辛酯、6,10- 二甲基 -2- 十一烷酮、双十一基邻苯二甲酸酯、1-（5,7,8- 三甲氧基 -2,2- 二甲基 -2H-1- 苯并吡喃基 -6）- 乙酮、1,2,4,5- 四异（1- 甲乙基）- 苯、氧化丁香烯。

（2）生物碱类：吴茱萸春、香草木宁、白鲜碱、日立宁、安杜里宁碱、isoevdinonl、findersoamine、ehaplopine、茵芋碱、shimmianine、（-）-edulinine、（-）-ribalinine、balfourdine、（+）-isoplatydesmine、（-）-ψ-ribaline、（+）-ψ-isopoatydesmine、melicobisquinolinone A、N-methylflindersine、melicobisquinolinone B。

（3）苯并吡喃类和色烯类：leptin A～C、leptin D～H、evodione、leptol A、leptene A、etylleotol A、leptol B、etylleotol B、methylleptol B、leptene B、methylevodionol、dichromene A～B、leptin B、leptin E。

（4）黄酮类：山柰酚、槲皮素、胡萝卜苷、异鼠李素、山柰酚 -3-O-β-D- 葡萄吡喃糖苷、山柰酚 -3-O-β-D- 葡萄吡喃糖醛酸苷、3,5,4′- 三羟基 -8,3′- 二甲氧基 -7- 异戊烯氧基黄酮、3,7- 二甲基山柰黄酮醇、三桠苦素 C、5,4′- 二羟基 -3,7,3- 三甲氧基黄酮、5,7- 二羟基 -3,4′- 二甲氧基黄酮、山柰黄酮醇、汉黄芩素、7,4′- 二羟基 -3,5,3′- 三甲氧基黄酮。

（5）其他类：邻苯二甲酸二丁酯、香兰素、木栓酮、β- 胡萝卜苷、leptono、苯甲酸正丁异丁酯、methylleptol A、异吴茱萸酮酚、吴茱萸酮、东莨菪素、3,7,3′- 三甲氧基槲皮素、3- 异戊烯基伞形花内酯、7- 去甲基软木花椒素、β- 谷甾醇、3,7- 二甲氧基山柰酚、芝麻素、p-O- 香叶基香豆酸、2,4,6- 三羟基苯乙酮 -3,5- 二 -C-β-D- 葡萄糖苷、2,4,6- 三羟基苯乙酮 –3,5– 二 –C-β（6'-O-E- 对香豆酰基）–D– 葡萄糖苷、2,4,6- 三羟基苯乙酮 –3,5– 二 –C-β（6'-O-Z- 对香豆酰基）–D– 葡萄糖苷、2,4,6- 三羟基苯乙酮 –3,5– 二 –C-β（6'-O-E- 肉桂酰基）–D– 葡萄糖苷等。

2. 药理作用

（1）抗炎镇痛抑菌作用：三叉苦茎水提物、根醇提物对二甲苯诱导的小鼠耳肿胀、醋酸所致的小鼠扭体、角叉菜胶诱导的小鼠足爪肿胀具有明显的抑制作用，对炎性组织中 PGE_2 和血清中 COX–2 的含量也有一定的降低作用，说明其抗炎机制可能与抑制 PGE_2 的生成和血清中 COX–2 的含量有关。三叉苦对高脂饮食性胰岛素抵抗大鼠脂肪细胞炎症因子有一定的调节作用。三叉苦地上部分的石油醚、氯仿和醋酸乙酯提取物和地下部分的石油醚、氯仿提取物对乙型溶血性链球菌均有较明显的生长抑制作用。

（2）调节血糖血脂作用：三叉苦可增加组织对葡萄糖的利用，同时可以增加外周组织对胰岛素的敏感性，对高脂饮食性 IR 大鼠血脂、血糖代谢有一定的调节作用。除此之外，三叉苦还可以增强外周组织对胰岛素的敏感性，降低 IR 大鼠高血糖、高血脂症状，上调骨骼肌组织胰岛素受体底物 –1（IRS–1）mRNA、胰高血糖素样肽 –1（GLP–1）mRNA 的表达，调节脂联素（APN）、瘦素（LP）和抵抗素的分泌水平。

【备注】

本品中药名为三叉虎，与中药三叉虎的区别主要有以下几方面。

1. 药用部位 三叉虎用茎、叶或根。

2. 性味 三叉虎性寒，味苦。

3. 归经 三叉虎归心、肺经。

4. 功效 三叉虎也有清热解毒功效，同时还有祛风除湿、消肿止痛的功效。

5. 主治 三叉虎主治感冒发热、流脑、乙脑、咽喉肿痛、胃痛、风湿痹痛、肺热咳嗽、跌打扭伤、痈疖肿毒、湿疹等病证。

6. 用量 三叉虎 9～15g。

7. 使用注意 三叉虎脾胃虚寒者慎用。

一百零四、水牛奶

Semh ngungh nyox

别名：梨果榕。瑶医：温红弱。

本品为桑科植物舶梨榕 *Ficus pyriformis* Hook. et Arn. 的根。全年均可采收，切碎，鲜用或晒干。

本品分布于广东、广西、福建等省区。广西分布于大瑶山、南宁、柳州等地。常生于溪边、林下潮湿地带。

【性味】性凉，味涩。

【分类】属风打相兼药。

【功效】补益肝肾，清热利尿，化痰平喘。

【主治】肾炎，膀胱炎，尿道炎，肾性水肿，心性水肿，气管炎，哮喘，产后缺乳。

【瑶医治疗经验】

1. 肾炎 水牛奶 20g，车前草 30g，白茅根 30g，三白草 20g，土茯苓 20g。水煎服。

2. 尿道炎 水牛奶 20g，茅莓 20g，车前草 20g，淡竹叶 10g。水煎服。

3. 膀胱炎 水牛奶 20g，土牛膝 15g，黄柏 12g，淡竹叶 10g，车前草 15g，金锁匙 10g，白纸扇 15g。水煎服。

【用法用量】内服：煎汤，15～30g。

【现代研究】

1. 化学成分 水牛奶含有补骨脂素、auranamide、aurantiamide benzoate、齐墩果酸、β-谷甾醇、β-胡萝卜苷、乌苏酸、$2\alpha,3\alpha$-二羟基-12-烯-28-乌苏酸、$2\alpha,3\beta,24$-三羟基-12-烯-28-乌苏酸、（$2S,3S,4R,10E$）-2-[（$2'R$）-2'-hydroxytetracosanoylamino]-10-octadecene-1,4-riol、$2\alpha,3\alpha,24$-三羟基-12-烯28-齐墩果酸、$2\alpha,3\beta$-二羟基-12-烯-28-乌苏酸、$2\alpha,3\alpha,24$-三羟基-12-烯-28-乌苏酸。

2. 药理作用

（1）化痰止咳作用：水东哥的主要有效成分补骨脂素为呋喃香豆素类化合物，具有化痰、止咳的作用，这与水牛奶的功效相关联。

（2）抗癌作用：水牛奶中 auranamide 具有抗癌活性，对 NUGC-3 癌细胞的 IC_{50} 是 17.12μg/mL，对 HONE-1 癌细胞的 IC_{50} 是 8.68μg/mL，对 A549 癌细胞的 EC_{50} 小于 2.5μg/mL（81%），对 MCF-7 癌细胞的 EC_{50} 小于 2.5μg/mL（78%）。

（3）其他作用：不同浓度的梨果榕总甲醇提取物及其组分对 2,2-二苯基-1-苦酰肼（DPPH·）自由基具有清除作用。

【备注】

本品中药名为梨果榕，中药梨果榕与瑶药水牛奶的性味、功效、主治、用法用量相同。

一百零五、江公钓

Goongh gongl ndiux

别名：耳环果、羊奶果。瑶医：阿公介。

本品为胡颓子科植物蔓胡颓子 *Elaeagnus glabra* Thunb. 的果实、根及叶。果实成熟时采摘，叶全年均可采，鲜用或晒干；根全年可采，洗净，切片，晒干。

本品分布于江苏、浙江、福建、台湾、安徽、江西、湖北、湖南、四川、贵州、广东、广西等省区。广西分布于武鸣、河池、龙胜、阳朔及富川等地。生于向阳林中或林缘。

【性味】性凉，味涩。

【分类】属打药。

【功效】平喘止咳，收敛止泻，利水通淋。

【主治】支气管炎哮喘，慢性支气管炎，感冒咳嗽，肠炎腹泻，痔疮出血。

【瑶医治疗经验】

1. 慢性支气管炎 江公钓 30g，走马风 20g，石仙桃 20g，鱼腥草 15g，过墙风 20g，鸡矢藤 20g。水煎服。

2. 气管炎 江公钓叶 10g，石上柏 10g，千年竹 10g，牛尾菜 10g，柳叶白前 10g，千日红 10g，朝天罐 15g，五指牛奶 15g。水煎服。

3. 感冒咳嗽 江公钓叶 10g，紫苏叶 10g，桑叶 10g，鱼腥草 10g，枇杷叶 10g，大青叶 10g，甘草 6g。水煎服。

【用法用量】内服：煎汤，10～60g。

【现代研究】

1. 化学成分 蔓胡颓子根含有齐墩果酸和熊果酸。

2. 药理作用 蔓胡颓子根中的儿茶酚类、黄酮类化合物具有抗氧化活性和抑制β淀粉样蛋白聚集的作用。小叶胡颓子通过激活 CREB/NGF 信号，改善胆碱能的传递，从而减轻莨菪碱诱导的小鼠学习记忆障碍。

【备注】

本品中医分部位作为不同药材使用，药名分别为蔓胡颓子（果）、蔓胡颓子根（根）、蔓胡颓子叶（叶），与它们的区别主要有以下几方面。

1. 性味 蔓胡颓子的性味与瑶药江公钓相同。蔓胡颓子根性凉，味辛、微涩。蔓胡颓子叶性平，味辛、微涩。

2. 功效 蔓胡颓子的功效是收敛止泻、止痢。蔓胡颓子叶的功效是平喘止咳。蔓胡颓子根的功效是清热利湿、通淋止血、散瘀止痛。

3. 主治 蔓胡颓子主治肠炎、泻痢。蔓胡颓子叶主治咳嗽气喘。蔓胡颓子根主治泻痢、淋证、湿热黄疸、吐血、痔疮出血、血崩、胃痛、风湿痹痛、跌打肿痛等病证。

4. 用量 蔓胡颓子、蔓胡颓子叶 10～15g。蔓胡颓子根 15～30g。

一百零六、加介咪

Jaaih ngaiv meil

别名：鸡屎藤。瑶医：加介咪。

本品为茜草科植物鸡矢藤 *Paederia scandens*（Lour.）Merr. 的全草。夏季采收，晒干。

本品分布于陕西、甘肃、山东、江苏、安徽、江西、浙江、福建、台湾、河南、湖南、广东、香港特区、海南、广西、四川、贵州、云南等省区。广西各地均有分布。生于山坡、林中、林缘、沟谷边灌丛中或缠绕在灌木上。

【性味】性凉，味苦。

【分类】属打药。

【功效】行气消食，祛风除湿，消肿止痛，清热解毒。

【主治】风湿疼痛，腹泻痢疾，脘腹疼痛，头昏食少，肝脾肿大，瘰疬，肠痈，无名肿毒，跌打损伤，脚湿肿烂，烫伤，湿疹，皮炎，蛇蚊蝎蜇。

【瑶医治疗经验】

1. 风湿疼痛 鸡矢藤 20g，青风藤 20g，防己 10g，一刺两嘴 20g，入山虎 5g，大钻 20g，白九牛 20g。水煎服。

2. 湿疹 鸡矢藤、藤茶、飞扬草、杨梅皮、头花蓼各适量。水煎外洗。

3. 脚湿肿烂 鸡矢藤 60g，藤茶叶 60g，熊胆木 60g。水煎外洗。

【用法用量】内服：煎汤，10～15g，大剂量 30～60；或浸酒。外用：适量，捣敷，或煎水洗。

【现代研究】

1. 化学成分

（1）挥发油类：乙氧基戊烷、乙酸异戊酯、苯甲醛、己酸乙酯、乙酸乙酯、甲基硫代磺酸甲酯、甲酸苯甲酯、樟脑、异戊酸戊酯、乙酸苯甲酯、甲酸二苯乙酯、水杨酸甲酯、十二烷、3,4- 乙撑基二氧戊烷、己酸异戊酯、乙酸 -2- 苯乙酯、乙酸龙脑酯、丁香酚、十四烷、辛酸异戊酯反 -4,4- 二甲基 -2- 己烯、5,6,7,7a- 四氢 -4,4,7a- 三甲基 -2（4H）- 苯并呋喃酮、4,5- 二甲基辛烷、角鲨烯、二甲基三硫醚、正壬酸钠、2,4- 二叔丁基苯酚、月桂酸、苯甲酸、肉豆蔻酸、十五烷酸、硬脂酸、油酸、亚油酸、亚麻酸乙酯、芳樟醇、左旋 α- 松油醇、右旋 α- 松油醇、龙脑、丁香酚、异丁香酚、联氨丙基肼、邻苯二甲酸异丁基壬酯、邻苯二甲酸丁基异己酯。

（2）环烯醚萜苷类：鸡屎藤苷、车叶草苷、鸡屎藤酸、6–β–hydroxy paederosidic acid、鸡屎藤苷甲酯、6β–O–β–D–glucosyl paederosidic acid、鸡屎藤次苷、10–acetyl scandioside、鸡屎藤次苷甲酯、京尼平苷、车叶草酸、交让木苷、去乙酰车叶草苷、去乙酰车叶草苷酸甲酯、6–O–sinapinoyl scandoside methyl ester、鸡屎藤酸乙酯、3,4–dihydro–3–methoxy paederoside、7–deoxy loganic acid、7–deoxy、6′–O–E–feruloylmonotropein、10–O–E–feruloylmonotropein、dimer of methyl paederosidate and paederosidic acid、dimer of paederoside acid、saprosmoside K、saprosmoside E、paederoside B、paedero scandoside、dimer of methyl paederosidate and paederoside、dimer of paederoside acid and paederoside、6b–O–β–D–glucosyl paederoside acid、paederol A、paederol B。

（3）黄酮类：山奈酚、槲皮素、黄芪苷、kaempferol 3–O–rutinoside、kaempferol 3–O–rutinoside–7–O–glucoside、kaempferol 7–O–glucoside、异槲皮苷、芦丁、quercetin 3–O–rutinoside–7–O–glucoside、棉花黄苷、Paederinin 3–O–rutinoside–7–O–xylosylglucoside、黄豆苷原、蒙花苷。

（4）三萜类：熊果酸、齐墩果酸、3–O–β–D–glucopyranoseursolic acid、2α- 羟基熊果酸、3β,13β–hydroxy–11–en–28–oic acid、2α,3β,13β–hydroxy–11–en–28–oic acid、表木栓醇、木栓酮、3–oxours–12–en–28–oic acid3、蒲公英赛醇、齐墩果酸 3- 乙酸酯。

（5）甾体及其苷类：γ- 谷甾醇、β- 谷甾醇、菜油甾醇、胡萝卜苷、豆甾醇、（24*R*）-stigmast-4-en-3-one、stigmast-5-ene-3,7-diol、borassoside E。

（6）苯丙素类：东莨菪香豆素、咖啡酸、5- 羟基 -8- 甲氧基吡喃香豆素、cleomiscosin B、cleomiscosin D、异落叶松树脂醇、香豆酸、东莨菪香豆素、1- 咖啡酸 -6- 阿魏酸 - 葡萄糖苷、丁香脂素二葡萄糖苷、咖啡酸 -4-*O*-β-D- 吡喃葡萄糖苷。

（7）其他类：L- 阿拉伯糖、半乳糖、葡萄糖、鼠李糖、甲基异茜草素 -1- 甲醚、methlpaeder osidate、6-hydroxygenip oside、苯酚、氢醌、萜烯醛、二十六醇、三十一烷醇、冰醋酸、丙酸、正壬酸、辛癸酸、月桂酸乙酯、肉豆蔻酸、二十酸、棕榈酸。

2. 药理作用

（1）镇痛作用：鸡屎藤水煎液与杜冷丁及吗啡镇痛效果相似。采用热板法对小鼠进行疼痛实验，结果显示鸡屎藤水煎液有明显的镇痛作用。鸡屎藤注射液镇痛效果能长时间持续，与吗啡相比，镇痛效果开始更为缓慢，但持续时间更长。将鸡屎藤浓缩液注射于小鼠腹腔，对电激引起疼痛实验能提高痛阈值。

（2）抗肿瘤作用：鸡屎藤中的环烯醚萜苷类成分有抗肿瘤作用。

（3）抗炎作用：鸡屎藤能通过活化 NF-κB 在抗炎方面起作用，采用二甲苯致小鼠耳郭炎症和角叉菜胶致大鼠足肿胀动物实验模型，对其水煎液进行药理活性测试，结果表示有明显的抑制作用。鸡屎藤对大鼠关节炎有明显效果，对其肾上腺或垂体进行切除，作用消失。相关研究结果显示，鸡屎藤可以通过对下丘脑、肾上腺系统的影响以产生抗炎效果，与释放组胺无关。

（4）降尿酸作用：用氧嗪酸钾致小鼠高尿酸血症的动物模型对鸡屎藤提取物的降酸作用进行研究，结果发现其降酸效果明显，鸡屎藤提取物主要是通过控制尿酸排泄以及抑制黄嘌呤氧化酶活性来降低其尿酸水平，从而减少痛风性关节炎的发病概率。研究表明，其降低尿酸的主要活性成分为环烯醚萜苷类。

（5）镇静作用：鸡屎藤对高级神经活动有明显的抑制作用，与士的宁有拮抗作用，基本不影响巴比妥酸盐药物的睡眠时间，对羟基蜕皮激素无对抗作用。

（6）镇咳作用：鸡屎藤有镇咳作用，异丙嗪盐酸盐可增强其镇咳作用，鸡屎藤的镇咳作用与其抗炎有关。

（7）降压作用：鸡屎藤有明显的急性降压效果，有作用迅速、持久等特点，但有耐药性。

（8）抗病原微生物作用：鸡屎藤对乙肝病毒有较强的作用，通过降低转氨酶，促进肝细胞再生从而减轻肝脏损害，可用于治疗肝纤维化。鸡屎藤能减慢鼻病毒、仙台病毒所导致的细胞病变。此外，鸡屎藤还具有一定的抗菌作用，其水煎液对金黄色葡萄球菌和福氏痢疾杆菌有抑菌作用。

（9）保肝作用：鸡屎藤中的京尼平苷能够抑制肝脏氧化酶活性，增加免疫蛋白以及 GSH 含量，有保肝作用。

（10）影响肠胃功能作用：口服鸡屎藤对犬、猴均有一定程度的肠胃不良反应，能对抗毛果芸香碱、组胺、乙酰胆碱及氯化钡的直痉挛作用。

（11）其他作用：鸡屎藤还具有抑制低密度脂蛋白氧化、催吐、降温、降糖、降血脂、局麻以及解毒等功效。鸡屎藤能兴奋子宫，与 PGE_2 进行比较，结果显示子宫兴奋度显著提高，并与 PGE 有协同作用。大剂量 PSI 对大鼠和家兔可起到降温作用。鸡屎藤的局麻作用易产生耐药性。此外，鸡屎藤亦对放射反应引起的白细胞减少有一定疗效。

【备注】

本品中药名为鸡矢藤，与中药鸡矢藤的区别主要有以下几方面。

1.性味 鸡矢藤性微寒，味甘、微苦。

2.归经 鸡矢藤归脾、胃、肝、肺经。

3.功效 鸡矢藤的功效是消食健胃、化痰止咳、清热解毒、止痛。

4.主治 鸡矢藤也用于热毒泻痢、水火烫伤、毒虫蜇伤，同时还用于饮食积滞、小儿疳积、痰热咳嗽、咽喉肿痛、痈疮疖肿、胃肠疼痛、胆绞痛、肾绞痛、痛经、分娩疼痛、神经痛以及外伤、骨折、手术后疼痛等。

一百零七、翠云草

Mouc nyaaix

别名：烂皮蛇。瑶医：谋艾。

本品为卷柏科植物翠云草 *Selaginella uncinata*（Desv.）Spring 的全草。全年可采，鲜用或晒干。

本品分布于浙江、福建、台湾、广东、广西、贵州、云南、四川和湖南等省区。广西分布于龙州、凤山、南丹、金秀、藤县、贺州、钟山、隆安等地。生于林下阴湿的石上或洞内。

【性味】性凉，味淡。

【分类】属打药。

【功效】清热利尿，祛风除湿，止血消肿，化痰止咳。

【主治】急性黄疸型传染性肝炎，胆囊炎，肠炎，痢疾，肾炎水肿，泌尿系统感染，风湿关节痛，肺结核咯血。外用：疖肿，烧烫伤，外伤出血，跌打损伤。

【瑶医治疗经验】

1.急性黄疸型传染性肝炎 翠云草 30g，山栀子 15g，十大功劳 20g，虎杖 15g，大青叶 20g，龙胆 10g，田基王 20g，茵陈 20g。水煎服。

2.肺癌咯血 翠云草 10g，红铁树 15g，红天葵 6g，四叶参 10g，白首乌 10g，白英 10g。水煎服。

3.胆囊炎 翠云草 15g，龙胆 10g，山栀子 10g，虎杖 10g，十大功劳 15g，金银花 15g，白纸扇 15g。水煎服。

【用法用量】内服：煎汤，10～30g，鲜品可用至 60g。外用：适量，晒干或炒炭存性，研末，调敷；或鲜品捣敷。

【现代研究】

1. 化学成分 翠云草中含有穗花杉双黄酮、罗波斯塔双黄酮、罗波斯塔 –4′– 甲醚、2″,3″– 二氢 –4′– 甲氨基穗花杉双黄酮、2,3– 二氢 –7– 甲氧基扁柏双黄酮、芹菜素、（10E,12Z,14E）–9,16– 二羰基 –10,12,14– 三烯 – 十八碳酸、金色酰胺醇乙酸酯、（2E）–2– 壬烯二酸、软脂酸单甘油酯、β– 谷甾醇、阿魏酸棕榈酸 –16– 醇酯、对羟基桂皮酸、对羟基苯乙酮、香草醛、香草酸、丁香酸、对羟基苯甲酸、5,7,4′– 三羟基 –6–C–[α–L– 鼠李糖（1 → 2）]–β–D– 葡糖黄酮碳苷、D-1-O– 甲基肌醇、岩白菜素、3,5– 二甲基儿茶酚、十七烷酸 –2,3– 二羟基丙酯、没食子酸辛酯、对羟基苯甲醛、对羟基苯乙酮、大黄素、大黄酚、大黄素 –6– 甲醚、β– 谷甾醇、β– 胡萝卜苷。

2. 药理作用

（1）抗肿瘤作用：翠云草全草含有大量的双黄酮类成分，此类成分具有明显的抗肿瘤、抗炎、抗病毒、抗氧化、抗血栓和扩张血管等作用。实验研究表明，翠云草总黄酮对结肠癌 HT–29 细胞 COX–2 mRNA 表达有抑制作用，而且呈量效关系。翠云草中的穗花杉双黄酮对磷脂酶有抑制作用，进而抑制磷脂肌醇的转换，表明翠云草具有一定的抗肿瘤作用。

（2）抗病毒抑菌作用：翠云草醇提取物的乙酸乙酯部位对 HSV–1 和柯萨奇 B 组 3 型病毒（CoxB3）具有较好的抑制作用，半数抑制质量浓度分别为 12.5μg/mL 和 6.25μg/mL。翠云草水提液有较强的抗菌作用，对痢疾杆菌、大肠杆菌、变形杆菌、金黄色葡萄球菌、绿脓杆菌均有抑制作用，对大肠杆菌作用最强。近期有研究采用琼脂扩散法对 153 种中草药乙醇提取物进行抑制活性的检测，发现翠云草对鱼类中常见的海豚链球菌具有明显的抑制活性，抑菌圈直径为（11.8 ± 1.5）mm。国外的相关研究证实翠云草中含有的穗花双黄酮具有抗真菌活性，对 A 型及 B 型流感病毒也具有抑制作用，EC_{50} 分别为 2.0μg/mL 和 0.2μg/mL；同时穗花双黄酮也具有抗普通 HSV–1 及 HSV–2 病毒的作用，EC_{50} 分别为 8.6μg/mL 和 8.5μg/mL。

【备注】

本品中药名也为翠云草，与中药翠云草的区别主要有以下几方面。

1. 性味 翠云草性凉，味淡、微苦。

2. 功效 翠云草也有清热利湿、止血的功效，同时还有解毒的功效。

3. 主治 翠云草也用于瑶药翠云草的主治病证，同时还用于毒蛇咬伤。

一百零八、哈楼茶

Hah louh zah

别名：牛虫草、葫芦茶。瑶医：哈楼茶。

本品为豆科植物葫芦茶 *Tadehagi triquetrum*（L.）Ohashi 的全草。夏、秋季割取地上部分，切段，晒干。

本品分布于福建、江西、广东、海南、广西、贵州及云南等省区。广西分布于贺州、昭平、梧州、岑溪、平南、北流、博白、灵山、南宁、武鸣、上林、凌云等地。生于荒地或山地林缘、路旁。

【性味】性凉，微苦、涩。

【分类】属风打相兼药。

【功效】清热解毒，健脾消积，利湿消肿，化痰止咳。

【主治】中暑，感冒发热，咽喉肿痛，肾炎，黄疸型肝炎，肠炎，细菌性痢疾，小儿疳积，妊娠呕吐，菠萝中毒，小儿硬皮病，咳嗽。

【瑶医治疗经验】

1. 咽喉肿痛 葫芦茶 30g，三叉苦 20g，金银花 20g，九节风 20g。水煎服。

2. 肠炎 葫芦茶 20g，凤尾草 10g，马齿苋 10g，草鞋根 10g，火炭母 10g。水煎服。

3. 小儿疳积 葫芦茶 15g，饿蚂蝗 10g，黄花倒水莲 10g，一朵云 10g。水煎服。

【用法用量】内服：煎汤，15～60g。外用：适量，捣汁涂；或煎水洗。

【现代研究】

1. 化学成分

（1）黄酮类：4′,7′- 二羟基异黄酮、4′,5,7- 三羟基黄酮、山奈素 -3-O-β-D- 葡萄吡喃糖（6→1）-α-L- 鼠李吡喃糖苷、槲皮素 -3-O-β-D- 葡萄吡喃糖苷、槲皮素 -3-O-β-D- 半乳吡喃糖（6→1）-α-L- 鼠李吡喃糖苷、山奈酚 -3-O-α-L- 鼠李糖苷、山奈酚 -3-O-β-D- 芸香糖苷、槲皮素 -3-O-α-L- 鼠李糖苷、山奈酚 -3-O-α-L- 鼠李糖（1→6）-β-D- 半乳糖苷、槲皮素 -3-O-α-L- 鼠李糖（1→6）-β-D- 半乳糖苷、芦丁、山奈酚、山奈酚 -3-O-β-D- 葡萄糖苷、槲皮素 -3-O-β-D- 葡萄糖苷、（+）- 儿茶素、二氢槲皮素、原儿茶酸乙酯、山奈素 -3-O-β-D- 葡萄吡喃糖苷、山奈素 -3-O-β-D- 半乳吡喃糖苷。

（2）酚类：间苯三酚 -O-β-D- 葡萄糖苷、长寿花苷、山奈酚、顺式对羟基肉桂酸、反式对羟基肉桂酸、4- 羟基 -3,5- 二甲氧基苯甲酸、4- 羟基 -3- 甲氧基苯甲酸、对羟基苯甲酸、4- 羟基苯甲酸、3,5- 二羟基苯基 -β-D- 吡喃葡萄糖苷。

（3）苯丙素类：3,5- 二羟基苯基 -6-O- 反式 - 对羟基桂皮酰基 -β-D- 吡喃葡萄糖苷、对羟基桂皮酸、3,4- 二氢 -4-（4′- 羟苯基）-5,7- 二羟基香豆素、4,4′,7- 三羟基 -3′,5′- 二甲氧基 -7,9- 二酮 - 环氧木脂素。

（4）三萜类：木栓酮、表木栓醇、豆甾醇、桦木酸、β- 谷甾醇、胡萝卜苷、乌索酸、冬青素 A。

（5）其他类：甲氧基 - 反式 - 肉桂酸。

2. 药理作用

（1）抗炎抗过敏作用：通过对葫芦茶抗 IgE 介导 I 型过敏有效部位的研究发现，葫芦茶丙酮提取物、乙酸乙酯提取物、水溶物对大鼠 I 型过敏反应模型具有明显的拮抗作用，其中丙酮提取物抗过敏反应活性最好。

G 蛋白偶联受体 35（GPR35）是目前研究哮喘的有潜力的新靶标。有研究对葫芦茶叶抗过敏性哮喘的组分进行分析，采用高效液相色谱法对葫芦茶叶提取物进行多组分富集，共筛选出 10 个组分，以各组分对 GPR35 的激动活性为指标来评价其抗过敏性哮喘的活性，其中 6 个组分显示了较强的 GPR35 激动活性。

（2）抗菌作用：葫芦茶提取物在 10 种常见细菌（伤寒杆菌、绿脓杆菌、大肠杆菌、变形杆菌、肺炎球菌、金黄色葡萄球菌、白色葡萄球菌等）的测试中提示具有抗菌活性。作为清热解毒类中药，葫芦茶提取物在鲎试剂试管凝集反应中表现出直接的抗细菌内毒素作用，其抗细菌内毒素作用优于金纽扣、溪黄草。葫芦茶提取物对细菌和真菌均有一定的抑制作用，尤其对大肠杆菌、产气杆菌、藤黄微球菌的抑菌效果突出。

（3）降血糖作用：从葫芦茶中提取出的葫芦茶苷的苯丙素糖苷类衍生物 A ～ J，特别是化合物 4（tadehaginoside D）对糖尿病小鼠表现出明显的药理作用，能提高过氧化酶活化增生受体 γ 抗体（PPAR-γ）活性，上调葡萄糖转运体 -4（GLU-4）表达，提高葡萄糖的吸收。对于由链脲佐菌素所致的糖尿病小鼠模型，葫芦茶正丁醇提取部位和60% 乙醇提取部位能降低小鼠的血糖水平，改善胰岛素抵抗，调节脂代谢紊乱。

（4）保肝作用：葫芦茶提取物的体外研究表明，大剂量使用能抑制人肝癌 HepG2 细胞增殖；体内研究显示，对于由四氯化碳诱导的肝损伤小鼠，葫芦茶提取物能显著降低血清 ALT、AST、IgE 和白细胞三烯（LT）的浓度，同时能提高肝组织中 γ- 谷氨酰半胱氨酸合成酶（γ-GCS）、谷胱甘肽（GSH）、过氧化氢酶（CAT）的含量。葫芦茶的乙醇提取物对四氯化碳诱导的肝损伤小鼠具有保护作用，其机制可能与其抗氧自由基、降低肝微粒体 NO 含量、抑制脂质过氧化作用以及下调 Caspase-3 和 Caspase-8 活性有关。

（5）其他作用：葫芦茶提取物的体外生物活性研究发现，3,4- 二氢 -4-（4′- 羟苯基）-5,7- 二羟基香豆素不仅能提高 HepG2 肝癌细胞中葡萄糖的消耗，还能抑制脂肪生成基因 SREBP-1α、SREBP-2 以及靶基因（Fas、Acc、HMGR），从而达到调节脂肪的目的。葫芦茶总黄酮能有效地清除氧阴离子自由基、羟自由基和 DPPH 自由基，在试验浓度范围内，随着葫芦茶总黄酮浓度的加大，清除能力呈增强趋势。

（6）毒性：在急性毒性及致畸作用方面，研究显示，葫芦茶的毒性作用微弱，对孕鼠的体重、生殖能力均无影响，毒性极小；对胎鼠的外观生长发育和骨骼生长发育均无影响，无胚胎毒性和致畸毒性。

【备注】

本品中医分部位作为不同药材使用，药名分别为葫芦茶（枝叶）、葫芦茶根（根），与它们的区别主要有以下几方面。

1. 性味 葫芦茶的性味与瑶药哈楼茶相同。葫芦茶根性平，味微苦、辛。

2. 功效 葫芦茶也有清热解毒、消积利湿、杀虫的功效，同时还有退黄疸的功效。葫芦茶根的功效是清热止咳、拔毒散结。

3. 主治 葫芦茶也用于瑶药哈楼茶的主治病证，同时还用于风湿痹痛、钩虫病、疥疮。葫芦茶根主治风热咳嗽、肺痈、疮痈肿毒、瘰疬、黄疸。

4. 用量 葫芦茶 15 ～ 60g。葫芦茶根 15 ～ 30g。

一百零九、洪 楚

Hungh cuv

别名：零陵草。瑶医：洪楚。

本品为报春花科植物灵香草 *Lysimachia foenum-graecum* Hance 的全草。春、夏、秋季可采集，阴干或鲜用。

本品分布于广东、广西、四川、贵州、云南、湖南等省区。广西分布于百色、桂林、柳州、梧州等地。生于山谷溪边和林下腐殖质土壤中。

【性味】性温，味淡。

【分类】属打药。

【功效】祛风除湿，理气止痛，止痒，止血。

【主治】风湿骨痛，肺脓疡，痢疾，腹泻，胃痛，神经性腰痛，吐血，肺结核咯血，月经不调，白带过多，血崩，淋巴结结核，跌打损伤，骨折，毒蛇咬伤。

【瑶医治疗经验】

1. 牙痛 洪楚 10g，入山虎 3g。水煎服。

2. 外阴溃烂 洪楚 20g，黄柏皮 30g，中华小苦荬 20g。水煎外洗。

3. 胸满腹胀 洪楚 10g，紫苏梗 15g，厚朴果 10g，石菖蒲 15g，土砂仁 6g。水煎服。

4. 痛经 洪楚 15g，益母草 15g，茜草根 15g，血党 15g，鸡血藤 15g，当归藤 15g。水煎服。

【用法用量】内服：煎汤，9～15g。外用：适量。

【现代研究】

1. 化学成分

（1）三萜皂苷类：齐墩果烯型、foenumosides A ～ E、lysimachiagenoside A、21–*O*–angeloylbarringtogenol C、lysimachiagenoside C ～ F。

（2）黄酮类：山奈酚、山奈酚 –7–*O*–α–L– 鼠李糖苷、山奈酚 –3,7–*O*–α–L– 二鼠李糖苷、杨梅素、芹菜素、零陵香黄酮苷 A。

（3）挥发油类：十六酸、十七酸、六氢金合欢烯酰丙酮、十九烷、三十一烷、二十碳三烯酸甲酯、苯乙酮、（*Z,Z,Z*）–9,12,15– 十八碳三烯酸甲酯、（*Z,Z*）–9,12– 十八碳二烯酸、9– 十六碳烯酸、十七酸乙酯、（*Z,Z,Z*）–9,12,15– 十八碳三烯酸乙酯。

（4）其他类：蔗糖、β– 谷甾醇、棕榈酸、豆甾醇、豆甾醇 –3–*O*–β–D– 葡萄糖苷、α– 菠甾醇、豆甾醇乙酸酯、β– 谷甾醇乙酸酯、羽扇豆醇、白桦脂醇、熊果酸、齐墩果酸、胡萝卜苷、香豆酸、香草酸、对羟基苯甲酸、4– 羟基 –3,5– 二甲氧基苯乙酮。

2. 药理作用

（1）细胞毒作用：从灵香草中分离得到的 5 个三萜皂苷类化合物 foenumosides A ～ E，除了 foenumosides E 外，均对多核型白细胞表现出较强的细胞毒性。其中，化合物

foenumosides A、B、D 在浓度为 10µmol/L 时，对鼠和人的多核型白细胞表现出较强的细胞毒性，细胞存活率为 50%，甚至更低；化合物 foenumosides C 在任一测试的浓度下都能抑制鼠的多核型白细胞生长，而其在浓度为 10µmol/L 和 50µmol/L 时，不能抑制人的多核型白细胞生长，存活率为 100%。

（2）抗氧化作用：研究灵香草的水提取物、甲醇提取物以及甲醇提取物的乙酸乙酯部位和正丁醇部位的抗氧化活性，结果表明，这些提取物均表现出不同的抗氧化和自由基清除活性（乙酸乙酯部位 > 正丁醇部位 > 甲醇提取物 > 水提取物），且其活性大小与所含总酚和总黄酮含量有关。通过 DPPH 法测试灵香草浸膏及其浸油的自由基清除活性，结果显示，灵香草浸膏及其浸油对自由基（DPPH）均有良好的清除活性。从灵香草中分离得到的 foenumosides E 具有抑制环氧酶（COX-1）和 12- 脂氧合酶（12-LOX）的活性，表现出抗氧化活性。综上可知，灵香草可以作为抗氧化剂用于医药和食品行业。

（3）抑菌作用：研究发现灵香草的甲醇提取物对植物体内的真菌（如小麦叶锈病菌、小麦白粉病菌、稻瘟病菌等）具有较强的杀菌活性，其中在 0.5mg/mL 时对瘟病菌具有非常强的杀菌活性。对灵香草提取物进行抑菌活性研究，发现灵香草不同溶剂的提取物均具有较强的抑菌活性，其中在浓度为 10mg/mL 时，乙酸乙酯提取物的活性最好；进一步对灵香草乙酸乙酯部分抗菌活性进行研究，发现酚酸类化合物是灵香草抗植物病菌的活性成分之一。

（4）抗肥胖作用：利用高脂肪饮食肥胖诱导模型，发现灵香草提取物通过在脂肪形成和脂肪代谢过程中发挥作用而具有抗肥胖作用。从灵香草提取物中分离得到的灵香草抗肥胖活性成分 foenumoside B，其在体内和体外实验结果一致，能激活 AMPK 信号转导，抑制脂肪生成基因的表达，同时增强脂肪分解基因的表达。灵香草提取物及其活性成分 foenumoside B 可以作为治疗肥胖症和相关疾病的一种潜在药物。

（5）其他作用：研究灵香草乙醇提取物和二氯甲烷提取物对二甲苯致小鼠渗出性炎症的影响，发现它们表现出明显的抗炎作用，说明具有抗炎活性。通过对 50 例小白鼠口服灵香草后在生殖器官上的变化情况进行观察，结果表明灵香草具有避孕作用，不同个体变化不同。研究灵香草原材料粉末，以及乙酸乙酯、95% 乙醇等不同溶剂提取液对跳蚤的味杀和触杀，结果发现乙酸乙酯提取液稀释到 5% 时对动物体表的跳蚤有较好的杀灭效果。此外，还有研究表明灵香草具有提神醒脑的作用。

【备注】
本品中药名为灵香草，与中药灵香草的区别主要有以下几方面。
1. 性味 灵香草的性平，味辛、甘。
2. 归经 灵香草归肺、胃经。
3. 功效 灵香草也有行气、止痛、驱蛔的功效，同时还有解表的功效。

一百一十、路边菊

Gauh liel guec

别名：鱼鳅串、马兰头。瑶医：免翠咪。

本品为菊科植物马兰 *Kalimeris indica*（L.）Sch.-Bip. 的全草。夏、秋季采收，鲜用或晒干。

本品分布于我国西部、中部、南部、东部各省区。广西各地均有分布。生于林缘、草丛、溪岸、路旁。

【性味】性寒，味苦。

【分类】属打药。

【功效】清热解毒，平肝泻火。

【主治】感冒发热，急性咽喉炎，扁桃体炎，口腔炎，支气管炎，肺炎，结核，黄疸型肝炎，腹泻，痢疾，小儿疳积所致之夜啼，吐血，衄血，血崩，产后流血不止，月经不调，毒蛇咬伤，烧烫伤，疮疖肿毒。

【瑶医治疗经验】

1. 扁桃体炎 路边菊 20g，三叉苦 20g，金银花 20g，金线风 15g。水煎服。

2. 乳吹 路边菊、木芙蓉各适量。捣烂外敷。

3. 小儿夜啼 路边菊 15g，灯心草 6g，蝉蜕 6g，麦冬 15g，钩藤 10g，甘草 3g。水煎服。

【用法用量】内服：煎汤，15～30g。外用：适量。

【现代研究】

1. 化学成分

（1）挥发油类：3,7-二甲基-1,37-辛三烯、γ-榄香烯、（1S）-2-亚甲基-6,6-二甲基双环[3.1.1]庚烷。

（2）黄酮类：汉黄芩素、7,4′-二羟基异黄酮、千层纸素 A、芹菜素、芦丁、金丝桃苷、芹菜素-6,8-C-di-β-D-吡喃葡萄糖苷、芫花素、芹菜素-7-O-β-D-葡萄糖苷。

（3）甾体类：β-谷甾醇、（22E,24R）-麦角甾-7,22-二烯-3β-醇、（22E,24R）-5α,8α-过氧麦角甾-6,22-二烯-3β-醇、达玛二烯醇乙酸酯、β-20（21）,24-二烯-达玛烷-3-酮、豆甾醇、α-菠甾醇-3-O-β-D-葡萄糖苷、α-菠甾醇、β-胡萝卜苷、麦角甾醇、（22E,24R）-5α,8α-过氧麦角甾-6,22-二烯-3β-醇。

（4）三萜类：齐墩果醛、古柯二醇、β-香树脂醇、swertenol、齐墩果酸、木栓酮、木栓醇、表木栓醇、羽扇豆酮、α-香树脂醇、古柯二醇、羽扇豆醇乙酸酯。

（5）酸类：尼克酸、月桂酸、脱镁叶绿甲酯酸、4-hydroxy-3-[1-（methoxycarbonyl）vinyloxy]benzoic acid、5-（1-carboxylvinyloxy）-2-hydroxybenzoic acid、正十六烷酸、十八烷酸、正十九烷酸、正二十烷酸、正二十二烷酸、3,4-二咖啡酰奎宁酸、3,5-二咖啡酰奎宁酸、阿魏酸、香草酸、十六烷酸甲酯、（1Z,3E,9S）-1,3-二烯-5-乙烯-8,9-

二甲基 –9–（3– 羧基）– 环癸 –4– 甲酸、15– 氧代 –14,16 氢 – 劲直假酸、15–oxo–14,16*H*–strictic acid、琥珀酸、原儿茶酸、丁香酸、苜蓿酸、丁香酸。

（6）木脂素类：丁香脂素。

（7）其他类：维生素 C、总糖、还原糖、钙、钾、磷、硒、维生素 E、胡萝卜素、果聚糖、马兰多糖、4– 羟基苯乙酮、尿嘧啶、原儿茶酸甲酯、七叶内酯、大黄素、大黄酚、大黄酸、4–allyl–2,6–dimethoxyphenyl 3–methylbutanoate、4–allyl–2–methoxyphenyl 2–methylbutanoate。

2. 药理作用

（1）抗菌作用：路边菊的挥发油类成分对金黄色葡萄球菌、大肠埃希菌、白色念珠菌和酵母菌具有抑制作用。路边菊中的木栓酮、栲酮、豆甾醇、α– 菠甾醇和牛防风素 5 个化合物对水稻纹枯病菌和苹果腐烂病菌均有抑制作用。从路边菊中分离得到的琥珀酸和丁香酸对枯草芽孢杆菌有抑制作用。

（2）抗炎镇痛作用：路边菊具有明显的抗炎作用，并能加强哌替啶的镇痛作用，研究建议可试用于治疗由物理、化学、免疫等因素引起的炎症。从路边菊中分离得到的二咖啡酰奎宁酸及其衍生物、齐墩果醛、芦丁和脂肪酸衍生物是其抗炎作用的主要活性组分。

（3）抗肿瘤作用：从路边菊中分离得到的 4– 羟基 –3–[1–（甲氧基羰基）– 乙烯基]– 苯甲酸和 5–（1– 羧基乙烯氧基）–2– 羟基苯甲酸对肝癌细胞和表皮癌细胞有一定的抑制作用。路边菊中富含的微量元素硒和维生素 E 有明显抗癌、抗衰老和提高机体免疫力的作用。路边菊甲醇总提取物及其提取到的 4 个化合物对人肿瘤细胞株 A549、BGC–823 和 HeLa 均无明显细胞毒性。

（4）镇咳及中枢抑制作用：研究表明路边菊的根、茎、叶及全草具有镇咳及中枢抑制作用，且证明全草作用最强。

（5）抗氧化作用：路边菊中所含的黄酮类化合物在一定浓度范围内具有较强的清除自由基和抗氧化能力。其中黄酮和三萜类物质对小鼠体外组织（心、肝、脑和肾）的过氧化均有一定的抑制作用，且其对肝、肾器官的过氧化抑制效果比心、脑明显。研究证明，路边菊的不同极性部位对自由基均有清除作用，但乙酸乙酯部位的清除作用最好。

（6）其他作用：全叶路边菊对由药物和电刺激引起的惊厥有明显的抑制作用，且能提高可待因的镇痛作用和加强戊巴比妥的催眠作用，而相较根、茎和叶，路边菊全草的以上作用最强。实验证实，从路边菊氯仿层中得到的 3 个双酸甘油酯具有抑制血小板活化因子受体结合的作用。路边菊的乙醇提取物对动物子宫有明显的兴奋作用，能提高子宫的收缩活力，同时其还证明路边菊可明显缩短凝血时间，有望用于治疗功能性子宫出血、崩漏等出血性疾病。从路边菊中提取得到的 neoechinulin A 具有抗禽流感病毒的作用。路边菊多糖类组分具有抗实验性胃溃疡的作用。路边菊中的皂苷除有降血糖、降血脂、抗病毒的作用外，并能显著抑制蛋白质非酶糖基化，因此马兰是一种较好的保健品。

【备注】

本品中药名为马兰，与中药马兰的区别主要有以下几方面。

1. 药用部位　马兰用全草或根。

2. 性味　马兰性凉，味辛。

3. 归经　马兰归肺、肝、胃、大肠经。

4. 功效　马兰也有清热解毒、凉血止血的功效，同时还有利湿、消肿的功效。

5. 使用注意　马兰孕妇慎服。

一百一十一、结贡龙

Guengh guex lueth

别名：七叶胆。瑶医：结贡龙。

本品为葫芦科植物绞股蓝 *Gynostemma pentaphylluom*（Thunb.）Makino 的全草。秋季采收，洗净，扎成小把，晒干。

本品分布于陕西南部及长江以南各省区。广西分布于金秀、恭城、临桂、融水、柳州、百色、凤山、龙胜、龙州等地。生于山间阴湿处，多为栽培。

【性味】性微寒，味甜、微苦。

【分类】属风打相兼药。

【功效】益气安神，化浊降脂，清热解毒。

【主治】慢性气管炎，病毒性肝炎，肾盂肾炎，胃肠炎，高血压，神经衰弱，动脉硬化症，高脂血症，痈疮肿毒，抗衰老，抗疲劳。

【瑶医治疗经验】

1. 病毒性肝炎　结贡龙 30g，南板兰 20g，鸡骨草 20g，叶下珠 20g，十大功劳 15g，虎杖 10g，茵陈 20g。水煎服。

2. 高血压　①结贡龙 20g，毛冬青 20g，七叶莲 20g，钩藤 10g。水煎当茶饮。②结贡龙 15g，野葛根 15g，玉米须 15g，刺鸭脚 15g，钩藤 15g，白纸扇 15g。水煎服。

【用法用量】内服：煎汤，15～30g；研末，每次 3～6g；或泡茶。外用：适量，捣烂涂擦。

【现代研究】

1. 化学成分

（1）皂苷类：3-O-β-D-吡喃葡萄糖基-2α,3β,12β,20（S）-四羟基-达玛烷-24-烯-20-O-β-D-吡喃葡萄糖苷、gynosaponin TN-1、gypenoside LXXⅦ、gypenoside XLⅥ、gypenoside Rd、gypenoside LⅥ、人参皂苷 Rb1、绞股蓝皂苷 A、绞股蓝皂苷 XLIX、七叶胆苷 XⅦ。

（2）多糖类：甘露糖、鼠李糖、葡萄糖醛酸、半乳糖醛酸、葡萄糖、半乳糖、木糖、阿拉伯糖、GPS-2、GPS-3。

（3）黄酮类：商陆素、异鼠李素、槲皮素、商陆苷、芦丁、喙果黄素、山奈酚、硬脂酸、商陆素 –3–O–β–D– 葡萄糖苷。

（4）无机元素类：Fe、Zn、Cu、Mo、Me、Ni、Cr、V、Se、Si、Mg。

（5）其他类：赖氨酸、亮氨酸、缬氨酸、维生素、生物碱、挥发油、有机酸、香叶基丙酮、苯甲醛、芳樟醇。

2. 药理作用

（1）降血脂、降血糖作用：现已证实，中药绞股蓝具有明显的调脂作用，能有效治疗高脂血症。通过研究不同含量绞股蓝的降血糖活性，得出绞股蓝90% 乙醇提取物能够有效降低血糖。研究表明，40%、80%、98% 的绞股蓝皂苷能有效降低高脂血症大鼠的血脂水平，其中98% 的绞股蓝皂苷疗效相对较高。国外相关研究也证明绞股蓝皂苷对于高脂饮食诱导的高脂血症大鼠具有良好的疗效。绞股蓝降血糖的作用机制与刺激胰岛素释放、抑制 α– 淀粉酶及 α– 糖苷酶的活性相关。

（2）保肝作用：绞股蓝多糖能够对力竭动诱导的肝组织氧化应激及细胞凋亡具有保护作用。研究表明，绞股蓝多糖能够保护 CCl_4 所致的大鼠急性肝损伤，其作用机制与抗氧化、调节 Bcl–2/Bax 表达、抑制细胞凋亡、促进肝细胞再生等有关。绞股蓝皂苷对于非酒精性脂肪性肝炎（NASH）具有良好的疗效。

（3）抗衰老作用：绞股蓝提取液具有延缓衰老、抗自然老化的作用。研究发现，绞股蓝提取液可提高对羟自由基的抑制能力，升高自然衰老小鼠 SOD 活性，并且能够改善自然衰老小鼠的皮肤自然老化现象。另外，绞股蓝提取液可以升高小鼠的谷胱甘肽过氧化物酶和过氧化氢酶的活性，降低 H_2O_2 含量，从而对皮肤老化具有保护作用。

（4）改善记忆作用：研究绞股蓝提取物不同极性部位的抗老年痴呆活性，发现醋酸乙酯部位、石油醚部位和正丁醇部位均具有抗老年痴呆的活性。采用绞股蓝对通过电休克法造成脑损伤的大鼠进行干预，结果发现绞股蓝在改善模型大鼠记忆力方面有显著的作用。研究指出，绞股蓝皂苷可以改善空间记忆和习惯学习的缺陷，可以作为帕金森病的辅助治疗剂。

（5）其他作用：除上述作用外，绞股蓝还具有抗疲劳、抗氧化等作用。通过建立动物训练实验模型，测定小鼠肝组织中的 SOD 活性及 MDA 含量，发现灌服海南野生绞股蓝提取液后，小鼠肝组织 SOD 活性明显高于对照组，MDA 含量明显低于对照组，表明海南野生绞股蓝具有较强的抗脂质过氧化损伤的作用，服用绞股蓝可消除运动过程中产生的过量的自由基，保护心脏、肝脏免受自由基的损伤，对肝脏和心肌组织具有显著的保护作用。绞股蓝总皂苷具有增强机体自由基清除率和提高机体抗氧化能力的作用，还能通过增加脾脏和胸腺的质量提高机体的非特异性免疫。绞股蓝多糖具有较好的还原能力，对小鼠肝匀浆自发性脂质过氧化和 Fe^{2+}–H_2O_2 诱导的小鼠肝匀浆脂质过氧化具有较好的抑制作用。绞股蓝也常被作为动物饲料添加剂来使用，研究发现其可以提高动物机体免疫力，使动物得到所需的微量元素，增进食欲，从而达到增肥的作用。绞股蓝总黄酮可以保护缺血心肌，其作用机制可能与改善心脏缺血程度、缩小心肌缺血范围有关。绞股蓝乙醇提取物可以减轻体外海马切片神经细胞在缺氧—复氧刺激下由缺氧、缺血损害引起的 Ca^{2+} 超载、线粒体膜通透性增加和脂质过氧化，说明绞股蓝对脂质过氧化脑损伤有一定的保护作用。通过用不同浓度的绞股蓝总皂苷处理宫颈癌细胞，发现绞股蓝可以抑制宫颈癌细胞的增殖并诱导其凋亡，其活性成分多为 C20、C21 位上连有游离羟基的达玛烷型四环三萜皂苷。

【备注】

本品中药名为绞股蓝，与中药绞股蓝的区别主要有以下几方面。

1. 归经 绞股蓝归肺、脾经。

2. 功效 绞股蓝也有益气、清热解毒的功效，同时还能健脾、化痰止咳。

3. 主治 绞股蓝也用于高脂血症、咳嗽气喘，同时还用于体虚乏力、纳呆、口渴、咽干，以及肿瘤、溃疡等热毒证。

一百一十二、求库亮

Njouh kux ndiangx

别名：茶叶冬青。瑶医：求库亮。

本品为冬青科植物毛冬青 *Ilex pubescens* Hook. et Arn. 的全株。全年可采，洗净，切片，晒干。

本品分布于我国华东、华南及台湾等省区。广西各地均有分布。生于山野坡地或丘陵的灌丛中。

【性味】性凉，味微苦、涩。

【分类】属打药。

【功效】清热解毒，活血通脉，利水消肿，化浊降脂。

【主治】风热感冒，肺热喘咳，喉头水肿，扁桃体炎，痢疾，脑血管意外所致的偏瘫，血栓闭塞性脉管炎，丹毒，烫伤，中心性视网膜炎，葡萄膜炎，皮肤急性化脓性炎症，冠状动脉粥样硬化性心脏病，急性心肌梗死，高血压病，高脂血症。外用：烧烫伤。

【瑶医治疗经验】

1. 脑梗死偏瘫 求库亮 30g，丹参 20g，小钻 15g，双钩钻 20g，麻骨风 15g，阴阳风 20g，血风 20g，路路通 20g，九层风 20g，红藤 20g，桃仁 7g。水煎服。

2. 脉管炎 求库亮、辟荔藤各适量。水煎外洗。

3. 血栓闭塞性脉管炎 求库亮 60g，忍冬藤 30g，血风藤 20g，刺鸭脚 20g，十大功劳 15g。水煎服。

【用法用量】内服：煎汤，10～15g。外用：适量，煎汁涂或浸泡。

【现代研究】

1. 化学成分

（1）三萜类：熊果酸、齐墩果酸、毛冬青酸、Ilexolide A、Ilexgenin A、Ilexgenin A1、Ilexsaponin A1、Ilexsaponin B1、Ilexsaponin B2、Ilexsaponin B3、Ilexsaponin B、pedunculoside、Ilexoside A、Ilexoside O、6'-*O*-acetylilexsaponin A1、3-*O*-β-D-

吡喃木糖 –3β,19α,24– 三羟基齐墩果酸 –28–β–D– 吡喃葡萄糖酯苷、Ilexpublesnin A、Ilexpublesnin B、mussaendoside R、ziyu-glycoside I、lucyoside H、3–O–β–D– 吡喃木糖基 –3β,19α,24– 三羟基齐墩果酸、chaenomeloside A、23–aldehydepolomic acid、chaenomelogenin A、taraxerol。

（2）酚酸类：pubescenodides A、pubescenodides B、丁香苷、ilexpubside A、Ilexpubside B、sinapic aldehyde-4–O–β–D-glucopyranoside、对羟基苯乙醇、对苯二酚、丁二酸、咖啡酸、毛冬青 L2、毛冬青 L3、毛冬青 L4、毛冬青 L5、原儿茶醛、丁香脂素、5–O– 咖啡酰基 – 奎宁酸、1– 羟基松脂酚 1–O–β–D– 葡萄糖苷、对羟基苯酚、4,5-di–O-caffeoylquinic acid、3,4– 二羟基苯甲醛、decumbic acid、富马酸、3,4– 二咖啡酰鸡纳酸、琥珀酸、2– 羟甲基 –3– 咖啡酰氧 –1– 丁烯 –4–O–β–D– 吡喃葡萄糖苷、2– 咖啡酰甲基 –3– 羟基 –1– 丁烯 –4–O–β–D– 吡喃葡萄糖苷、3,4–O– 二咖啡酰基奎宁酸、3,5–O– 二咖啡酰基奎宁酸、1,5–O– 二咖啡酰基奎宁酸、4,5–O– 二咖啡酰基奎宁酸、pentadecanoic acid。

（3）苯丙素类：liriodendrin、（+）–环合橄榄树脂素、tortoside A、（–）– 橄榄树脂素、（7S,8R）–dihydrodehydrodiconiferyl alcohol 4–O–β–D-glucopyranoside、（7S,8R）–dehydrodiconiferyl alcohol 4–O–β–D-glucopyranoside、（+）–cyclo–olivil–6–O–β–D-glucopyranoside（–）–olivil–4′–O–β–D-glucopyranoside、（+）–pinoresinol–4,4′–O-bisglucopyranoside、（+）–medioresinol di–O–β–D-glucopyranoside、伞形花内酯、毛冬青 L1、毛冬青 L6、Ilexngnan A、β–D–mudanoside–A、丁香脂素 –4–O–β–D– 葡萄糖苷。

（4）环烯醚萜苷类：橄榄苦苷、木犀榄苷 –11– 甲酯、oleoacteoside、（R）–β– 羟基橄榄苦苷、（8E）– 女贞子苷、（8Z）-ligstroside、2′–（3′,4′– 二羟基苯基）乙基 –（6″–O– 木犀榄苷 –11– 甲酯）–β–D– 吡喃葡萄糖苷。

（5）黄酮类：大豆苷元、染料木苷、山奈酚 –3–O–β– 龙胆二糖苷、山奈酚 –3–O–β– 刺槐双糖苷、山奈酚 –3–O–β– 半乳糖苷、槲皮素 –3–O–β– 龙胆二糖苷。

（6）其他类：β– 谷甾醇、豆甾醇、胡萝卜苷、类叶升麻苷、spinasterol、2– 苯乙基 –O–α–L– 阿拉伯糖基 –（1→6）–O–β–D– 吡喃葡萄糖苷、daucosterol。

2. 药理作用

（1）抗凝血作用：毛冬青酸具有抗静、动脉血栓作用，能提高血浆优球蛋白溶解活性和动脉壁前列环素和血小板内环磷酸腺苷的含量，能抑制腺苷二磷酸、胶原诱导的血小板聚集。毛冬青皂苷 B3 能明显抑制胶原蛋白 – 肾上腺素诱导的小鼠体内血栓形成和 $FeCl_3$ 诱导的大鼠腹主动脉血栓形成。

（2）降压作用：内皮功能紊乱是高血压发病机制中的重要起因之一，具体表现为 NO 产生减少和 ET 类物质增多。观察毛冬青对腹主动脉缩窄致高血压大鼠 NO、内皮素 –1（ET-1）的影响，发现毛冬青能改善腹主动脉缩窄大鼠血管内皮功能，并且呈一定的量效关系。

（3）对心脏的保护作用：毛冬青有效部位对急性缺血心肌的产生有明显的保护作用，其作用机制可能与对抗自由基损伤、增强体内抗氧化酶活性、减少心肌耗氧量、减少心肌梗死面积有关。缩醛基毛冬青提取化合物 R4 对缺血缺氧心肌具有明显的保护作用，其效应与剂量呈相关性，其机制可能是通过扩张冠脉，增加心肌的供血供氧而发挥抗心肌缺血的作用。缩醛基毛冬青提取化合物 R4 通过减少心肌耗氧量，降低左室舒张末期压及左心室内压最大上升和下降速率，使冠脉流量增加等环节，发挥改善麻醉犬心功能与血流动力学的作用。

（4）对脑组织的保护作用：毛冬青的提取物对脑缺血再灌注损伤有很好的保护作用，其保护机制与减轻脑水肿、抗自由基及抑制脂质过氧化反应有关。有研究通过免疫组化法证实了毛冬青提取物能减少脑缺血再灌注损伤后 TNF-α 及 Caspase-3 的表达，其对脑缺血再灌注损伤具有保护作用，并对脑组织产生一定的保护作用。

（5）抗炎作用：用毛冬青口服液对病变小鼠建立动物实验模型，发现毛冬青口服液对多种病变小鼠均有显著的抑制作用，证实了其具有明显的抗炎作用。通过观察毛冬青甲素对兔颈总动脉球囊损伤后炎性因子 IL-6、M-CSF 的影响，发现毛冬青甲素具有明显的抗炎效果，其通过抑制术后炎症因子 IL-6、M-CSF 水平，抑制血小板聚集与血管平滑肌细胞增生，进而阻碍了动脉损伤后管腔再狭窄的形成。

（6）免疫作用：通过对小鼠病毒性肺炎模型的研究，考察复方毛冬青颗粒抗病毒的作用，结果显示复方毛冬青颗粒对多种病毒均有不同程度的抑制作用。通过实验发现，高、中剂量组对流感病毒感染小鼠引起肺炎均有明显的抑制作用，肺指数值明显降低，并能提高小鼠的免疫功能，延长小鼠的存活时间，提示毛冬青颗粒有明显的抗病毒作用。

【备注】

本品中医分部位作为不同药材使用，药名分别为毛冬青（根）、毛冬青叶（叶），与它们的区别主要有以下几方面。

1. 性味　毛冬青性寒，味苦、涩。毛冬青叶性凉，味苦、涩。

2. 归经　毛冬青归心、肺经。毛冬青叶无归经记载。

3. 功效　毛冬青的功效与瑶药求库亮相同。毛冬青叶的功效是清热解毒、凉血消肿。

4. 主治　毛冬青的主治与瑶药求库亮相同。毛冬青叶主治烧烫伤、外伤出血、痈肿疔疮、走马牙疳。

5. 用量　毛冬青 10 ～ 30g。毛冬青叶 3 ～ 10g。

一百一十三、牙刷草

Njah sontq miev

别名：半枝莲。瑶医：涯算咪。

本品为唇形科植物半枝莲 *Suellaria barbata* D. Don 的全草。夏、秋季采，洗净，鲜用或晒干。

本品分布于河北、山东、陕西南部、河南、江苏、浙江、台湾、福建、江西、湖北、湖南、广东、广西、四川、贵州、云南等省区。广西分布于上林、金秀、桂平、象州、平乐、恭城等地。生于沟边、水田边、荒野湿地。

【性味】性寒，味苦。

【分类】属打药。

【功效】清热解毒，凉血止血，消肿散结。

【主治】吐血，衄血，血淋，赤痢，黄疸，咽喉疼痛，肺痈，疔疮，瘰疬，疮毒，癌肿，跌打刀伤，毒蛇咬伤。

【瑶医治疗经验】

1. 肺痈　牙刷草 30g，白花蛇舌草 20g，薏苡仁 30g，石上柏 20g，鱼腥草 30g，十大功劳 20g，金钗石斛 20g。水煎服。

2. 肝硬化　牙刷草 15g，田基黄 10g，山蒣 20g，铁包金 20g，半边莲 10g，排钱草 20g，山栀根 20g，隔山香 10g。水煎服。

3. 咽喉肿痛　牙刷草 15g，白英 15g，毛冬青 15g，鱼腥草 10g，金锁匙 10g。水煎服。

【用法用量】内服：煎汤，15～30g，鲜品加倍；或入丸、散。外用：适量，鲜品捣敷。

【现代研究】

1. 化学成分

（1）黄酮类：野黄芩素、野黄芩苷、粗毛豚草素、木樨草素、芹菜素、圣草酚、5,8,2′- 三羟基 -7-O-D- 吡喃葡萄糖苷、汉黄芩素、半枝莲素、黄芩苷、贝加因、5- 羟基 -7,8- 二甲氧基黄酮、赤藓醇、山姜素、柚皮素、红花素、异红花素、半枝莲种素、三裂鼠尾草素、5- 羟基 -7,4′- 二甲氧基黄酮、5- 羟基 -7,8,4′- 三甲氧基黄酮、柯因、5,7,4′- 三羟基 -8- 甲氧基黄烷酮、5,7,2′- 三羟基黄酮、黄芩黄酮、7- 羟基 -5,8- 二甲氧基黄酮、5,2′,6′- 三羟基 -7,8- 二甲氧基黄酮、5,7- 二羟基 -8,2′- 二甲氧基黄酮、4′- 羟基汉黄芩素、5,7,4′- 三羟基 -6- 甲氧基黄烷酮、2（S）-2′,7- 二羟基 -5,8- 二甲氧基黄烷酮、芹菜素 -5-O-β-D- 吡喃葡萄糖苷、2′,4′- 二羟基 -2,3′,6′- 三甲氧基查尔酮、7- 羟基 -5,8,2′- 三甲氧基黄烷酮、芹菜素 -7-O-β-D- 葡萄糖苷、芹菜素 -7-O-D- 葡萄糖苷乙酯、芹菜素 -7-O-D- 新橘皮糖苷、汉黄芩素 -7-O-D- 葡萄糖苷酸、红花素 -7-O-D- 葡萄糖苷酸、异红花素 -7-O-D- 葡萄糖苷酸、5,2′- 二羟基 -7,8,6′- 三甲氧基黄酮 -2′-O-β-D- 葡萄糖苷、7- 羟基 -5,8- 二甲氧基黄酮 -7-O-β-D- 葡萄糖苷、5,7,8,2′- 四羟基黄酮 -7-O-β-D- 葡萄糖苷、5,2′,6′- 三羟基 -7,8- 二甲氧基黄酮 -2′-O-β-D- 葡萄糖苷、6- 甲氧基柚皮素、5,4′- 二羟基 -6,7,3′,5′- 四甲氧基黄酮、5,7,2′- 三羟基 -8- 甲氧基黄烷酮、5,6,2′- 三羟基 -7,8- 二甲氧基黄酮、5,7,2′,3′- 四羟基黄酮。

（2）二萜类：半枝莲二萜 A（半枝莲内酯 C1）；半枝莲生物碱 M、N；半枝莲二萜 C、F；半枝莲生物碱 O；半枝莲二萜 D（半枝莲内酯 D）、E；半枝莲生物碱 W、X、Y、Z；半枝莲二萜 B、G、H、I；6,7-di-O- 烟酰半枝莲生物碱 G；半枝莲内酯 A、B、C2；6-O- 烟酰基 -7-O- 乙酰半枝莲生物碱 G；半枝莲生物碱 A；7-O- 烟酰半枝莲生物碱 H；半枝连生物碱 B；6-O- 烟酰半枝莲生物碱 G；半枝莲生物碱 C、D、E、F；半枝莲素 A、B、C；半枝莲生物碱 G、H；半枝莲临泉生物碱 A、B、C；半枝莲生物碱 I、J、K、L；新穿心莲内酯。

（3）挥发油类：六氢法尼基丙酮、3,7,11,15- 四甲基 -2- 十六烯 -1- 醇、薄荷醇、1- 辛烯 -3- 醇。

（4）多糖类：半枝莲多糖、均一性多糖 SPS4。

（5）其他类：反式 -1-（4'- 羟基苯基）- 丁 -1- 烯 -3- 酮、脱镁叶绿酸 a、半枝莲酸、对羟基苯甲醛、(S)-2-（4- 羟苯基）-6- 甲基 -2,3- 二羟基 -4- 氢 - 吡喃 -4- 酮、对羟基苄酮、对香豆酸、原儿茶酸、熊果酸、植物甾醇、植物甾醇 -β-D- 葡萄糖苷、β- 谷甾醇、硬脂酸、2- 羟基 -3- 甲基蒽醌、反式 -3-（4'- 羟基苯基）丙烯酰乙酯。

2. 药理作用

（1）对呼吸系统的作用：半枝莲对由组胺诱发的平滑肌收缩的对抗、慢性支气管有治疗效果；对晶体醛糖还原酶（AR）有较明显的抑制效果，为后续探究治疗糖尿病白内障和临床使用提供了有力支撑。

（2）对消化系统的作用：研究发现，主要成分为半枝莲的中药汤剂四金化瘀排石汤可兴奋家兔离体肠，而阻断 M 受体的抗胆碱药阿托品类，可与其产生竞争性抑制。选用小鼠采取胃肠推进运动实验法进行研究，结果表明排石汤对胃肠平滑肌的推动功用显著。

（3）细胞免疫促进作用：采取蛋白竞争结合法进行研究，结果表明半枝莲多糖能提升脾淋巴细胞的环磷腺苷的水平。另外，半枝莲多糖可有效提升酯酶阳性细胞在外周血淋巴细胞中的百分含量，在体外可加快 ConA 诱导的小鼠脾淋巴细胞发生转化，对 DNCB 诱导发生的迟发型变态反应有促进效果。该药可显著促进小鼠体内的细胞免疫，然而注射大剂量半枝莲多糖对小鼠胸腺指数所产生的遏制作用，在脾指数上无改变，因此临床使用时应以中、小剂量为宜。

（4）抗癌作用：从半枝莲中提取出来的白色粉末 SPS4，对 S180 肉瘤细胞和腹水肝癌细胞都具备一定的遏制功用。采取细胞呼吸器实验法的研究证实，半枝莲对于遏制急性粒细胞性白血病血细胞，其抑制率在 75% 以上。白莪星注射液（BEXI）是一种由半枝莲等多种中药炮制的抗癌药物，其对小鼠移植性肿瘤 S180 和艾氏腹水癌实体瘤（ESC）的增殖均有显著遏制效果，抑瘤率大于 39%。

（5）抗病毒作用：长期、大量的体外实验证实，半枝莲中的某些成分可以在一定程度上抑制乙型肝炎病毒（HBV）的生长，抑制强度属中等。

（6）解热作用：对发热大鼠的解热实验研究表明，应用野黄芩苷后大鼠的体表温度变化明显，作用功效与半枝莲水煎剂的解热效果非常类似，证明野黄芩苷对半枝莲的解热功用起到了至关重要的作用。

（7）保肝作用：小鼠血液中的磺溴酞钠潴留量可由滴注复方半枝莲而有效下降，进而显著地提升小鼠肝脏的排泄功能，对大鼠因四氯化碳引起的肝损伤有遏制作用。

（8）抗焦油致突变作用：有研究将水溶性绿茶、半枝莲等几种中草药的提取物进行致突变功效实验，结果显示，绿茶、半枝莲和白花蛇舌草这几种中草药中都含有拮抗突变的物质。

（9）抑菌作用：从半枝莲中提取纯化出的酮类化合物等对葡萄球菌等有显著的拮抗功效。

（10）抗氧化、衰老作用：半枝莲提取物具有还原效果，其水提液对 H_2O_2 有消除功用，并呈现量效关系。对 DPPH 的清除和·OH 自由基效果最明显，表明提取物的抗氧化性和消除自由基活性可能与其黄酮类成分和含量有关。根据实验测定，半枝莲多糖对机体的抗衰老、消除对氧负自由基、避免脂质产生过氧化反应和对提升歧化酶活力均有一定的效果，并与药物的剂量和纯度有关。

（11）毒副作用：临床试验表明，大剂量服食包含 120g 半枝莲的方剂时对肝肾排泄功能、血细胞检查、免疫球蛋白、血浆蛋白、碱性碱酯酶影响并不明显。然而半枝莲性寒凉味苦，脾虚胃寒的患者应该谨慎使用。并且由半枝莲、生黄芪、炒白术、壁虎、藤梨根炮制的处方，会使癌病患者呈现不适应症状。

【备注】
本品中药名为半枝莲，与中药半枝莲的区别主要有以下几方面。
1. 归经 半枝莲归肺、肝、肾经。
2. 功效 半枝莲也有清热解毒、散瘀的功效，同时还有利尿的功效。
3. 主治 半枝莲也用于咽喉肿痛、黄疸、疔疮、跌打刀伤、蛇咬伤，同时还用于水肿。

一百一十四、蛇利草

Bueh muengx linh

别名：半边菊、半边旗。瑶医：扁面林。
本品为桔梗科植物半边莲 *Lobelia chinensis* Lour. 的带根全草。夏季采收，带根拔起，洗净，晒干或阴干。

本品分布于我国长江中、下游及以南各省区。广西分布于平乐、梧州、岑溪、北流、陆川、桂平、贵港、南宁及隆林等地。生于水田边、沟边及潮湿草地上。
【性味】性寒，味酸、涩、微苦。
【分类】属打药。
【功效】清热解毒，利水消肿，活血散瘀。
【主治】毒蛇咬伤，痈肿疔疮，扁桃体炎，湿疹，足癣，跌打损伤，湿热黄疸，阑尾炎，肠炎，肾炎，肝硬化腹水及多种癌症。
【瑶医治疗经验】
1. 毒蛇咬伤 生鲜扁面林，七叶一枝花，紫花地丁。以上各适量，捣碎外敷于伤口处。
2. 肝硬化腹水 扁面林 15g，马鞭草 10g，石韦 10g，大田基黄 15g，半枝莲 10g，三姐妹 10g，三叶木通 15g，车前草 10g。水煎服。

3. 足癣 扁面林 30g，羊角拗 30g，土大黄 30g。米酒浸泡，外擦患处。

4. 烧烫伤 扁面林 15g，地榆 15g，大黄 15g，冰片 3g。共研细末，芝麻香油调糊外涂。

【用法用量】内服：煎汤，15～30g；或捣汁。外用：适量，捣敷；或捣汁调涂。

【现代研究】

1. 化学成分

（1）黄酮类：香叶木素、芹菜素、白杨黄酮、木犀草素 –7–O–β–D– 葡萄糖苷、木犀草素、橙皮苷、芹菜素 –7–O–β–D、葡萄糖苷、香叶木苷、蒙花苷、水杨苷、槲皮素、山奈酚、luteolin 3,4–dimethylether–7–O–β–D–glucoside、迷迭香酸乙酯等。

（2）苯丙素类：6– 羟基 –5,7– 二甲氧基香豆素、5,7– 二甲氧基 –8– 羟基香豆素、5– 羟基 –6,7– 二甲氧基香豆素、异阿魏酸、5– 羟基 –7– 甲氧基香豆素等。

（3）生物碱类：从半边莲中分离得到了哌啶类、去氢哌啶类、哌洛类生物碱，包括 cis–2–（2–butanone）–6–（2–hydroxylbuty）–piperidin、cis–N–methyl–2–（2–hydroxybty）–6–[2–（0,3）–dioxolan–4–yl–methanol–propyl]–piperidi–ne、rel–（2R,4R,6S）–N–methyl–4–hydroxyl–2–（2–butanone）–6–（2–hydroxybutyl）–piperidine、$trans$–8,10–diethyl–lobelidiol、$trans$–10–ethyl–8–methyl–lobelidiol、$trans$–8,10–diethyl–lobelionol 等。

（4）其他类：（2S,3R）–2,3–dihydro–2–（4–hydroxy–3–methoxypheny）–3–hydroxy–methyl–7–methoxy–5–benzofuran propanoic acid ethyl ester、（2R,3S）–2,3–dihydro–2–（4–hydroxy–3–methoxyphenyl）–3–hydroxy–methyl–7–meth oxy–5–benzofuran propanoic acid ethyl ester、（2S,3R）–2,3–dihydro–2–（4–hydroxy–3–met hoxypheny）–3–hydroxy–methyl–7–methoxy–5–benzofuran propanol acetate、（2R,3S）–2,3–dihydro–2–（4–hydroxy 3–methoxyphenyl）–3–hydroxy–methyl–7–methoxy–5–benzofuran propanol acetate、（+）–medioresino、（2S,3R）–2,3–dihydro–2–（4–hydroxy–3–methoxyphenyl）–3–hydroxy–methyl–7–methoxy–5–benzofuran propanol acetate、（–）–syringaresinol、（+）–pinoresinol、（+）–epipinoresinol、（–）–episyringaresinol、3′– 羟基芫花素、棕榈酸、正三十二烷酸、硬脂酸、胡萝卜苷、β– 谷甾醇、天门冬氨酸、苏氨酸、丝氨酸、谷氨酸、苷氨酸、丙氨酸、胱氨酸、缬氨酸、蛋氨酸、异亮氨酸、赖氨酸、精氨酸、脯氨酸。

2. 药理作用

（1）抗癌作用：半边莲可以促使存储在细胞内的钙离子释放，并且诱导细胞外钙离子内流，以最终使得细胞内的游离钙离子浓度升高，半边莲发挥抗癌的药效可能是通过提高 HeLa 细胞内游离钙的水平达到的。半边莲煎剂对肝癌 H22 荷瘤小鼠的抑瘤率较高，使瘤质量减少，Survivin 表达减弱，P27 表达增强，故半边莲煎剂可能影响 P27 和 Survivin 的表达，从而具有明显的抗肿瘤作用。半边莲生物碱可以抑制胃癌细胞 BG–38。

（2）抑菌作用：半边莲可对金黄色葡萄球菌、大肠杆菌等有较优的抑菌作用，且毒副作用较小。

（3）血管内皮细胞保护作用：半边莲生物碱通过抑制内皮素引起的人血管内皮细胞释放 PAI-1 的增加，起到保护血管内皮细胞的作用。

（4）利胆作用：通过临床观察及动物实验证明，半边莲具有显著的消炎利胆作用。动物实验静脉给药后和戴 T 管的胆石症患者服药后，其胆汁流量均显著增加，动物实验显示胆酸盐、胆红素和胆汁固形物有所下降，胆汁酸浓度变化不明显，服药后的胆石症患者胆汁黏滞系数减少，表明半边莲是通过增加不依赖胆汁酸的胆流而产生利胆作用的。

【备注】

本品中药名为半边莲，与中药半边莲的区别主要有以下几方面。

1. 性味 半边莲性平，味辛。

2. 归经 半边莲归心、肺、小肠经。

3. 功效 半边莲的功效是清热解毒、利水消肿。

4. 主治 半边莲主治蛇虫咬伤、痈肿疔疮、臌胀水肿、湿热黄疸、湿疹湿疮。

5. 用量 半边莲 9 ～ 15g。

6. 使用注意 虚证水肿禁服。

一百一十五、蛇舌草

Nangh mbuetr miev

别名：蛇利草。瑶医：囊便咪。

本品为茜草科植物白花蛇舌草 *Hedyotis diffusa* Willd. 的全草。夏、秋采集，洗净，鲜用或晒干。

本品分布于广西、广东、香港特区、海南、安徽、云南等省区。广西分布于南宁、玉林、贺州、岑溪、容县、桂平、平南、金秀等地。生于水田、田埂和湿润的旷地。

【性味】性寒，味苦。

【分类】属打药。

【功效】清热解毒，消肿散结，利尿除湿。

【主治】肺热喘咳，咽喉肿痛，肠痈，疖肿疮疡，毒蛇咬伤，热淋涩痛，水肿，痢疾，肠炎，湿热黄疸，癌肿。

【瑶医治疗经验】

1. 肺癌 蛇舌草 30g，半边莲 20g，半枝莲 20g，夏枯草 20g，石上柏 30g。水煎服。

2. 宫颈炎 蛇舌草 10g，半边莲 10g，白英 10g，三白草 10g，一点红 10g，九龙盘 10g，棕果 20g。水煎服。

3. 水肿 蛇舌草 15g，半枝莲 15g，车前草 15g，假死风 15g，茯苓皮 15g，大腹皮 15g。水煎服。

【用法用量】内服：煎汤，15 ～ 30g，大剂量可用至 60g；或捣汁。外用：适量，捣敷。

【现代研究】

1. 化学成分

（1）蒽醌类：2-methyl-3-hydroxyanthraquinone、2-methyl-3-methoxyanthraquinone、2-hydroxy-1-methoxyanthraquinone、2-hydroxy-3-hydroxymethylanthraquinone、2-hydroxy-6-methylanthraquinone、2-hydroxy-7-methylanthraquinone、3-dimethoxy-6-methylanthraquinone、3-dihydroxy-2-methylanthraquinone、2-hydroxy-1-methoxy-3-methylanthraquinone、2-hydroxy-7-methyl-3-methoxyanthraquinone、2,7-dihydroxy-3-methylanthraquinone、2-hydroxy-1,3-dimethoxyanthraquinone、2,6-dihydroxy-1-methoxyanthraquinone、2-hydroxy-3-methoxy-6-methylanthraquinone、2-hydroxy-3-methoxy-7-methylanthraquinone、1,3-dimethoxy-2-hydroxyanthraquinone、1,7-dihydroxy-6-methoxy-2-methylanthraquinone、2,6-dihydroxy-1-methoxy-3-methylanthraquinone、2,6-dihydroxy-3-methyl-4-methoxyanthraquinone。

（2）环烯醚萜类：scandoside、scandoside methyl este、*Z*-6-*O*-*p*-methoxycinnamoyl scandoside methyl ester、*E*-6-*O*-*p*-methoxycinnamoyl scandoside methyl ester、*Z*-6-*O*-*p*-feruloyl scandoside methyl ester、*E*-6-*O*-*p*-feruloyl scandoside methyl ester、*Z*-6-*O*-*p*-methoxycinnamoyl scandoside methyl ester、*E*-6-*O*-*p*-methoxycinnamoyl scandoside methyl ester、*E*-6-*O*-coumaroyl scandoside methyl ester-10-*O*-methyl ether、*Z*-6-*O*-*p*-coumaroyl scandoside methyl ester、*E*-6-*O*-*p*-coumaroyl scandoside methyl ester、geniposide、10-dehydrogeniposide、10-*O*-benzoyl-1-*O*-（6-*O*-α-L-arabinopyranosyl）-β-D-glucopyranosyl geniposidic acid、genipodidic acid、asperuloside、deacetyl asperuloside、asperulosidic acid、asperulosidic acid methyl ester、deacetyl asperulosidic acid、deacetyl asperulosidic acid methyl ester、6-methoxy deacetyl asperulosidic acid methyl ester、6-ethoxy deacetyl asperulosidic acid methyl ester、diffusoside A、diffusoside B、nonotropein methyl ester、gardenoside、galioside 10-acetate。

（3）黄酮类：quercetin、kaempferol、5-hydroxy-6,7,3′,4′-tetrmethoxy flavone、3-methoxy-5,7-dihydroxy flavone、isoscutellarein、2′,4′,5′,5,7-pentahydroxy flavone、amentoflavone、rutin、quercertin-3-*O*-β-D-glucopyranoside、kaempfeml-3-*O*-β-D-glucopyranoside、quercetin-3-*O*-（2-*O*-β-D-glucopyranosyl）-β-D-glucopyranoside、kaempfeml-3-*O*-（2-*O*-β-D-glucopyranosyl）-β-D-glucopyranoside、kaempfeml-3-*O*-[2-*O*-（6-*O*-E-feruloyl）-β-D-glueopyranosyl]-β-D-galactopyranoside、quercetin-3-*O*-[2-*O*-（6-*O*-E-feruloyl）-β-D-glueopyranosyl]-β-D-galactopyranoside、quercetin-3-*O*-[2-*O*-（6-*O*-E-sinapoyl）-β-D-glueopyranosyl]-β-D-glucopyranoside、quercetin-3-*O*-[2-*O*-（6-*O*-E-feruloyl）-β-D-glueopyranosyl]-β-D-glucopyranoside、kaempfeml-3-*O*-（2-*O*-β-D-glucopyranosyl）-β-D-galactopyranoside、quercetin-3-*O*-（2-*O*-β-D-glucopyranosyl）-β-D-galactopyranoside、quercetin-3-O-sambubioside、kaempfeml-3-*O*-（6-*O*-α-Lrhamosyl）–β–D–glucopyranoside、kaempferol–3–O–[2–O–（E–6–O–caffeoyl）–β–D–glucopyranosyl]–β–D–galactopyranoside。

（4）甾体类：β–sitosterol、daucosterol、stigmasterol、stigmasta–5,22–diene–3β–7α–diol、stigmasta–5,22–diene–3β–7β–diol、3–hydroxystigmasta–5,22–dien–7–one、6–hydroxystigmasta–4,22–dien–3–one。

（5）三萜类：ursolic acid、oleanolic acid、gypsogenic acid、arborinone、isoarborinol、lupenyl acetate。

（6）香豆素和木脂素类：esculetin、scopoletin、hedyotiscone B、dehydrodiconiferyl alcohol–9′–O–D–glucopyranside、7R,7′R,8S,8′S–（＋）–neo–olivil。

（7）其他类：4,4′–Dihydroy–α–truxillic acid、aurantiamide acetate、4–epi–birreriagenin、coniferin、loliolide、ethyl glucopyranoside、caffeic acid、p–coumaric acid、3,4–dihydroxy–benzoic acid、ferulic acid、p–hydroxybenzoic acid、4–hydroxy–3–methoxybenzoic acid、4–hydroxy–3,5–dimethoxybenzoic acid、methyl–p–coumarate、trans–p–hydroxybenzoic acid–18–ester、3,4–dihydroxybenzoic acid methyl ester、trans–4–methoxycinnamic acid、dibutyl phthalate、5–hydroxymethylfurfural、α–linolenic acid、vanillic acid、4–hydroxyphenethyl alcohol、mannitol、triethyl phosphate、borneol、phytol、4–vinyl–2–methoxyphenol、octadecadienoic acid。

2. 药理作用

（1）抗菌作用：白花蛇舌草并不具备广泛的、显著性的抗菌作用，而是只对金黄色葡萄球菌和痢疾杆菌具有一定的抑制作用。另外，白花蛇舌草的高浓度水煎剂能够有效抑制变形杆菌、伤寒杆菌和绿脓杆菌的生长。

（2）抗炎作用：白花蛇舌草具有良好的抗炎作用。动物实验研究显示，白花蛇舌草对兔阑尾炎具有良好的治疗作用。在大鼠急性肾盂肾炎模型治疗中，白花蛇舌草冲剂能够很好地控制热势，在短时间内快速控制大鼠的炎性病理状态，有效抑制细菌在大鼠体内的生长。白花蛇舌草水提液可显著减少实验性自身免疫性前列腺炎（EAP）模型小鼠尿斑数，提高痛阈，明显减少炎症损害和炎细胞浸润，减少 TNF–α 水平。有研究发现，白花蛇舌草可以抑制哮喘气道炎症，其主要是通过对炎症细胞的浸润和气道上皮细胞增殖的抑制作用，部分是通过抑制 NF–κB 信号途径来阻断表达而实现的。

（3）抗氧化作用：白花蛇舌草中所含的乙醇、丙酮、氯仿、石油醚、水、乙醚等提取物都具有作用较强的抗氧化活性成分。且白花蛇舌草中所提取出来的羟基蒽醌类、黄酮类、萜类及酚类化合物均具有显著的抗氧化作用，是白花蛇舌草发挥抗氧化作用的主要活性物质。白花蛇舌草的石油醚、乙酸乙酯、正丁醇部位对 DPPH 有清除作用，且清除率呈时间依赖关系。

（4）抗肿瘤作用：白花蛇舌草的水溶性提取物对小鼠移植性 S180 实体瘤具有十分明显的抑制作用。同时研究进一步表明，将环磷酰胺与白花蛇舌草水溶性提取物联合使用，能够对小鼠造血系统和免疫器官萎缩情况产生显著的改善作用。白花蛇舌草的乙醇提取物对乳腺癌、黑素瘤、结肠癌均具有一定的抑制活性，特别是对于乳腺癌细胞，白花蛇舌草提取物的抑制效果更加明显，从白花蛇舌草中提取出来的熊果酸和甾醇类化合物均显示出细胞毒性。在实验室培养的肿瘤细胞抑制实验中发现，白花蛇舌草的乙醇提取物对肿瘤细胞具有十分明显的抑制作用，对人外周血单个核细胞的增殖效果具有明显的促进作用。

（5）对神经系统的作用：从白花蛇舌草中分离出的 5 种黄酮醇苷类化合物和 4 种环烯醚萜苷类化合物均具有减弱谷氨酸盐诱导的神经毒性的作用，从而对神经系统产生保护作用。有研究表明，白花蛇舌草提取物及其组分对乙酰胆碱酯酶（AChE）和丁酰胆碱酯酶（BChE）、β 位淀粉样前体蛋白裂解酶 1（BACE1），以及对晚期糖基化终末产物（AGE）的形成等与 AD 相关酶具有不同程度的抑制作用。

（6）对免疫系统的作用：白花蛇舌草超微粉能极显著提高机体的特异性免疫和非特异性免疫功能，亦可增强 ConA 诱导血液中 T 淋巴细胞的增殖作用，促进 T、B 淋巴细胞的分化增殖。白花蛇舌草提取物对小鼠和人有免疫调节作用，并通过刺激机体的免疫系统杀伤或吞噬肿瘤细胞，这些活性可应用于临床调节免疫功能和治疗肿瘤等疾病。白花蛇舌草多糖能提高免疫抑制小鼠的免疫功能。白花蛇舌草多糖能显著提高小鼠的免疫器官系数和血清溶血素，对 ConA 诱导的脾淋巴细胞转化有显著的促进作用，对 LPS 诱导的脾淋巴细胞增殖和 NK 细胞活性具有显著的促进作用，能显著提高免疫抑制小鼠血清 IL-2、IL-6、TNF-α 含量。白花蛇舌草多糖在体外具有良好的清除氧自由基和羟自由基的活性。

（7）其他作用：通过开展领域内染色体突变实验研究，相关结果表明白花蛇舌草具有非常显著的抗化学诱变活性，同时这种抗化学诱变作用具有明显的量效关系。白花蛇舌草的石油醚、乙酸乙酯、正丁醇部位对人脐静脉内皮细胞（HUVECs）管腔形成的抑制作用呈浓度依赖关系，可通过抑制雄激素的产生和局部抗雄激素作用，使皮脂腺的分泌减少，从而起到治疗痤疮的作用，对于严重的或顽固性痤疮患者，以及经常规治疗无效或不能耐受者有较好的治疗效果。白花蛇舌草能显著促进胆汁排泄，降低大鼠血清中 ALT、AST、TBA、TB、TNF-α、IL-1β 水平（$P<0.01$），诱导肝内 BSEP、MRP2 蛋白表达，改善大鼠肝组织病理学，从而具有保肝作用。白花蛇舌草多糖能显著延长游泳小鼠的力竭游泳时间，提高肝糖原和肌糖原贮备，降低血清 MDA 水平，提高血清 SOD 水平。

【备注】
本品中药名为白花蛇舌草，与中药白花蛇舌草的区别主要有以下几方面。
1. 性味　白花蛇舌草性寒，味苦、甘。
2. 归经　白花蛇舌草归胃、大肠、小肠经。
3. 功效　白花蛇舌草也有清热解毒的功效，同时还有利湿通淋的功效。
4. 使用注意　白花蛇舌草阴疽及脾胃虚寒者忌用。

一百一十六、雪豆草

Suengc dioux miev

别名：水兰青。瑶医：咪谋。

本品为石竹科植物荷莲豆草 *Drymaria diandra* Bl. 的全草。夏季采收，晒干或鲜用。

本品分布于浙江、福建、台湾、广东、广西、海南、广西、贵州、四川、湖南、云南、西藏等省区。广西分布于隆林、凌云、凤山、灵川、恭城、平乐、富川、藤县、平南、桂平、贵港、北流、武鸣等地。生于山谷、杂木林缘。

【性味】性凉，味微苦、酸。

【分类】属打药。

【功效】清热解毒，利水通淋，消肿止痛，退翳，通便。

【主治】哮喘，痢疾，黄疸，脚气，慢性肾炎，淋证，痔疮，便秘，痞块，痈疮疔肿，蛇伤。

【瑶医治疗经验】

1. 淋证 雪豆草 10g，车前草 20g，灯心草 20g，灯盏草 20g，海金沙草 20g。水煎服。

2. 慢性肾炎 雪豆草 15g，三白草 10g，叶下珠 10g，野六谷 10g，六耳棱 10g，葫芦茶 10g。水煎服。

3. 便秘 雪豆草 15g，望江南 15g，生何首乌 15g，虎杖 15g，厚朴 15g。水煎服。

【用法用量】内服：煎汤，10 ～ 20g。外用：适量。

【现代研究】

1. 化学成分 荷莲豆草含有酚类、生物碱类、挥发油类和油脂类等成分，包括丁二酸、棕榈酸、α- 菠甾醇、琥珀酸、对羟基桂皮酸、硝酸钾、胡椒酸胺乙酸、6- 羧甲基 -5,7,4′- 三羟基黄酮、大豆脑苷Ⅰ、大豆脑苷Ⅱ、墩果酸 -3- 乙酸酯、荷莲豆碱、β- 谷甾醇、胡萝卜苷。

2. 药理作用 从雪豆草中分离得到的抗白血病物质 cordaein，对人类白血病细胞培养和上皮细胞组织培养的 MIC 分别为小于 0.25μg/mL 和 10μg/mL，并能延长白血病鼠的生存时间 50%，毒性低且无积蓄，其机制主要为抑制 DNA 的合成。雪豆草甲醇提取物对金黄色葡萄球菌和大肠杆菌具有较高的抑菌活性，而甲醇水溶液提取物对变形杆菌具有较高的抑菌活性。小鼠急性毒性实验表明，雪豆草可引起小鼠肾急性管形坏死。

【备注】

本品中药名为荷莲豆菜，与中药荷莲豆菜的区别主要有以下几方面。

1. 归经 荷莲豆菜归肝、胃、膀胱经。

2. 功效 荷莲豆菜也有清热解毒、利水的功效，同时还有活血的功效。

3. 主治 荷莲豆菜也用于黄疸、风湿、脚气、痈疮肿疔、小儿疳积，同时还用于疟疾、惊风、目翳、胬肉等病证。

一百一十七、古介亮

Guh ngaaiv ndiangx

别名：蛊药、狗屎木。瑶医：古改亮。

本品为山矾科植物华山矾 *Symplocos chinensis*（Lour.）Druce 的根茎。夏、秋季采收，切碎，晒干或鲜用。

本品分布于浙江、福建、台湾、安徽、江西、湖南、广东、广西、云南、贵州、四川等省区。广西各地均有分布。生于丘陵、山坡、杂林中。

【性味】性凉，味苦。

【分类】属打药。

【功效】清热解毒，止血生肌，散瘀止痛。

【主治】感冒发热，疟疾，痧气，痢疾，泄泻，疝气痛，筋骨疼痛，疮疖，疥疮，烧烫伤，蛇伤。

【瑶医治疗经验】

1. 烧烫伤　古介亮 100g，毛冬青 100g，九节风 100g。水煎外洗患处。

2. 痧气　古介亮 10g，山芝麻 20g。水煎服。

3. 感冒发烧　古介亮 60g，忍冬藤 60g，蓝花柴胡 60g，黄荆树叶 60g，鱼腥草 60g，紫苏 60g。水煎外洗全身。

【用法用量】内服：煎汤，6～9g。外用：适量，煎水洗。

【现代研究】

1. 化学成分　华山矾含有刺槐苷、芦丁、芸香苷、达提斯可苷、橙皮苷、二氢洋槐黄素、α- 香树素、紫杉叶素 3-5- 二鼠李糖苷、绿原酸、咖啡酸、尿囊素、β- 谷甾醇、3,5-dihydroxy-4-methoxyflavanone-7-O-α-L-rhamnopyranoside、槲皮素、槲皮苷、琥珀酸单乙酯、香草醛、S-2- 羟基 -3-（4- 羟基苯）丙酸、对羟基苯甲酸。

2. 药理作用　其华山矾多糖具有较强抗氧化能力的清除能力，可有效清除·OH 和 DPPH 自由基，且清除率随着多糖质量浓度的增加而逐渐升高，呈现良好的剂量效应关系。其三萜皂苷具有抗肿瘤活性，新三萜化合物 $2\beta,3\beta,19\alpha,24-$ 四羟基 -23- 壬二酸对 B16 和 BGC-823 细胞具有明显的细胞毒性。华山矾以及分离出的 5- 羟甲基糠醛具有抗神经病理性疼痛的作用。

【备注】

本品中医分部位作为不同药材使用，药名分别为华山矾（叶）、华山矾果（果实）、华山矾根（根），与它们的区别主要有以下几方面。

1. 性味　华山矾、华山矾根的性味与瑶药古介亮相同。华山矾果无性味记载。

2. 归经　华山矾归胃、大肠经。华山矾根、华山矾果无归经记载。

3. 功效　华山矾、华山矾果、华山矾根均有清热解毒的功效，同时华山矾还有利湿、止血生肌的功效，华山矾根还有化痰截疟、通络止痛的功效。

4. 主治 华山矾、华山矾根均用于泻痢、疮痈肿毒，同时华山矾还用于创伤出血、烫火伤、溃疡，华山矾根还用于感冒发热、疟疾、毒蛇咬伤、筋骨疼痛、跌打损伤等病证。华山矾果外用主治烂疮。

5. 使用注意 华山矾、华山矾根有小毒，内服不宜过量。

一百一十八、大补药

Domh ndiel

别名：瑶佬药。瑶医：懂的。

本品为萝藦科植物假木通 *Stephanotis chunii* Tsiang 的全株。全年可采，洗净，切片，晒干。

本品分布于广东、广西等省区。广西分布于金秀、桂平等地。生于高山疏林中，常缠绕树上。

【**性味**】性温，味甜、微涩。

【**分类**】属风药。

【**功效**】益气补血，通经活络。

【**主治**】贫血，产后或病后虚弱，乳汁不足，月经不调，闭经，肺结核咳嗽，产后恶露过多，四肢无力，精神不振，不孕症。

【**瑶医治疗经验**】

1. 产后或病后虚弱 ①大补药 30g，五爪风 20g，九层风 20g，当归藤 20g，黄花参 20g，牛大力 20g。煎水炖猪脚，吃肉喝汤；或水煎服。②大补药 15g，五指毛桃 15g，黄花倒水莲 15g，土党参 15g。与鸡肉炖服。

2. 产后虚弱 大补药 10g，黄花倒水莲 15g，五指牛奶 15g，土党参 15g。与猪脚煲服。

【**用法用量**】内服：煎汤，10～30g。

【**备注**】

本品中药名为假木通，与中药假木通的区别主要有以下几方面。

1. 药用部位 假木通用叶和根。

2. 性味 假木通性温，味甘、辛。

3. 功效 假木通的功效是补血、活血、下乳。

4. 主治 假木通也用于贫血、产后或病后血虚、乳汁不足、月经不调，同时还用于闭经等病证。

5. 用量 假木通 6～15g。

一百一十九、哈底做

Hah ndieh ziouc

别名：吓烈仇、千年竹。瑶医：哈底做。

本品为百合科植物褐鞘沿阶草 *Ophiopogon dracaenoides*（Baker）Hook. f. 的块根。夏季采挖，洗净，干燥。

本品分布于云南、广西。广西分布于那坡、隆林、田林、乐业、天峨、南丹、鹿寨及金秀等地。生于林下潮湿处。

【性味】性凉，味淡、微苦。

【分类】属风打相兼药。

【功效】清热利湿，润肺止咳。

【主治】肺结核，慢性支气管炎，百日咳，风湿性心脏病。

【瑶医治疗经验】

1. 肺结核 哈底做 20g，石上柏 20g，百部 20g，穿破石 20g，牛大力 20g，翠云草 20g，青天葵 15g，黄芪 20g。水煎服。

2. 慢性支气管炎 哈底做 10g，不出林 10g，千年红 10g，石上柏 10g，石仙桃 20g，水牛奶 15g，牛尾草 10g。水煎服。

3. 肺结核 哈底做 15g，少年红 15g，石仙桃 20g，不出林 15g，假死风 15g，红背丝绸 6g，十大功劳 15g，红毛钻 15g，五指毛桃 15g，百部 12g，百合 12g。水煎服。

【用法用量】内服：煎汤，9～15g。

【备注】

本品中药名为八宝镇心丹，与中药八宝镇心丹的区别主要有以下几方面。

1. 性味 八宝镇心丹性平，味甘。

2. 功效 八宝镇心丹的功效是定心安神、止咳化痰。

3. 主治 八宝镇心丹也用于瑶药哈底做的主治病证，同时还用于心慌、心悸。

4. 用量 八宝镇心丹 10～30g。

一百二十、鸡臭木

Jaih zueix ndiangx

别名：臭黄柏。瑶医：改坠亮。

本品为芸香科植物牛斜吴萸 *Evodia Trichotoma* 全株，入药多用野生品。

本品分布于广西西部及西南部，广东西南部，海南，贵州南部，云南南部等地。

【性味】性温，味苦、辣。

【分类】属打药。

【功效】理气止痛，祛风除湿，祛腐生新。

【主治】胃痛，腹痛，腹泻，感冒，咳嗽。外用：风湿性关节炎，荨麻疹，湿疹，皮肤疮疡，蛇伤皮肤溃烂。

【瑶医治疗经验】

1. 风湿性关节炎　鸡臭木 50g，麻骨风 50g，忍冬藤 100g，一针两嘴 100g，白九牛 100g。水煎外洗。

2. 湿疹　鸡臭木 50g，熊胆木 50g，藤茶 50g，盐肤木 50g，苦李根 50g。水煎外洗。

3. 肺结核　鸡臭木 15g，少年红 15g，石仙桃 20g，不出林 15g，假死风 15g，红背丝绸 6g，十大功劳 15g，红毛钻 15g，五指毛桃 15g，百部 12g，百合 12g。水煎服。

【用法用量】内服：煎汤，9～15g。外用：适量，鲜品捣敷。

一百二十一、刺鸭脚

Atr zauh ngimv

别名：掌叶树。瑶医：毫照紧。

本品为五加科植物罗伞 *Brassaiopsis glomerulata*（Bl.）Regel 的全珠。全年可采收，多鲜用。

本品分布于云南、贵州、四川、广西、广东等省区。广西分布于隆林、凌云、龙州、上林、上思、来宾、金秀、岑溪、贵港等地。生于森林中。

【性味】性凉，味淡。

【分类】属打药。

【功效】清热解毒，活血化瘀，祛风除湿，利尿。

【主治】感冒发热，咳嗽，肾炎，白带过多，高热之皮下出血，风湿痹痛，腰肌劳损，跌打损伤。

【瑶医治疗经验】

1. 感冒发热　①刺鸭脚 30g，山芝麻 10g，三叉苦 20g，大青叶 20g，白纸扇 20g。水煎服。②刺鸭脚 30g，忍冬藤 20g，三叉苦 20g，百解 20g，白纸扇 30g。水煎服。

2. 腰肌劳损　刺鸭脚 15g，牛尾菜 15g，牛大力 15g，杜仲 15g，牛膝 15g，千斤拔 15g，血风藤 15g。水煎服。

【用法用量】内服：煎汤，15～60g。外用：树皮、叶适量，捣烂酒调炒热外敷，或煎水洗。

【现代研究】

1. 化学成分

（1）木脂素类：（7*S*,8*R*）- 二氢脱氢二松柏醇 -4-*O*-β-D- 吡喃葡萄糖苷、松脂 -4-*O*-β-D- 葡萄糖苷。

（2）黄酮苷类：kaempferol-3-*O*-α-L-Rhamnopyranose（1→2）-β-D-glucopyranoside-7-*O*-α-L-rhamnopyranoside、kaempferol-3-*O*-β-D-glucopyranose（1→2）-α-L-rhamnopyranoside–7–*O*–α–L–Rhamnopyranoside、quercetin–3–*O*–β–D–glucopyranose（1→2）–α–L–rhamnpyranoside–7–*O*–α–L–rhamnopyranoside。

【备注】

本品中药名为鸭脚罗伞，与中药鸭脚罗伞的区别主要有以下几方面。

1. 药用部位　鸭脚罗伞用根、树皮和叶。

2. 性味　鸭脚罗伞性平，味微辛、苦。

3. 功效　鸭脚罗伞也有祛风除湿的功效，同时还有散瘀止痛的功效。

4. 用量　鸭脚罗伞 15～30g。

一百二十二、糯米风

Mbauh mbutq buerng

别名：岩穴千里光、芦山藤。瑶医：刨不崩。

本品为菊科植物岩穴藤菊 *Cissampelopsis spelaeicola*（Vant.）C. Jeffrey et Y. L. Chen 的茎、叶。秋季可采，晒干。

本品分布于四川、贵州、云南、广西等省区。广西分布于那坡、环江、阳朔、防城、金秀、昭平、苍梧等地。常攀缘于混交林中乔木及灌木上。

【性味】性微温，味微苦。

【分类】属打药。

【功效】祛风除湿，穿筋走脉。

【主治】风湿骨痛，肌腱痉挛。

【瑶医治疗经验】

1. 风湿骨痛、四肢麻木　糯米风 50g，血风 50g，九层风 50g，枫树寄生 50g，大钻 50g，藤当归 50g，毛缕 30g，走血风 30g，四方钻 30g，独角风 50g，五爪风 50g，枸杞子 200g，大枣 30 枚。浸泡米双酒 2500g，浸泡时间 49 天后即可，每次 25mL，每日 1 次，晚上服。

2. 小儿麻痹症　糯米风 50g，忍冬藤 50g，五爪风 100g，双钩钻 50g，慢惊风 50g，小白背风 30g，刺鸭木 50g，桃树皮 30g，枫树子 30g。加水煎煮得小半桶药液，待药液温度适宜后外洗全身，每日 1 次。

3. 骨折后功能障碍　糯米风 50g，四方钻 50g，鸡肠风 50g，青九牛 50g，猪大肠适量。水煎外洗。

【用法用量】内服：煎汤，15～20g。外用：适量。

【现代研究】

从糯米风中得到的化合物有 β– 谷甾醇、豆甾醇、对羟基苯甲酸、β– 胡萝卜苷、原儿茶酸、6β– 羟基 – 艾里莫芬 –7（11）– 烯 –12,8β– 内酯、10β– 羟基 –7（11）– 烯 –8,12– 艾里莫酚内酯、10β– 羟基 –7（11）,8（9）– 二烯 –8,12– 艾里莫酚内酯、槲皮素、金丝桃苷、4α–hydroxy–eudesman–11–ene、槲皮素 –3–*O*– 洋槐糖苷等。

【备注】

本品中药名为芦山藤，与中药芦山藤的区别主要有以下几方面。

1. **性味** 芦山藤性温，味辛。

2. **功效** 芦山藤也有祛风除湿的功效，同时还有活血止痛的功效。

3. **主治** 芦山藤也主治风湿骨痛，同时还用于跌打损伤。